SEBASTIAN STOSKOPFF

Birgit Hahn-Woernle

SEBASTIAN STOSKOPFF

Mit einem kritischen Werkverzeichnis der Gemälde

Verlag Gerd Hatje

INHALT

LEBEN UND WERK

EINFÜHRUNG

»Neben andern Kunstverständigen aus dieser Stadt ware *Sebastian Stoßkopf*, ein Sohn eines Mahlers in Straßburg, der ihn wegen großer inclination und Neigung zu der edlen Mahlkunst bey Daniel *Soriau* zu Hanau aufgedinget, bey dem er seine Zeit wol angelegt, indem dieser Daniel Soriau eine fürnehme und vernünftige Person, der erst im Alter diese Kunst vorgenommen und darinnen starken Progress würde gemacht haben, sofern ihn der Tod nicht übereilet hätte; wie dann dieser Sebastian in gedachtem Hanau nachmals seines Meisters hinterlaßene Werke geendet hat und ein guter Nachzeichner worden ist, deßwegen neben vielen andern jungen Knaben der damalige berühmte Schüler von Scharle Sovagie [Carel von Savoyen], wie auch ich, bei diesem Stoßkopf die erste Weiß von zeichnen erlernet.

Von dannen verreiste er in Frankreich und hinterließ viele gute Werke; von Pariß zoge er nach Italien (allwo ich ihn zu Venedig Anno 1629 gesehen), hernach wieder zuruck nach Pariß und so fürters nach Straßburg, allda er sehr viele schöne curiose Werke von stillstehenden Sachen, als Tafeln mit Confect, Pocalen, Gläsern, Früchten, Gold- und Silber-Geschirren gemahlt, worinnen er fleißig gewesen; maßen der hochberühmte Kunstvatter und Hochgebohrne Reichsgraf, Herr Hanß von Naßau (als welcher viel von diesen fürtreflichen Händen gehabt) Ihro Kayserl. Majest. Ferdinando dem Dritten zwey Tafeln Anno 1651 präesentiert, dern erste ein Körblein voll allerley ausgewaschener Trinkgeschirren, die in Warheit nicht netter noch fleißiger seyn könten, das andere war ein erdichtes Kupferstuck, einen Satyr und Nymphen in einer Landschaft vorstellend, scheinend, ob wäre es auf Papier und mit Wachs auf eine Staffel befestigt, so vernünftig, daß Ihre Kayserl. Majest. Ferdinandus der Dritte, als deroselben ichs unterthänigst vorgehalten, mit der Hand das gemahlte Kupferstuck abnehmen wolte, bis sie endlichen selbst über dem Kunstreichen Betrug gelachet und das Werk sehr gerühmet, anfolglich dero Kunst-Galleria in Prag einverleiben laßen. Dieses und dergleichen viel hat Stoßkopf zu Lob seines Vatterlands hinterlaßen.«

Diese Zeilen schrieb Joachim von Sandrart in seinem berühmten 1675 gedruckten Werk *Teutsche Academie der Edlen Bau-, Bild- und Mahlerey-Künste*.[1] Außer aktenmäßigen Vermerken in Kirchenbüchern und Protokollen und einer Mitteilung in einem Brief seines Malerfreundes Johann Jakob Walther sind sie die einzige Information über Sebastian Stoskopff von einem Menschen, der ihn gekannt hat, ja von einem Zeitgenossen überhaupt. Kein Schriftstück von der Hand des Malers ist erhalten; es ist nichts bekannt über Briefwechsel, Rechnungsbücher, Notizen von Freunden, Verwandten oder befreundeten Künstlern. Wir kennen auch keine Zeichnung von Sebastian Stoskopff, weder Skizze noch Vorzeichnung oder gestochenes Blatt. Die wenigen überlieferten Fakten lassen einzelne Stationen seines Lebensweges sichtbar werden, doch nur in kargen äußerlichen Umrissen. Die Persönlichkeit Sebastian Stoskopffs, sein Wesen, seine Neigungen, bleiben fast ganz im Dunkeln. Manche Züge lassen sich aus dem Mitgeteilten erahnen, doch die Hauptquelle bleibt sein Werk. 69 Gemälde von seiner Hand können in dieser Monographie vorgestellt werden – 1974 betrug die Zahl der ihm zugeschriebenen Bilder gerade 39,[2] wobei die überwiegende Mehrheit auf Entdeckungen von Hans Haug zurückgeht.

Aus der Beurteilung Sandrarts geht klar hervor, daß er Sebastian Stoskopff als Maler hoch schätzt. Er gibt auch dessen Spezialgebiet an, das Stilleben. Als Besitzer Stoskopffscher Werke nennt er den Grafen Johannes von Nassau-Idstein und berichtet, daß zwei seiner Bilder sogar dem Kaiser überreicht wurden. Stoskopff war zu Lebzeiten zweifellos ein geachteter, ja berühmter Künstler. Dieses Bild bestätigen die wenigen sonstigen zeitgenössischen Äußerungen: Zunftmitglieder fürchten seine Konkurrenz, als er sich nach zwanzig Jahren in seiner Heimatstadt Straßburg niederläßt. Sie erkennen, daß er ein Künstler ist, wie man ihn zu dieser Zeit »weit und breit nicht findet«.[3] Der bekannte Kupferstecher, Verleger und Kunsthändler Matthäus Merian äußert sich in ähnlicher Weise.[4] Die Wertschätzung Stoskopffs läßt sich auch an seiner Klientel ablesen, die neben Bürgern und Kaufleuten den Adel, den französischen König und den Kaiser umfaßte. Doch nach dem Tod des Malers änderten sich die Zeiten schnell.

Schon im 18. Jahrhundert war der Name Sebastian Stoskopff selbst in Paris so gut wie unbekannt. Daß ein zu Lebzeiten wohlangesehener und geschätzter Maler so schnell in Vergessenheit geraten konnte, hängt wesentlich mit der Geringschätzung der Stillebenmalerei insgesamt zusammen, die in Frankreich mit der Gründung der Königlichen Akademie der Bildenden Künste 1648 einsetzte. Sie legte die Normen fest, bestimmte die Kriterien für die Beurteilung von Kunstwerken: »Die höchste Wertschätzung genießt die Historienmalerei, Künstler, welche Landschaften malen, rangieren vor denen, die nur Früchte, Blumen oder Muscheln darstellen. Diejenigen, die lebende Tiere abbilden, sind angesehener als jene, die stillstehende Dinge ohne Bewegung, also Stilleben zeigen«, schreibt Félibien im Sinne der Akademie.[5]

Diese Entwicklung läßt sich auch an der unterschiedlichen Schreibweise von Stoskopffs Namen in Nachlaßinventaren Pariser Bürger ablesen: 1642 wird er im Verzeichnis der Sammlung Pierre Bonnard korrekt als »Stoskopff« wiedergegeben; 1650 heißt es in der Sammlung Jean-Baptiste de Bretagne, die 22 Bilder von ihm enthält, mehrheitlich »Bastien Toscof«, aber auch »Bastien Toscosfe«, »Thossecof«, »d'Oscop« und »d'Oscof«. 1660 führt eine Aufstellung der Sammlung des Gemüsehändlers Nicolas Etienne, genannt Perruchot, zwei Blumenbilder von »Stokosk (Stolkosh)« auf.[6]

1683 fertigt Charles Le Brun als »premier gardien du Roi« ein Inventar der Gemälde in königlichem Besitz an, welches 1690 nach dem Tode Le Bruns wiederholt wird. Auch ein Bild von »Stostof« ist genannt. Die Tatsache, daß sich unter den insgesamt 483 verzeichneten königlichen Gemälden, von Künstlern wie Leonardo da Vinci, Tizian, Raffael, Nicolas Poussin, Rembrandt, auch eines von Stoskopff befindet, läßt sich nur durch eine hohe Wertschätzung dieses Meisters erklären. Das Bild, ein Jagdstück, wird folgendermaßen beschrieben: Es zeigt »eine Ente und anderes erlegtes Wild, auf Leinwand gemalt«; die Länge ohne Rahmen beträgt 3 Fuß, 6 Zoll, also etwa 106 cm.[7] Le Brun fertigte als Fünfzehnjähriger 1634 für den gerade in Paris weilenden Nicolas Poussin Kopien der Gemälde an. Als sehr junger Mann konnte er also Stoskopff begegnet sein, der sich bis circa 1639 in der Stadt aufhielt. Später spielte Le Brun eine wesentliche Rolle in der Königlichen Akademie. Er war der Historienmalerei zugetan – der Erwerb des Jagdstillebens erfolgte wohl unter Kardinal Richelieu in den 1630er Jahren, zur Zeit von Stoskopffs Aufenthalt in Paris.

Der Herausgeber dieses Inventars der königlichen Sammlungen, Jules Guiffrey, fügte zu Beginn des 20. Jahrhunderts die Bemerkung an: »Ist es der Sebastian Stoskope oder Stoskopf, geboren um 1621, des Abbé Zani?«[8] Sicher ist Sebastian Stoskopff aus Straßburg gemeint, auch wenn das angegebene Datum nicht das Geburtsjahr, sondern eher die Ankunft des Malers in Paris bezeichnet. Ob »Abbé Zani« ein Chronist oder Sammler von Werken des Künstlers gewesen ist, der viel später gelebt hat, oder ob es sich um einen Zeitgenossen handelt, wissen wir nicht. (Einen Stich Jacques Callots mit der Figur des Zani, des leichtlebigen Gauners der italienischen Komödie, hat Stoskopff in einem Gemälde wiedergegeben.)[9]

Im Nachlaßinventar des Händlers François Bogeau von 1743 heißt es kurz: »Austern, Original von Stotrophe«,[10] und knapp 10 Jahre später, 1752, wird im Versteigerungskatalog der

Sammlung des Bankiers Cottin ein Trompe-l'œil des »deutschen Malers« »Floskopff« aufgeführt.[11]
In Straßburg und am nassauischen Hof in Idstein blieb die Erinnerung an den Künstler Stoskopff lebendig. Dies geht aus den erhaltenen Inventaren klar hervor,[12] die auch seinen Namen korrekt wiedergeben. Anders im fernen Wien und Prag. Im Inventar der kaiserlichen Sammlungen von 1685, dem frühesten Zeugnis von der Existenz Stoskopffscher Bilder an diesem Ort, ist vermerkt: »Stoßkopf Name incog«. Dieses Incognito wird im nachfolgenden Inventar von 1718 in zwei Eintragungen übernommen, wobei die eine als Künstlernamen »Grosskopff« wiedergibt, die andere, gerade anschließend, »Stosskopf«.[13] Sicher besaßen die Beamten, welche die Aufstellung verfaßten, keine Vorstellung von diesem Maler.
Auch nach der Französischen Revolution stand man der Gattung sehr reserviert gegenüber; Stilleben galten als Dekorationsstücke des Ancien Régime. In der zweiten Hälfte des 19. Jahrhunderts entdeckten zwar die Impressionisten die Natur und die »unscheinbaren Dinge« neu als Bildmotive. Eine Wertschätzung der Stilleben Alter Meister setzte im wesentlichen aber erst mit und nach der Bewegung der Neuen Sachlichkeit ein. Hier wurden die »stillstehenden Dinge« wieder zu Bedeutungsträgern. Man erkannte ihnen einen Wert an sich zu.
Sebastian Stoskopffs Wiederentdeckung erfolgte sozusagen in zwei Etappen. 1877 erhielt Herr Straub, Präsident der Gesellschaft zur Erhaltung historischer Bauten des Elsaß in Straßburg, einen Brief aus Prag von Prof. Woltmann. Dieser Brief wurde dem Comité der Gesellschaft vorgelegt und 1879 in den Sitzungsberichten veröffentlicht.[14] Folgendes war geschehen: Woltmann hatte in der Prager Burg ein Gemälde gefunden, inventarisiert als »Nr. 102 Unbekannt«. Es stellte ein Stilleben dar – Woltmann gibt eine genaue Beschreibung: zwei Tische, eine Kupferwanne voll Wasser, darin ein Glas, ein Renaissancepokal, ein zerbrochenes Stück Glas und ein Korb mit einem wunderschönen Trinkgefäß und venezianischen Gläsern. Es handelte sich um eines der beiden Bilder, die 1651 Kaiser Friedrich III. überreicht worden waren, wie Woltmann nach dem Vergleich mit einem älteren Sammlungsinventar und dem Bericht Sandrarts feststellen konnte. Er folgerte daraus, daß »dies Gemälde vielleicht das einzige sei, das von Sebastian Stosskopf übrigblieb, der einzig bekannt sei durch eine kurze Notiz, publiziert von Sandrart in seiner Teutschen Academie«. Er nahm an, das zweite Bild mit dem Trompe-l'œil eines Kupferstiches befände sich unter den erheblichen Verlusten, welche die Prager Sammlungen erlitten hatten. Nun kommt aber das für uns Entscheidende. Woltmann wertete seinen Fund sehr hoch und vertrat die Meinung – wie im Sitzungsbericht wörtlich zu lesen ist –, »daß Sebastian Stosskopf aus Straßburg nicht hinter den besten holländischen Malern seiner Zeit zurücksteht, welche Kompositionen derselben Gattung ausführten, wie Heda, Kalf und andere«.[15]
Die zweite, bahnbrechende Entdeckung erfolgte Anfang der 1930er Jahre durch den damaligen Direktor des Musée des Beaux-Arts in Straßburg.[16] Dann kam die Aufnahme zweier seiner Werke, des *Gläserkorbes und Pastete* und der *Erdbeerschale* (Kat.-Nrn. 43 und 4),[17] in die wichtige Ausstellung *Les peintres de la réalité* in Paris 1934. Ihr waren ein knappes Jahr zuvor die Ausstellungen in Amsterdam in der Galerie Goudstikker und bei P. de Boer vorangegangen, wo Bilder Stoskopffs noch als »Holländische Schule« oder, nach der nicht richtig entzifferten Signatur, als »A. Kopff« verzeichnet waren.[18]
Den großen Durchbruch für die Stillebenmalerei insgesamt brachte die Ausstellung *La Nature Morte de l'Antiquité au XXe siècle* im Musée de l'Orangerie in Paris, deren Katalog, beziehungsweise die daraus hervorgegangene Publikation von Charles Sterling, in mehreren Auflagen in französischer und englischer Sprache erschien. Von Stoskopff ist der signierte *Gläserkorb und Pastete* aus Straßburg aufgenommen. Die Ausstellung *Stilleben in Europa*, Münster und Baden-Baden 1980, und die entsprechenden Katalogbeiträge zeigen die intensive Beschäftigung auch

mit dem geistigen Hintergrund dieser Gattung. Sie hat sich in den achtziger Jahren weltweit fortgesetzt, mit Untersuchungen zum Beispiel über den Symbolgehalt einzelner Pflanzen und Gegenstände,[19] mit Darstellungen der Entwicklungen in den verschiedenen Ländern und Spezialausstellungen zu Künstlern, Künstlergruppen und Themenkreisen.

Sebastian Stoskopff hat im Zuge dieser Forschungen, obwohl sein bis dahin gesichertes Œuvre mit 39 Bildern sehr schmal war, einen anerkannten Platz in der Stillebenmalerei erhalten.[20] Georg Flegel und er gelten als die führenden Vertreter ihres Faches in Deutschland. In Überblicksdarstellungen zum Barock wirkt die Bewertung Stoskopffs eingeschränkter, weil das Stilleben hier als Randgebiet der Malerei erscheint. In diesem begrenzten Rahmen dagegen stehen sein Name und der von Georg Flegel wieder an vorderster Stelle.[21]

Anliegen dieser Monographie ist, die Person und das Œuvre Sebastian Stoskopffs zu umreißen und seinen Platz in der Malerei des 17. Jahrhunderts und innerhalb der Ausbildung und Entwicklung der Gattung des Stillebens zu verdeutlichen.

1 Joachim von Sandrart, L'Academia Todesca della Architectura, Scultura e Pittura: Oder Teutsche Academie der Edlen Bau-, Bild- und Mahlerey-Künste, Nürnberg 1675; hrsg. von A. R. Peltzer, München 1925, S. 182, Kap. CLXXIII.

2 Michel Faré, Le grand siècle de la Nature Morte en France. Le XVIIe siècle, Fribourg/Paris 1974, S. 115–134.

3 Ratsprotokoll vom 16. 2. 1642; zum Wortlaut siehe Quelle 1g.

4 Siehe Quelle 10.

5 André Félibien, Conférences de l'Academie Royale de Peinture et de Sculpture pendant l'année 1667, Paris 1669, S. 21–22. Michel Faré weist darauf hin, daß Félibien mit dieser Äußerung wohl Rücksicht auf die Bewertung der Gattungen durch die Akademie nahm. (Faré, Nature Morte, 1974, S. 38.)

6 Quelle 18.

7 Siehe Quelle 20.

8 »Est-ce le Sébastien Stoskope ou Stoskopf, né vers 1621, de l'abbé Zani?« Siehe Quelle 20.

9 In der *Großen Vanität* (Kat.-Nr. 49). Christian von Mechel schreibt 1781 in seinem Inventar der k. u. k. Sammlungen in Wien: »Stosskopf (Sebastian) geb. zu Straßburg um 1621« (Quelle 23); im Führer der Kunsthistorischen Sammlungen Wien 1891 heißt es: »Martin Stosskopf (geb. in Strassburg um 1620)« (Quelle 24). Es scheint also eine Quelle vor 1781 gegeben zu haben, die dieses Datum in Umlauf brachte.

10 Quelle 14.

11 Quelle 17.

12 Vgl. Quellen 26–31.

13 Quellen 21 und 22.

14 Siehe M. Straub, Séance du comité du 23 avril 1877 (lettre de M. le professeur Woltmann, à Prague, au sujet du peintre strasbourgeois Sébast. Grosskopf), Bulletin de la Société pour la Conservation des Monuments Historiques d'Alsace, 2. F., 10, 1879, S. 68–72.

15 »M. Woltmann estime que Sébastien Stosskopf, de Strasbourg, ne le cède pas aux peintres hollondais de son temps, qui ont executé des compositions de la même espèce, comme Heda, Kulf et d'autres.« (Straub, Séance du comité, 1879, S. 71.)

16 Vgl. das Kapitel *Biographie*.

17 Beide Straßburg, Musée des Beaux-Arts, Inv.-Nrn. 1776 und 1396.

18 Het Stilleven, Amsterdam, Kunsthandel J. Goudstikker, 1933; De Helsche en de Fluweelen Brueghel en hun invloed op de kunst in de Nederlanden, Amsterdam, Kunsthandel P. de Boer, 1934.

19 Hier sind vor allem Publikationen von Ingvar Bergström und Sam Segal zu nennen, die weitere Untersuchungen anregten.

20 Exemplarisch an neuerer Literatur seien genannt: Ingvar Bergström, Claus Grimm, M. Rosci, Michel und Fabrice Faré, J. A. Gaya Nuno, Natura in posa, Mailand 1977; dt. Die große Zeit des europäischen Stillebens, Stuttgart/Zürich 1979; Katalog Stilleben in Europa, Münster, Westfälisches Landesmuseum/Baden-Baden, Staatliche Kunsthalle, 1980; Claus Grimm, Stilleben. Die niederländischen und deutschen Meister, Stuttgart/Zürich 1988; Norbert Schneider, Stilleben. Realität und Symbolik der Dinge, Köln 1989.

21 Bruno Bushart, Deutsche Malerei des Barock, Königstein 1967, S. 10; Götz Adriani, Deutsche Malerei im 17. Jahrhundert, Köln 1977, S. 48–50.

Joseph Brauner, Direktor des Stadtarchivs und der Stadtbibliothek Straßburg, hat 1933 auf der Grundlage sorgfältigen Quellenstudiums zuerst Leben und Werk Sebastian Stoskopffs veröffentlicht. Unmittelbarer Anlaß für diese Biographie war die Erwerbung der *Großen Vanität* 1931 für das Musée des Beaux-Arts in Straßburg. Dessen Direktor, Hans Haug, konnte bis in die fünfziger Jahre acht weitere Bilder Sebastian Stoskopffs auffinden und für das Museum erwerben. Seine lebenslange intensive Beschäftigung mit dem Maler machte dessen Werk bekannt. In jüngster Zeit, 1987, erschloß Silvia Berger Quellenmaterial für die Beziehungen Stoskopffs zum Grafen von Nassau-Idstein.[1] Der nachstehende Lebenslauf fußt auf diesen Arbeiten. Einiges konnte berichtigt und in Details Neues hinzugefügt werden.

Die Familie Stoßkopf

Die Familie Stoßkopf[2] ist seit der ersten Hälfte des 16. Jahrhunderts in Straßburg nachweisbar. Die erste amtliche Eintragung bezieht sich auf die Großeltern des Malers: Am 1. Februar 1541 findet die Vermählung von »Johannes Stoßkopf oder Junghans« zu S. Marx mit Anna Bassler, der Tochter des Heinrich Bassler von Duss, in der Kirche Alt-St. Peter statt. Als viertes von insgesamt fünf Kindern wird am 18. Juli 1557 im Münster zu Straßburg Georg getauft, der Vater des Malers Sebastian Stoskopff. Als Taufpaten nennen die Kirchenbücher Mathis Pfarrer, Ammeister, und Georg Leimer, Altammeister. Mathis Pfarrer ist für vier der Kinder als Pate aufgeführt, Georg Leimer noch bei dem ein Jahr älteren Bruder Hans Jakob.
Aus der Angabe des Münsters als Ort der Taufe geht hervor, daß die Familie Stoßkopf dem protestantischen Glauben angehörte; die mehrfache Übernahme der Patenschaft einer Person für verschiedene Kinder läßt auf eine zahlenmäßig bescheidene Häuslichkeit schließen. Sicher besaß die Familie Stoßkopf das Bürgerrecht der Stadt, denn als Anna Bassler sich nach dem Tod von Hans Stoßkopf 1565 wieder verheiratet, mit Claus Hammann von Säsolsheim, heißt es im Bürgerbuch 2, 246, daß sie ihm ihrerseits das Bürgerrecht verschafft.
Georg Stoßkopf heiratet Martha. Die Vermählung findet nicht in Straßburg statt; in den Kirchenbüchern steht: »unbekannt, wo«. Es fehlt auch eine Angabe ihres Mädchennamens und des Datums. Doch sind alle Kinder in Straßburg getauft: Maria Martha 1594, Jörg Heinrich 1596, als drittes Sebastian. Seine Taufe nimmt Pastor Pancratius Kefelius am 31. Juli 1597 in Alt-St. Peter vor. Die Paten sind Sebastian Schach der Ältere, der später dem Rat der Fünfzehner angehören und eine bekannte Kunstkammer besitzen wird,[3] Hans Hessler, Schaffner im Spital, und die Frau des Heinrich Baumgartner.[4] Es folgen Taufeintragungen der beiden Mädchen Anna Maria 1599 und Martha 1608. Vom jüngsten, sechsten Kind ist nur das Geburtsjahr 1612 überliefert, durch eine Eingabe der Witwe Georg Stoßkopfs an den Rat der Einundzwanziger.[5] Georg Stoßkopf hat als junger Mann einiges von der Welt gesehen. Etliche Jahre habe er im Dienst der Herren de la Villeneuf und Cantacroy gestanden und in dieser Zeit Frankreich, Italien und die Niederlande durchreist, vermelden die Protokolle des Rates der Einundzwanziger der Stadt Straßburg aus dem Jahre 1590.
Zu diesem Zeitpunkt, er ist nun 33 Jahre alt, bietet Georg Stoßkopf seine Dienste als »Einspenniger« an, »weilen er dan nirgend anderswo dann in seim Vatterland sich niederzulassen begert«, und wünscht »auch Meinen Herren in dieser Stadt mit Nutz und Ruhm zu dienen«.[6]

Als Einspenniger, also als berittener Söldner, begleitet er städtische Gesandtschaften zu den Reichstagen und versieht Kurier- und Kundschafterdienste. Mit Genehmigung der Stadt ist er auch für private Geschäfte Straßburger Bürger oder mit der Stadt befreundeter Herren tätig. So sind Reisen nach Burgund, Besançon und Gray bezeugt, nach Mailand und Neapel. Für das protestantisch regierte Straßburg, das an einem guten Einvernehmen sowohl mit dem katholisch gesinnten Kaiser wie mit dem in der Stadt selbst residierenden katholischen Bischof interessiert sein muß, ist es von entscheidender Bedeutung, immer gut informiert zu sein, die geheimen Wünsche und die in naher und ferner Zukunft ins Auge gefaßten Pläne von Freund und Feind zu kennen. So stehen Kuriere in verantwortlicher Stellung.

Auf dem Reichstag in Regensburg 1598 stirbt der Straßburger Abgesandte Dr. Greyss, und Georg Stosskopf muß mit den sich ergebenden Schwierigkeiten fertig werden. Für den königlichen Marschall, den Grafen von Cantacroy, reitet er zweimal nach Burgund, und auch der Administrator des evangelischen Bischofs, Johann Georg von Brandenburg, erbittet während des Bischöflichen Krieges seine Dienste. Im Frühjahr 1598 erhält Georg Stoßkopf dafür das Haus zum Regenbogen.

Als Kundschafter für die Stadt gerät er in den Zwistigkeiten mit dem Kardinal Karl von Lothringen im August 1599 in Lebensgefahr. Die Lothringischen lauern ihm auf, und die Akten berichten, es möchte ihm dabei »leichtlich das Liecht ausgeblasen werden«.[7] 1615 stirbt Georg Stoßkopf 58jährig, nach langer Krankheit, wie es heißt, und unter Hinterlassung nicht geringer Schulden.[8]

Zurück bleiben die Witwe und die fünf Kinder, von denen »zwei ir Brott verdienen, drei noch unerzogen, das jüngst erst drei Jahr alt« ist. Der »getreuen Dienste« des Verstorbenen eingedenk, ist die Stadt bereit, der Familie beizustehen und eine »Anzahl Gnadenfrüchte« zu gewähren.[9] Mehr ist aus den Straßburger Akten über die Familie Stoßkopf nicht zu erfahren.

Sebastian Stoskopffs Kindheit und Lehrzeit bis 1622

Von Sebastian Stoskopffs Kindheit ist so gut wie nicht bekannt. Einzige Quelle sind wiederum die Akten des Rates der Einundzwanziger: 1586 ist bezeugt, daß der Vater ein Haus auf dem Alten Weinmarkt besaß, 1598 bezog die Familie das Haus zum Regenbogen.[10]

Am Montag, dem 5. Dezember 1614, erscheint dann der Eintrag, welcher über den beruflichen Werdegang des damals siebzehnjährigen Sebastian entscheiden sollte: Sein Vater erbittet die Hilfe des Straßburger Rates, um seinen Sohn das Malerhandwerk erlernen zu lassen.[11] Zu diesem Zweck stellt er ihn vor und übergibt Arbeiten von ihm, wohl Federzeichnungen nach Kupferstichen.[12] Er erklärt dem Rat, daß Sebastian seit dem 15. Lebensjahr solche Blätter zustande bringe. Wenn man ihn weiter fördere, werde er sicher einiges mehr erlernen, doch liege dies nicht im Vermögen des Vaters. Er bittet die Herren, den Jungen zu einem Meister zu geben, bis er die Malkunst recht erlernt habe, und anschließend zu einem Baumeister. Der Rat kommt überein zu bedenken, was zu tun sei, und beauftragt die Herren Heinrich Kipp und Sebastian Schach, sich mit der Angelegenheit zu befassen. Letzterer ist ja Pate des jungen Mannes, und nach ihm erhielt er vielleicht auch den Vornamen.

Ein Jahr lang hören wir nichts von der weiteren Entwicklung – bis zum Dezember 1615. Da erinnert Martha Stoßkopf in einer Eingabe den Straßburger Rat an die Unterstützung ihres Sohnes.[13] Wir erfahren, daß der Vater Georg in der Zwischenzeit gestorben ist und Sebastian durch die Herren Kipp und Schach noch vor Ende Juni zu dem Maler Daniel Surio (Soreau) nach Hanau gegeben wurde, nachdem auch der Glasmaler Josua Schoner,[14] der Festungsbaumeister Johann Enoch Meyer[15] und der Maler Kempter[16] um ihre Meinung gefragt worden waren. Mit diesen Fachleuten war man sich einig, daß kein Maler, ausgenommen Brendel (gemeint ist Friedrich Brentel d. Ä., Straßburg 1580–1651), es dem Jungen »mit reissen vorthut« und er nichts dazulerne, wenn er seine Zeit mit Farbenreiben und Wändebemalen verbringe.

Auch wenn dies nicht ausdrücklich gesagt ist, darf man davon ausgehen, daß Sebastian Stoskopff 1612 als Fünfzehnjähriger, im durchaus üblichen Alter, eine Lehre begonnen hatte; ob bei dem Maler Friedrich Brentel oder anderswo, muß offenbleiben. Sie sollte nun vertieft werden, und zwar in der Absicht, den Jungen zu einem Baumeister zu machen. Man kam auf Daniel Soreau, einen der wegen ihres protestantischen Glaubens vor der spanischen Herrschaft geflüchteten Niederländer.

Als Handelsstädte unterhielten Straßburg und Frankfurt enge Beziehungen; sie verzichteten zum Beispiel auf die gegenseitige Erhebung von Zöllen bei den großen Messen.[17] Daniels Großvater Johann Soreau wurde 1554 in der Stadt ansässig und gehörte zu den drei flämischen Tuchhändlern aus Frankfurt, die schon zwischen 1563 und 1567 an der Johannesmesse in Straßburg teilnahmen. Der Enkel Daniel Soreau war ebenfalls Kaufmann, widmete sich später aber der Malerei; zudem ist sein Name mit dem Projekt der Neustadt Hanau verbunden. Er galt als einer der Initiatoren dieser Neugründung und war an der baulichen Planung zumindest mitbeteiligt.[18] Soreaus Kenntnisse und architektonische Ideen spielten gewiß eine nicht unerhebliche Rolle bei der Wahl des Straßburger Rates. Enge persönliche Kontakte bestanden zwischen ihm und dem Straßburger Wendel Dietterlin, der sein großes Werk über die Architektur, erschienen 1598, Daniel Soreau gewidmet hatte.[19] Bevor die Familie Soreau nach Hanau zog – 1597 sind erste Bewerbungen für Bauplätze der Neustadt aktenkundig –, lebte sie wohl wie viele Glaubensflüchtlinge in Straßburg: Maler und Stadt verband also auch die gemeinsame Konfession.

Soreau lehnte zunächst das Gesuch, den jungen Stoskopff auszubilden, mit der Begründung ab, er lehre keine Jungen, es seien denn Freunde. Doch dann lenkte er ein: Man solle ihn »auf versuchen hienab schicken«. In dieser Probezeit, von Juni bis Dezember 1615, scheint er einen überaus positiven Eindruck von seinem Schüler gewonnen zu haben. Er nennt ihn einen »kunstreichen jung« und bescheinigt ihm Fleiß und Gehorsam. Er habe ihn sehr lieb, lasse ihn neben dem Malen auch die Laute schlagen und Ball spielen und hoffe sogar, »einen Albrecht Dürer aus ihm zu machen«. Soreau meint damit wohl nicht nur den großen Maler Dürer, sondern auch den vielseitigen Künstler, Architekten und Baumeister.

Sein Vorschlag lautet, Sebastian fünf Jahre »auch in der Baukunst und anderen Künsten« zu unterweisen, für ein Entgelt von insgesamt 100 Reichstalern. Die Straßburger Ratsherren nehmen das Angebot an, verfügen, daß der Betrag aus den Einkünften verschiedener Straßburger Kirchen zu nehmen sei: »Unser Frauen Haus« (das Münster), die Kartause und St. Klaus in Undis, und bestimmen, wie im Fall eines frühzeitigen Todes des Lehrherrn – Daniel Soreau war damals 61 Jahre alt – zu verfahren ist.[20]

So wird Sebastian Stoskopff vom Straßburger Rat nach Hanau geschickt in der Erwartung, nach fünf Jahren einen gut ausgebildeten Fachmann der Malerei und Baukunst zu gewinnen, welcher der Stadt dankbar und treu ergeben seine Dienste zur Verfügung stellen würde. Dies trat jedoch nicht ein, und es ist eigentlich erstaunlich, daß die Stadt anscheinend keine Ansprüche in dieser Richtung geltend machte; zumindest läßt sich heute kein Hinweis in den Akten finden.

Über die Lehrzeit in Hanau haben wir keinerlei Nachricht. Da nicht einmal ein einziges gesichertes Bild Daniel Soreaus existiert, läßt sich selbst über die künstlerische Vermittlung des Meisters an den Schüler nur rückschließend aus den Werken seiner Söhne, einiger anderer Jungen und Stoskopffs eigenen Gemälden ein ungefähres Bild gewinnen. Mit Stoskopff arbeiteten in der Werkstatt junge Verwandte Daniel Soreaus: sein erstgeborener Sohn Hans, der sechs Jahre älter war als Stoskopff, und der gleichaltrige Daniel Soreau, Neffe und Patenkind des Meisters.[21]

Sicher fühlte sich der junge Künstler im Hause seines Lehrherrn wohl, denn als dieser 1619 stirbt, anscheinend unvermittelt, bleibt er und führt die Werkstatt weiter. Joachim von Sandrart berichtet in seiner *Teutschen Academie*, daß er bei Stoskopff »neben vielen andern jungen Knaben [...] die erste Weiß von zeichnen erlernet« habe. Zu ihnen gehörten einmal die jüngeren Söhne Daniel Soreaus, die 1608 geborenen Zwillinge Peter und Isaak, dann Peter Binoit, der Sohn einer Nichte des Meisters (geb. 1605), der von Sandrart genannte »Scharle Sovagie« – wohl ein Sohn des Charle Sovagie, der als Lehrer der Gemeinde in Hanau bezeugt ist –, und Paul de Zetter, das Patenkind einer Marie Soreau, der später Kupferstecher wurde.[22]

Es ist nicht bekannt, ob und welche Prüfungen Stoskopff abgelegt hat, doch die Funktionen eines Meisters hat er hier offensichtlich übernommen. Auch führte er laut Sandrart die angefangenen Werke Daniel Soreaus zu Ende,[23] trat also in jeder Hinsicht die Nachfolge seines Lehrherrn an. So ist es folgerichtig und verständlich, daß er anstrebte, sich fest in der Frankfurter Gegend niederzulassen.

1622 ersucht Stoskopff die Stadt Frankfurt um die Genehmigung zur Niederlassung. Das Bürgermeisterbuch verzeichnet sein Gesuch: »Als Sebastian Stoßkopff von Straßburg, ein Mahler, umb den Beysitz alhie gebetten. / Soll man Ihm sein begeren abschlagen.«[24] Danach findet sich sein Name nicht mehr in den Akten der Stadt. Stoskopff wollte also Beisasse werden, ein rechtlicher Stand, der unter dem des Bürgers lag. Ein Beisasse durfte nicht wählen, der Schutz des Stadtrechts galt für ihn nur innerhalb der Stadtmauern, und seine Möglichkeiten, Grundbesitz zu erwerben und Gewerbe zu treiben, waren eingeschränkt.[25] Für einen Zugereisten stellte der Beisitz aber die notwendige Voraussetzung dar, in einer Stadt seßhaft zu werden. Er wurde Stoskopff nicht gewährt. Die Mitglieder der Zünfte fürchteten wohl die Konkurrenz; vielleicht war den Stadtvätern auch der enge Kontakt des jungen Malers mit den niederländischen Emigranten suspekt.[26]

Stoskopff zog also weg von Hanau. Wohin er sich zunächst wandte, ist quellenmäßig nicht überliefert. Wohl zeigt sich in seinen Bildern viel Niederländisches. Die Einflüsse von Osias Beert, Jakob van Hulsdonck oder auch Adriaen Collaert sind durch die Lehrjahre in Hanau erklärbar; doch vor allem mit dem gleichaltrigen Pieter Claesz der frühen Zeit verbindet ihn vieles, etwa die klare Komposition, die auf wenigen Gegenständen aufbaut, die zurückhaltend, aber gewichtig vor dem Betrachter stehen.[27] Ähnliches gilt für die Beziehung zu François Elout. Man möchte auch Anregungen aus dem Werk von Cornelis de Zeeuw und zum Thema Bücherstilleben annehmen.[28] Doch genügt dies, um eine Reise des jungen Stoskopff nach Norden zu vermuten? Die politische Situation der frühen 1620er Jahre legt eher ein Ausweichen nach Süden nahe:

1621 löst sich die Union der protestantischen Fürsten nach der Niederlage des böhmischen Königs Friedrich V. von der Pfalz vor Prag auf. Spanien beginnt erneut den Kampf um die Niederlande. 1622 marschieren drei protestantische Heere unter Ernst von Mansfeld, Markgraf Georg Friedrich von Baden-Durlach und Christian von Braunschweig Richtung Pfalz. Nacheinander werden sie bei Wimpfen und Höchst geschlagen oder vertrieben. Ein Jahr später zieht die Armee der Liga, angeführt von Johann Tserclaes Tilly, gegen Halberstadt. Die Kampfhandlungen erstrecken sich von Süddeutschland bis zur Nord- und Ostsee.

Faßbar wird Sebastian Stoskopff erst in Paris; nicht in amtlichen Verzeichnissen wie Steuerlisten oder Kircheneinträgen – davon hat sich nichts erhalten –, sondern durch seine Bilder und durch indirekte Berichte wie Besitzinventare Pariser Bürger. Ein einziges Datum ist durch Joachim von Sandrart überliefert: Er habe Stoskopff 1629 in Venedig getroffen, der vorher in Paris gewesen und anschließend dorthin zurückgekehrt sei.

1622–1639 Die Pariser Zeit

Für die Zeit von 1622 bis 1641 besitzen wir nur eine zeitgenössische Nachricht, die erwähnte kurze Mitteilung bei Sandrart: »Von dannen [gemeint ist Hanau] verreiste er in Frankreich und hinterließ viele gute Werke; von Pariß zoge er nach Italien (allwo ich ihn zu Venedig Anno 1629 gesehen), hernach wieder zuruck nach Pariß und so fürters nach Straßburg [...].«[29]

Ob Stoskopffs Reise nach Frankreich durch Straßburg führte, wissen wir nicht. Wenn ja, wird es sich nur um einen kurzen Besuch gehandelt haben. Anscheinend verspürte er nicht den Wunsch, in städtische Dienste zu treten, und wenn er nach Absprache mit dem Rat zur Vervollständigung seiner Ausbildung weitergezogen wäre, stünde sicher in den städtischen Akten ein entsprechender Vermerk. Denkbar ist jedoch, daß er sich eine Zeitlang in Lothringen aufgehalten hat. Ein Anhaltspunkt für diese Annahme ist die Sammlung des Jean-Baptiste de Bretagne, die 22 Bilder des Malers enthielt.[30] Jean-Baptiste de Bretagne stammte aus einer burgundischen Familie und war als »commissaire des guerres« in Lothringen tätig. Die Themen der Bilder in seiner Sammlung entsprechen dem Schaffen Stoskopffs in den 1620er Jahren. Um 1625, jedenfalls deutlich vor 1629, dürfte er dann nach Paris gelangt sein.

Jacques Thuillier erinnert zu Recht an den enormen Bedarf an Gemälden vor allem im kirchlichen Bereich nach den Zerstörungen durch die Hugenotten in den Religionskriegen 1560 bis 1595. Die große Aufbauphase fand zwischen 1620 und 1650 statt.[31] In der Hauptstadt kam das Repräsentationsbedürfnis des Adels und des reichen Bürgertums hinzu. Sie wurden die Klientel Sebastian Stoskopffs.

Kein einziges religiöses Bild ist von Stoskopff bezeugt, auch keine Arbeiten im Zusammenhang mit Architektur, an Wänden oder Decken. Doch sind Gemälde seiner Hand in Inventaren von sechs Pariser Sammlungen der Zeit aufgeführt: eine beachtliche Zahl, bedenkt man den durch Brände und Kriege enorm reduzierten Aktenbestand der Stadt; sie läßt den Schluß zu, daß der Maler in Paris wohlbekannt und geschätzt war. Die soziale Stellung der Sammler reicht vom »Bürger und Händler«, »Gemüsehändler«, »Bankier«, »commissaire des guerres« bis zu König Ludwig XIV., in dessen Inventar von 1683, das 483 Nummern umfaßt, ein Werk des Künstlers genannt ist: »Ein Bild von Stostof, das eine Ente und anderes erlegtes Wild zeigt, auf Leinwand gemalt.«[32]

Stoskopff scheint in dieser Zeit viel gearbeitet zu haben. Weil persönliche Nachrichten leider nicht überliefert sind, können Beziehungen zu in Paris lebenden flämischen Malerkollegen nur aus dem Werk erschlossen werden, zu Pierre Boucle etwa oder zu französischen Stillebenmalern wie Jacques Linard, zur Familie Moillon oder Lubin Baugin.[33] Diese Künstler lebten in dem außerhalb der Stadtmauern gelegenen Viertel um Saint-Germain-des-Préz. Dort wurde nicht nur gearbeitet, sondern auch verkauft, in Läden und unter freiem Himmel. So war ein enger Kontakt zwischen den Künstlern, die ihre Bilder selbst vermarkteten, und den Käufern selbstverständlich. Viele Flamen wohnten in Faubourg Saint-Germain-des-Préz, und Reisende, Kaufmannssöhne wie Studenten, auch aus Straßburg, suchten hier Quartier, wenn sie die französische Metropole besuchten.

Wie ausgedehnt Sebastian Stoskopffs Reise durch Italien war, entzieht sich wieder unserer Kenntnis. Seinem Œuvre ist zumindest ein Aufenthalt in Rom nicht abzulesen.[34] So wird er über Genua, Mailand, die Poebene, Padua und Piacenza die Lagunenstadt erreicht haben. Dort traf er 1629 Joachim von Sandrart, den er neun Jahre früher als Fünfzehnjährigen in Hanau unterrichtet hatte. Nun konnte ihm dieser von seinen Erfahrungen in Italien berichten.

Nach der Rückkehr entstehen in Paris in den 1630er Jahren die ersten Bilder größeren Formats wie *Das beendete Frühstück*, *Der Sommer* und *Der Winter* (Kat.-Nrn. 27, 40, 41). Stoskopff wird vierzig Jahre alt. Was ihn bewogen hat, nach Straßburg heimzukehren, ob familiäre Gründe eine

Rolle spielten, wissen wir nicht. Vielleicht fühlte er sich in dem zunehmend nationalistischer werdenden Klima in Paris – auch die religiösen Gegensätze verschärften sich deutlich – nicht mehr wohl.

1639–1657 Die Straßburger Zeit

Das *Küchenstück mit Kalbskopf* (Kat.-Nr. 47) ist 1640 datiert. Es scheint in Straßburg entstanden zu sein, und so ist Stoskopffs Eintreffen dort um 1639 zu vermuten. Das Thema dieses Bildes, der pointiert in der Mitte plazierte Kalbskopf, läßt weiten Spielraum für Deutungen. Eine große innere Unruhe und Spannung des Malers wird hier künstlerisch bewältigt. Einen weiteren zeitlichen Anhaltspunkt für die Rückkehr Stoskopffs gibt das 1641 datierte Portrait des Theologen Johannes Schmidt, das Pierre Aubry nach einer Vorlage des Malers in Kupfer gestochen hat (Kat.-Nr. 48).

Am 11. Februar 1641 tritt Stoskopff der Zunft zur Steltz bei, welcher die Goldschmiede, Kupferstecher und andere Kunsthandwerker, aber auch Maler angehören.[35] Den Eintrag nahm zu einem späteren Zeitpunkt ein Johann Friedrich Spoor vor.[36] Ein Jahr später wird eine Auseinandersetzung zwischen dem Maler und der Zunft aktenkundig.[37] Im September 1641 hat die Zunft zur Steltz Stoskopff ausdrücklich von der Pflicht befreit, ein Meisterstück anzufertigen.[38] Nun, im Januar 1642, besinnt sie sich anders und nimmt den Dispens zurück. Ihre Begründung lautet schlicht, andere Künstler hätten dies seither auch getan. Die Herren Stör und Zetzner bringen die Angelegenheit vor den Rat der Stadt und klagen. Der Künstler möge zur Verfertigung des Meisterstücks angehalten und ihm dafür eine Frist gesetzt werden. Dagegen bittet der Beklagte, bei der Dispensation, die ihm am 28. September erteilt wurde, genädigst zu bleiben. Der mit dieser Sache beauftragte Ausschuß des Rats ist der Meinung, daß es keinen Grund gebe, die Dispensation rückgängig zu machen. Stoskopffs Begehren verstoße nicht gegen die Verordnungen, besonders da er alle Pflichten eines Bürgers und Zunftmitglieds erfülle, zur Zeit noch kein Gesinde und keine Lehrlinge beschäftige und allein mit seiner Hand arbeiten wolle.[39] Doch kommt es dem Rat auch darauf an, daß das getrübte Verhältnis zwischen dem Maler und der Zunft bereinigt wird – daher der Vorschlag, Stoskopff möge das Meisterstück freiwillig, sozusagen zu Ehren der Herren des Rats abliefern. Sie geben der Zunft noch zu bedenken, daß Stoskopff ein Künstler sei, wie man ihn zur Zeit weit und breit nicht finde.

Stoskopff ist mit dieser Lösung nicht einverstanden und äußert, daß er sich in diesem Fall gezwungen sehe, wegzuziehen; in Frankfurt sei ihm treffliche Förderung geboten worden. Im übrigen könne die Abgabe eines Meisterstücks eigentlich gar nicht im Interesse der Zunftgenossen liegen: Sie berechtige ihn zur Haltung einer Werkstatt mit Lehrjungen und Gesellen, und er werde daher viel zu tun bekommen, was den anderen Meistern dann an Arbeit abgehen werde. Doch sei er bereit, dem Rat ein schönes Bild für seine Stube zu verehren. So geschieht es auch. Am 13. Oktober 1642 präsentiert Stoskopff den gnädigen Herren der Fünfzehner ein »über die massen schones kunstgemähl in diese ihre stub«,[40] wofür sie sich drei Wochen später mit dem Geschenk eines fünffachen Reichstalers bedanken.[41] Zweimal ist dieses Bild – »groß« und »über die Maßen schön« – im Ratsprotokoll erwähnt, doch ohne jeden Hinweis auf seine Darstellung. Vielleicht war das Thema zu komplex, um es auf eine kurze Formel zu bringen. Im Rathaus selbst ist heute nichts mehr vorhanden. Während der Französischen Revolution wurde das Gebäude gestürmt, und man »fieng an, die schönen Spiegel, Tafel, Gemälde zu zerschmettern«, berichtet ein Augenzeuge.[42]

Deutlich wird aus dem Disput über das Meisterstück die Angst der Zunft, der weitgereiste und bekannte Maler Sebastian Stoskopff könne eine zu dominante Rolle spielen. Deutlich wird auch die Einstellung des Künstlers: Er ist bereit, sich in die Ordnung der Zunft einzugliedern, nicht aber, sich von ihr manipulieren zu lassen. Und er liebt seine Eigenständigkeit und hat kein Interesse an einem Werkstattbetrieb, was impliziert, daß er auch keine Familie gründen will. Das Verhältnis zwischen beiden Parteien gestaltet sich in der Zukunft noch durchaus positiv. So wird Stoskopff für das Jahr 1647 als Schöffe in das Ehrsame Gericht der Zunft zur Steltz gewählt, das für die Schlichtung innerzünftiger Streitigkeiten zuständig ist.[43]

Geheiratet hat Stoskopff allerdings doch, und zwar die Stieftochter seiner elf Jahre jüngeren Schwester Martha. Diese hatte 1635 den Goldschmied Nikolaus Riedinger (geb. 1576) geheiratet, der 1611 die Ehe mit Anna, der Tochter des Hans Jacob Iggell geschlossen hatte. Aus dieser Ehe wurde 1621 Anna Maria geboren. Anna Maria ehelichte 1637 Johann Dex, den Sohn des Kaufmanns Isaac Dex; Kinder sind nicht bekannt. Dex ist wohl früh gestorben, jedenfalls wird die 25jährige zur Zeit ihrer Verheiratung mit Sebastian Stoskopff als Witwe bezeichnet.

Die kirchliche Trauung findet am 21. September 1646 in Illkirch bei Straßburg statt.[44] Im folgenden Jahr, achteinhalb Monate später, wird dem Paar eine Tochter geboren und am 31. Mai im Elternhaus getauft, wegen der »Schwachheit« des Kindes. Paten sind der Goldschmied Johann Jakob Erhard, Martha, die Frau des Goldschmieds Nikolaus Riedinger (die Stiefmutter der jungen Frau), und Dorothea, die Frau des Goldschmieds Daniel Dietrichs. Nach diesen amtlichen Zeugnissen zur Heirat und Taufe eines Kindes erfahren wir nichts mehr von Sebastian Stoskopffs Familie.

Von den drei Goldschmieden sind jeweils Arbeiten bekannt;[45] Johann Jakob Erhard wurde Mitglied des nunmehrigen Dreizehnerrats. Sein Schwiegersohn Elias Brackenhofer besaß im Gürtlerhof eine berühmte, gut dokumentierte Kunstkammer, die außer Kunstgegenständen – Gemälde (darunter fünf Werke Stoskopffs), Altartafeln, Medaillen und Münzen – auch Naturalia wie Schlangenskelette und abnorm große Gallensteine enthielt.[46] Diese Sehenswürdigkeiten konnten öffentlich besichtigt werden. Sie zogen Fremde zum Besuch an und dienten so dazu, die Geschäftsbeziehungen der Kaufleute zu erweitern und zu vertiefen. Man zeigte mit seiner Sammlung auch Belesenheit, weitgespanntes Interesse und Bildung. Eine Kunstkammer setzte Wohlhabenheit voraus. Sie half dem aufstrebenden Bürgertum, ein Standesbewußtsein auszubilden, um mit dem Adel in sozialen Wettbewerb treten zu können.

Einige weitere Besitzer von Werken Stoskopffs in Straßburg sind bekannt. Da gab es den Maler und Architekten Johann Jakob Arhardt, dessen Sammlung im frühen 18. Jahrhundert beim Verleger Johann Friedrich Spoor zu finden ist. Dort, in der Schlauchgasse Nr. 5, wird sie von den Brüdern Uffenbach aus Frankfurt besichtigt, die sich genaue Aufzeichnungen zu den in Straßburg gesehenen Kunstschätzen machen. Von Stoskopff stamme ein »Nachtstück mit Oelfarb, altes Weib und junger Kerl«: so beschrieben ein äußerst ungewöhnliches Thema für den Künstler.[47] Der Seidensticker-Handelsmann Balthasar Ludwig Künast (1589–1667) besitzt ebenfalls eine weitbekannte Kunstkammer; unter seinen Gemälden ist ein »Abendzehren« (Nachtmahl) von Stoskopff überliefert.[48] In der Sammlung von H. Rosenzweig, dem Sekretär des Vogteigerichts in Straßburg, sieht Johann Friedrich Uffenbach 1714 ein »eßstück von Stoskopf«.[49] Der Verkaufskatalog der Sammlung Ritleng stammt zwar erst von 1906, doch darf man auf einen alten Bestand aus Straßburger Besitz schließen. Er enthält vier Werke von Stoskopff, kleine Mahlzeitenbilder, eines auch mit Raucherutensilien, sowie eine »Henne mit Küchlein«.[50]

Stoskopff bringt es in Straßburg zu Ansehen und Vermögen. Bezeugt ist, daß er der städtischen Kasse, dem »Pfennigturm«, Kapital leiht, dessen Zinsen ihm jährlich vom Oberen Bauherrn in Wein ausbezahlt werden. Die Protokolle vermerken diese »etliche Ohm Wein« für die Jahre 1650 bis 1655. Der entsprechende Eintrag vom 3. März ist zugleich der letzte amtliche Vermerk in Straßburg über den Maler.[51] Außer daß er 1649 im Haus Nr. 13 in der Standgasse gewohnt habe, ganz in der Nähe des Münsters, erfahren wir nichts mehr von Stoskopffs Lebensumständen.[52]

Die Gepflogenheit, Kapital auf dem Pfennigturm stehen zu haben, ist auch von anderen Straßburger Bürgern bekannt. Nachdem der Handel mit elsässischem Wein schon im 16. Jahrhundert für die Stadt sehr an Bedeutung verloren hatte, war an seine Stelle der Branntwein getreten, den man auch Fuderwein nannte. In dieser Maßeinheit[53] (ein Fuder entsprach etwa 1000 Litern) gelangte er auf die Frankfurter Messe. Ab 1650 zogen vermehrt wohlhabende Bürger aus Straßburg fort und kündigten ihr der Stadt zur Verfügung gestelltes Kapital. Unter dem immer stärker werdenden französischen Druck fühlten sich die protestantischen Bürger nicht mehr wohl.[54] Dies könnte auch für Stoskopff ein Grund gewesen sein, sich mehr nach Idstein zu orientieren.

Der wichtigste Mäzen in der letzten Schaffenszeit wurde für Sebastian Stoskopff Graf Johannes von Nassau und Idstein. Dem lutherischen Glauben angehörend, stand er auf der Seite der Protestantischen Union und mußte schon 1631 bei seinem Bruder in Weilburg Asyl suchen. Mit seinem Bruder Wilhelm Ludwig hatte er sich den Schweden angeschlossen und war dem Heilbronner Bündnis beigetreten. Der Kaiser hatte sie darauf ihrer Gebiete verlustig erklärt; das Reichskammergericht erkannte sie ihnen im Jahre 1637 für immer ab.

So lebte Wilhelm Ludwig unter dem Schutz des französischen Königs in Metz; Johann zog während seiner Verbannung nach Straßburg. 1642 bewohnte er dort das »Haus zum Seidenfaden«, das seit der Mitte des 16. Jahrhunderts den Grafen von Nassau-Saarbrücken als Absteigequartier diente. Eine kleine Pension des französischen Königs stand ihm zur Verfügung. Bis 1646 lebte er in der Stadt und knüpfte in dieser Zeit des Exils wohl Beziehungen zu Sebastian Stoskopff und dessen Kollegen und Freund Johann Jakob Walther, die schriftlich erst nach seiner Rückkehr nach Idstein und Wiedereinsetzung als Landesherr bezeugt sind.[55]

Neben seinen Pflichten, die Zerstörungen des Krieges in seinem Gebiet zu beseitigen, die Bevölkerung zu vermehren, für Arbeit zu sorgen, sein Land wieder funktionsfähig zu machen, wollte er auch als Fürst in entsprechender Weise repräsentieren. Dazu gehörte eine wohlausgestattete Residenz mit den damals Mode werdenden Schloß- und Gartenanlagen sowie der Aufbau einer fürstlichen Kunstkammer. Als Anhänger der lutherischen Religion mußte er aber eine puritanische Lebensführung propagieren, galt doch Sparsamkeit als eine grundlegende Herrschertugend. So rechtfertigte er, um dem Vorwurf feudaler Prunksucht zu entgehen, seine Sammlungen mit dem Argument der Vermögensanlage, die in drückenden Notzeiten als letzte Reserve dienen könnte. Außerdem gewinne die bis dato abseits gelegene Residenz an Bedeutung und sein Herrscher an Ansehen, wenn er etwas vorzuweisen habe.[56]

Nach dem Tode des Grafen 1678 wurde für die Erbschaftsregelung ein Inventar des gesamten Besitzes erstellt. Die »hochgräfliche Kunst Cammer« umfaßte die Gemäldesammlung mit 294 Einträgen, darunter Namen wie Dürer, Lucas Cranach, Holbein, Rubens, Rembrandt, Tizian. Von Stoskopff sind fünf Bilder aufgeführt: ein Mahlzeitenbild, ein Küchenstück, Silbergeschirr und Gläser, ein »Kupferstuck« (gemalter Kupferstich) und ein Portrait.[57] Auch ein »Obststück« von Soreau ist verzeichnet.[58] Der Hauptraum, der 88 Gemälde enthielt, wurde »Hölle« genannt; im Raum davor, dem »Fegefeuer«, hingen fürstliche Portraits, darunter einige der Familie des Grafen, ferner Fruchtstücke und Landschaften, insgesamt 102 Bilder.

Der Graf kaufte über einzelne Kunsthändler: Der kaiserliche Hofbildhauer Daniel Neuberger wurde für italienische Erwerbungen eingesetzt, für französische Blumenbilder gab es einen Agenten in Amsterdam, Melchior Lidelin. Matthäus Merian d. J. (1627–1687), der vor allem als Kupferstecher und Verleger in Frankfurt eine große Werkstatt unterhielt und weitreichende Beziehungen zu europäischen Fürstenhäusern besaß, wurde zum Aufbau der Bildnissammlung herangezogen.[59] Er betätigte sich auch selbst als Maler und portraitierte die gräfliche Familie. Die erhaltene Korrespondenz belegt einen langjährigen engen Kontakt zwischen Merian und dem Grafen. Wohl noch 1657, im Todesjahr Stoskopffs, schreibt der Graf an Merian, er möge sobald als möglich nach Idstein kommen, um das letzte Bild, das Stoskopff verfertigt habe, anzusehen.[60] Es ist denkbar, daß es im Besitz des Grafen verblieb und vielleicht eines der fünf im Inventar genannten Bilder von Stoskopff ist. Noch eine weitere Briefstelle bezieht sich auf den Künstler: Am 18. Dezember 1657 berichtet Merian dem Grafen von einem tags zuvor vollendeten Kupferstich des Prinzen Ruppert, der hervorragend gelungen sei, und fährt fort: »Dieses Kupferstuck were leicht auf Stoßkopfische Manier zu machen, wan dergleichen, alss Stoßkopf gewesen, noch lebeten.«[61]

Auch über den Maler Johann Jakob Walther bezog Graf Johannes Bilder. 1671 bietet dieser ihm italienische Gemälde an und berichtet, daß er ein schönes Werk von Stoskopff mit Fischen und Geschirr erworben und ein weiteres an den Baron von Stubenberg verkauft habe.[62] Walther fertigte im Auftrag des Grafen ein Blumenbuch an, das die schönsten Pflanzen seines Schloßgartens enthielt, außerdem Ansichten des Rosengartens, der Stadt Idstein und ein Album mit naturhistorischen Malereien. Vielleicht entstand auch die *Ornithographia*, eine Serie von Miniaturen einheimischer und ausländischer Vögel, die sich heute in der Albertina in Wien befindet, für den Grafen Johannes.[63] Aufenthalte Walthers im Idsteiner Schloß sind für die Jahre 1655, 1662 und 1663 bezeugt.

Kontakte zwischen dem Grafen und Sebastian Stoskopff sind zuerst 1651 in der biographischen Notiz der *Teutschen Academie* Joachim von Sandrarts schriftlich belegt. Sandrart ist ein weiterer wichtiger Verbindungsmann. Vierzehn Bilder vermittelt er zwischen 1657 und 1674 an Johannes von Nassau-Idstein, darunter Werke von Lucas Cranach, Holbein und van Dyck. Er berät den Grafen außerdem bei der Innenausstattung der Idsteiner Kirche, an deren Ausmalung sein Neffe und Schüler Johannes Sandrart, Johann Jakob Walther und der jüngere Merian mitwirken. Portraits fürstlicher Personen von der Hand Sandrarts hingen im Schloß; auch ein Bildnis der ersten Frau des Grafen ist überliefert.

Sandrart besaß also intensive Beziehungen zu Idstein. Seine Stoskopff betreffende Notiz für das Jahr 1651, die zugleich der erste schriftliche Beleg für Kontakte zwischen dem Maler und dem Grafen ist, darf wohl als sichere Quelle gelten. Sie besagt, daß der »hochberühmte Kunstvatter und Hochgebohrne Reichsgraf, Herr Hanß von Nassau«, dem Kaiser Ferdinand III. zwei Werke Stoskopffs präsentiert habe, eines mit ausgewaschenen Trinkgeschirren, das andere mit einem Kupferstich, »einen Satyr und Nymphen in einer Landschaft vorstellend«. Beide Bilder gelangten in die kaiserliche Galerie in Prag.[64] Anzunehmen ist, daß der Graf sich nach der Rückgewinnung seines Territoriums der kaiserlichen Gunst versichern wollte. Dies ließ sich über die Vermittlung Joachim von Sandrarts ganz geschickt einrichten. Sandrart flocht in diesen Bericht noch ein, daß der Graf viele Werke von diesen »fürtreflichen Händen« (Stoskopffs) besessen habe.

Ebenfalls von 1651 datiert der Entwurf eines Briefes an einen Clemens (in Straßburg?), den der Graf auf der Rückseite eines Schreibens an den Maler Walther notiert hat: »Wir wollen, daß, wenn Stosskopf das Gemälde fertig, Ihr droben bei dem Schreiner, so die vorige gemachet und bei Walther oder Stosskopf [...] sei, einen Rahmen machen und solches darin fassen, auch herunter zu schicken, zwischen Bretter einschlagen und Lagerkosten, auch den Stosskopf selbst durch unsern Landschreiber der Herrschaft Lahr und lieben Jacob Welpern bezahlen lassen, verlassen uns also zu beschehen.«[65] Möglich ist, daß diese Rahmenbestellung für eines der dem Kaiser zugedachten Bilder erfolgte. Dafür spricht die prompte Anweisung zur Bezahlung des Künstlers, ist doch ansonsten für den Grafen in dieser Hinsicht ein zähes Hinschleppen seiner Verpflichtungen charakteristisch.

Zwei weitere Werke (vielleicht von Walthers Hand) kamen in kaiserlichen Besitz. Sie sind auf schwarzen Stein gemalt, der aus der Gegend von Pforzheim stammt.[66] Zieht man in Betracht, daß der Graf eine Mineraliensammlung besaß – Korrespondenz mit Händlern und Steinschleifern in Idar-Oberstein über den Erwerb von Achaten ist vorhanden –, so darf man annehmen, er habe auch hier vermittelnd gewirkt.
Auffallend bleibt, daß sich in der umfangreich erhaltenen Korrespondenz des Grafen kein Brief Stoskopffs befindet. Dies bekräftigt die Annahme, daß dieser kein Mann des Wortes war und in Kontakten sehr zurückhaltend.
Zusammenfassend ist anzunehmen, daß Stoskopff von 1639/40 bis circa 1655 in Straßburg lebte und in dieser Zeit eine rege Maltätigkeit entfaltete, am Leben der Zunft und der Stadt teilnahm und Ansehen genoß. An datierten Bildern sind die *Große Vanität* (Kat.-Nr. 49) von 1641 und drei Gemalde mit Glasern (Kat.-Nrn. 57–59) von 1644 bekannt; durch Inventar ist ein Küchenstück mit einem Fisch von 1654 (Sammlung Brackenhofer) bezeugt. Etwa 1655 scheint Stoskopff einer Aufforderung des Grafen, nach Idstein zu ziehen, gefolgt zu sein. Er hat aber wohl nicht im Schloß, in der »Mahlerei«, gewohnt, wie oftmals die für die gräfliche Familie arbeitenden Maler, sondern ist selbständig geblieben. Als er 1657 sechzigjährig starb, wohnte er im Gasthof »Zum Löwen« beim Wirt Balthasar Moses.

Zum Tod Sebastian Stoskopffs

Über das Ende des Malers Sebastian Stoskopff sind wir authentisch durch die Eintragung im Kirchenbuch von Idstein unterrichtet: »Anno 1657 [...] Den 11. Febr. Ist Stoßkopf der mahler Von Straßburg, welcher sich an Brandewein zu tod gesoffen, Morgens zwischen 7 und 8 Uhr zu ungewöhnlicher Zeitt ohne gesang und klang hinausgetragen und begraben worden.«[67] Das heißt, ihm wurde zwar ein christliches Begräbnis zuteil, aber ohne sonst üblichen Gesang und Glockengeläut. Den Grund dafür nennt die Eintragung: Er hat sich an Branntwein zu Tode gesoffen.[68] Diese Begründung wurde anscheinend akzeptiert, auch von Johannes Graf von Nassau-Idstein, der den Maler gut kannte und dem daran gelegen sein mußte, daß in seiner kleinen Residenzstadt alles zum Rechten stand. Es kursierte zwar das Gerücht, der Wirt »zum Löwen« habe den Maler umgebracht,[69] und der Wirt Moses wurde anscheinend auch verhört und unter Eid über das Geld befragt, das Stoskopff noch besessen hatte.[70] Doch scheinen die Zweifel sich danach gelegt zu haben. Erst neunzehn Jahre später, 1676, werden massive Bedenken laut, ausgelöst durch Inquisitionen bei einer Serie von Hexenprozessen in Idstein.
Die Vorstellung von Hexen, der Art ihres Wirkens, von Hexenversammlungen und Verbindungen mit dem Teufel waren in ganz Europa seit dem Ende des Mittelalters bis in die Zeit der Aufklärung lebendig.[71] Im *Hexenhammer,* zuerst 1487 erschienen, ist eine Hexenlehre zusammengestellt, welche alle Merkmale aufführt, die bei Verurteilungen einer »Hexe« zur Sprache kamen: Pakt mit dem Teufel, Teufelsbuhlschaft, Schadenzauber, Tanz auf geheimen Versammlungen. War eine Frau in den Verdacht gekommen, auf diese Weise als Hexe tätig zu sein, und wurde sie bei Gericht angezeigt, so erfolgte zuerst die »gütliche« Befragung, um von der Delinquentin das Geständnis zu erlangen, dann die »peinliche«, das heißt, sie wurde gefoltert. Diese Methode führte in aller Regel zur Aburteilung der Beschuldigten und zu ihrem Tod.
Ein wichtiger Punkt der Prozeßordnung war die »Besagung«. Die Angeklagte hatte Komplizen zu benennen. Da sie Hexen- oder Teufelsversammlungen beiwohnte, mußte sie andere Personen gesehen haben, die sie nun anzeigen sollte. Oft wurden Verstorbene beschuldigt; gab sich das Gericht damit nicht zufrieden, wurden Menschen genannt, die selbst schon im Verdacht standen, zu »diesem Kreis« zu gehören, oder in anderer Weise auffällig geworden waren. Ein

solcher Fall könnte bei der Aussage der Margaretha Müller im Jahr 1676 in Idstein vorliegen.
Nach einigen ruhigen Jahren – Hexenverfolgungen traten meist in Wellen und örtlich begrenzt auf, nicht kontinuierlich über einen längeren Zeitraum – setzte Graf Johannes von Nassau-Idstein in seinem Gebiet eine solche in Gang. In seinem Politischen Testament hat er seine Motive ausführlich dargelegt: »Gott befihlt, man solle keine Zauberer leben lassen, thustu dem befehl kein gnügen, so sihe, wie due es am jünsten gericht verantworten können, das arme kinder undt einfältige durch deine fahrlässigkeit verführet, viele ehrliche leut beschädigt, das viehe undt anders verderbt [...].«[72]

Nach den Prozeßakten bekräftigte die als Hexe angeklagte siebzigjährige Frau des Sattlers Müller am 6. März 1676 nochmals ihr schon abgelegtes Geständnis. Man befragte sie insbesondere zum bereits unter Verdacht stehenden Wirt Balthasar Moses, und sie sagte aus, er habe gepredigt, daß man den Teufel anbeten solle. Dann sei eine Art Abendmahl mit dem Teufel erfolgt, und Moses selbst habe ihm auf dem Rummelsberg gesagt, er »hätte den Mahler Stohßkopff umbs Leben gebracht«, worauf ihn der Teufel gelobt habe.[73]

Diese Stelle versah der Schreiber der Akte mit dem Zusatz, daß der Schultheiß Schwindt erklärt hätte, es sei damals das Gespräch gegangen, »als ob dieses also geschehen wäre«. Nach dieser Aussage und der Bestätigung durch den Schultheiß wurde der 69jährige Wirt Moses, ein zum Christentum konvertierter Jude, für schuldig befunden und bei lebendigem Leib verbrannt. Diese grausame Todesart erlitt nur er; alle übrigen Opfer starben durch Enthauptung.[74]

Die Art, wie der Wirt des Gasthauses »Zum Löwen« in den Hexenprozeß verwickelt wurde, ist ein typisches Beispiel für die Ausweitung solcher Hinrichtungen. Sowohl seine Tochter als auch seine Schwägerin erlitten dieses Schicksal, einzig seine Frau überlebte. Auch Graf Johannes äußerte sich zu den Vorgängen: An den Inquisitor schrieb er, daß der Tod des Malers »dazumal sehr verdächtig gewesen« sei und der Wirt »auch an ayd statt wegen des Geldes so Stoßkopf noch gehabt, abgehöhret worden«.[75]

So wurde der Wirt Moses ein Opfer dieser Prozeßwelle. Daß seine Verurteilung auch Zweifel wachrief, zeigen die Gerüchte, die nach seinem Tod in Idstein kursierten, etwa daß der Leichnam am nächsten Tag noch unversehrt auf der Richtstätte gelegen habe und ein zweites Mal habe verbrannt werden müssen.[76]

Dies betrifft die Anklage gegen den Wirt als »Zauberer«, als Angehörigen einer Hexengemeinschaft. Nur im Zuge dieser Verleumdungen wurden die neunzehn Jahre zurückliegenden Umstände des Todes von Sebastian Stoskopff untersucht. Immerhin kam dabei zutage, daß schon damals der Verdacht bestanden hatte, es könne ihn das Geld des Malers gelockt haben. Stoskopff kam von auswärts, besaß keine Familie und keine Angehörigen in Idstein, denen an einer Aufdeckung einer möglichen Straftat gelegen gewesen wäre. Wahrscheinlich ist auch, daß sein persönlicher Kontakt zur Bevölkerung von Idstein eher zurückhaltend blieb. Was war da näherliegend, als über Ereignisse, die schwer zu klären waren, schnell hinwegzugehen. Dies wäre eine Erklärung für das sofortige, übereilt wirkende Begräbnis des Malers.

1 Joseph Brauner, Sebastian Stosskopf. Ein Strassburger Maler des 17. Jahrhunderts (1597–1657), Schriften der Elsass-Lothringischen Wissenschaftlichen Gesellschaft zu Strassburg, Reihe A. Alsatica und Lotharingica, Bd. X, Straßburg 1933. Hans Haug, Sébastien Stoskopff. Peintre de Natures Mortes (1597–1657), Trois siècles d'art Alsacien, Straßburg/Paris 1948, S. 23–72, und zahlreiche weitere Veröffentlichungen; siehe *Auswahlbibliographie*. Silvia Berger, Sebastian Stoskopff und sein Mäzen Graf Johannes von Nassau-Idstein, Katalog Sebastian Stoskopff. Sein Leben. Sein Werk. Seine Zeit, Idstein/Taunus, Kulturring Idstein, 1987, S. 34–62. Quellen: Es sind dies für Straßburg Protokolle des Rates der Einundzwanziger und Eintragungen in den Kirchenbüchern der Straßburger Pfarreien. Letztere umfassen Eheschließungen und Taufen; Sterberegister sind für diese Zeit nicht erhalten. Beide Aktensammlungen befinden sich im Archiv der Stadt Straßburg. Für die Beziehungen des Malers zu Graf Johannes von Nassau-Idstein liegt Quellenmaterial im Hauptstaatsarchiv Wiesbaden, die Neustadt Hanau betreffend im Hessischen Staatsarchiv Marburg.

2 Der Name Stoskopff ist, soweit er Familienmitglieder bezeichnet, mit ß geschrieben, wie es die Quellen überwiegend vorzeichnen. Der Maler selbst verwandte zeitlebens die Schreibweise ss, die für ihn auch im fortlaufenden Text beibehalten wird. Zitate folgen der Quellenschreibweise, die bei den frühen Mitgliedern der Familie Stoskopff differiert. Im einzelnen sei auf das Kapitel *Der Name Stoskopff* verwiesen. Für Hilfe, Recherchen und Bemühungen im Zusammenhang mit den Forschungen zur Familie Stoskopff sei den Archives Municipales der Stadt Straßburg gedankt, besonders Herrn Directeur J. Y. Mariotte und Herrn Archiviste G. Foessel.

3 Siehe Hans Rott, Straßburger Kunstkammern im 17. und 18. Jahrhundert, Zeitschrift für die Geschichte des Oberrheins, N. F., 44, 1930, S. 55–57.

4 Siehe Quelle 1 b.

5 N. geb. 1612 (Protokolle der Einundzwanziger, 1615, Blatt 341); siehe Quelle 1 a.

6 Protokolle der Einundzwanziger, 1590, Blatt 663 v; zitiert nach Brauner, Stosskopf, 1933, S. 9.

7 Protokolle der Einundzwanziger, 1599, Blatt 298; zitiert nach Brauner, Stosskopf, 1933, S. 10.

8 Siehe Brauner, Stosskopf, 1933, S. 10.

9 Zitiert nach Brauner, Stosskopf, 1933, S. 10. Eines der sechs Kinder scheint zu diesem Zeitpunkt bereits gestorben zu sein.

10 Protokolle der Einundzwanziger, 1586, Blatt 670, und 1598, Blatt 127, 126 v.

11 Protokolle der Einundzwanziger 1614, Blatt 345–345 v. Siehe Quelle 1 c.

12 Wörtlich steht in dem Protokoll »kupffer/gestochene/gemahlte stuck«. Dies ist durchgestrichen und verbessert als »von ime mit der feder gerissene stuck«. Weiter unten ist von »kupfferstuck« die Rede, »die sehr kunstlich und gar schön gerissen«; siehe Quelle 1 c.

13 Protokolle der Einundzwanziger, 1615, Blatt 356–357. Zum Wortlaut siehe Quelle 1 d.

14 Er besaß später eine bekannte Kunstsammlung, gehörte dem Rat der Fünfzehner an und war Kornherr. Siehe Rott, Straßburger Kunstkammern, 1930, S. 8.

15 Seit 1601 bekleidete er das Amt des ersten Baumeisters der Stadt; siehe Brauner, Stosskopf, 1933, S. 12, Anm. 33.

16 Ein Maler Kempter ist in Straßburger Urkunden nicht nachweisbar; vgl. Adolph Seyboth, Verzeichnis der Künstler, welche in Urkunden des Strassburger Stadtarchivs vom 13. bis 18. Jahrhundert erwähnt werden, Repetitorium für Kunstwissenschaft, XV, 1892, S. 39. Sollte es sich um Heinrich Kempter handeln, der für den Grafen Ludwig von Nassau-Saarbrücken als Baumeister tätig war und ab 1602 unter anderem das Schloß in Saarbrücken errichtete?

17 Siehe Alexander Dietz, Straßburg und Frankfurt am Main. Eine Städtefreundschaft, Elsäßisch-Lothringisches Jahrbuch, 1, 1922, S. 61.

18 Siehe hierzu Heinrich Bott, Gründung und Anfänge der Neustadt Hanau 1596–1620, Bd. 1, Die Gründung der Neustadt Hanau 1596–1601. Darstellung und ausgewählte Quellen, Marburg 1970. Näheres im Kapitel *Sebastian Stoskopff und die Stillebenmalerei in Hanau zu Beginn des 17. Jahrhunderts.*

19 Wortlaut siehe Quelle 4. Wendel Dietterlin, Architectura. Von der Außtheilung, Symmetria und Proportion der Fünff Seulen und aller daraus volgender Kunst Arbeit von Fenstern, Caminen, Thürgerichten, Portalen, Bronnen und Epitaphien, Nürnberg 1598.

20 Protokolle der Einundzwanziger, 27. 12. 1615. Für den Wortlaut siehe Quelle 1 d.

21 Siehe hierzu das Kapitel *Sebastian Stoskopff und die Stillebenmalerei in Hanau zu Beginn des 17. Jahrhunderts.*

22 Siehe Gerhard Bott, Stillebenmaler des 17. Jahrhunderts. Isaak Soreau. Peter Binoit, Kunst in Hessen und am Mittelrhein, 1/2, 1962, S. 28–117.

23 Vgl. Quelle 2.

24 Siehe Quelle 3. Für die Auffindung und Mitteilung dieses wichtigen Dokumentes sei Herrn Volker Harms-Ziegler, Stadtarchiv Frankfurt, herzlicher Dank gesagt.

25 Erich Schmidt, Handwörterbuch der deutschen Rechtsgeschichte, Bd. I, Berlin 1971.

26 Vgl. das Kapitel *Sebastian Stoskopff und die Stillebenmalerei in Hanau zu Beginn des 17. Jahrhunderts.*

27 Vgl. z. B. das Stilleben mit brennender Kerze, datiert 1627, 26,1 x 37,3 cm, Den Haag, Mauritshuis, Abb. im Katalog Münster/Baden-Baden 1980, S. 453; oder das Bild mit der Nautilusmuschel und dem Prunkpokal, monogrammiert und datiert 1624, Eiche, 65 x 55,5 cm, Gemäldegalerie der Staatlichen Kunstsammlungen Dresden, Abb. im Katalog A Prosperous Past, Delft, Stedelijk Museum Het Prinsenhof/Cambridge, Mass., Fogg Art Museum/Fort Worth, Kimbell Art Museum, 1988, S. 237.

28 Siehe das Kapitel *Zum Werk.*

29 Quelle 2.

30 Siehe Quelle 15.

31 Jacques Thuillier im Katalog Century of Splendour. Seventeenth-Century French Painting in French Public Collections, Montreal, Museum of Fine Arts / Rennes, Musée des Beaux-Arts / Montpellier, Musée Fabre, 1993, S. 23–37.

32 Vgl. Quelle 20.

33 Siehe das Kapitel *Sebastian Stoskopff und die Stillebenmalerei in Paris zwischen 1620 und 1640.*

34 Der etwa drei Jahre jüngere Straßburger Maler Johann Wilhelm Baur, ein Schüler Friedrich Brentels d. Ä., hielt sich wohl schon seit 1626 in Italien auf, 1631 ist er in Neapel bezeugt, 1633 in Rom.

35 Der Name geht auf das Hauszeichen zweier gekreuzter Stelzen zurück. Siehe Hans Meyer, Die Strassburger Goldschmiedezunft von ihrem Entstehen bis 1681. Urkunden und Darstellung, Leipzig 1881, S. 12.

36 Wohl ein Vorfahre des Johann Friedrich Spoor, der im frühen 18. Jahrhundert eine bekannte Kunstsammlung besaß.

37 Siehe Quellen 1e–1i.

38 Einmal wird als Datum der 15., einmal der 28. 9. angegeben. Es gab also wohl schon hier ein längeres Für und Wider. Siehe Quellen 1f und 1h.

39 Siehe den Eintrag vom 16. 2. 1642 (Quelle 1g).

40 Quelle 1i.

41 Vergleicht man diese Summe mit den mehr als zwanzig Jahre zuvor an Daniel Soreau gezahlten 100 Reichstalern für Kost, Logis und Lehrgeld für fünf Jahre, muß man sie als eine großzügige Anerkennung verstehen, die sich aber von einer »Bezahlung« doch unterscheidet.

42 Zitiert nach Brauner, Stosskopf, 1933, Anm. 140; siehe auch Kat.-Nr. 49.

43 Quelle 1e.

44 Quelle 1k.

45 Siehe Brauner, Stosskopf, 1933, S. 23, Anm. 76–81.

46 Vgl. Quelle 26. Die Brackenhofersche Sammlung ist verschiedentlich überliefert; siehe Brauner, Stosskopf, 1933, S. 32–33 und Anm. 129–132.

47 Quelle 30. Vgl. das Kapitel *Zum Werk.*

48 Rott, Straßburger Kunstkammern, 1930, S. 24.

49 Siehe Qelle 29.

50 Siehe Quelle 27.

51 Siehe Brauner, Stosskopf, 1933, S. 24 und Anm. 83–85. Archives de la Ville de Strasbourg, Protokolle der Fünfzehner, 1650, Blatt 60v; 1652, Blatt 84; 1653, Blatt 116; 1654, Blatt 4–140; 1655, Blatt 37.

52 Es war eine enge Gasse, die zum Fischmarkt führte und daher ursprünglich »Stankgässel« hieß, berichtet ohne Quellenangabe Adolph Seyboth, Strasbourg historique et pittoresque depuis son origine jusqu'en 1870, Straßburg 1894, S. 157. Zitiert nach Brauner, Stosskopf, 1933, S. 23 und Anm. 82.

53 Für Frankfurt galt etwa: 1 Fuder, also 1 Fuhre, die Ladung eines zweispännigen Karrens = 6 Ohm, 1 Ohm = 20 Viertel, 1 Viertel = 16 Schoppen, 1 Schoppen = ca. 450 cm^3.

54 Siehe Dietz, Straßburg und Frankfurt, 1922, S. 65.

55 Vgl. zu Person und Wirkungsbereich des Grafen: Berger, Stoskopff und sein Mäzen, 1987, S. 43ff.

56 Siehe Berger, Stoskopff und sein Mäzen, 1987, S. 47–48.

57 Quelle 12.

58 Siehe Berger, Stoskopff und sein Mäzen, 1987, S. 50, Anm. 31: »Ein Obststück von Soro«; Akte des Hauptstaatsarchivs Wiesbaden, Abt. 130 I II B6, Nr. 5, Blatt 22.

59 Siehe Wilhelm Sauer, Die Bildergalerie und Kunstkammer des Grafen Johann von Nassau-Idstein im Idsteiner Schloß, Alt-Nassau. Blätter für Nassauische Geschichte und Kultur-Geschichte. Freibeilage zum Wiesbadener Tagblatt, 2, 1898, S. 7ff.

60 »Wolten auch euch noch ein Stück, welches Stoßkopf vor seinem Ende verfertiget, nach welchem er nichts weiteres gearbeitet, weisen«. Akte des Hauptstaatsarchivs Wiesbaden, Abt. 133, Stadt Idstein 11, Blatt 85. Siehe Berger, Stoskopff und sein Mäzen, 1987, S. 55, Anm. 40.

61 Hauptstaatsarchiv Wiesbaden, Abt. 133, Stadt Idstein 11 u. Blatt 20; Brauner, Stosskopf, 1933, S. 28. Siehe Quelle 10.

62 Drei Herren von Stubenberg werden bei Sandrart als Kunstsammler genannt. Leider konnte das betreffende Bild bis jetzt nicht identifiziert werden. Sandrart-Peltzer, Teutsche Academie, 1675/1925, S. 2, Hauptteil S. 314–315; Brauner, Stosskopf, 1933, S. 31.

63 Johann Jakob Walther, Das Vogelbuch. Nach Tafeln der Graphischen Sammlung Albertina in Wien, hrsg. von Armin Geus, Dortmund 1982, S. 82.

64 Zum Wortlaut siehe Quelle 2. Zu den Bildern vgl. Kat.-Nrn. 61 und 62.

65 Siehe Quelle 5.

66 Siehe den Exkurs *Zwei Prunkstilleben auf Stein.*

67 Vgl. Quelle 6.

68 Zum Problem der Trunksucht im 17. Jahrhundert siehe Rudolf Mohr, Der unverhoffte Tod, Marburg 1982, S. 81–95.

69 Der Schultheiß Schwindt soll 19 Jahre später im Hexenprozeß gegen Balthasar Moses ein solches Gerede bestätigt haben.

70 Vgl. Quelle 8.

71 Vgl. zum Folgenden Gerhard Schormann, Hexenprozesse in Deutschland, Göttingen 1981.

72 Otto Meinardus, Das Politische Testament des Grafen Johannes von Nassau-Idstein, Nassauische Annalen, 30, 1899, S. 80. Seine Einstellung ist wohl im Zusammenhang mit dem Versuch einer Machtkonzentration in dem ihm nun wieder unterstehenden Gebiet zu sehen. Hexenprozesse gab es gleichermaßen in katholischen, lutherischen und reformierten Ländern.

73 Quelle 7.

74 Berger, Stoskopff und sein Mäzen, 1987, S. 60.

75 Siehe Quelle 8.

76 Vgl. Katalog Idstein 1987, S. 61.

GESICHERTE DATEN

Die Eltern

1557	18. 7.: Georg Stosskopf[1] wird im Straßburger Münster getauft. Paten sind Mathis Pfarrer, Ammeister, und Georg Leimer, Altammeister.
Vor 1594	Ehe Georg Stosskopfs mit Martha, »unbekannt wo«.
Seit 1590	steht Georg Stosskopf als Kurier und Kundschafter in Diensten der Stadt Straßburg.

Sebastian Stoskopff

1597	31. 7.: Taufe Sebastian Stoskopffs in Alt-St. Peter, Straßburg. Paten sind Sebastian Schach d. Ä., Hans Hessler, Schaffner im Spital, und Frau Heinrich Baumgartner.
1612	Wohl Beginn einer Lehre in Straßburg, eventuell bei Friedrich Brentel d. Ä.
1614	5. 12.: Der Vater Georg Stosskopf bittet den Rat der Einundzwanziger um Unterstützung, seinen Sohn Sebastian einem Meister in die Lehre zu geben, um das Malerhandwerk zu erlernen und später zum Wohle der Stadt Baumeister werden zu können.
1615	Tod des Vaters Georg Stoskopff. Er hinterläßt größere Schulden.
1615	Juni: Beginn der Lehrzeit bei Daniel Soreau in Hanau.
1615	27. 12.: Die Mutter, Martha Stoskopff, bittet den Rat der Einundzwanziger, das Lehrgeld von 100 Reichstalern an Daniel Soreau zu entrichten. Dies wird gewährt und ein Vertrag unterschrieben.
1619	28. 3.: Begräbnis Daniel Soreaus in Hanau. Sebastian Stoskopff führt seine Werkstatt weiter.
1621	28. 9.: Begräbnis der Witwe Soreau, Susanna Flamen, in Hanau.
1622	Stoskopff ersucht die Stadt Frankfurt um Aufnahme als Beisasse und wird abschlägig beschieden.
Nach 1622	Sebastian Stoskopff zieht nach Paris, wo er, abgesehen von Reisen, wohl bis 1639 lebt.
1625	*Stilleben mit Büchern und Kerze* (Kat.-Nr. 8).
1626	*Küchenstück mit einem Karpfen und geräucherten Makrelen* (Kat.-Nr. 12).
1627?	*Frühstück mit gerollten Waffeln* (Kat.-Nr. 22).
1629	Italienaufenthalt. Trifft Joachim von Sandrart in Venedig.
1630/31	*Vanität mit Totenschädel und Almanach* (Kat.-Nr. 30).
1633	*Die Fünf Sinne / Der Sommer* (Kat.-Nr. 41).
Um 1639	Rückkehr nach Straßburg.
1640	*Küchenstück mit Kalbskopf* (Kat.-Nr. 47).
1641	11. 2.: Eintritt in die Zunft zur Steltz in Straßburg.
1641	28. 9.: Der Rat der Fünfzehner entbindet ihn von der Pflicht, ein Meisterstück anzufertigen.
1642	5. 2.: Die Dispensation wird Stoskopff bestätigt.

1642	16. 2.: Der Rat der Fünfzehner beschließt, Stoskopff nahezulegen, freiwillig ein Meisterstück anzufertigen. Den Herren der Zunft soll ein Verweis erteilt werden.
1642	5. 3.: Stoskopff bedankt sich beim Rat der Fünfzehner, es bei der Dispensation vom 28. 9. zu belassen. Im Falle seiner Verheiratung oder wenn er Gesinde und Lehrjungen halten wolle, würde er ein Meisterstück verfertigen. Er wolle dem Rat ein schönes Gemälde für seine Stube verehren.
1642	7. 3.: Den Herren Balthasar Bischoff und Stör, die in diesem Prozeß gegen Stoskopff unterschrieben hatten, wird der Beschluß des Rates der Fünfzehner mitgeteilt.
1642	13. 10.: Stoskopff schenkt dem Rat der Fünfzehner ein »über die massen schönes Kunstgemähl«, worauf die Herren sich über eine Gegenleistung Gedanken machen.
1642	Graf Johannes von Nassau-Idstein erwirbt in Straßburg das Haus zum Seidenfaden.
1642	3. 11.: Der Rat der Fünfzehner überreicht Stoskopff einen fünffachen Reichstaler aus der Münze.
1644	*Korb mit Gläsern und Pokalen, Korb mit Trinkgeschirr und gestürzter Becher, Frühstück mit Traubenteller und Römer* (Kat.-Nrn. 57–59).
1646	Graf Johannes von Nassau-Idstein kehrt zurück nach Idstein.
1646	21. 9.: Trauung mit Anna Maria (geb. 29. 5. 1621), Witwe des Johannes Dex, Tochter von Nikolaus Riedinger und Anna Iggell, in Illkirch.
1647	Stoskopff wird in das Ehrsame Gericht der Zunft zur Stelz gewählt. Taufe der Tochter Anna Maria. Paten sind Johann Jakob Erhard, Goldschmied, Martha, Frau des Goldschmieds Nikolaus Riedinger, Dorothea, Frau des Goldschmieds Daniel Dietrich.
1649	Stoskopff wohnt im Haus Nr. 13 in der Standgasse.
Ab März 1650	Er leiht der Stadtkasse Straßburg Kapital und bezieht jährliche Zinsen in Ohmen Wein.
1651	Graf Johannes von Nassau-Idstein und Joachim von Sandrart überreichen Kaiser Ferdinand III. zwei Gemälde Stoskopffs: den gemalten Kupferstich *Triumph der Galatea* und die *Kleine Gläserküche* (Kat.-Nrn. 61 und 62).
1654	Stilleben: ein wassergefüllter Fischkessel aus Messing mit eisernem Henkel, daneben ein Picking, Stahl, Schwefel und Feuerstein (Inventar Brackenhofer).
1655	3. 3.: Letzte Eintragung der jährlich erstatteten Zinsen durch die Oberen Bauherren der Stadt Straßburg.
Wohl 1655/56	Stoskopff folgt einer Aufforderung des Grafen Johannes, nach Idstein zu reisen und dort für ihn zu malen.
1657	11. 2.: Tod Stoskopffs in Idstein. Er wird am Morgen zwischen sieben und acht Uhr ohne Geläut und Gesang beerdigt.
1676	Die als Hexe angeklagte Sattlersfrau Margarete Müller gibt in der »Besagung« an, der Wirt Balthasar Moses habe dem Teufel auf dem Rummelsberg gesagt, er hätte den Maler Stoskopff ums Leben gebracht. Moses wird wegen seiner angeblichen Verbindungen zum Teufel bei lebendigem Leibe verbrannt.

1 Die Schreibweise der Namen entspricht der des jeweiligen Akteneintrags (vgl. die *Quellenauszüge*).

DER NAME STOSKOPFF

Herleitung

Der Name des Malers ist deutschsprachig und setzt sich aus den Worten »stoßen« und »Kopf« zusammen. Er ist kein Eigenname, entstand auch nicht aus einer Herkunftsbezeichnung und wohl auch nicht aus einer Berufsbenennung. In Verzeichnissen altdeutscher Familiennamen taucht er nicht auf.[1] Am wahrscheinlichsten ist seine Ableitung aus einem Übernamen. Mit dieser Angabe, doch ohne Vorschlag einer Auflösung, verzeichnet Josef Karlmann Brechenmacher den Namen Stoßkopf.[2] Im Mittelhochdeutschen bedeutet »stoß« Zank, Zwist, aber auch den Grenzstreifen eines Landstücks. Stößer ist einer, der mit dem Stößel arbeitet, etwa der Pflasterer oder der Apotheker. Es gibt auch den Salzstößer, der das Salz in die Kufen stößt, oder den Arbeiter, der Pfähle für den Weinbau in den Boden rammt. Als Übername bezeichnet er einen »hitzigen, kurz angebundenen Menschen«.[3] Dies hängt auch zusammen mit der Bedeutung von Stößer als Raubvogel, der auf seine Beute herabstößt.
Der Name »Kopf« ist zuerst von dem kugelförmigen Trinkgefäß Kopf abgeleitet (13. Jahrhundert). Später wurden verschiedene Körperteile, auch Fuß, Hand, Bauch, zu Familiennamen, weil sie den Träger durch eine besondere Extremitätenbildung kennzeichneten. Gottschald vermerkt einen Langkopf, Dickkopf, Stahlkopf, Wackelkopf und Stoßkopf, letzteren mit dem Vermerk in Klammern: »halsstarrig«.[4] Anzunehmen ist also, daß der Name als Übername für einen eigenwilligen, »halsstarrigen« Menschen entstand.
Soweit mir Unterlagen einsehbar waren, ist Stoßkopf als Familienname zuerst in Straßburg 1541 für Johannes und Anna Stosskopf bezeugt, die Großeltern des Malers Sebastian.[5] Träger dieses Namens leben heute noch zum Beispiel in Straßburg und Paris.

Zur Schreibweise

Bis heute sind 29 Bilder bekannt, die der Maler signiert hat.* Die Art der Signatur ist stets dieselbe: Der Nachname ist voll ausgeschrieben, und auch der Duktus der Schrift stimmt auf allen Beispielen überein.[6] Der Künstler schrieb in lateinischer Schreibschrift, die er auch für die Inschrift auf der *Großen Vanität* verwandte (Kat.-Nr. 49). Seinen deutschsprachigen Namen »Stoßkopf« gab er phonetisch der französischen Aussprache gemäß wieder: mit einem runden s in der Mitte und zwei f am Ende. Von den Signaturen der frühen Werke bis zu den späten ist diese Schreibform durchgängig zu beobachten. Man könnte daraus folgern, daß sich Stoskopff mehr als Franzose denn als Deutscher fühlte; es bietet sich aber auch eine zweite Deutungsmöglichkeit an: Das erste eindeutig datierte und signierte Bild stammt von 1625, als Stoskopff in Paris lebte. Aus seiner Hanauer Zeit zwischen 1615 und 1620 ist kein Werk sicher nachzuweisen, noch weniger ist es möglich, eine seiner signierten Arbeiten in diese frühe Periode einzuordnen. Man darf also wohl davon ausgehen, daß der Künstler erst in Paris angefangen hat, Bilder mit seinem Namen zu versehen. Daß er dort die der französischen Sprache adäquate Version gewählt hat, ist einleuchtend.[7] Daß Stoskopff die Signatur anschließend beibehielt, ebenso den Schriftduktus, ist ein Ausdruck seine Beharrlichkeit.
Das Anfangs-S ist resolut und schwungvoll von rechts oben nach links unten geführt, der zweite Buchstabe neigt sich eindeutig nach rückwärts, diesem S entgegen. Dies ist ein Grund, warum

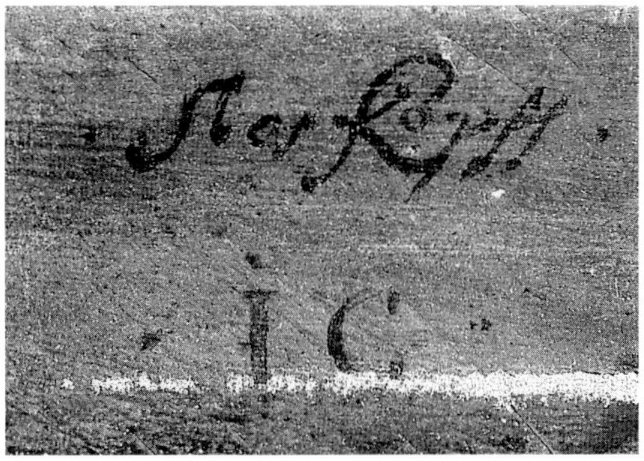

Sebastian Stoskopff
Signatur des Künstlers, um 1630
Detail aus *Korbflasche, Kelchglas und Brot*
(Kat.-Nr. 19)
Originalgröße

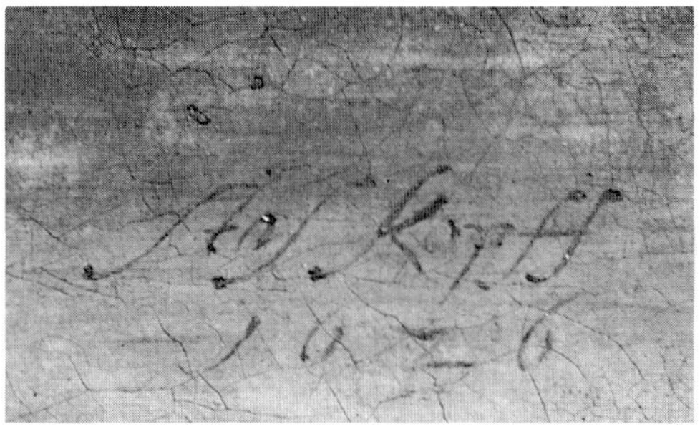

Sebastian Stoskopff
Signatur des Künstlers, 1626
Detail aus *Küchenstück mit einem Karpfen und geräucherten Makrelen* (Kat.-Nr. 12)

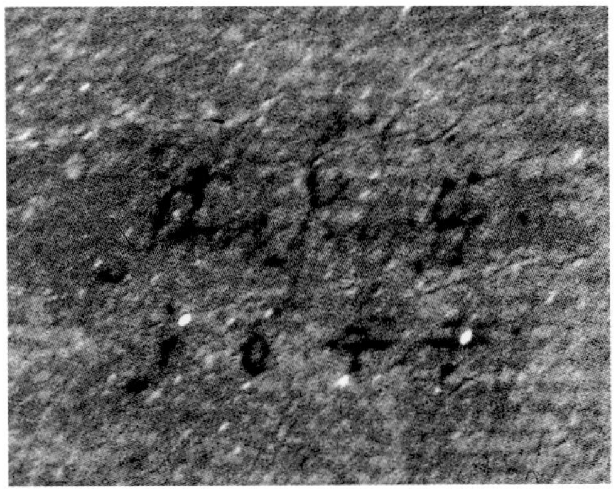

Sebastian Stoskopff
Signatur des Künstlers, 1644
Detail aus *Korb mit Gläsern und Pokalen*
(Kat.-Nr. 57)

Signaturen von Stoskopff vielfach unrichtig als »A. Kopff« oder »Ter Kopff« gelesen wurden. Für die Teilung des Wortes und Umwandlung in einen Vor- und Zunamen ist die Eigenwilligkeit Stoskopffs verantwortlich zu machen, das K in der Mitte als Großbuchstaben zu schreiben, um so die Zusammensetzung seines Namens aus »stoßen« und »Kopf« zu betonen.

In den amtlichen Berichten der Stadt Straßburg, die vor der Einnahme unter Ludwig XIV. in deutscher Sprache abgefaßt waren, erscheint der Familienname in zwei Schreibarten: als »Stoßkopf« und »Stoßkopff«, also stets mit scharfem ß, doch am Namensende variierend. Nun wurde die Rechtschreibung im 17. Jahrhundert wesentlich freier gehandhabt, als wir dies gewohnt sind; dennoch lassen sich vielleicht Tendenzen aufzeigen. Bei ingesamt 23 Nennungen des Namens zwischen 1541 und 1648 verwandten die Schreiber neunmal die Form »Stoßkopf« und vierzehnmal »Stoßkopff«,[8] wobei im ersten Teil des fraglichen Zeitraums, der auch die Eltern und Großeltern betrifft, die beiden Formen ziemlich paritätisch auftreten. Mehrmals findet sich in derselben Eintragung sowohl »...kopff« als auch »...kopf«. Für die häufige Verwendung des doppelten f mag die harte mundartliche Aussprache des Elsaß verantwortlich sein.

Sehen wir uns nach weiteren zeitgenössischen Beispielen um: Im deutschen Sprachraum wird fast durchgängig das scharfe ß benützt, doppeltes und einfaches f am Wortende sind ziemlich gleichmäßig vertreten. Graf Johannes von Nassau-Idstein, der den Maler gut kannte, verwendet in Briefen einmal »Stoßkopf« (an Clemens in Straßburg), einmal »Stoßkopff« (an Merian). Merian benützt in seinem Antwortschreiben ebenfalls die Verdoppelung des f.[9] Das einfache f schreibt der Malerfreund Johann Jakob Walther[10] und liest man in den Katalogen der elsässischen Sammlung Künast 1668/73 und Brackenhoffer 1683,[11] im Tagebuch der Brüder Uffenbach von 1712 bis 1714[12] und auf der Rückseite eines Bildes aus dem Besitz Ritlengs.[13] Auch Sandrart gebraucht es in seiner *Teutschen Academie*.[14] Im Kirchenbuch der Pfarrei in Idstein ist der Tod des Malers 1657 unter den Namen »Stoßkopf« verzeichnet, und so steht er auch im Inventar des Grafen von Nassau-Idstein aus dem Jahre 1678. In den deutschsprachigen Quellen wird der Name also durchweg mit scharfem oder doppeltem s geschrieben, die Schreibung der zweiten Silbe variiert. Nehmen wir noch die Eintragungen in den Inventaren der kaiserlich-königlichen Sammlungen in Prag aus dem 18. Jahrhundert dazu, so begegnen wir 1718 »Grosskopf« und »Stosskopf«, jeweils mit der Beifügung »incognito«. Der Name wurde also wohl der Signatur entnommen, ebenso wie bei dem Eintrag neunzehn Jahre später, 1738, als »Stos-kopff«. 1763, nach einer Verlagerung der Gemälde, taucht die Nennung »Stoskopf« auf.

Aus der Zeit, als Stoskopff in Paris lebte, ist bis jetzt kein Schriftstück bekannt;[15] das früheste Zeugnis in französischer Sprache stammt von 1642. Im Inventar des Nachlasses von Pierre Bonnard, Ratgeber und Generalbevollmächtigter des mobilen Gutes der Krone, werden zwei Bilder von der Hand des »Stoskopff« aufgeführt.[16] Der Maler hat Paris 1640 verlassen. Er war in der Stadt noch wohlbekannt, man wußte seinen Namen zu schreiben. Das folgende Inventar von 1650 gibt den Namen in der Verballhornung »Toscof« mit mehreren Abwandlungen wieder, »Toscosfe«, »Thossecof«, »d'Oscop« und »d'Oscof«. Das T am Anfang ließe sich gut als ein Verlesen der Signatur erklären, was zum Teil auch für die Varianten der Endung gilt. In den Aufstellungen ist einige Male der Vorname als »Sebastien« oder »Bastien« wiedergegeben, was bedeutet, daß der Künstler nicht allein aus der Signatur erschlossen wurde, sondern man seinen Namen durchaus im Gedächtnis hatte. Ebenso scheint es sich bei den folgenden Einträgen zu verhalten: 1660 sind im Gemäldekatalog des Nicolas Etienne Bilder von »Stokosk« verzeichnet, 1683 im Inventar Le Bruns eines von »Stostof«.[17]

Während des Pariser Aufenthalts wurde sein Name sicher mit einem s in der Mitte und doppeltem f am Schluß geschrieben. Da der Künstler selbst seine Namensschreibung nie variiert hat, halten wir uns an die von ihm geübte Schreibpraxis: »Stoskopff«.

1 Max Gottschald, Deutsche Namenskunde. Unsere Familiennamen nach ihrer Entstehung und Bedeutung, 5. Aufl., Berlin/New York 1982; Albert Heintze und Paul Cascorbi, Die deutschen Familiennamen, geschichtlich, geographisch, sprachlich, 7. Aufl., Halle/Berlin 1933.

2 Etymologisches Wörterbuch der deutschen Familiennamen, 2. Aufl., Limburg 1963, Bd. 2, S. 684.

3 Siehe Kaspar Linnartz, Unsere Familiennamen. Zehntausend Berufsnamen im Abc erklärt, 3. Aufl., Bonn/Hannover/Hamburg 1958, Bd. 1, S. 233.

4 Gottschald, Deutsche Namenskunde, 1982, S. 379.

5 Brauner, Stosskopf, 1933, S. 41; Brechenmacher, Etymologisches Wörterbuch, 1963, Bd. 2, S. 684, verzeichnet in Straßburg 1564 einen »Sebastian Stoskopf«. Es handelt sich wohl nicht um ein Mitglied der Familie des Malers. Die Angabe bezieht sich auf die Hochzeit eines »Sebastian Stoskopf« mit »Agnes, Batt Pfisters von Schlettstadt sel. Tochter«. Freundliche Mitteilung von Herrn G. Foessel, Archives Municipales, Straßburg.

6 Einzige Ausnahme ist das mit »S. K.« bezeichnete *Stilleben mit Büchern, Gläsern, Schnecken und Juno-Statuette* (Kat.-Nr. 37).

7 Leider ist kein einziges amtliches Dokument in Pariser Archiven erhalten, das seinen Namen geschrieben zeigt.

8 Vgl. Quellen 1a–m.

9 Vgl. Quellen 5, 9, 10.

10 Vgl. Quelle 11.

11 Vgl. Quellen 26 und 30.

12 Vgl. Quelle 29.

13 Vgl. Quelle 27.

14 Ausgabe von 1675, gedruckt bei Johann-Philipp Miltenberger in Nürnberg, Zweiter Theil, S. 310. In seiner Ausgabe von 1925 hat Peltzer die Schreibweise leicht verändert und gibt entsprechend »Stoßkopf« wieder.

15 Vgl. das Kapitel *Sebastian Stoskopff und die Stillebenmalerei in Paris zwischen 1620 und 1640*.

16 Quelle 13.

17 Quellen 18 und 20.

1 Straßburg, Archives Municipales

1a Familiengeschichtliche Mitteilungen über die Familien Stosskopf und Riedinger in Strassburg 1541–1646.
Diese Notizen hat H. Eug. Ræuber, Bureau-Vorsteher im Stadtarchiv, zusammengestellt. Als Quellen dienten die Kirchenbücher der verschiedenen Strassburger Pfarreien im Stadtarchiv zu Strassburg. Sterberegister sind für diese Zeit keine vorhanden.
I. *Johannes Stosskopf* oder Junghans zu S. Marx, vermählt am 1. Februar 1541 in Alt-St. Peter mit Anna Bassler, Heinrich Basslers von Duss Tochter (M 85,13). Kinder:
Die Angaben über Zahl und Folge der Kinder des Hans Stosskopf sind lückenhaft, weil die Taufregister der Alt-St.-Peter-Pfarrei für die Zeit vor 1544 und für die Jahre 1546 bis 1559 fehlen. StrStA. N 168.
1. Susanna, getauft in Alt-St. Peter am 7. Juni 1545 (N 168,11v).
2. Ursula, get. in St. Aurelien am 4. März 1554 (N 1,152). Pate: Mathis Pfarrer.
3. Hans Jakob, get. in St. Aurelien am 31. Mai 1556 (N 1,190). Paten: Mathis Pfarrer und Georg Leimer.
4. Georg, get. im Münster am 18. Juli 1557 (N 213,50). Paten: Mathis Pfarrer, Ammeister, und Georg Leimer, Altammeister.
5. Isaak, get. in Alt-St. Peter nach 19. Januar 1561 (N 168,6v). Pate: Mathis Pfarrer, Altammeister.
Anna Bassler, die Witwe des Hans Stosskopf, heiratet in zweiter Ehe 1565 in Alt-St. Peter (N 168,106) Claus Hammann von Säsolsheim und verschafft diesem am 24. Mai 1565 das Bürgerrecht (Bürgerbuch 2, 246).
II. *Georg Stosskopf,* der Einspenniger und Soldener, geb. 1557, vermählt, unbekannt wo, mit Martha. Kinder:
1. Maria Marthan, getauft im Münster am 4. Juli 1594 (N 216,13v). Paten: J. Ernst Christoph von Lützelburg und Frau Ursula von Bulach.
2. Jörg Heinrich, get. in Alt-St. Peter am 26. Februar 1596 (N 171,280).
3. Sebastian, der Maler, get. in Alt-St. Peter am 31. Juli 1597 (N 171,319; Beilage n. 2).
4. Anna Maria, get. in Alt-St. Peter am 31. Mai 1599 (N 171,367).
5. Martha, get. in St. Wilhelm am 25. August 1608 (N 33,164). Vermählt 1635 mit dem Goldschmied Nikolaus Riedinger.
6. N. geb. 1612 (Prot. XXI 1615,341).
III. *Nikolaus Riedinger,* der Goldschmied, Sohn von Wendling Riedinger und von Anna Müller (vermählt 1563, M 243,217), getauft in St. Thomas am 23. Dezember 1576 (N 246,172v). Vermählt:
In erster Ehe mit Anna, Hans Jacob Iggell, des Münzschreibers Tochter, in St. Thomas am 11. November 1611 (N 248,314v);
In zweiter Ehe mit Jungfrau Martha, Jörg Stosskopff, Soldners und Burgers allhie nachgelassene Tochter, in St. Thomas am 8. Juni 1635 (N 249,171).
IV. *Anna Maria Riedinger,* Tochter von Nikolaus Riedinger und Anna Iggell, get. in St. Thomas am 29. Mai 1621 (N 248,446v; Beilage n. 11). Vermählt:
In erster Ehe mit Johannes Dex, Bürger zu Strassburg, in St. Niklaus am 26. November 1637 (M 51,198v);

In zweiter Ehe mit Sebastian Stosskopf, dem Maler, in Illkirch bei Strassburg am 21. September 1646 (N 249,321; Beilage n. 10).

1b Taufakt des Malers Sebastian Stosskopf. Strassburg, 31. Juli 1597. StrStA, Taufbuch Ev. Alt-St. Peter, 1586–1599, N 171, S. 319:
[*Auszug aus dem*] »Register der Kirchen zum alten S. Peter, was fur Kinder getaufft Pastore Pancratio Kefelio Anno 1597.
[1597], 31. Julij. [*Eltern:*] Jörg Stosskopff. Martha. [*Kind:*] Sebastian. [*Paten:*] Herr Sebastian Schach der Elter. Herr Hans Hessler, Schaffner im Spittall. Herr Heinrich Baumgartners Fraw.«

1c Georg Stosskopf bittet den Strassburger Rat um Unterstützung, damit sein Sohn Sebastian das Malerhandwerk erlernen könne. 5. Dezember 1614.
StrStA, Protokolle der Einundzwanziger, 1614, Bl. 345–345v:
»Montag, den 5. Decembris 1614. Gorg Stosskopff umb hulff, seinen sohn maler handtwerk zu lehrnen.
Gorg Stosskopff ubergibt supplicationem und stelt seinen jungen sohn fur, Sebastian, wie auch etlich [*durchgestrichen:* kupffer/gestochene/gemahlte stuck] von ime mit der feder gerissene stuck eingeluffert und meldt, wie er nuhr 15 jar alt und seit anno 1612 solche anmuttung und inclination gehabt, daz er ein zimblichen anfang, wie solches der augenschein zu erkennen gibt, und nit zweivelt, wan er solte weiter angezogen und befurdert werden, welches aber in seinem vermogen nit ist, er ein mehrers würde erlehrnen können. Bitt, Meine Herren wollen ine lassen befohlen sein, zu einem meister verdingen biss er die maler kunst recht erlehrnt, und alss dan zu einem bawmeister verdingen. Hofft er, Meinen Herren werde er kunfftig wol dienen.
Seindt die kupfferstuck den Herren herumb gewisen, die sehr kunstlich und gar schön gerissen, daz man sich dorob zu verwundern. Erkandt: Man soll bedencken, was zu willfahren. Herr [*Heinrich*] Kipp, Herr [*Sebastian*] Schach.«

1d Der Strassburger Rat verdingt den Maler Sebastian Stosskopf endgültig nach Hanau zu Daniel Soriau. 5. Dezember 1615.
StrStA, Protokolle der Einundzwanziger, 1615, Bl. 356–357:
»Mittwoch, den 27. Decembris 1615. Sebastian Stosskopf herrn Daniel Surio verdingen, 5 jar um 100 reichsthaler.
Martha, Georg Stosskopff des Einspennigers seligen Wittib, übergibt supplicationem, dorin sie Meine Herren erinnern, welcher gestalt jr man selig den 5. Decembris 1614 jren sohn Sebastian fürgestelt unnd neben fürweysung reisskunst gebetten beim malerhandtwerck ferner zuerhalten und solches Herrn Kippen und herrn Schachen befohlen, die ine den zu herrn Daniel Surio, dem kunstlichen malern, gethan, der auch mit dem jungen wol zufriden, allein mangelts an dem gelt der 100 reichsthaler, die er fordert, bittet sie, Meine Herren wollen vollendts daz leste thun unnd die vorlag erstatten.
Beide obgemelte herren et ego refer[ieren], wie sie vor diesem mit zuziehung Josiae Schoners unnd Hannss Enoch Meyers, baw meister, wie auch des malers Kempters mit einander teliberirt, wohien der junge zu verdingen, und weilen man bekennen muss, daz kein maler, ausgenohmen Brendel, dem jungen, so 15 jar alt, mit reissen vorthut, unnd also mit farben reuben unnd wandschmierung die zeit zubracht, dodurch er aber von seiner kunst komme, hetten sie endtlich verglichen, dem herrn Daniel Surio zuzuschreiben, der sich gleichwohl erstlich entschuldigt, daz er keine junge lehre, dan etwan seine freundt, man soll jme aber den auf versuchen hienab schicken; daz sey vor Joannis geschehen.

Do er nun gesehen, was für kunst reicher jung, auch sonsten sich thättig unnd gehorsamblich erzeugt, so hette er jne sehr lieb und last jne neben dem malen auch lautenschlagen unnd ballenspielen; unnd wie er von jme geschriben, so hoffet er ein Albrecht Teurer auss jme zu machen.

Er hab aber ein ansehenlichs gefordert unnd doch endlich Meine Herren zu ehren 100 reichsthalter begert unnd daz er 5 jar bey jme sein solt, will er ine auch in der bawkunst unnd andern kunsten underweysen. Vermeinen die herren, man solt die 100 thaler geben dergestalt, daz, wan er Surio sterben solte, daz die erben inne zu einem anderen kunstreichen maler zu verdingen schuldig sein solten oder, sovil jar noch mangelten, sovil 20 reichsthaler wider herausszugeben. Unnd solten die hundert thaler von Unser Frawen Hauss, Rotenkirch, Carthuss und Claus in Undis zalt werden.

Erkandt: Der herren bedencken gefolgt. Jedoch solten mutter unnd vogt sich verschreiben, daz er Sebastian kunfftig, wan man die hundert thaler widerumb begeren würde, die ime doch nach seiner verzeugung woll konne geschenkkt werden, unnd diss itzo allein dorum beschicht, daz nit andere auch kommen unnd dergleichen begeren thun, solcher wider zu erstatten schuldig sein soll, wie auch niemandts andern dan Meinen Herren zu dienen. Vorige herren.

[*Am Rande:*] Ich, D. Wolffius, hab herren Kippen dieser überkumpft halber angesprochen und gefragt, ob ich ein obligation stellen solte, welche des Stosskopfs mutter und vögt zu solchem end, wie Meiner Herren nebenstehendes decret ausweiset underschreiben mögent. Der hat mir aber geantwortet, er wolle der mutter und den vögten die gelübd selbst abnehmen und es darbei bewenden lassen. Sonsten aber mit dem kunstmahler zu Hanaw auf den vorgeschlagenen fues beileüffig handlen. Also hab ichs darbei bewenden lassen.«

1e Sebastian Stosskopfs Verhältnis zu der Zunft zur Steltz in Strassburg 1644–1647.
StrStA, Protokolle der Fünfzehner, 1642, Bl. 284, undatierte Einlage:
»Herr Sebastian Stosskopff, der Mahler, wurde zünfftig anno 1641, 11. Februar. Besass Ein Ehrsames Gericht 1647. Weiter habe keinen Bericht. [*Gez.*] Johann Friedrich Spoor.«

1f Austausch der Schriftsätze zwischen den Advokaten in der Meisterstück-Streitsache der Strassburger Maler gegen Sebastian Stosskopf 1642.
StrStA, Protokolle der Fünfzehner, 1642, Bl. 2, 17, 25:
»Sambstag, den 15. Januarij 1642. – Sebastian Stosskopff per Bullian contra mahler producirt bericht cum eventuali submissione. Dr. Knaffelius copias unnd zeit 14 tag erhalten.

Sambstag, den 29. Januarij 1642. – Mahler per Dr. Knaffelium contra Sebastian Stosskopff producirt beschluss. Bullian bitt copias unndt ad proximam. Ille zugelassen.

Sambstag, den 5. Februarij 1642. – Sebastian Stosskopff per Bullian contra mahler erhelt die ihme gnädigst vergante dispensation vom 15. septembris 1641 unnd concludirt. Dr. Knaffelius beschleusst gleicher gestalt. Erkandt: Würd die sach für beschlossen angenohmen und sollen solche herr [*Jonas*] Stör und herr [*Eberhardt*] Zetzner bedencken.«

1g Stand der Meisterstück-Streitsache der Strassburger Maler gegen Sebastian Stosskopf, 16. Februar 1642.
StrStA, Protokolle der Fünfzehner, 1642, Bl. 35v–36:
»Mitwoch, den 16. Februarij [1642]. Mahler contra Sebastian Stosskopff.

Vorige herren [*Stör und Zetzner*] per herrn Frantzen referiren: Die sach der mahler meisterschafft contra Sebastian Stosskopff beruhe kürtzlichem darinn, dass clägere begehren, dass beclagter möchte zu verfertigung dess meisterstucks angehalten unndt ihme darzu zeit angesetzet werden; alligiren, dass andere künstler solches hiebevor auch gemacht.

Beclagter aber sich bey der ihme den 28. septembris anno 1641 ertheilten dispensation gnädigst verbleiben zu lassen bittet. Nun gehe Stosskopffs begehren nit wider articull, besonders weil er alle burgerliche unnd zunfftbeschwerden überträgt; und noch zur zeit kein gesindt unndt jungen zu fördern, sondern allein mit seiner handt zu arbeiten begöhret.
Dahero auch die herren deputirte nit stehen kan, wie Meine Herren obige erkandtnuss undt dispensation widerumb zu cassiren unnd er noch zur zeit zur verfertigung dess meisterstucks zu zwingen.
Wann aber ein solches zwischen ihme unnd der meisterschafft allen gefassten widerwillen unnd feindtschafft verhoffentlich bey seit legen würde, als vermeinen sie deputirte herren ein weg sein, dass Stosskopff per deputatos die sach mit mehreren remonstrirt unnd dass er mehr Meinen Herren zu underthenigen ehren als uff der clagere ansuchen und zwang dass meisterstuckh verfertigen solte, zugesprochen würde; dann gleichwohl bekandt, dass er ein künstler dessgleichen mann ietztmahls weit und breit nit findet.
Den mahlern aber sonderlich denen so subscribirt, solte man auch à part zusprechen und ihnen, weilen sie nit allein beclagten in ihren schriften sehr anzieg- unnd schimpflich tractiren, sondern auch Meine gnädigen Herren mehr angeregte dispensation ob were sie etwass übereylt gleichsamb taxieren, ein guter verweiss gethan und cavillantes gelassen werden. Erkandt: Würd der bedacht gefolgt.«

1h Erledigung der Meisterstück-Streitsache zu Gunsten von Sebastian Stosskopf. 5. März 1642.
StrStA, Protokolle der Fünfzehner, 1642, Bl. 47v und Bl. 36:
»Samstags, den 5. Martij 1642. Sebastian Stosskopff contra mahler.
Herr Stör und ich Franz referiren, der bescheid ex fol. 35 sey in gegensein herrn Zetzners Sebastian Stosskopfen, dem mahlern, angezeigt.
Der bedanckt sich zuvordrist dess obrigkeitlichen geneigten willens, bitt aber sich bey der am 28. septembris anno 1641 erhaltenen dispensation gnädig verbleiben zu lassen mit dem nachmahligen undterthänigen erbieten, wann er sich werde verheurathen oder begehren gesindt und jungen zu haltten, er das meisterstuckh vermög articuls auffnehmen und verfertigen wolle. Widrigenfalls undt er bey dieser erclärung nicht solte gelassen werden, er getrungen sein, sich anderswohin zu erheben, gestalten ihme dann bereits zugemuthet in Franckfurth zu sehen mit vertröstung, ihme treffliche fürderung alldort gethan werden solle.
Hatt sich auch vernehmen lassen, Meinen Herren ein schön stuck in ihr stub zu verehren.
Wie weiters zu gehen in der umbfrag wurd erwehnt, meisterschafft seye wider sich selbst in dem wann Stosskopff das meisterstuck verfertigt, daher jungen und gesellen halten dörff, er viel zu thun bekommen und ihnen an der arbeit abgehen würde, so bindet ihne auch der articul, alldieweil er nur allein mit seiner hand arbeiten wolle, nicht, dass er ihrem belieben nach daz meisterstuck verfertigen müsse.
Erkandt: Stosskopff nachmahlen bey seinem erbieten zu lassen und soll der meisterschafft zugesprochen werden, wie in allegirtem fol. 35 mit mehrerem zu sehen. Verrichten herr Stör und beede herren Fünfzehnermeister.
[*Randnotiz Bl. 36:*] Montag, den 7. martij anno 1642 ist in praesentia herrn [*Balthasar*] Bischoffs, herrn Stören, derjenigen meister, welche sich in dissem process wider Stosskopffen underschrieben, bescheid angezeigt worden.«

1i Sebastian Stosskopf bietet der Fünfzehnerkammer ein Gemälde zum Geschenk an. 13. Oktober bzw. 3. November 1642.
StrStA, Protokolle der Fünfzehner, 1642, Bl. 276, 292v:
»Donnerstag, den 13. octobris 1642. Sebastian Stosskopf praesentirt Meinen Herren ein gemähl.

– Demnach herr Sebastian Stosskopf, der kunstmahler, Meinen gnädigen Herren den Fünfzehnern ein über die massen schones kunstgemähl in diese ihre stub praesentirt, als ward erkandt, dass herr [*Hans Heinrich*] Schmidt unndt herr Fünfzehnermeister bedencken sollen, wass ihme nomine Meiner Herren widerumb dargegen zu verehren.
Donnerstag, den 3. Novembris 1642. Herrn Sebastian Stosskopf praesent. – Herr Schmidt und herr Fünfzehnermeister stellen zu Meinen Herren, ob herren Stossköpff wegen dess Meinen Herren jüngst praesentirten kunstgemahls ein fünffacher reichsthaler auss der müntz pro memoria zu verehren. Erkandt: Quod sic. Ist ihme eodem per herren deputirte und herrn Frantzen eingehändiget unnd er Meiner Herren geneigten willens dabey versichert worden. Ille sich underthänigst bedanckt.«

1k Trauungsakt des Malers Sebastian Stosskopf. Strassburg bzw. Illkirch, 13./21. September 1646. StrStA, Tauf- und Trauungsregister von St. Thomas, 1624–1648, N 249, Bl. 321:
»1646. Dominica XVI [post Trinitatis], 13. septembris. Sebastian Stosskopff, Mahler vndt Burger alhie, Georg Stosskopfs, Einspannigers vndt Burgers alhie, nachgelassener Sohn. Anna Maria, Herrn Johann Texen, Burgerss alhie, nachgelassene Wittib. Eingesegnet Montag. 21. Septembris, Illkirch.«

1l Taufakt von Anna Maria Riedinger, Sebastian Stosskopfs Frau. Strassburg, 29. Mai 1621. StrStA, Tauf- und Trauungsregister von St. Thomas, 1593–1623, N 248, Bl. 445v n. 3135:
»Zinstag, den 29. May 1621. [*Pater:*] Niclaus Rüdinger, der Goldtschmidt. Mater: Anna. Jnfans: Anna Maria. Compatrini: Jacob Sübenhorn, der Müller. Maria, Sebastiani Heusen, dez Stallschreibers, Fraw. Undt Anna Maria, Joachimi Brackenhoffer, dez Goldtschmids, Fraw.«

1m Taufakt von Sebastian Stosskopfs Töchterchen. Strassburg, 31. Mai 1647. StrStA, Tauf- und Trauungsregister von St. Thomas, 1624–1648, N 249, Bl. 336 n. 2432:
»1647. Montag, 31. maij. Parentes: Sebastian Stosskopf, controfecter. Anna Maria. Infans: Anna Maria. Im Hauss getaufft wegen Schwachheit. Patrini: Johann Jacob Erhard, Goldschmidt. Martha, Niclauss Rüdingers, Goldschmidts, Fraw. Dorothea, Daniel Dietrichs, Goldschmidts, Fraw.«

Zitiert nach Joseph Brauner, Sebastian Stosskopf. Ein Strassburger Maler des 17. Jahrhunderts (1597–1657), Schriften der Elsass-Lothringischen Wissenschaftlichen Gesellschaft zu Strassburg, Reihe A, Alsatica und Lotharingica, Bd. X, Straßburg 1933, S. 41–46. (In den originalen Dokumenten der Archives Municipales in Straßburg erscheint das scharfe s stets als ß.)

2 Joachim von Sandrart, L'Academia Todesca della Architectura, Scultura e Pittura: Oder Teutsche Academie der Edlen Bau-, Bild- und Mahlerey-Künste, Nürnberg 1675; hrsg. von A. R. Peltzer, München 1925, S. 180 und 182:
«Sebastian Stoßkopf von Straßburg. Lernet bey Daniel Soriau. Bringet durch seine Kunst Kayser Ferdinandum in Irrtum. [. . .]
Neben andern Kunstverständigen aus dieser Stadt ware *Sebastian Stoßkopf*, ein Sohn eines Mahlers in Straßburg, der ihn wegen großer inclination und Neigung zu der edlen Mahlkunst bey Daniel *Soriau* zu Hanau aufgedinget, bey dem er seine Zeit wol angelegt, indeme dieser Daniel Soriau eine fürnehme und vernünftige Person, der erst im Alter diese Kunst vorgenommen und darinnen starken Progress würde gemacht haben, sofern ihn der Tod nicht übereilet hätte; wie dann dieser Sebastian in gedachtem Hanau nachmals seines Meisters hinterlaßene Werke geendet hat und ein guter Nachzeichner worden ist, deßwegen neben vielen andern

jungen Knaben der damalige berühmte Schüler von Scharle Sovagie, wie auch ich, bei diesem Stoßkopf die erste Weiß von zeichnen erlernet.
Von dannen verreiste er in Frankreich und hinterließ viele gute Werke; von Pariß zoge er nach Italien (allwo ich ihn zu Venedig Anno 1629 gesehen), hernach wieder zuruck nach Pariß und so fürters nach Straßburg, allda er sehr viele schöne curiose Werke von stillstehenden Sachen, als Tafeln mit Confect, Pocalen, Gläsern, Früchten, Gold- und Silber-Geschirren gemahlt, worinnen er fleißig gewesen, maßen der hochberühmte Kunstvatter und Hochgebohrne Reichsgraf Herr Hanß von Naßau (als welcher viel von diesen fürtreflichen Händen gehabt) Ihro Kayserl. Majest. Ferdinando dem Dritten zwey Tafeln Anno 1651 präesentirt, dern erste ein Körblein voll allerley ausgewaschener Trinkgeschirren, die in Warheit nicht netter noch fleißiger seyn könten, das andere war ein erdichtes Kupferstuck, einen Satyr und Nymphen in einer Landschaft vorstellend, scheinend, ob wäre es auf Papier und mit Wachs auf eine Staffel befestigt, so vernünftig, daß Ihre Kayserl. Majest. Ferdinandus der Dritte, als deroselben ichs unterthänigst vorgehalten, mit der Hand das gemahlte Kupferstuck abnehmen wolte, biß sie endlichen selbst über dem Kunstreichen Betrug gelachet und das Werk sehr gerühmet, anfolglich dero Kunst-Galleria in Prag einverleiben laßen. Dieses und dergleichen viel hat Stoßkopf zu Lob seines Vatterlands hinterlaßen.«

3 Stoskopff ersucht um die Aufnahme als Beisasse in Frankfurt.
Frankfurt, Bürgermeisterbuch, Ratssuppl. 1622, IV, 116v:
»Als Sebastian Stoßkopff von Straßburg, ein Mahler, umb den Beysitz alhie gebetten. / Soll man Ihm sein begeren abschlagen.«

4 Wendel Dietterlin, Architectura. Von der Außtheilung, Symmetria und Proportion der Fünff Seulen und aller darauß volgender Kunst Arbeit von Fenstern, Caminen, Thürgerichten, Portalen, Bronnen und Epitaphien, Nürnberg 1598, Vorrede:
»Dem Ehrnvesten / Fürgeachten
Daniel Soriau / meinem insonders
großguenstigen Herren.
Insonders guenstiger Herr / Die gleichwol wenige zeit / darin E. E. Ich erkandtnuß vnd kundtschafft bekommen / hat mir nicht allein / dero sonderliche rhuemliche neigung / lust / anmuth / vnnd erzeygung allerhand kuenstlicher Sachen: als auch / vieler vornemer stattlichen kuensten / in Mahlen / Bossieren / vnd welchswol das fuertreffenlichste zuachten / aller Sym̄etria vnd Proportion gruendtliche wissenschafft / vnd eigene Lustvbung / zu erkennen / Sondern auch vrsach gegeben / derselben gegenwertigs Buch *Architectura*, von den Fuenff Seulen / sampt jhren anhaengen / Als Fenster / Camin / Thuergericht / Portal / Bronnen / vnd Epitaphien (welche alle auß einem Fundamento vnd grund entspringen / auch durch dieselbige / so anderst das Werck Sym̄etrisch / voll vnd wolstaendig sein sol / ins Werck und sein erheischende zierde muessen vnd sollen gebracht werden) zudediciren vnd zuzuschreiben.
Dann / sintemal ich vor etlichen Jahren / nach dem ich mit meiner damals habenden arbeit / an dem Fuerstlichen Wuertembergischen Lusthause / zu Stuttgarten fertig worden / die Architectur der fuenff Seulen zubeschreiben / angefangen / auch bereit zween theil desselbigen in Truck gefertiget / Hab ich ungeacht meiner in mittelst zugestandener beschwerlichen / vnd biß daher erstandene Leibs Schwachheit / so viel mir moeglich sein moegen / solches zu ende zubringen / mich kein arbeit / muehe vnd vnkost hindern noch dauren lassen. Welches dañ / dem Allmaechtigen sey lob vnd danck / nun mehr vollendet.
Offerir vnd dedicir derhalben euch solches / gleichwol ringfuegigs / doch nit ohn viel arbeit verfertigtes / vnd in fuenff Buecher (so vil dañ der Seulen seind) abgetheiltes Werck / in welchem

»Nr. 60 Ein panquet stuck vom Stoßkopf, mit Krebs, Pasteten und anderem
Nr. 83 Ein groß Kuchenstuck vom Stoßkopf
Nr. 93 ein Kupferstuck vom Stoßkopf
Nr. 102 Ein Stuck vom Stoßkopf, silbergeschirr, Gläser und Becher
BBB Ein Contrafait von Stoßkopf gemahlt«

13 Nachlaßinventar von Pierre Bonnard, »conseiller et intendant général des meubles de la couronne«, erstellt nach seinem Tode am 29. 10. 1642. Archiv Fabrice Faré, Paris.
»n° 107 Un autre tableau de ›Livres‹ de la main de Stoskopff --- 25 L
n° 111 Un autre tableau de ›viandes foulées au pied dans un pot de terre, et un panier de pommes avec un chou de la main de Stoskopff -- 18 L«

14 Nachlaßinventar von François Bogeau, »ancien marchand destillateur« in Paris, erstellt am 30. 3. 1743. Archiv Fabrice Faré, Paris.
»Huitres original de Stotrophe -- 3 L«

15 Nachlaßinventar des Jean-Baptiste de Bretagne. Burgundischer Herkunft, war Jean-Baptiste de Bretagne in Lothringen als »commissaire des guerres« und als Kunsthändler tätig gewesen. Das Inventar seiner Sammlung, vom 26. bis 29. 10. 1650 für seinen Neffen erstellt, verzeichnet Skulpturen, Medaillen und 360 Bilder, darunter 22 von Stoskopff. Die Schätzung erfolgte durch Jean Leblond, »peintre ordinaire du Roi«. (Mignot, Le cabinet de Jean-Baptiste de Bretagne, 1984, S. 72, zählt 21 Bilder.)
»(21) Item un grand tableau de Bastien Toscof peint sur thoille sans bordure représentant Des fruictz, des fleurs et un pan, prisé cinquante livres.
(26) Item un autre tableau moyen peint sur thoille de Bastien Toscof avecq sa bordure de bois de la Chine, représentant Un plat de pommes, prisé douze livres
(40) Item un autre petit tableau de Bastien Toscof peint sur thoille avecq sa bordure de bois de la Chine représentant un Bacus de bronze, prisé quatre livres.
(54) Item un autre petit tableau de Bastien Toscof peint sur bois avecq sa bordure représentant Un plat de pesche, prisé vingt livres
(78) Item un tableau de Bastien Toscosfe peint sur bois sans bordure représentant Un plat sur un réchault, prisé cent sols
(80) à (85) Item six tableaux peintz sur bois garnis de leurs bordures où sont représententés des Fruictz de Thossecof, prisés ensemble vingt quatre livres
(122) Item un petit tableau sur bois de Sebastien Toscof représentant Un petit cupidon, prisé trois livres
(137) Item un autre tableau sur bois de Bastien Toscof représentant Un plat d'abricotz avecq sa bordure noire, prisé dix livres
(145) Item un autre tableau d'Oscop sur bois où est représenté Un cabinet avec sa bordure de bois de la Chine, prisé dix huict livres
(156) Item un autre grand tableau de Bastien Toscof peint sur thoille avecq sa bordure de bois de la Chine représentant Des raisins et autres fruictz, prisé vingt cinq livres
(157) Item un autre tableau du pareil Maitre que dessus peint sur thoille avecq sa bordure d'esbeine représentant Poulles, pigeons et autres oiseaux, prisé vingt cinq livres
(160) Item un tableau de Bastien Toscof peint sur thoille avecq sa bordure dorée représentant Un bronze, des bustes de marbre, prisé vingt cinq livres
(165) Item un tableau de Bastien Toscof peint sur thoille avecq sa bordure dorée représentant Des fummeurs, prisé vingt livres

(170) Item un tableau de Bastien Toscof peint sur thoille avecq sa bordure dorée représentant Des livres et une estampe, prisé quinze livres
(178) Item un tableau de Bastien Toscof peint sur bois avecq sa bordure représentant Un plat de bigaraux, prisé quatre livres
(184) Item un tableau où est Un petit garcon tenant un chien de la main dOscop peint sur bois garny de sa bordure de bois de poirier, prisé trente livres
(227) Item un tableau d'Oscof représentant Des livres et un monstre peint sur thoille garnie de sa bordure dorée, prisé dix huilt livres«
Zitiert nach Claude Mignot, Le cabinet de Jean-Baptiste de Bretagne. Un »curieux« parisien oublié (1650), Archives de l'Art Français, N. F., 26, 1984, S. 74–79.

16 Inventar der Madame Regnard, Paris, vom 9. 6. 1653.
»Un petit tableau représentant un pain sur une assiette par Bastien Stoskopff avec sa bordure, 30 sols – un tableau de Bastien Stoskopff représentant des pêches avec une bordure grise taillée 12 livres.«
Zitiert nach Michel Faré, Le grand siècle de la Nature Morte en France. Le XVIIe siècle, Fribourg/ Paris 1974, S. 128.

17 Versteigerungskatalog der Sammlung des Bankiers Cottin, Paris, Montag, 27. 11. 1752, in einem Saal der Grands Augustins, Helle & Glomy. S. 38–39:
»n° 366 Un Tableau de Floskopff, Peintre Allemand. Dans le dessin de tromper la vue, il Y a representé une Estampe, qui paroît attachée sur une muraille. C'est le Samaritain, gravé par Rembrandt, sa hauteur est de 20 pou. sur 23 de large.«

18 Inventar der Sammlung von Nicolas Etienne genannt Perruchot, Gemäldehändler, 1660.
«STOKOSK (Stolkosh). Des fleurs et un vase en deux moyens tableaux, un sur cuivre et un sur bois bloqués avec une ouvre d'un autre peintre en cadres de bois doré pour livres, n° 241.
Des fleurs et une tasse sur toile, 30 livres, n° 18.
Des fleurs et une prédication de saint Jean au désert d'un autre peintre sur toile, cadres en bois blanc, 15 livres, N° 270«
Zitiert nach Robert Le Blant, Un marchand de tableaux bourguignon au XVIIième siècle. Nicolas Etienne dit Perruchot, 109e Congrès National des Sociétés Savantes, Dijon, La Bourgogne. Etudes Archéologiques, Bd. 1, 1984, S. 230.

19 Inventar des Ateliers von Claude François Vignon, Maler und Kunsthändler in Paris, 20. 5. 1670.
»Deux tableau de Stoskopff«.
Zitiert nach Faré, Nature Morte, 1974, S. 129.

20 Inventar der königlichen Sammlungen Ludwigs XIV., nach dem Tode Le Bruns 1690 zusammengestellt vom Kommissar Prioux mit Hilfe von René-Antoine Houasse, Maler und Nachfolger Le Bruns als »premier gardien du cabinet du Roi«. Insgesamt sind 483 Bilder aufgelistet.
»Un tableau de Stosstof représentant des animaux morts, de 3 pieds 6 pouces de largeur, sans bordure, n°. 88.«
Als Anmerkung führt der Herausgeber Jules Guiffrey die Eintragung im Inventar Le Bruns von 1683 an, die noch etwas präziser ist:
»Dans l'inventaire de 1683, ce tableau est ainsi désigné: ›Un tableau de Stostof, représentant un Canard avec d'autre gibier, peint sur toille, etc.‹ N° 88 de l'inventaire. Est-ce le Sébastien Stoskope ou Stoskopf, né vers 1621, de l'abbé Zani?«

Zitiert nach Jules Guiffrey, Inventaire de Charles Le Brun, premier peintre du Roi. 12 février 1690, Nouvelles Archives de l'Art Français, Recueil de documents inédits, 2. F., IV, 1883, S. 108.

21 Inventar der kaiserlichen Gemäldesammlungen in Prag, 1685.
Prag, Archiv, unpubliziert (Photokopie im Kunsthistorischen Museum, Wien, Gemäldegalerie):
»468 Stoßkopf Name incog / Eine Meergödin so / wie ein Kupferstich / gemahlt«

22 Inventare der kaiserlichen Sammlungen in Prag.
Heinrich Zimmermann, Inventare, Acten und Regesten aus der Schatzkammer des Allerhöchsten Kaiserhauses, Jahrbuch der Kunsthistorischen Sammlungen des Allerhöchsten Kaiserhauses, 20, 1889; 24, 1903.

Inventarium vom 8. 4. 1718
1889, S. 137, Nr. 363:
»Grosskopff incognito: Allerhand gläser und andere geschier«
S. 138, Nr. 468:
»Stosskopf, incognito: Eine meergöttin, so wie ein Kupferstich gemacht.«
Faszicel 6234, S. 142, Inventar der Kunst- und Schatzkammer auf dem Prager Schloß, 5. 10. 1737:
S. 143, Nr. 419:
»Allerhand sehr künstlich gemahlte gläser und anderes geschier hoch 1 Elen 4 Zoll breit 1 Ellen 13 Zoll Rahmen schwarz, Leinwand Stos-kopff«
S. 143, Nr. 543:
»Eine meergöttin, so wie ein Kupferstich gemahlt hoch 1 Elen 2 Zoll, breit 21 Zoll Rahmen schwarz Stos-kopff«

Faszicel 6235, S. 171, Inventar der ehedem in der königlichen Schatzkammer aufbewahrt gewesen, dermalen in den königlichen sogenannten bildersaal übergetragenen sachen, 20. 10. 1763:
S. 179, Nr. 219:
»Ein meergöttin, so wie ein kupferstich gemahlet Stosskopf hoch 1 Elen 2 Zoll breit 21 Zoll Rahmen schwarz, Leinwand
Nr. 220 Unser Liebe Frau, Cruzifix in der Hand haltend, ruiniert hoch 20 Zoll, breit 14½ Zoll, Rahmen detto und vergoldet, Holz, Stosskopf«

Im Inventar vom 3. 1. 1782 ist kein Eintrag Stoskopffscher Gemälde mehr vorhanden.

1903, Nr. 19381:
»1773 März 10 Prag. Inventarium deren in königl. Prager schloß in des herrn baron von Czeshy innegehabten Quartiers annoch befindlichen nachbenandten bildern
49. Eine meergöttin eines kupferstich gleichet.«

23 Inventar des Oberen Belvedere. Christian von Mechel, Verzeichniß der Gemälde der Kaiserlich Königlichen Bilder Gallerie in Wien, Wien 1781, S. 279:
»Von Sebastian Stofskopf.
62. und 63. Zwey Stücke auf schwarzen Stein gemalt, in welchen verschiedene Blumensträusse in zierlichen gefässen auf Tischen die mit bunten Teppichen bedeckt sind, stehen, wohbey noch allerhand Waffen, musikalische Instrumente und andere Kostbarkeiten liegen. Zur Seite hängt ein halb aufgezogener reichgewirkter Vorhang.
Jedes dieser Stücke ist 1 Fuß 5 Zoll hoch und 1 Fuß 3 Zoll breit.«

Register, S. 384:
»Stosskopf (Sebastian) geb. zu Straßburg um 1621.
wo er um 1651. arbeitete.
2 Stücke. Seite 279. N°. 62 u. 63.«

24 Führer durch die Sammlung der Kunstindustriellen Gegenstände. Kunsthistorische Sammlungen des Allerhöchsten Kaiserhauses, Wien 1891, S. 96:
In Saal XX »An der Fensterwand befindliche Gegenstände«:
»16 u. 17. Zwei Stilleben, Blumen Geräthschaften, Waffen, Schmuckgegenstände etc., mit Oelfarbe auf schwarzen Schiefer gemalt. Für Kaiser Ferdinand III. 1651 ausgeführt von Martin Stosskopf (geb. in Strassburg um 1620).«

25 Bevor die zweite Neuaufstellung der Niederländer in der kaiserlichen Galerie in Wien vollendet ist, veröffentlicht Frimmel seine Forschungsergebnisse.
Theodor von Frimmel, Kleine Galeriestudien, N.F., II. Lief., Von den Niederländern in der Kaiserlichen Gemäldesammlung in Wien, Wien 1895, S. 93:
»Bevor ich schließe, noch Andeutungen über Bilder, die aus der niederländischen Abtheilung zu entfernen wären. [...] Keinerlei Zweifel über die passende Zuweisung an die Abtheilung der Deutschen gibt es aber bei dem angeblichen ›Joh. Kopf‹, der neuen Aufstellung von 1892. Dieses Bild, einen Kupferstich nachahmend, ist in der Literatur bis 1877 herauf als Werk des Strassburgers Stosskopf bekannt (von Sandrart bis zu Woltmann). Sein Name steht recht deutlich auf dem Bilde zu lesen und ist im Zusammenhange mit den Angaben der Prager Inventare aus dem vorigen Jahrhundert gar nicht misszuverstehen. Das Bild ist übrigens herzlich unbedeutend, wenn auch nicht so schwach, wie zwei Stilleben von demselben Maler auf Stein, die gegenwärtig nicht ausgestellt sind (bei Mechel erwähnt, später in der Schatzkammer und Ambrasersammlung).«

26 Beschreibung der Brackenhoferschen Kunstkammer, erstellt 1683 von Elias Brackenhofer, abgeschrieben von J. Fr. Uffenbach zwischen 1712 und 1714.
»Copey von der Brackenhoferischen Kunstkammer Beschreibung, so er selbst, Elias Brackenhofer, sehr ordentlich aufgesetzt und deren der Sohn (in Straßburg) das Original noch hat.«

»Von Sebastian Stosskopf.
Ein kunstreicher maler in stilstehenden sachen, ward bürtig von Straßburg, allwo er sich auch die gantze zeit aufhielt. Alß er von hrn. grafen Johann nacher Itstein gefordert ward, verfertigt er ihm etliche gemält und starb daselbst.
1. Ein mößin fischkessel, voll wasser, mit einer gewundenen, eiseren handhab. Dabey liegen 3 picking, ein stahl, schwefel und feuerstein, stehet dabey: Stosskopf 1654, auf tuch von ölfarben (19¾ : 19½). – 2. Ein banquet, eine blat mit artischocken auf einer glutpfann, dabey eine halbe spansau, ein blattlin mit cucommeren, ein weißbrod, auf einem zinneren teller, etliche pomerantzen, ein römer und silbervergult kelchlein, ölfarb auf tuch in einer schwartzen gebeißten rahm (25½ : 29). – 3. Ein schindel ladt, auf welcher ein glaß mit gebrannte waßer stehet, darneben ein ehnerin klingelstein und gläßeren römer, mit Stoßkopfs namen, ölfarb tuch (20¼ : 27½). – 4. Ein schindel ladt, auf welcher ein glaß mit gebrannt waßer, darbey ligen etliche fisch, zwo pomerantzen, auf der seiten stehet ein steinerer eßig krug, ölfarb tuch (22¾ : 27¾). – 5. Ein bancket von früchten, trauben, pfirsing, äpfel, ölfarb, tuch (20¼ : 23½).«
Zitiert nach Hans Rott, Straßburger Kunstkammern im 17. und 18. Jahrhundert, Zeitschrift für die Geschichte des Oberrheins, N.F., 44, 1930, S. 32–33.

27 Katalog der Sammlung Alfred Ritleng, Straßburg, 1906 für die öffentliche Versteigerung zusammengestellt.

»1018. S. Stoskopf (peintre né en 1621). Nature morte: tartelettes sur un plat, verre rempli de vin blanc; chandeliers avec chandelle; pipe et tabac.

Stilleben, grosse Törtchen, Kerzenstock, Weinglas, Tabakspfeife und Tabaksstange. auf der Rückseite alt bezeichnet: ›Stoskopf fameux peintre‹

H. 42 cm, L. 44½ cm

1018a. Le même. Nature morte: fromage, pain, citron et verre de vin.

Stilleben mit Käse, halbgeschälter Zitrone, Weinglas, Brötchen etc.

H. 35 cm, L. 44½ cm

1019. Le même. Poule et poussins.

Henne, umgeben von Küchlein

H. 46½ cm, L. 38½ cm.«

Zitiert nach Robert Forrer, Les antiquités, les tableaux et les objets d'art de la collection Alfred Ritleng à Strasbourg, Straßburg 1906, S. 65.

28 Verkaufskatalog einer Straßburger Sammlung, Mai 1896.

Ferdinand Reiber, Catalogue de la collection d'Alsatiques, Straßburg 1896, Abt. »Œuvres d'artistes nés ou ayant séjournés en Alsace«, Nr. 5282:

»Stosskopf, Sébastien. 5282. Vielle femme assise, un cruchon à la main. Gouache, n. s., gr. in-4°.«

29 Johann Friedrich von Uffenbach, Straßburger Tagebuch, 1712–1714.

»Sammlung Rosenzweig Mittwoch, den 19. Septembris 1714 [...] ein eßstück von Stoskopf, item zwei andere von einem unbekannten meister, aber sehr naturell gemacht, item ein stück von bruegel [...]«

Zitiert nach Ernst Polaczek, Das Straßburger Tagebuch des Johann Friedrich von Uffenbach aus Frankfurt (1712–1714), Elsass-Lothringisches Jahrbuch, 1, 1922, S. 97.

30 Göttingen, Universitätsbibliothek, Cod. Msc. Uffenbach 19^b (Sammlung des Buchhändlers Spoor in Straßburg), fol. 91:

»Ein Blumenstrauß mit Oelfarb von Joh. Walther Argent. – Ein Nachtstück mit Oelfarb, altes Weib und junger Kerl, vom Stoßkopf Argent. – Die Historia von der Susanna, von Oelfarb, Miniatur Arbeit von Theodor Rosa Argent. – Ein klein Täfelein, darauf Norbertus und Agnes vom Brentel, Gummifarb – Ein gar klein rundes Stücklin vom Brentel, Fides, mit Gummifarb; sämtl. von dem Strassburger u. B. Durlacher Archit. Joh. Jak. Arhardt herstammend.«

Zitiert nach Rott, Straßburger Kunstkammern, 1930, S. 24, Anm. 2.

31 Versteigerungskatalog der Sammlung Carl von Aretin, München, 15. 11. 1887ff. 511 Gemälde kamen im alten Schulgebäude, Raffeistr. 18, zur Auktion.

Carl von Aretin, Katalog der nachgelassenen Gemälde- und Waffensammlung des Freiherrn Carl von Aretin auf Haidenburg. Versteigerung zu München unter Direction des Kunst-Experten Carl Maurer, München 1887:

»Sebastian Stosskopf, um 1651, bez. Stoskopff.

423. Stilleben. Todtenkopf, goldene und silberne Gefässe und verschiedene andere Gegenstände. L., G.-R., h. 125, b. 163.

Hochinteressantes, sehr schönes Bild mit nachstehendem Verse:

Kunst, Reichthum, Macht und Kühnheit stirbet,
Die Welt und all' ihr Thun verdirbet,
Ein Ew'ges kommt nach dieser Zeit,
Ihr Thoren, flieht die Eitelkeit. 1641.«

32 Verzeichnis der Gemäldesammlung des Junkers Grebel, Zürich, 1833 anläßlich der Verkaufsausstellung im Fraumünster-Amt angelegt.
»Von einem Strassburger Stillebenmaler, Sebastian Stosskopf, waren zwei Seitenstücke mit toten Vögeln und Früchten da, die ›in sehr schöner Farbenharmonie alle diese Dinge mit möglichster Genauigkeit täuschend natürlich darstellen‹.«
Zitiert nach Paul Ganz, Zwei private Kunstsammlungen aus dem alten Zürich, Jahrbuch für Kunst und Kunstpflege in der Schweiz, 3, 1921–1924, S. 313.

33 Walter Holzhausen, Ein Werk des Sebastian Stosskopf, Pantheon, XXXII, 1944, S. 112:
»Recht bezeichnend war ein signiertes Bild der Dresdner Gemäldegalerie von Stoßkopf aus dem Jahre 1646, das nach frdl. Mitteilung Dr. Jaehnigs 1859 versteigert wurde: spielende Kinder mit einem Ziegenbock, Nachahmung einer Federzeichnung auf L. I Elle 6″ hoch, I Elle breit, bei dem man an die Art des dem Kaiser überreichten Werkes erinnert wird.«

34 Jacob Christoff Iselin, Neuvermehrtes Historisch- und Geographisches Allgemeines Lexicon, Basel 1726, 4. Theil, S. 508:
»Stoßkopff (Sebastian) ein berühmter Mahler und Mahler sohn von Straßburg. Er hat seine lehr.jahre zu Hanau bey Daniel Soriau gemacht, und ist in kurzem wegen seiner natürlichen neigung zu der Kunst und fähigkeit weit darinnen fortgeschritten. Die vollkommenheit erlangte er zu Paris und in Italien. Er hat fürnemlich in vorbildung der mit trinckgeschirren, blatten früchten ec. beladener tischen excellirt. Unter andern hat er ein erdichtet kupffer stich gemahlt, daß es gantz natürlich ausgesehen, und geschienen, als wäre es mit wachs an eine staffel gekleibt, also daß, als es dem Kayser Ferdinand III an 1651 vorgezeigt worden, derselbe die hand ausgestreckt, um das vermeynte kupffer-stück abzureissen; da er aber den betrug gemercket, hat er darüber lachen müssen, das stück sehr gerühmt, und in seine kunst-galerie zu Prag gethan.
Sandrart Acad. Pictor pag. 310«

35 Orell Füßli, Allgemeines Künstlerlexikon oder Kurze Nachricht von dem Leben und den Werken der Maler, Bildhauer, Baumeister, Kupferstecher, Kunstgießer, Stahlschneider etc., Bd. 2, Zürich 1813, S. 1756:
»Stoßkopf (Martin). Nach von Mechel geb. zu Straßburg um 1620. Dort malte er 1651. auf schwarzen Stein die beyden kleinen Bilder, von denen das Lex. spricht, und die sich jetzt im Kaiserl. Kabinet zu Wien befinden. Es sind Blumensträuße in zierlichen Gefässen, auf Tischen mit bunten Teppichen bedeckt, wobey noch allerhand Waffen, musikalische Instrumente u.s.f. liegen.«

36 Georg Kaspar Nagler, Neues allgemeines Künstler-Lexicon oder Nachrichten von dem Leben und den Werken der Maler, Bildhauer, Baumeister, Kupferstecher, Formschneider, Lithographen, Zeichner, Medailleure, Elfenbeinarbeiter, etc., Bd. 17, München 1847, S. 431:
»Stosskopf, Sebastian, Maler von Strassburg, war Schüler von D. Soriau und ein Künstler von Ruf. Er malte Stilleben, deren die vorzüglichsten Cabinete erwarben. Im Jahre 1651 malte er für Kaiser Ferdinand III. zwei Bilder auf schwarzen Marmor, zwei Blumenstücke in Gefässen auf

bedeckten Tischen, und brachte nebenbei Waffen, musikalische Instrumente und andere Dinge an. Sandrart rühmt diesen Meister.«

37 Alfred Woltmann, Geschichte der deutschen Kunst im Elsaß, Leipzig 1876, S. 319:
»Wir nennen noch Jacob von der Heyden, Sebastian Stosskopf, einen trefflichen Stillebenmaler, lange in Frankreich, in Italien, zuletzt im Dienste Kaiser Ferdinand's III., den Miniaturmaler Johann Walther den Aelteren, von dem ein Manuscript, Ornithographia, mit sauberen colorirten Abbildungen von Vögeln, in der Albertina vorhanden ist.«

38 Orell Füßli, Allgemeines Künstlerlexikon, Zürich 1879, S. 632:
»Stoßkopf (Sebastian) von Straßburg; lernte bey Daniel Soriau. Er mahlte Früchte, Gefässe, Gläser, Tische und andere hausräthliche Sachen mit grosser Geschiklichkeit nach der Natur. Seine Arbeit kam in die Kunstkammern grosser Herren, er hatte auch 1651. die Ehre zwey Gemählde für Kayser Ferdinand den III. zu verfertigen, welche sehr wohl aufgenommen wurden.
Sandrart T.I.p. 310«

39 Hans Wolfgang Singer, Allgemeines Künstler-Lexicon, Bd. 4, Frankfurt 1901, S. 351:
»Stosskopf, Sebastian, Maler des 17. Jahrhunderts, geb. in Strassburg, war lange in Frankreich, Italien und zuletzt (1651) im Dienste Kaiser Ferdinand III. thätig. Er malte vorzüglich Früchte, Stilleben etc.«

40 Ernst Polaczek, Strassburg, Berühmte Kunststätten 76, Leipzig 1926, S. 158:
»Sebastian Stoskopf galt als Spezialist einer auf Augentäuschung ausgehenden Stillebenmalerei.«

41 Ulrich Thieme und Felix Becker, Allgemeines Lexikon der bildenden Künstler von der Antike bis zur Gegenwart, hrsg. von Hans Vollmer, Bd. 32, Leipzig 1938, S. 139:
»Stosskopf, Sebastian, Stillebenmaler (u. Kupferstecher?), *1597 (getauft 31. 7.) Straßburg, † 10. 2. 1657 Idstein.
Nicht Sohn eines Malers, wie Sandrart angibt, sondern eines ›Einspennigers‹ (beritt. Söldner). Schüler (seit 1615) Dan. Soreau's in Hanau, dessen Werkstatt er 1619 fortführte. Dann etwa 20 Jahre im Ausland (Niederlande, Paris, Venedig [1629]). Seit 1641 in Straßburg. Lehrer des J. v. Sandrart. ›Spezialist einer auf Augentäuschung ausgehenden Stilleben-Malerei‹. – Bilder in d. Smlg. kunstindustr. Gegenst. in Wien (2 Stilleben, 1651), im Ksthist. Mus. ebda (Sekundärgal. Nr. 3553: gem. Nachahmung e. Kupferstichs mit Darst. mytholog. Gestalten, 1652), in der Burg zu Prag (Stilleben von Gläsern u. Geschirr, 1652) u. im Mus. Straßburg (Stilleben mit 3 Pokalen, 1641; Korb m. Trinkgeschirr, 1644; Schale mit Erdbeeren). Nach S. stach Aubry ein Bildnis d. Theol. Joh. Schmidt.«

42 Walter Karl Zülch, Frankfurter Künstler 1223–1700, Frankfurt 1967, S. 409 (zu Daniel Soreau):
»1615 bis 1619 ist er der Lehrmeister des Joachim von Sandrart. Er starb in Hanau Ende März 1619, seine Witwe 1621, 28. IX. Der Stillebenmaler Sebastian Stoßkopf von Straßburg (1599–1657) übernahm nach D. S. Tod 1619, März, die Hanauer Werkstatt.«

Wie sah die künstlerische Situation zu Beginn des 17. Jahrhunderts in Straßburg aus, wo Stoskopff seine Kindheit verbrachte? Hundert Jahre zuvor hatte das Elsaß mit den Werken von Mathias Grünewald, Martin Schongauer und Hans Baldung Grien eine Hochblüte erlebt. Hans Scheuffelin, Hans Wechtlin, Hans Weiditz und Franz Brun schufen vor allem Illustrationen, Holzschnitte und Kupferstiche für den Buchdruck. Die Gotik erlebte ihren letzten Ausklang und verband sich mit dem Realismus einer neuen Zeit, der Renaissance. Diese Meister waren Erneuerer mit der dramatischen Kraft und dem Auge für das Große und Atemberaubende. Ihnen folgten in der Mitte des 16. Jahrhunderts Tobias Stimmer und Wendel Dietterlin sowie Friedrich Brentel. Sie gehören einer zweiten und dritten Generation an, die schon mit der neuen Sicht aufwuchs, das Kantige und Eruptive glättete und großen Sinn für das Detail entwickelte. Naturwissenschaftliches Interesse, optische Erkenntnisse und eine wache Freude an der Psychologie des Menschen sind in ihren Bildern spürbar.

Im Jahre 1612, als Sebastian Stoskopff fünfzehn Jahre zählt und seine Lehre antritt, ist Tobias Stimmer schon 28 Jahre, Wendel Dietterlin dreizehn Jahre tot; sein mutmaßlicher Lehrherr Friedrich Brentel ist 31 Jahre alt. Betrachten wir, wie die Eltern des Künstlers und dann die Verantwortlichen der Stadt Straßburg die berufliche Zukunft des jungen Sebastian Stoskopff sahen: Der Vater legt 1614 dem Rat der Stadt einige »mit der Feder gerissene« Blätter des Siebzehnjährigen vor. Seine Bitte lautet, dem Sohn eine Unterstützung zu gewähren, um ihn bei »einem meister [zu] verdingen biss er die maler kunst recht erlehrnt, und alss dan zu einem Bawmeister verdingen«. Schon mit fünfzehn Jahren habe er Stücke dieser Art verfertigt, die schließen lassen, daß »er ein mehrers würde erlehrnen können«. Interessant ist, daß die Kunst des Malens nicht Endziel der Ausbildung, sondern Grundlage sein sollte, um danach bei einem Baumeister weiter zu lernen, dies alles in der Hoffnung, daß der Ausgebildete dann den Herren der Stadt von Nutzen sein könnte.[1]

Nun, es ist anders gekommen. Nach der Lehrzeit Stoskopffs bei dem der Stadt Straßburg freundschaftlich verbundenen Kaufmann, Maler und in Baufragen bewanderten Daniel Soreau in Hanau ist keine Rede von einer Rückkehr des jungen Künstlers in seine Vaterstadt, und auch zwanzig Jahre später, als er sich in Straßburg niederläßt, macht die Stadt keinerlei alte Ansprüche geltend. Sebastian Stoskopff ist Maler geworden und ist es sein Leben lang geblieben.

Sein Œuvre umfaßt heute 69 Werke. Es sind ausnahmslos Ölbilder, keine Zeichnung oder Skizze ist überliefert. Als Hans Haug Sebastian Stoskopff in unserem Jahrhundert quasi wiederentdeckte, sicherte er für den Künstler 26 Werke; Michel Faré konnte die Zahl bis 1974 auf 39 erweitern. Das ist ein schmaler Bestand für ein Malerleben von sechzig Jahren, und man fragt sich, ob die überkommenen Bilder tatsächlich repräsentativ für das gesamte Schaffen sind. Wäre es nicht denkbar, daß Sebastian Stoskopff noch ganz andere Themen gemalt hat als die uns bekannten? Da können die schriftlichen Quellen zu Rate gezogen werden, zuvörderst Joachim von Sandrarts Passage über ihn in seiner *Teutschen Academie*. Er nennt »sehr viele schöne curiose [= eigenständige, bemerkenswerte] Werke von stillstehenden Sachen [...] worinnen er fleißig gewesen«, das heißt: die er in großer Zahl gemalt habe.[2] Dies bestätigen die Sammlungskataloge des 17. Jahrhunderts, in denen Bilder des Malers aufgeführt sind. Die Themen der dort mitgeteilten Sujets decken sich mit den erhaltenen.[3] Die wenigen überlieferten Äußerungen von Zeitgenossen[4] vervollständigen dieses Bild. Wir dürfen also davon ausgehen, daß das uns

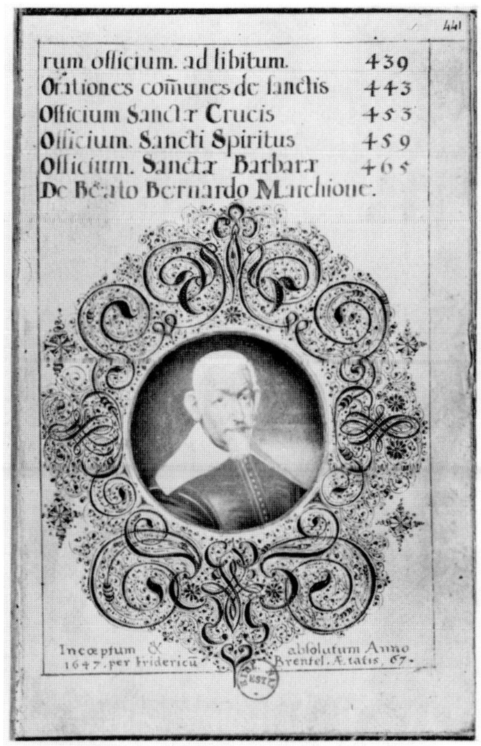

Friedrich Brentel d. Ä.
Selbstbildnis »Aetatis 67«
Titelblatt des Officium Beatae Mariae Virginis, ausgeführt für den Markgrafen von Baden, 1647
Gouache und Feder, 13x8 cm
Paris, Bibliothèque Nationale

bekannte Werk des Malers annähernd einen Querschnitt seines Schaffens wiedergibt. Eigene Aussagen Stoskopffs sind nicht überliefert, weder als private Aufzeichnungen noch in Form eines Briefwechsels.

61 Werke sind quellenmäßig bezeugt. Sechs von ihnen können durch vorhandene Bilder sicher identifiziert werden, sieben mit großer Wahrscheinlichkeit und eines hypothetisch. Von diesen 61 sind 35 Bilder in Pariser Sammlungsinventaren belegt, 26 in deutschem, zum großen Teil Straßburger Besitz dokumentiert. In Paris hat Stoskopff – überschlägig gerechnet – siebzehn Jahre gelebt, in Straßburg und Idstein achtzehn Jahre. Der in den schriftlichen Quellen überlieferte Bestand wird quantitativ in etwa dem tatsächlich geschaffenen Werk entsprechen, das heißt, in der Pariser Zeit dürfte etwas mehr entstanden sein als in der Straßburger. Im Bestand der erhaltenen Bilder finden sich für die Pariser Zeit circa vierzig, für die Straßburg-Idsteiner Zeit circa 25 Bilder.

Schlüsseln wir das Werk nach weiteren Kriterien auf, so bietet sich zunächst der Malgrund an: Von den erhaltenen Gemälden sind zehn auf Holz gemalt, davon sieben auf Eiche, zwei auf Eiche oder Buche, eines auf Nußbaum. Sie gehören alle der Schaffensperiode vor 1639 an. Die Quellen unterstreichen diesen Befund: In den Pariser Inventaren sind Bilder auf Holz verzeichnet, auch eines auf Kupfer,[5] während die Straßburger Quellen, wenn sie einen Malgrund überliefern, Öl auf Leinwand und eine Gouache anführen.[6] Der überwiegende Teil von Stoskopffs Werk ist also auf Leinwand gemalt, wobei der Künstler durchweg ein eher feines Material verwandte.

Versuchen wir, das Œuvre nach Themen zu gliedern, ergibt sich folgendes Bild: Am Beginn von Stoskopffs Schaffen stehen ein *Blumenbild* und mehrere *Früchtebilder* – Themen, die für den »Hanauer Kreis« typisch sind. Doch unterscheiden sich die Werke Stoskopffs deutlich in der Malweise, den Farben und der Wiedergabe des Sujets von jenen, die für die Brüder Jan und Pieter Soreau als gesichert gelten dürfen.[7] Stoskopffs Pinselführung ist großflächig, der einzelne Pinselstrich nachvollziehbar; seine Farbgebung ist insgesamt warm, wenig auf Kontraste angelegt. Die Soreauschen Früchtekörbe zeigen leuchtende Farben, vor allem im Rot und im spezifischen stählernen Grün; die malerische Ausführung ist miniaturhaft fein. Stoskopffs Schalen sind nie üppig. Sie sind gefüllt mit einer, höchstens zwei Fruchtsorten. Körbe verwendet er nur im Zusammenhang mit Gemüse und Trinkgeschirr.[8]

Mahlzeitenbilder finden sich in allen Schaffensperioden Stoskopffs. Das Thema war in Holland beliebt und wurde in Frankfurt/Hanau ebenfalls gepflegt. Besonders Georg Flegel entwickelte hierzu eine Vielfalt von Bildideen.[9] Das früheste Beispiel von Stoskopff, das *Frühstück mit Früchten, Brot und Wein* (Kat.-Nr. 3), zeigt noch ein zurückhaltendes Herantasten an das Sujet; das folgende *Frühstück mit Anchovisplatte* ist dagegen schon sehr eigenständig (Kat.-Nr. 7). Ein größerer Raum wird hier erobert, auch im Bildformat, dessen Bewältigung dem Künstler noch Mühe bereitet. Die einzelnen Teile, Gefäße, die Platte, sind souverän gemalt, aber eher aneinandergereiht, als daß sie ein wirkliches Ensemble bilden. Sicher gab es weitere Bilder dieser Art. Kompositionell sind die Tische mit Flaschen und Teegeschirr hier anzuschließen.

Eine andere Bildidee weist das signierte *Frühstück mit gerollten Waffeln* (Kat.-Nr. 22) auf. Zu dieser Gruppe kleiner, intimer *Frühstücksbilder* gehören auch die Kat.-Nrn. 18 und 19. Hier wird die Verwandtschaft mit Georg Flegel und dem mit Stoskopff gleichaltrigen Pieter Claesz spürbar – man denke etwa an dessen *Raucherstilleben mit dem Zitronenteller.*[10]

Ein *Schrankbild* mit Flaschen, Gläsern und Spanschachteln ist erhalten, das natürlich an Beispiele von Georg Flegel denken läßt.[11] In seiner schlichten Eindringlichkeit verrät es seine Herkunft als Detail eines religiöses Tafelbildes (Kat.-Nr. 25).

Dann gibt es *Stilleben mit Büchern*. Derartige Bilder finden sich nicht im Inventar des Nachlasses von Daniel Soreau,[12] und es fehlt auch jede Grundlage für die Vermutung, Stoskopff könne dieses Sujet in Paris kennengelernt haben. Hier muß eine Beziehung zu Holland bestanden haben, zu Leiden und Haarlem. Es ist bis jetzt nicht geklärt, inwieweit Stoskopff für das Bücherstilleben eine Pionierrolle spielte. Sein 1625 datiertes Bild (Kat.-Nr. 8) gehört jedenfalls zu den Inkunabeln dieser Gattung und stellt ein ganz reifes, in sich geschlossenes Werk eigenen Charakters dar. Die Existenz weiterer Bücherstilleben (Kat.-Nrn. 10, 30, 35–37, 39, 49, 65, 66) belegt, daß sie keine Randerscheinung im Œuvre waren, sondern im Gegenteil eine zentrale Rolle im Schaffen vor allem der 1620er Jahre spielten.[13]

In Pieter Potters *Vanitas*, die Ingvar Bergström 1956 an den Anfang dieser Gattung stellte und 1619 oder etwas später datierte, ist der thematische Zusammenhang mit der Studierstube des heiligen Hieronymus noch spürbar.[14] Die Bildmitte nimmt der Totenkopf ein, umgeben von Büchern, einer verrauchenden Kerze und einer Homo bulla. Ebenfalls einen Totenschädel, bekränzt, auf Büchern liegend, zeigt das Vanitas-Stilleben Jacques de Gheyns II. von 1621.[15] Ein reines Bücherstilleben mit Globus von Jan Davidsz. de Heem ist 1625 datiert, ein weiteres mit Geige 1628. Diese Bilder sind im Umfeld des protestantischen Leiden und seiner Universität entstanden. Gleichzeitig, in der zweiten Hälfte der 1620er Jahre, malte Pieter Claesz in Haarlem seine ersten Vanitas-Darstellungen. Das signierte Bücherstilleben mit Römer und brennender Kerze ist 1627 datiert.[16]

Den Bücherstilleben im Werk Stoskopffs läßt sich die Gruppe von Gemälden anschließen, die Teile einer Kunstsammlung wiedergeben, Skulpturen, graphische Blätter, Uhren, Schnecken: *Kabinettstücke*. Ihr gehören die Kat.-Nrn. 10, 11, 37, 39, 42 und 49 an, die in den 1620er und 1630er Jahren entstanden.[17] Ihr Zusammenhang mit Gedanken der Vanitas ist offenkundig. Auch diese Bildgattung wurde im philosophisch geprägten holländischen Leiden entwickelt. Stoskopff verbindet die puritanische Schlichtheit mit französischer Eleganz, stellt, im Stilleben mit der Athena-Statuette etwa, neben die beigefarbene umgestürzte Steinbüste die aufrecht vorwärtsschreitende Gestalt der Göttin. Ernst und Dynamik zeichnen diese Bilder aus. Die etwas früheren Beispiele der Flamen Jan Brueghel d. Ä. oder Clara Peters sind festlicher und prunkvoller.[18] Zweifellos hat Stoskopff mit solchen Arbeiten in Paris Impulse gegeben.[19]

Eine Bildgruppe eigener Prägung stellen die *Sinnbilder* dar. Ihnen sind die verschiedenen Fassungen des »Karpfen auf einer Spanschachtel« sowie die Kat.-Nrn. 13 und 14 zuzuordnen. Daß sie nicht nur Stilleben sind, sondern eine eigene Bedeutung haben, ist hypothetisch aus der Darstellung zu erschließen. Es gibt keinen schriftlichen Hinweis.[20] Sie sind sicher schon in der Pariser Zeit entstanden, aber auch noch in der Straßburger.

Die ebenfalls in Paris gemalten und in Inventaren belegten *Küchenstücke* mit Kohl, irdenen Töpfen, Zwiebeln und Fleisch sind Werken von Frans Snyders verbunden, dessen Malerei der Künstler zumindest vermittelt, über Pierre Boucle, kennenlernte. Stoskopff stellt in kleinen Bildern Grundlagen des Lebens vor, welche die Natur in reicher Fülle bietet. Gerade diese einfachen Gemälde zeigen eine ernste Monumentalität, wie sie von keinem anderen Maler in dieser Weise erreicht wurde. Küchenstücke finden sich in seinem Werk auch später, in der Straßburger Zeit.

Um 1628 reiste Stoskopff nach Italien. Motivisch sind während dieses Aufenthalts gewonnene Anregungen in die Korb- und Keramikflaschen der Kat.-Nrn. 31–34 eingegangen. Die Verwandtschaft mit dem Werk Evaristo Baschenis' scheint greifbar nahe, wenn man etwa dessen Selbstportrait mit Instrumenten mit Stoskopffs *Tisch mit Gläserkorb, Steinzeugkanne und Nautilus* (Kat.-Nr. 34) oder auch mit dem *Sommer* (Kat.-Nr. 41) vergleicht. Vergegenwärtigt man sich jedoch, daß gemäß dem nun als gesichert vorliegenden Geburtsdatum 1617 Baschenis zur Zeit von Stoskopffs Aufenthalt in Italien etwa elf Jahre zählte, so schließt dies eine gegenseitig befruchtende Bekanntschaft aus.[21] Der Bergamasker Kreis um Baschenis und dann Bartolomeo Bettera ist zwanzig Jahre später anzusetzen. Das signierte Gemälde, in dem sich

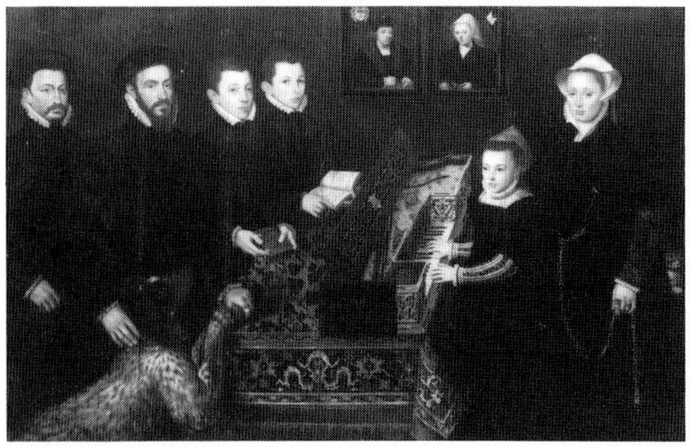

Cornelis de Zeeuw
Familienportrait, 1564
Öl auf Holz, 146 x 220 cm
Münster, Westfälisches Landesmuseum für Kunst und Kulturgeschichte

Baschenis am Spinett portraitiert hat, das auf einem langen Tisch mit leuchtend farbigem Teppich steht, kann nicht vor 1650 gemalt sein.[22] Möchte man also eine direkte Beziehung zwischen den beiden Künstlern annehmen, so kann sie nur als Vorbildwirkung des älteren Sebastian Stoskopff auf Evaristo Baschenis verstanden werden.

Federico Zeri spricht die flämische Komponente in der Malerei von Baschenis an.[23] Nimmt man etwa das 1564 datierte Familienportrait des Cornelis de Zeeuw mit seinen aufrechten Figuren, die um einen rechteckigen Tisch mit persischem Teppich gruppiert sind,[24] so sind in Bildern wie diesem die Vorläufer für Stoskopffs Tischkompositionen mit den farbintensiven Teppichen zu sehen. Dies trifft auch für seine etwas steifen Darstellungen in sich gekehrter Menschen zu. Man denke an das *Mädchen am Schmuckkasten* (Kat.-Nr. 29) und die Frauengestalten im *Sommer* und *Winter* (Kat.-Nrn. 40 und 41).[25] Wir finden diese statischen weiblichen Gestalten dann weiter in den Bildern von Louise Moillon.[26] Auch in das *Beendete Frühstück* hat Stoskopff eine Figur integriert (Kat.-Nrn. 27 und 28). Hier ist der Einfluß Caravaggios unübersehbar: in der Haltung des Jungen, seiner entblößten Schulter, in der sinnlichen Anschauung insgesamt, die sich so völlig unterscheidet von der puritanischen Darstellung de Zeeuws. Kat.-Nr. 27 möchte ich daher eng an die Italienreise anschließen und um 1630 datieren. Es ist das erste großformatige Werk Stoskopffs und ein Markstein in seinem frühen Schaffen.

Fünf der insgesamt neun *Bilder größeren Formats* weisen je eine menschliche Figur auf. Sie sind in die Pariser Zeit zu datieren und wohl als Auftragsarbeiten entstanden: Außer den beiden Versionen des *Beendeten Frühstücks* handelt es sich um das *Mädchen am Schmuckkasten* und die Jahreszeitenbilder *Winter* und *Sommer.* Das in der Sammlung des Jean-Baptiste de Bretagne genannte Bild eines »kleinen Jungen mit Hund« ist hier anzufügen. Die Beschreibung liest sich wie ein Pendant zum *Mädchen am Schmuckkasten.* Das Gemälde besaß einen Rahmen aus Birnholz und war mit 30 Pfund um 1650 hoch bewertet.[27] Mit Blick auf einen bestimmten Kunden sind wohl auch die fünf weiteren großen Bilder gemalt worden, die *Große Gläserküche*, das *Küchenstück mit Kalbskopf*, die *Große Vanitas*, die *Kleine Gläserküche* und das Portrait des Grafen von Idstein (Kat.-Nrn. 44, 47, 49, 61, 67).

In diesen Werken nützt Stoskopff seine in den kleinen Bildern erworbenen Erfahrungen. Einzelgegenstände und Kombinationen[28] werden in die größere Komposition eingebaut. Dies gelingt vollkommen harmonisch, es ist kein Aneinanderreihen von Versatzstücken. Der Künstler schafft einen durchaus stimmigen Bildraum. Da er seine Figuren selbst malt, sind sie nahtlos in ihre Umgebung eingefügt.

Gerne verwendet Stoskopff das Motiv des Durchblicks. Den Vordergrund seiner Gemälde bildet stets ein Innenraum, in den ein oder zwei Tische gestellt sind. Der Hintergrund ist durch Mauervorsprünge und eine Nische oder eine Art Fenster, das den Blick nach draußen freigibt, gegliedert. Vorbilder dieses Verfahrens finden sich in der flämischen Malerei. Lucas van Leyden verwandte schon um 1520 die hintereinandergestaffelten Tische und die Wandnische, in der einzelne Lebensmittel kühl gelagert sind.[29]

Eine Gemeinschaftsarbeit von Lucas van Valckenborch und Georg Flegel, die ein Ehepaar an seinem reichgedeckten Tisch zeigt, kann als unmittelbare Anregung für den jungen Sebastian Stoskopff gesehen werden.[30] Auf dem kleinen Tisch im Vordergrund befinden sich Getränkebecken, Zinnteller und Brötchen; dahinter wird auf weißem Tuch die Fülle eines Mahles, Geflügel, Fleisch, Obst und Wein präsentiert. Rechts steht ein Gläserkorb. Es gibt eine Wandnische und einen weiten Durchblick ins Freie auf einen großzügigen Stadtprospekt. Die Haltung der Personen, ihre Gestik sowie die Auswahl und Darstellung der Speisen verraten, daß nicht einfach ein Paar bei der Mahlzeit gezeigt wird, sonden ein tieferer Sinngehalt der Szene zugrunde liegt. Das ist genau Stoskopffs Welt. In seinen Bildern wird dieses Hinausweisen über die unmittelbar gegebene alltägliche Szene immer spürbar.

In Flegels weiterem Schaffen liegt der Schwerpunkt auf einer sinnlichen Wiedergabe des Dargestellten, auf dessen optischem Reiz. Der Meister hat Freude an der Charakterisierung des Stofflichen und seiner ästhetischen Ausssagekraft. Der Augenpunkt ist in Flegels Werken bis auf wenige Ausnahmen höher angesetzt als bei Stoskopff. Es sei in diesem Zusammenhang noch auf motivische Gemeinsamkeiten hingewiesen. Bei Flegel sah der junge Stoskopff das gebratene Huhn auf der Platte, die ineinandergestellten Zinnteller, dazu die gefalteten Servietten und die knusprigen Brötchen, die kupferne Wanne mit der Spülbürste, Keramikkrüge und zentral angeordnete Blumensträuße. Auf dem Marktbild *Winter*, das im Hintergrund Frankfurt und den Main zeigt, kommen neben den rechteckigen Fischzubern die runden Bottiche mit den beiden diagonal gesetzten Griffen vor,[31] die Stoskopff zweimal zu eigenen Bildideen verarbeitet. Ein runder geflochtener Korb mit Römern begegnet bei Georg Flegel auf dem oben erwähnten Doppelportrait und – fast identisch – im *Stilleben mit Prunkgeschirr und Magd*.[32] Der von Stoskopff wiederholt verwandte rechteckige Gläserkorb taucht als Detail im *Winter* der Jahreszeitenbilder auf, die Jan Brueghel d. Ä. und Hendrik van Balen mehrfach, zum Beispiel für Kardinal Borromeo in Mailand, gemalt haben. Stoskopff hat die Bildfolge wohl dort gesehen.
Wie sieht der Themenkreis der zweiten Schaffensperiode des Künstlers aus, von seiner Rückkehr nach Straßburg um 1639 bis zu seinem Tod 1657? Frühstücks- oder Mahlzeitenbilder entstehen weiterhin und sind als »Eßstück« oder »Abendzehren« in Inventaren aufgeführt. Reine Blumen- und Früchtebilder kommen nicht mehr vor. In den großformatigen Gemälden wird der Motivschatz des Küchenstücks, der Mahlzeiten und Kunstkabinette weiter variiert. Der im *Sommer* und *Winter* im rechten Bildfeld gebotene Durchblick in einen zweiten Raum oder ins Freie wird nicht mehr eingesetzt; das Geschehen bleibt auf den Innenraum konzentriert. Dafür wird das Motiv der zentralen Wandnische stärker betont. Diese Nische ist dunkel. Sie öffnet dem Betrachter kein Fenster nach draußen, sondern lenkt seinen Blick nach innen und läßt ihn zum Suchenden, zum Fragenden werden.
Zu einem eigenständigen Bildthema wird der *Gläserkorb*. Zwei 1644 datierte und signierte Varianten (Kat.-Nrn. 57 und 58) belegen die Wertschätzung des Motivs von seiten des Käufers und des Künstlers. Diese Bilder sind hell und durchsichtig wie die Gläser, die sie darstellen. Glanz und zerbrechliche Schönheit des Lebens sind wohl kaum schlüssiger in ein Bild umzusetzen. *Gemalte Kupferstiche* waren in der Pariser Zeit in eine Komposition eingebunden; nun werden sie als einzelnes Bildmotiv faßbar (Kat.-Nr. 62).[33] Ein *Portrait* ist erhalten, ein weiteres über den Kupferstich zu erschließen (Kat.-Nrn. 67 und 48). Es scheint, daß Stoskopff im Alter seinen Themenkreis vor allem auf Mahlzeitenbilder, Gläserkörbe und den gemalten Kupferstich konzentrierte, Motive, denen er eine eigene Prägung verlieh, die ihm weithin großes Ansehen eintrug.[34]

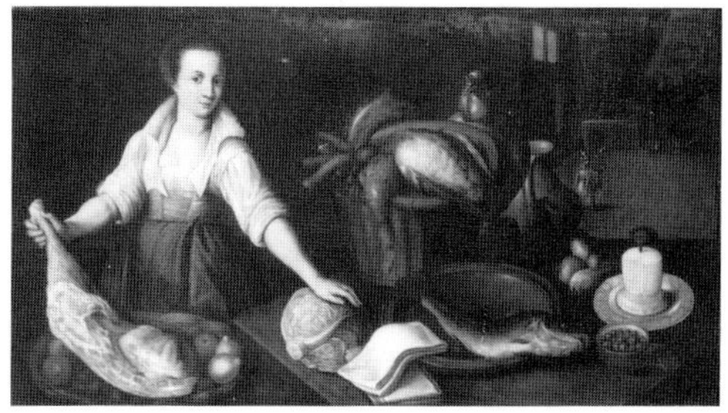

Pieter Cornelisz. van Ryck
In der Vorratskammer
Öl auf Leinwand, 77,5 x 130,5 cm
Auf dem Kamin bezeichnet: »CVR 1607«
Privatbesitz

Technik und Datierung

Stoskopffs Werke ordnen sich nicht von selbst in eine zeitliche Reihenfolge. Es ist im Laufe seines Schaffens keine prinzipielle Chronologie der Themen zu beobachten. Immerhin verlagern sich die Schwerpunkte, wie wir gesehen haben, womit für eine Datierung zumindest Anhaltspunkte gewonnen sind. Die Technik verändert sich ebenfalls nicht wesentlich. Charakteristisch ist für alle Bilder der primäre Farbauftrag – Stoskopff arbeitet nicht mit Lasuren. Die Konturen, Gläser, Schalenränder markiert er gern mit Bleiweiß, und auch die Glanzlichter setzt er in dieser Farbe. Geradezu ein Erkennungsmerkmal ist der in einer geraden Linie vom Kupparand geführte Streifen in Bleiweiß, mit dem der Künstler den Reflex des Lichts an einer durchsichtigen Glaswand zeichnet.

Eigenwillig ist sein Umgang mit der Beleuchtung. Das Licht fällt stets von links ins Bild und durchquert es diagonal zum rechten hinteren Bildrand. Auf diesem Weg erhellt es aber nicht geradlinig sämtliche Gegenstände, die es streift, sondern Stoskopff führt es gewissermaßen, läßt diejenigen Dinge in hellerem Licht hervortreten, die ihm wichtig sind; anderswo nimmt er die Beleuchtung zurück. Um an den erforderlichen Stellen Plastizität zu erzeugen, wird der Lichtstrahl einfach versetzt. Stoskopff gelingt dies so geschickt, daß das Auge des Betrachters keinen Bruch bemerkt, sondern mühelos die neue Bildwirklichkeit akzeptiert. Immer verliert sich der Hintergrund in einem vagen Dunkel, einem offenen Bild- und Interpretationsraum.

Diese Charakteristika Stoskopffscher Malerei sind in seinen frühen Werken nicht gleichmäßig ausgebildet. Sie verstärken sich im Laufe der Zeit. Der Künstler wird sicherer und setzt seine Stilmittel verfeinert ein. Doch gibt es auch frühe Beispiele wie das Bücherstilleben von 1625 (Kat.-Nr. 8) oder das *Frühstück mit gerollten Waffeln* (Kat.-Nr. 22), datiert 1629, die ganz geschlossene, reife Werke darstellen. So ist in Stoskopffs Œuvre kaum eine Entwicklung ablesbar; man möchte eher von »Variationen einer Grundidee« und von »Intensivierung« reden. Dies betrifft die Behandlung des Lichts, die Verteilung der Dinge im Raum, das Spiel mit der Bewegung und mit Momenten, die Dynamik herstellen.

Feste Anhaltspunkte für die Chronologie des Werks bieten die neun datierten Gemälde: das *Stilleben mit Büchern und Kerze* (1625), das *Küchenstück mit einem Karpfen und geräucherten Makrelen* (1626), das *Frühstück mit gerollten Waffeln* (1629), die *Fünf Sinne* oder der *Sommer* (1633), das *Küchenstück mit Kalbskopf* (1640), die *Große Vanität* (1641) und die zwei *Gläserkörbe* und das *Frühstück mit Traubenteller und Römer* von 1644 (Kat.-Nrn. 8, 12, 22, 41, 47, 49, 57–59). Hinzu kommen die indirekt datierbaren Werke. Für die *Vanität mit Totenschädel und Almanach* (Kat.-Nr. 30) liefert der Almanach von 1630 einen Terminus post quem. Dasselbe leistet Rembrandts 1631 veröffentlichte Radierung seines Vaters, die in den *Fünf Sinnen mit der Tischuhr* (Kat.-Nr. 39) abgebildet ist, und die kurz nach 1631 entstandene Radierung seiner Mutter, die Stoskopff in ein Bücherstilleben (Kat.-Nr. 35) eingefügt hat. Das Trompe-l'œil schließlich (Kat.-Nr. 62) zeigt einen 1644 von Dorigny geschaffenen Kupferstich einer Galatea von Vouet. Für dieses Bild gestattet die Nachricht Sandrarts von seiner Übergabe an Kaiser Ferdinand III. 1651 eine Fixierung ante quem:[35] Es muß zwischen 1644 und 1651 entstanden sein. Kein später datiertes Bild ist erhalten, doch zeigen schriftliche Belege, daß Stoskopff bis in sein Todesjahr 1657 gearbeitet hat.[36]

Die zeitlichen Fixpunkte werden ergänzt durch schriftliche Zeugnisse. Dazu kommen die Bildthemen, die sich, wie wir gesehen haben, in einer gewissen Abfolge entwickeln, ferner stilistische Momente und Stoskopffs Umgang mit der Farbe. Insgesamt ist seine Palette auf warme Töne gestimmt, von einem hellen Gold über Kastanie und Oliv bis ins Schwarzbraun, dazu korallenrote Farbtupfer. Die lebhaftesten Farben sind in den 1630er Jahren nach der Italienreise anzutreffen: in den großen Bildern *Sommer* und *Winter* und im *Tisch mit Gläserkorb, Steinzeugkanne und Nautilus* (Kat.-Nrn. 40, 41, 34). Gewiß haben die leuchtenden Farben eines Simon Vouet und die in Italien gesehenen Gemälde auf Stoskopff gewirkt. Später, in der Straßburger Zeit, reduziert er seine Palette wieder. Präzis arbeitet er den Charakter des jeweiligen Materials heraus, die Holzmaserung von Tischen und Bottichen, den Metallglanz von Silber und Gold, auch die Schuppenhaut der Fische und natürlich das Glas. Weniger interessieren den Künstler weiche Stoffe wie Tücher. Ihr Gewebe ist nicht zu erkennen, doch die Falten sind souverän gezeichnet. Auch hier also wählt Stoskopff aus, hebt hervor oder vernachlässigt. Er ist ein Meister der Nuancen. Seine Regieführung ist verhalten, verdeckt. Seine Intentionen erschließen sich dem Betrachter nicht ad hoc, sondern nach und nach, er muß sie aufspüren.

Stoskopff scheint nie eine Werkstatt unterhalten zu haben. Er war in seinem Privatleben ein einsamer Mensch und arbeitete auch gern allein. Der Einfluß seines Schaffens erfolgte indirekt. Sichtbar wird er in Paris. Die französische Stillebenmalerei von Jacques Linard bis Meiffren Conte hat von ihm wichtige Impulse erhalten.[37] Doch auch im deutschsprachigen Raum wirkte Stoskopff stilbildend: In Straßburg greift Theodor Rooß Motive von ihm auf, und in den Bildern von Albrecht Kauw und Joseph Plepp wird Stoskopffsches Sehen tradiert.[38] Eine »Schule« freilich hat Stoskopff nie gegründet, und auch eine »Nachfolge« im engeren Sinne hat es nicht gegeben.

1 Quelle 1c.
2 Quelle 2.
3 Quellen 12–20.
4 Z. B. Johannes von Nassau-Idstein oder Matthäus Merian; siehe Quellen 9–11.
5 Sammlung Perruchot; Quelle 18.
6 Quelle 28.
7 Siehe das Kapitel *Sebastian Stoskopff und die Stillebenmalerei in Hanau zu Beginn des 17. Jahrhunderts.*
8 Eine Ausnahme ist der Früchtekorb, den das junge Mädchen im *Sommer* in Händen hält (Kat.-Nr. 41).
9 Vgl. den Katalog Georg Flegel 1566–1638. Stilleben, Frankfurt, Schirn Kunsthalle/Historisches Museum, 1993/94.
10 Ingvar Bergström, Dutch Still-Life Painting in the Seventeenth Century, New York 1956, S. 115, Abb. 103.
11 Vor allem: *Schrankbild mit Blumen, Obst und Pokalen,* 92x62 cm, Prag, Nationalgalerie, Inv.-Nr. 1451; Katalog Frankfurt 1993/94, Farbabb. S. 105.
12 Vgl. das Kapitel *Sebastian Stoskopff und die Stillebenmalerei in Hanau zu Beginn des 17. Jahrhunderts.*
13 Vgl. das Kapitel *Sebastian Stoskopff und das protestantische Andachtsbild.*
14 Bergström, Dutch Still-Life Painting, 1956, S. 165–166. Wahrscheinlich ist das Bild erst in den 1630er Jahren entstanden; vgl. den Katalog Leselust. Niederländische Malerei von Rembrandt bis Vermeer, Frankfurt, Schirn Kunsthalle, 1993, S. 272, Farbtafel S. 273.
15 Siehe z. B. Katalog Münster/Baden-Baden 1980, Abb. S. 196.
16 Bergström, Dutch Still-Life Painting, 1956, S. 117, Abb. 105.
17 Aus der Straßburger Zeit ist kein Beispiel mehr gesichert, ausgenommen die *Große Vanität* (Kat.-Nr. 49).
18 Vgl. z. B. Edith Greindl, Les peintres Flamands de la Nature Morte au XVIIe siècle, Sterrebeek 1960, Farbtafel S. 46, Abb. S. 200.
19 Vgl. das Kapitel *Sebastian Stoskopff und die Stillebenmalerei in Paris zwischen 1620 und 1640.*
20 Vgl. das Kapitel *Sebastian Stoskopff und das protestantische Andachtsbild.*
21 Siehe Federico Zeri, La natura morta in Italia, Mailand 1989, S. 266.
22 Baschenis kann hier kaum jünger als vierzig Jahre sein; *Stilleben mit Instrumenten,* 115x163 cm, Bergamo, Palazzo Agliardi; Zeri, Natura morta, 1989, S. 270, Abb. 313.
23 Zeri, Natura morta, 1989, S. 266.
24 Cornelis de Zeeuw, Familienportrait, 1564, Öl auf Holz, 146x220 cm, Münster, Westfälisches Landesmuseum, Inv. Nr. 1348 LM.
25 Natürlich ist hier auch Lucas von Valckenborch und Umkreis zu nennen; vgl. etwa Alexander Wied, Lucas und Marten van Valckenborch, Freren 1990, Abb. 95 und 96.
26 Vgl. etwa Faré, Nature Morte, 1974, S. 48–53.
27 Dreimal so hoch wie ein »Früchteteller mit Aprikosen« im selben Inventar (Quelle 15).
28 Die Gruppe von Fischen aus Kat.-Nrn. 45 und 46 ist nahezu identisch wiederzufinden in Kat.-Nrn. 40 und 47.
29 *Die Kartenspieler* (nach Lucas van Leyden), um 1520, Öl auf Holz, 56x61 cm, Washington, National Gallery of Art, Samuel H. Kress Collection.
30 Stockholm, Nationalmuseum, Inv.-Nr. 6836; Katalog Frankfurt 1993/94, Kat.-Nr. 8, Farbtafel S. 59.
31 Lucas van Valckenborch und Georg Flegel, *Winter,* Privatbesitz; Katalog Frankfurt 1993/94, Kat.-Nr. 7, Farbtafel S. 57.
32 Georg Flegel und Marten van Valckenborch (?), Privatbesitz; Katalog Frankfurt 1993/94, Kat.-Nr. 10, Farbtafel S. 62. Siehe zu diesem Bildthema und zur Familie der Valckenborch: Wied, Lucas und Marten van Valckenborch, 1990.
33 Vgl. den Exkurs *Hat Sebastian Stoskopff Kupferstiche gefertigt?* und Quelle 33.
34 Vgl. Quellen 2 und 10.
35 Quelle 2.
36 Quellen 9 und 11.
37 Vgl. das Kapitel *Sebastian Stoskopff und die Stillebenmalerei in Paris zwischen 1620 und 1640.*
38 Vgl. die Katalogteile *Ausgeschiedene Werke* und *Zur Diskussion gestellte Werke.*

SEBASTIAN STOSKOPFF UND DIE STILLEBENMALEREI IN HANAU ZU BEGINN DES 17. JAHRHUNDERTS

Der junge Sebastian Stoskopff traf 1615 in Frankfurt und Hanau eine äußerst produktive künstlerische Szene an; die Wahl seines Ausbildungsorts war von den Straßburger Ratsherren offenbar mit Bedacht getroffen worden. Die älteren Künstler, die fast zwei Generationen umfaßten, waren: Daniel Soreau, Georg Flegel, Jacob Kempener, Jacob Hoefnagel, die Brüder Egidius und Marten van Valckenborch, Jeremias van Winghen. Ihre Geburtsdaten liegen, soweit sie bekannt sind oder sich erschließen lassen, zwischen den 1550er Jahren und 1578. Die nachfolgende Künstlergeneration beginnt mit Marten III. van Valckenborch, geboren 1583 in Antwerpen, und Peter Binoit, geboren 1590 in Köln. Jan Soreau kommt 1591 in Frankfurt zur Welt; auf ihn folgt dem Alter nach Stoskopff. Die Zwillinge Isaak und Peter Soreau, geboren 1604, sind 1615 elf Jahre alt, Jacob Marell wird erst 1613/14 in Frankenthal geboren und trifft 1627 in Frankfurt ein. Irgendwo dazwischen ist die Geburt Francesco Codinos anzusiedeln, dessen Existenz noch völlig ungeklärt ist.[1]

Stoskopffs Lehrmeister Daniel Soreau

Der Nestor dieses Künstlerkreises und wohl auch eine Art Mittelpunkt war Daniel Soreau. Man darf in ihm eine Persönlichkeit vermuten, die Ausstrahlung besaß, vielseitig interessiert war und Freude an mannigfaltiger Betätigung hatte. Dies zumindest läßt sich aus dem Wenigen schließen, das über ihn bekannt ist:[2] 1554 zieht Johann Soreau d. Ä., der Großvater Daniels, von Tournai nach Frankfurt. 1558 erwirbt er zusammen mit seinem Sohn, der ebenfalls den Vornamen Johann trägt, das Bürgerrecht. Am 24. 4. 1586 heiratet dessen Sohn Daniel Susanna, eine Tochter des Seidenhändlers Johann Flamen aus »Senff« (wohl Seneffe im Hennegau). Daraufhin gewährt die Stadt am 2. 8. 1586 auch ihm die Aufnahme als Bürger und bezeichnet ihn als »aus Antorff«, aus Antwerpen kommend. Bott datiert auf dieser Grundlage die Geburt Daniels um 1550–1554, kurz vor dem Eintreffen der Familie Johann Soreaus in Frankfurt. Auf dem Weg von Tournai wäre Daniel demnach in Antwerpen zur Welt gekommen.

Er ist im Wollhandel tätig und wird in den Schatzungsbüchern als hochbesteuerter, also vermögender »Kaufmann« geführt. Elf Jahre nach dem Erwerb des Bürgerrechts, am 1. 2. 1597, unterschreibt er an dritter Stelle eine Verpflichtung gegen den Grafen Philipp Ludwig II. von Hanau-Münzenberg, in Hanau zwei Häuser zu bauen und bei Nichteinhaltung 1000 Florin Strafe zu zahlen.[3] Bei den Verhandlungen über die Gründung einer Neustadt für die zwei Fremdengemeinden protestantischer Glaubensflüchtlinge nimmt er eine führende Position ein. Zusammen mit Louis de Blécourt erhält Soreau bei der Verteilung der Bauplätze ein quadratisches Grundstück in der Römerstraße nahe dem Marktplatz.

1598 widmet ihm der Straßburger Wendel Dietterlin sein großes Werk *Architectura. Von der Außtheilung, Symmetria und Proportion der Fünff Seulen...* und überschreibt das Vorwort in großen Lettern: »Dem Ehrnvesten / Fürgeachten Daniel Soriau / meinem insonders großguenstigen Herren.« Wenn er auch nur kurz Gelegenheit gehabt habe, von ihm Erkenntnis zu gewinnen, habe er doch von ihm die Neigung, Lust und Anmut zu »allerhand kuenstlichen Sachen« erworben, wie auch zu »stattlichen kuensten« wie Malen, Bossieren und, was wohl am vortrefflichsten zu achten sei, die gründliche Wissenschaft aller Symmetrie und Proportion. Daniel Soreau habe damit auch die Ursache gegeben, dieses Buch zu verfassen.[4]

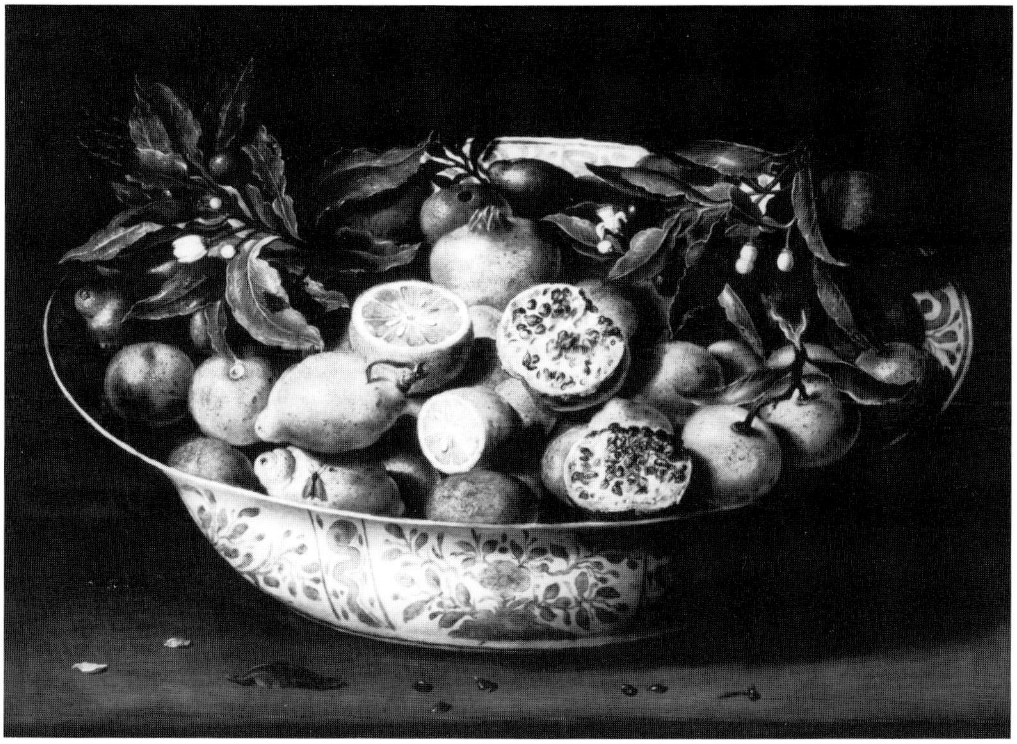

Daniel Soreau?
Früchtekorb mit Zitronen und Granatäpfeln, um 1610
Öl auf Holz, 53x72 cm
Vormals Bruno Meissner, Zürich / Pieter Mitchell, London

1599 sind schon einige Gemeindemitglieder nach Hanau umgezogen. Soreau schreibt an sie noch aus Frankfurt und beteiligt sich am 1. 2. 1600 mit 100 Gulden an der Kollekte für den Kirchenbau sowie mit weiteren 75 Gulden im Namen seiner Frau und der Kinder Jean, Maria, Elisabeth, Judith und Daniel.[5]
1601 erscheint Daniel Soreau in den seit diesem Jahr geführten Schatzungslisten der Neustadt. Ab 1608 wird in ihnen der Beruf angegeben; da Soreau als »Mähler« geführt ist, hat er anscheinend das kaufmännische Gewerbe aufgegeben. Gerhard Bott vermutet – sicher zu Recht – einen Zusammenhang mit dem Niedergang der Woll-Handelsgesellschaft der Familie in Frankfurt. Der Name Soreau war seit 1560 mit dem Handel von Rohwolle verknüpft. Daniel, sein Bruder Simon und der Schwager Stefan von Ninhofen führten die Geschäfte der Handelsgesellschaft seit 1590. Um 1600 geriet sie in Schwierigkeiten, im Mai 1601 stellte sie die Zahlungen ein.[6] 1606 werden die Häuser in der Römerstraße von einem Schwager Soreaus an einen reichen Heidelberger Kaufmann, Charles Belier, verkauft; die Familie Soreau wohnt nun in der Gärtnerstraße am Wall.
1605 ist in den Jahrbüchern der Neustadt Hanau eine Mitwirkung Soreaus an der Planung für den Weiterbau der Doppelkirche der wallonischen und flämischen Gemeinden bezeugt; am 4. 9. 1611 erhält er von der Stadt auf seine »forderung das er am anfank dieser stadt zur befurderung deroselben ausgelegt« habe, eine bestimmte Summe ausbezahlt.[7] Diese Forderung kann sich auf materielle Unterstützung beziehen, mit der Soreau der jungen Stadt geholfen hat, oder auf seine Initiative bei ihrer baulichen Planung. Am Zustandekommen dieser schon von der Idee her einzigartigen Neustadt-Gründung war er maßgeblich beteiligt gewesen. Dies geht aus der erwähnten Bauverpflichtung hervor, aber auch aus Protokollen, die seine Mitwirkung beim Aushandeln der Bedingungen mit dem Grafen betreffen.[8] So kam ihm sicher auch ein gewisses Mitspracherecht bei der Gestaltung zu; eine direkte Mitarbeit an den errichteten Bauten läßt sich jedoch nicht feststellen. In diesem Sinne ist wohl auch Sandrarts Bericht zu verstehen:

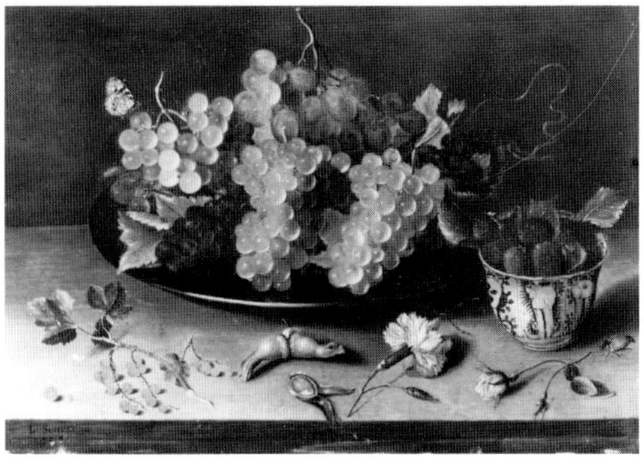

Isaak Soreau
Traubenschale und Erdbeerkoppchen
Öl auf Kupfer, 39x57 cm
Bezeichnet: »I. Soreau 1638«
Schwerin, Staatliches Museum

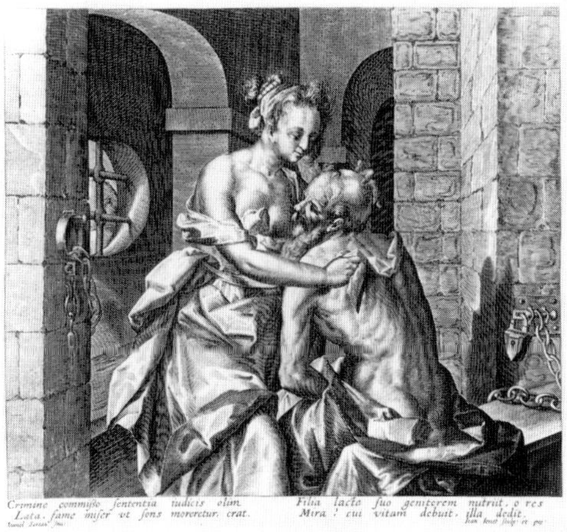

Daniel Soreau / Jean Jenet
Besuch im Kerker, um 1610
Kupferstich, 28,7x33,2 cm
Wien, Graphische Sammlung Albertina

»Die weit-berühmte neue Stadt Hanau, als eine der zierlichsten und ganz neuerbauten Städt in Teutschland, wurde anfänglich nach den Regeln der Baukunst abgestochen, damit alle Gassen schön weit werden und aufeinander correspondiren, auch die herrliche Behausungen ordent- und zierlich seyn möchten, wurde damals beglücket durch die fürtreffliche Kunst und Rahtschläge des aus Welsch-Niderland gebürtigen Daniel de Soriau, der sich mit vielen andern fürnehmen Leuten des Spanischen Kriegs halber herauf und zu Erbauung dieser schönen Stadt begeben. Selbigen hat die grosse Kunstliebe noch in seinen alten Tagen in den Studien der Mahlkunst und Ausbildung grosser Figuren, Contrafäten, auch stillstehenden Sachen so weit gebracht, dass er leicht alle andere Meister selbiger Revier damaln übertroffen, dernthalben er auch seine Kaufmannschaft verlassen und mit besonderm Lob den Pensel geführet; seinen grossen Verstand und Wissenschaft in der Baukunst bezeuget obgenannte Stadt Hanau, dern grosse Kirchen, trefliche Häuser, Pforten und Wälle gleichsam als stumme Redner seine Kunst preisen.«[9]

Uns interessiert vor allem Soreaus Wirken als Maler und Lehrer. Sandrart vermerkt im folgenden Absatz: »Zu meiner Zeit, als ich mich in der Zeichenkunst zu Hanau unterrichten liesse, waren etliche seiner Söhne sehr fleissig in diesen Stucken, dern ferner Progress aber wegen Länge der Zeit mir unbewust, ohn allein, dass sich ein Peter Soriau zu Frankfurt noch dato solle aufhalten, welcher in Contrafäten, Blumen und Früchten ein sehr gutes Lob haben solle.«[10]

Drei Bildthemen zählte Sandrart für Daniel Soreau auf: »Grosse Figuren«, worunter wohl Bilder mit ganzfigurigen Darstellungen, religiöse Themen oder Historien gemeint sind, Portraits und Stilleben. In der letztgenannten Gattung arbeiteten seine Söhne, und auf sie hat sich auch Stoskopff spezialisiert, so daß die Forschung das Zentrum der künstlerischen Tätigkeit Soreaus hier vermuten wollte.

Kein signiertes Werk ist überliefert, und eine Zuweisung wäre höchstens im Rückschluß von den Arbeiten der nachweislich in seiner Werkstatt tätigen Künstler möglich. Einen reichen Früchtekorb entdeckte Klaus Grimm für ihn;[11] Sam Segal ordnete Soreau einen Blumenstrauß in einem Berkemeyerglas zu.[12] Solange keine signierte Arbeit Daniel Soreaus einen festen Anhaltspunkt gibt, werden solche Zuschreibungen aber Hypothesen bleiben müssen. Auch kein Portrait haben wir von seiner Hand, einzig einen Stich mit dem Titel *Besuch im Kerker* in der Albertina in Wien, der die Bezeichnung trägt: »Daniel Soreau Inv./Joan Jenet sculp. et exc.«[13] Das Blatt zeigt eine Caritas-Romana-Darstellung. Die Gestalten des greisen Gefangenen und der jungen Frau, die ihm aus ihren Brüsten Nahrung spendet, stehen stilistisch dem Manierismus nahe, wie er in Prag gepflegt wurde. Einen eigenen Charakter besitzt der Hintergrund, eine Architektur aus verschiedenen aufgemauerten Wänden, die versetzt angeordnet sind und Rundbögen, eine Mauerbrüstung und ein rundes, vergittertes Kerkerfenster aufweisen. Eiserne Ketten, Ring und Schloß verdeutlichen die Situation. Es ist kein klar faßbarer Raum wiedergegeben, die Wände wirken wie Bühnenkulissen oder Versatzstücke. Sie dienen in erster Linie dazu, den Vorgang, den Inhalt des Dargestellten, verständlich zu machen. Dies wird ein wesentliches Charakteristikum der Arbeiten von Sebastian Stoskopff werden: Was auf den ersten Blick als realistische Darstellung erscheint, entpuppt sich bei genauem Hinsehen als vom Künstler zusammengestelltes Arrangement, das eine eigene Wirklichkeit erzeugt. Ebenso ist das Wechseln des Blickpunktes beiden Künstlern gemeinsam: Die Mauerecke im Hintergrund rechts ist von der linken Seite gesehen; auf die angeschnittene Wand im Vordergrund wie auf den gedrückten Bogen und das Rundfenster blickt man von links. Das Licht wird so gelenkt, wie es der Künstler für seine Darstellung benötigt, nicht, wie es natürlicherweise einfallen müßte. Im *Besuch im Kerker* müßte das Tageslicht durch die Öffnung links als Lichtbündel in den Raum dringen und ihn erhellen. Das meiste Licht kommt aber von vorn. Es fällt vom linken Bildrand auf die Figurengruppe und wirft deren dunklen Schatten an die helle Mauerwand rechts.

Als Stoskopff im Juni 1615 nach Hanau gelangt, ist sein Lehrmeister Daniel Soreau etwa siebzig Jahre alt. In der Mitte seines Lebens hat er den Beruf gewechselt, und aus einem bis dahin erfolgreichen Wollkaufmann wurde ein Maler. Sicher hatte er schon vorher gemalt und war in diesem Metier erfahren; Sandrart läßt seinen künstlerischen Fähigkeiten hohes Lob zuteil werden.[14] Soreaus architektonische Mitwirkung an den Bauten in Hanau hat sich wohl auf Ratschläge beschränkt. Sandrart war erst zwölf Jahre alt, als er sich in seiner Werkstatt in der »Zeichenkunst« übte, und dem Jungen werden sich vor allem die Dinge stark eingeprägt haben, welche die Erwachsenen beschäftigten und von denen häufig gesprochen wurde.

Nach dem Tode der Witwe Daniel Soreaus 1621 wurden zwei Listen des Nachlasses erstellt. Zwei Schöffen der Neustadt nahmen in Gegenwart der hinterbliebenen Verwandten alle im Sterbehaus befindlichen Gegenstände auf.[15] Eine ganze Reihe von Kleinplastiken aus Holz, Wachs und Ton ist verzeichnet, darunter eine bewegliche Gliederpuppe, »1 geschnitzt bildt, dz alle Bewegung hatt«. Sie dienten als Modelle zum Zeichnen und Malen. Figuren und Tiere werden genannt: »1 nackend Venus bildt [...] 1 nackend liegend frawen bildt von erden [...] 1 pferd und stier von wachs [...] 1 hultzen geschnitzelt Christoffel.«[16] Weiter enthielt die Modellsammlung »1 helfenbeiner kunstreicher todten kopf [...] 1 schachtel mit allerley gegossen bilder und biltsglieder, 5 kisten in ebenen hultz mit wachs bildern.« In dem als »mahl stuben« bezeichneten Raum fand sich außer zwei auf Leinwand geklebten Malereien auf Papier »ein grosser Kopf von gibß Helena«.

Die Inventare führen auch die Gemälde auf und vermerken ausdrücklich die im Hause gefertigten. 56 Stück werden genannt, davon über die Hälfte, nämlich 37 Bilder, mit Früchten, eines mit »allerley blom werck«; dann folgen vier Darstellungen mit je einem Tier: ein Specht, eine Nachtigall und zweimal ein Hecht. Die übrigen Themen sind: der Tag, die Nacht, die Vier Elemente, eine Frau (»1 weibe bildt«), der tote Daniel Soreau. Fünf Bilder werden nur aufgezählt, eines ist »unaußgemacht«, also wohl erst begonnen.

Man darf dieser Zusammensetzung wohl entnehmen, daß die Hauptproduktion des Ateliers, die Gemälde, die für einen breiteren Kundenkreis gefertigt wurden, aus Stilleben mit Früchten bestand, also aus Werken, wie sie in größerer Zahl von Isaak und Peter Soreau und Peter Binoit bekannt sind. Auch von Stoskopff kennen wir Bilder mit Fruchtschalen, und die übrigen Sujets hat er zumindest in vergleichbaren Darstellungen bearbeitet: die Vier Elemente, Vögel, Fische. Es ist anzunehmen, daß auch das Portrait des toten Daniel Soreau von ihm stammt.[17] Bei keinem Bild wird ein Künstler genannt oder eine Signatur erwähnt. Auch die »nicht im Hause gefertigten Bilder« sind ohne Angabe eines Namens aufgezählt.

Unter den Büchern des Verstorbenen befanden sich auch Architekturwerke, zum Beispiel die Studie über die Perspektive von Sebastiano Serlio und natürlich Wendel Dietterlins *Architectura*. Schon in dem Stich Jenets nach Soreau läßt sich die Beschäftigung des Künstlers mit Architekturteilen, Proportionen und Perspektive erkennen. Weitere Vorbilder dürften in den drei mit Kupferstichen und Portraitsammlungen gefüllten Büchern, die das Inventar aufzählt, enthalten gewesen sein. Sie könnten für Darstellungen der Themen von Tag und Nacht und der Elemente verwandt worden sein. Leider hat sich keines erhalten. Da von der nachfolgenden Generation auch keine Bilder dieser Art bekannt sind, kann man annehmen, daß sie vornehmlich von Soreau und eventuell von Sebastian Stoskopff gemalt worden sind. So wäre auch der Satz bei Sandrart veständlich, daß Stoskopff »seines Meisters hinterlaßene Werke geendet« habe.

An den Rat der Einundzwanziger in Straßburg erging schon nach einem halben Jahr Lehrzeit die Nachricht, Soreau lasse den Jungen außer malen auch Ball spielen und die Laute schlagen.[18] Das Inventar enthält mehrere Musikwerke zumeist französischer und italienischer Komponisten. Auf späteren Bildern von Stoskopff sind öfters Musikinstrumente und Notenbücher abgebildet; eine Vertrautheit und Liebe zu dieser Kunst ist in ihnen spürbar.

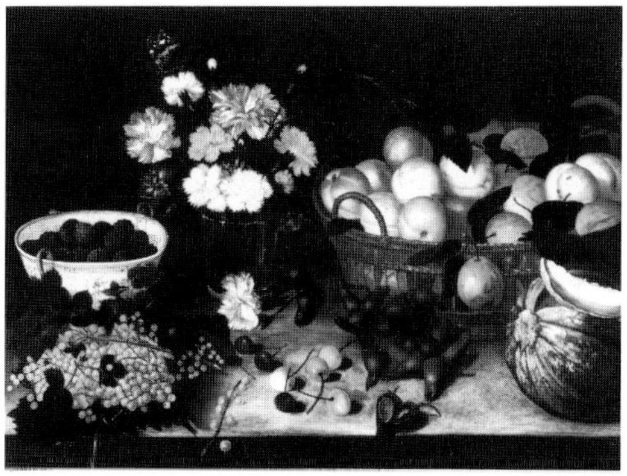

Peter Binoit
Blumen und Früchte, um 1625
Öl auf Holz, 51,5 x 38 cm
Privatbesitz

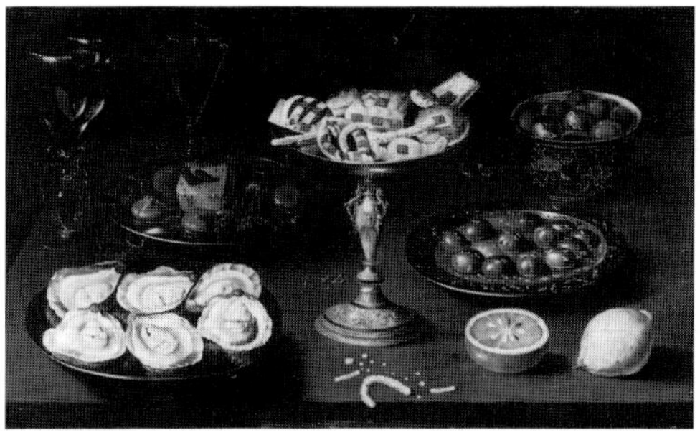

Osias Beert
Frühstück mit Austernteller, um 1603
Öl auf Eichenholz, 49 x 80,5 cm
Privatbesitz

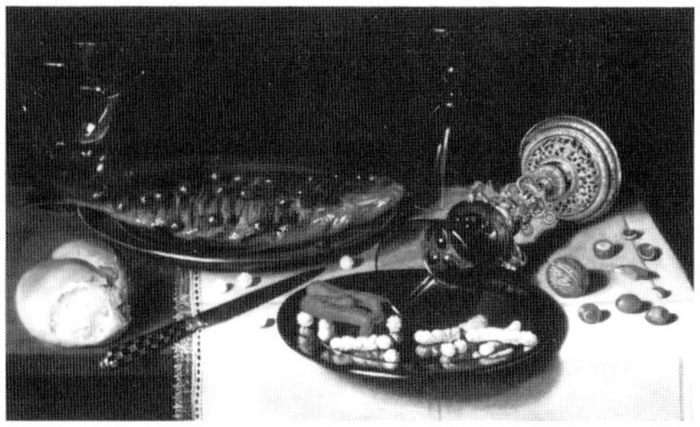

Willem Claesz. Heda
Frühstück mit Bückling
Öl auf Holz, 33x56 cm
Bezeichnet: »W HEDA 162.«
Paris, Galerie Michel Segoura

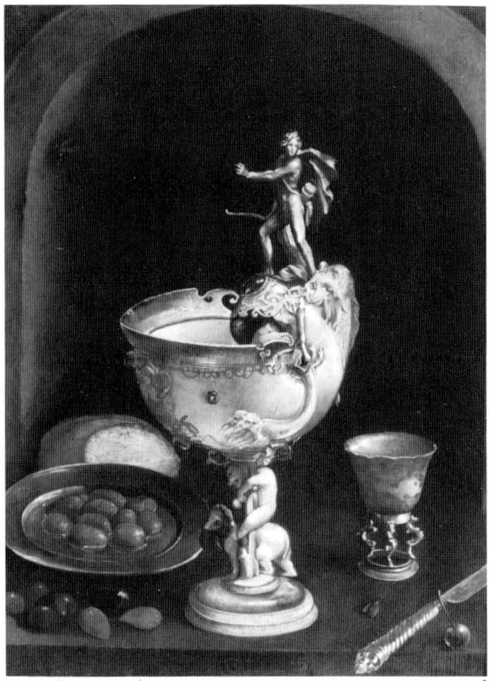

Gottfried von Wedig
Frühstück mit Nautiluspokal, um 1610
Öl auf Holz, 51,5x38 cm
Privatbesitz

Insgesamt ist den verschiedenen Nachrichten über den Lehrer Daniel Soreau zu entnehmen, daß er seinen Schüler Sebastian Stoskopff – wohl den einzigen, den er neben den jungen Verwandten und Joachim von Sandrart in seinem Atelier ausbildete – vielseitig unterrichtet hat. Zeichnen von Figuren, Tieren und Pflanzen, eventuell der Kupferstich, Perspektivlehre, Architektur, Malen und Portraitieren werden den Schwerpunkt gebildet haben. Die Straßburger Gönner wollten nach dem Gesuch des Vaters Sebastian in der Malerei ausbilden lassen, jedoch im Hinblick auf einen zukünftigen Beruf als Baumeister. Mit diesem Ziel war der junge Stoskopff zu Daniel Soreau nach Hanau gekommen.

Das künstlerische Umfeld in Frankfurt und Hanau

Will man in Daniel Soreau auch einen künstlerischen Lehrmeister Stoskopffs sehen, so müßten seine Gemälde von einer Art gewesen sein, die sie sowohl für die späteren Werke des Straßburger Schülers wie für die der Söhne Soreaus als Vorbilder denkbar macht. Eindeutig liegt die gemeinsame Basis in niederländischen Stilleben, wie sie Osias Beert gemalt hat. Seine Bilder zeigen meist mehrere Schalen, Teller, Gläser, Vasen auf einem Tisch, während in Soreaus Werkstatt die Konzentration auf wenige Gegenstände überwiegt. Beert, geboren um 1570 in Antwerpen, ist dort 1596 als Geselle genannt; 1602 wird er Meister. Ob er jemals nach Frankfurt kam, wissen wir nicht, auch über Beziehungen der Familie Soreau nach Antwerpen ist nichts überliefert.
Ein anderer wichtiger Vertreter der frühen Stillebenmalerei, Jan Brueghel, geboren 1568 in Brüssel, ist auf seiner Reise nach Italien auf jeden Fall durch Deutschland gezogen. 1589 war er in Köln zu Besuch bei seiner Schwester Maria, danach kann er sehr wohl auf dem Weg nach Süden durch Frankfurt gereist sein. 1597 kehrte er zurück und ließ sich in Antwerpen nieder. Die Kenntnis seiner radial komponierten Blumensträuße darf man sowohl für Georg Flegel und Daniel Soreau wie auch für Peter Binoit und Jeremias van Winghen voraussetzen. Ebenso werden Bilder von Pieter Aertsen, der vornehmlich in Amsterdam lebte, und von seinem Neffen Joachim Bueckelaer bekannt gewesen sein.
Neben den niederländischen Vorbildern gab es Anregungen in Frankfurt selbst. In dieser Stadt blühte, vor allem durch den Zuzug von Kupferstechern aus den Niederlanden, die Buchdrukkerkunst. Genannt seien die Brüder Johann Theodor und Johann Israel de Bry, die, aus Lüttich gebürtig, über Straßburg nach Frankfurt zogen, wo sie 1594 als Buchhändler und Kunststecher Bürger der Stadt wurden.[19] Mehrere Blätter entstanden nach Zeichnungen des Brüsselers Jeremias van Winghen, der seit 1587 in Frankfurt lebte. Die sechs von Jacob Kempener gezeichneten Blumensträuße in Groteskvasen wurden 1604 von Johann Theodor de Bry gestochen.[20]
Jacob Kempener war Geselle und Diener bei Johann Sadeler gewesen, der sich 1587 für ihn um die Aufnahmeerlaubnis als Bürger in Frankfurt bemüht hatte. Mehrere Mitglieder dieser berühmten Kupferstecherfamilie aus Antwerpen waren in Frankfurt tätig. Franz Hogenberg, Kupferstecher und Verleger, lebte um 1577 in dieser Stadt, bevor er weiter nach Köln zog, und die beiden Hoefnagel Georg und Jacob II., Vater und Sohn, arbeiteten hier als Miniaturmaler und Kupferstecher. Ihr Stichwerk *Archetypa Studiaque patris Georgii Hoefnagelii* (1592) wurde eine wichtige Mustersammlung von Pflanzen, Tieren und Ornamenten. Den Einfluß Hoefnagelscher Arbeiten auf Georg Flegel hat Wolfgang Müller dargelegt.[21]
Frankfurt hat als schon im Mittelalter bekannte Messestadt, als Umschlagplatz des Handels, diese Künstler angezogen, die aus Glaubensgründen ihre Heimat verlassen mußten. Von etwa 1580 bis in die 1620er Jahre sind sie bestimmend für das kulturelle Ansehen der Stadt. Dann

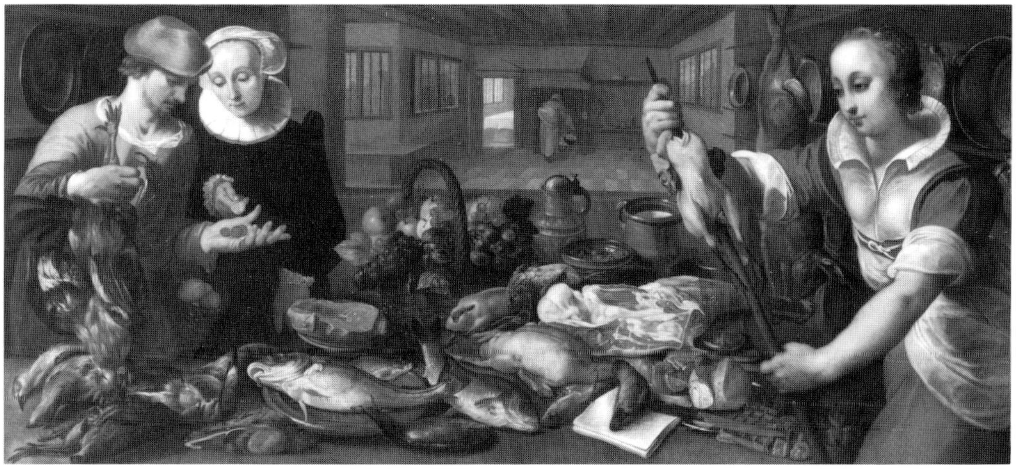

Cornelis Jacobsz. Delff
Küchenstück
Öl auf Leinwand, 82x180 cm
Monogrammiert und datiert 1597
London, The Weiss Gallery

zerstreuen sie sich: Viele Familien ziehen weg, zumeist nicht freiwillig, sondern weil ihnen die Stadt Frankfurt den weiteren Aufenthalt erschwert oder verweigert. Gründe dafür sind einmal konfessionelle Differenzen (die Calvinisten sind im lutherischen Frankfurt nicht gern gesehen) und außerdem eine reservierte Haltung der eingesessenen Zünfte, welche die Konkurrenz fürchten.[22] Diese Ablehnung trifft auch Sebastian Stoskopff, als ihm 1622 sein Aufnahmegesuch abschlägig beschieden wird und er fortziehen muß.
Mehrere Generationen der Familie Valckenborch arbeiteten als Maler.[23] Von Kopien Dürerscher Werke über Landschaften bis zu Marktszenen und allegorischen Darstellungen reichte ihre Themenbreite. Als erster kam Marten van Valckenborch 1586 nach Frankfurt. Beziehungen, auch verwandtschaftlicher Art, zur Familie Soreau sind mehrfach bezeugt.[24] Der junge Georg Flegel war wohl mit Lucas van Valckenborch (vor 1535–1597) im Gefolge des Erzherzogs Matthias in den österreichischen Erblanden gewesen und 1594 nach Frankfurt gezogen. Eine Zusammenarbeit der beiden ist zuerst 1790 in Heinrich Sebastian Hüsgens *Artistischem Magazin* erwähnt. Ob Flegel neben den dort genannten Blumendarstellungen für sämtliche Stillebenanteile – Früchtekörbe, Gemüse – in Marktszenen und Jahreszeitenbildern verantwortlich war, steht noch in der Diskussion.[25]
Lebendig und offen präsentiert sich die Kunstszene der 1590er Jahre in Frankfurt. Die Mehrzahl der genannten Künstler war zugezogen, und jeder brachte neue Anregungen mit. Manche hatten Wanderjahre hinter sich: Georg Flegel war in Wien gewesen, Jeremias van Winghen in Rom. Technische und künstlerische Traditionen aus der Heimat, meist aus Flandern und den südlichen Niederlanden, verbanden sich mit Einflüssen der Kunst, die an den habsburgischen Höfen, in Prag, aber auch in Linz, Wien und Brüssel, gepflegt wurde. Im Gegensatz zur Abgeschiedenheit eines Middelburg, wo eine bestimmte Richtung der Stillebenmalerei eine außerordentliche Höhe und Verfeinerung erreichen konnte, liegt das Charakteristische der künstlerischen Produktion Frankfurts in ihrer vielfältigen Mischung, der Erkundung neuer Formen und Arrangements für diese Gattung.
Fast ausnahmslos gehörten die Künstler dem protestantischen Glauben an, was bei den Niederländern in den öffentlichen Akten als »welsch« vermerkt ist. Nicht nur in äußeren Dingen führte dies zu einem Zusammengehörigkeitsgefühl. Denkungsart und Einstellung zu Lebensfragen gingen wohl in eine Richtung. Wenn man die Ausprägung eines spezifisch deutschen Stillebens annehmen möchte, liegt hier sein Beginn, und im Werk von Georg Flegel, Gottfried von Wedig, Peter Binoit und Sebastian Stoskopff – die Reihenfolge ist nach dem Alter gewählt – erreichte es zugleich einen Höhepunkt.

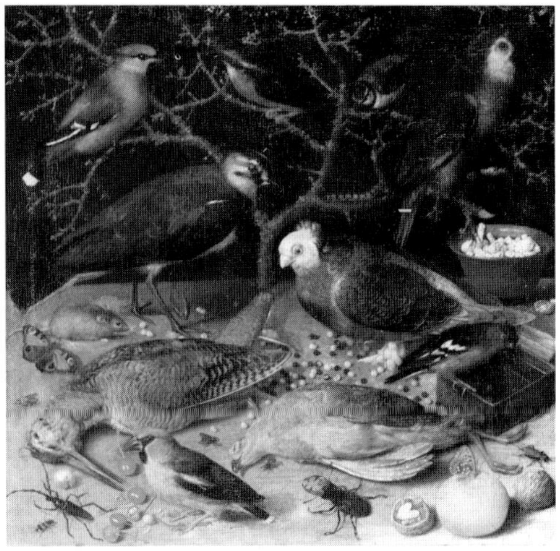

Georg Flegel
Voliere
Öl auf Leinwand, 52,5x54,5 cm
Bezeichnet: »GF legelius pinxit Anno 1637 Aet. 71«
Köln, Galerie Klaus Edel

Wenn man angesichts dieser künstlerischen Situation festzustellen versucht, wie Daniel Soreaus Stilleben ausgesehen haben, so möchte man die Körbe mit Früchten, die bis jetzt ins Werk des Osias Beert gegeben wurden, als Arbeiten seiner Hand betrachten. Zwei von ihnen befanden sich im Besitz von Bruno Meissner, Zürich / Pieter Mitchell, London (Holz, je 53x72 cm); ein etwas größeres (53,5x74,5 cm) wurde am 12. 1. 1989 bei Sotheby's in New York als Nr. 71 versteigert.[26] Einen weiteren Korb, mit Granatäpfeln, bewahrt das Musée Calvet in Avignon (67x91 cm, Inv.-Nr. 23571); er ist dort als Jacob van Hulsdonck geführt. Jeweils zwei der Schalen zeigen fast exakt denselben Dekor und sind sich im Grad der Aufsicht sehr ähnlich. Sie scheinen paarweise zeitlich enger zusammenzugehören: die Wan-Li-Schale mit Trauben und Äpfeln von Sotheby's und die der Galerie Bruno Meissner einerseits, die Schale mit Granatäpfeln und Zitrusfrüchten derselben Galerie und die des Museums in Avignon andererseits.
Im Vergleich zu den für das Beertsche Œuvre typischen Früchten sind die Früchte dieser Schalen von größerer Natürlichkeit. Sie liegen wie zufällig neben-, über- und hintereinander. Der Lichteinfall ist klar von links vorn gegeben und im Spiel der Schatten eingehalten. Demgegenüber wirken die vereinzelt auf den Früchten oder der Tischkante sitzenden Insekten und Schmetterlinge und die Messer und Brötchen etwas unbeholfen plaziert. Allen ist abgesehen von dieser Schwäche ein sinnliches Erfassen der Formen und der verschiedenen Oberflächen gemein, welches man bei Osias Beert nicht in diesem Maße findet. Seine Früchte scheinen aus einer eigenen Materie zu bestehen, die den Bildern etwas Abstraktes, fast Surrealistisches verleiht. Unzweifelhaft sind sich beide Künstler jedoch stilistisch sehr nahe. Bindeglieder wären Jacob van Hulsdonck, dessen Stilleben formelhafter, nicht so füllig reich wirken, und Georg Flegel. Ihm vor allem ist dieses plastische Sehen eigen. Seine Gegenstände sind unfehlbar harmonisch in den Raum und zueinander geordnet. Eine verwandte Sehweise scheinen diese Stilleben mit Fruchtschalen zu zeigen. Die Komposition bleibt noch einfach, beschränkt auf eine einzige, das ganze Bildfeld ausfüllende Schale auf einer Tischplatte, ist jedoch in monumentaler Weise gestaltet und von großer sinnlicher Wirkung.

Frühe Tierbilder

In den Besitzverzeichnissen wallonischer Bürger in Hanau ist zwischen 1613 und 1625 eine ganze Reihe von Bildern erwähnt, die den Sujets nach in den Kreis der obengenannten Künstler gehören; im weiteren Sinn ist ihm auch Gottfried von Wedig (1583–1641), der urkundlich nur in Köln nachweisbar ist, zuzurechnen. Es begegnen mehrfach Frühstücksbilder, ein Küchengemälde, die Vier Jahreszeiten, zweimal ein Bild mit einem Mäuschen, ein Kapaun, mehrmals eine Blumenvase, ein Bild mit einem Krebs, eine schwarze Henne mit acht weißen Küken, ein großes Küchenbild, ein weißes Rebhuhn, allerlei Vögel, eine Schnepfe, ein »Banquet« mit Kastanien.[27] Könnte man sich unter den mit »bancket« oder »blumpott« bezeichneten Bildern flämische Stilleben vorstellen, welche die an den Niederrhein gezogenen Niederländer mitbrachten – wie Gerhard Bott vermutet[28] –, so sprechen besonders die Tierthemen für eine Entstehung der Bilder im künstlerischen Umfeld Frankfurts. Ein Werk Georg Flegels mit Maronenteller, Weinglas, Papagei und Maus befindet sich in den Bayerischen Staatsgemäldesammlungen,[29] eine kleine knabbernde Maus im Historischen Museum Frankfurt;[30] verschiedene lebende und tote Vögel in einer Art Voliere kamen bei Sotheby's in London am 4. 7. 1990 als Nr. 15 zum Verkauf.[31] Diese Gemälde, insbesondere das letztgenannte, sind zum Teil jüngeren Datums als die Inventare, also nach 1625 gemalt, doch gehören sie in eine Bildtradition, zu der auch Stoskopffs Voliere (Kat.-Nr. 68) und das quellenmäßig belegte Bild der Sammlung Ritleng, »Henne, umgeben von Küchlein«,[32] zu rechnen sind.

Zu den thematischen Vorläufern zählen im 16. Jahrhundert die Tierdarstellungen Ludger tom Rings.[33] Elf Gemälde in Öl auf Holz, die unter anderem Eulen, Tauben, Falken, Enten, Singvögel, Hunde, Hasen, Igel, Mäuse, eine Fledermaus, Insekten, Frösche und Schnecken darstellen, zählt Ingvar Bergström in seiner Untersuchung dieses Themas des Künstlers auf, und es existiert eine weitere Tafel mit einem großen Trapphahn, einer Amsel und einem Baumsperling.[34] Ungewiß ist, inwieweit diese Darstellungen religiösen Symbolcharakter besitzen, ob sie eine emblematische Funktion erfüllen oder »Portraits« sind. Gemeinsam ist ihnen ein Ernst, eine würdevolle Haltung der Tiere, die den Betrachter – auch wenn sie ihn nicht direkt anblicken – als Bezugsperson einzubeziehen scheinen. Dies unterscheidet sie, abgesehen von der Technik, von den gleichzeitigen graphischen Tier- und Pflanzenbildern zum Beispiel Jacques de Gheyns. Ludger tom Ring d. J. lebte und arbeitete in Münster. Seine Blumensträuße aus den 1560er Jahren gelten als die ersten selbständigen Arbeiten dieser Art; auf seiner *Hochzeit zu Kana* zeigt er im Vordergrund ein Küchenstilleben. Eine Kenntnis dieser Bilder möchte man sowohl für Georg Flegel wie für Sebastian Stoskopff annehmen.

Auch Ludger tom Ring steht natürlich nicht singulär da.[35] Die berühmten Naturstudien Albrecht Dürers waren Wegbereiter für die Untersuchung und biologisch genaue Wiedergabe von Tieren und Pflanzen: hier gehen Naturwissenschaft und Kunst ineinander. Bewußt an Dürers Kupferstich *Hieronymus im Gehäus* knüpfte Lucas Cranach d. Ä. in seinen verschiedenen Bildversionen desselben Themas an. Auffallend sind seine im Vordergrund plazierten Tiere. In der Fassung des John and Mable Ringling Museum of Art in Sarasota handelt es sich um Rehbock, Biber, Hase, Eichhörnchen, Löwe, zwei Rebhühner, einen Papagei und eine Fasanenfamilie, dazu Birnen und Weintrauben;[36] in der Version in Darmstadt sind der Löwe, ein Hund, Rebhühner, die Fasanen mit ihren Jungen und ein Teller mit Früchten abgebildet.[37] Die Vermutung, daß sie über ihren ästhetischen Wert hinaus eine inhaltliche Aufgabe im Bild erfüllen, ist unzweifelhaft richtig. Rainer Schoch gibt für das letztgenannte Beispiel die Deutung Klugheit (Hund), Mäßigung (Rebhuhn) und Stärke (Löwe).[38] Die Stillebenanteile auch in anderen Werken Lucas Cranachs sind auffallend groß – hingewiesen sei noch auf das hängende tote Flugwild und den gedeckten Tisch mit dem großen aufgestellten Käse in *Die Bezahlung*.[39] Auch Hans Hoffmanns *Hase*, 1585 für Kaiser Rudolf II. in Prag fertiggestellt, ist zweifellos in der Nachfolge der Arbeiten Dürers entstanden.[40] In Verbindung mit den zahlreichen Studien Hoffmanns sind Georg Hoefnagels Arbeiten zu nennen, darunter vier Tierbücher, ebenfalls für Rudolf II., »Stücklein mit Bestien und Bäumen« für den Kurfürsten Albrecht V. von Wittelsbach, ein Gebetbuch für den Erzherzog Ferdinand[41] und die Blätter Georg Flegels im Münchner Gebetbuch sowie dessen botanische und zoologische Zeichnungen im Berliner Kupferstichkabinett.[42] Im Haag malt zu Beginn des 17. Jahrhunderts der in Antwerpen geborene Jacques de Gheyn II. Blumen und Tiere. Auch er ist für den Kaiser tätig und illustriert ein Tier- und Pflanzenbuch Rudolfs II.[43]

Das umfangreiche graphische Œuvre der Sibylla Merian, zwei Generationen später entstanden, bezeugt die fortdauernde Lebendigkeit dieser Form der Naturbetrachtung. Jacob Marell, 1613 in Frankenthal geboren, Schüler Georg Flegels, unterrichtete seine Stieftochter in der Mal- und Zeichenkunst. In ihren großformatigen kolorierten Kupferstichblättern von Pflanzen und Insekten gelingt eine Verschmelzung künstlerischer und naturwissenschaftlicher Anschauung.

Die Zeichnungen und Miniaturen sind einmal wissenschaftliche Studien, zusammengestellt in botanischen und zoologischen Werken,[44] zum anderen künstlerische Miniaturen zur Dekoration religiöser Erbauungsschriften. In beiden Fällen zielt die Art ihrer Darstellung auf eine Verselbständigung, die dann in den Ölgemälden realisiert wird. In den Niederlanden werden in der ersten Hälfte des 17. Jahrhunderts in erster Linie Pflanzen, vor allem Blumen und Gemüse, in Ölbildern dargestellt. Tiere sind ihnen untergeordnet; sie dienen zur Verlebendigung, um

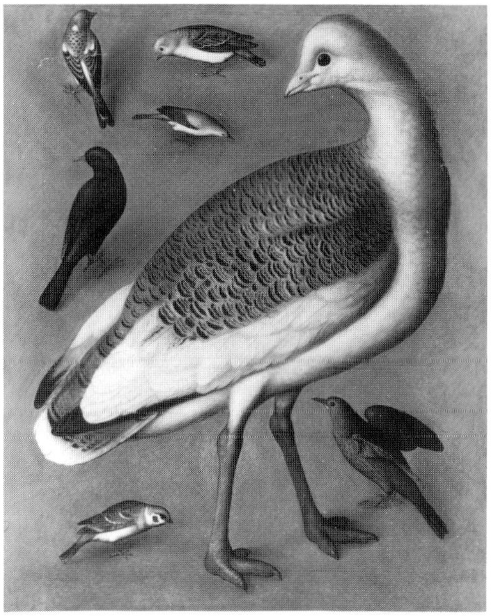

Ludger tom Ring d. J.
Großer Trapphahn, um 1560
Öl auf Holz, 61x42 cm
Privatbesitz

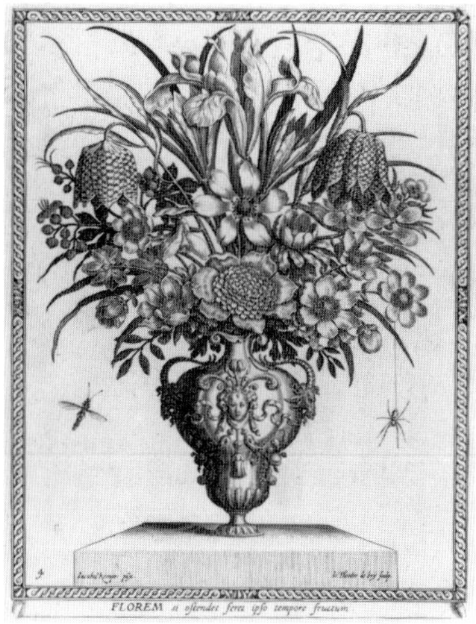

Jacob Kempener / Johann Theodor de Bry
Blumenstrauß in Groteskvase
Aus der Folge *Polyptoton de Flore*
Kupferstich, 43x23 cm
Braunschweig, Herzog-Anton-Ulrich-Museum

einen natürlichen Zusammenhang herzustellen, und vor allem zur Verdeutlichung der symbolischen Bedeutung der Pflanzenschilderungen, der Vergänglichkeit alles Irdischen: »Denn alles Fleisch ist wie Gras und alle Herrlichkeit der Menschen wie des Grases Blume. Das Gras ist verdorret und die Blume abgefallen, aber des Herrn Wort bleibt in Ewigkeit« (1. Pet. 1, 24).[45]
In Deutschland dagegen sind, wie wir gesehen haben, auch selbständige Tiergemälde entstanden, die durch den Ernst ihrer Darstellung einen religiösen Hintergrund vermuten lassen.[46] Dieser ist sicher nicht so deutlich zu fassen wie in der Vergänglichkeitssymbolik der Pflanzenbilder, sondern eher als ein Hinweis auf die Allmacht Gottes zu verstehen, die sich in der Erschaffung der Welt und seiner Geschöpfe manifestiert. Auch die Verantwortlichkeit des Menschen für die Tiere, die Gott seiner Fürsorge übergeben hat, mag hier eine Rolle spielen: »Wenn ich sehe die Himmel, deiner Finger Werk, den Mond und die Sterne, die du bereitet hast: was ist der Mensch, daß du seiner gedenkst, und des Menschen Kind, daß du dich seiner annimmst? Du hast ihn wenig niedriger gemacht denn Gott, und mit Ehre und Schmuck hast du ihn gekrönt. Du hast ihn zum Herrn gemacht über deiner Hände Werk; alles hast du unter seine Füße getan: Schafe und Ochsen allzumal, dazu auch die wilden Tiere, die Vögel unter dem Himmel und die Fische im Meer und was im Meer geht. Herr, unser Herrscher, wie herrlich ist dein Name in allen Landen« (Ps. 8, 4–10).
Besonders der protestantische Christ fühlte sich von diesen Gedanken angesprochen: vom Empfinden der eigenen Niedrigkeit, der Gnade Gottes und der Aufgabe, die er in seinem Leben auf Erden zu erfüllen hat. In den Gemälden von Ludger tom Ring d. J., Georg Hoefnagel, Georg Flegel und Sebastian Stoskopff scheint eine solche Einstellung verbildlicht zu sein.

Der Kunstkreis in Frankfurt und Stoskopff

Das Nachlaßinventar Daniel Soreaus bezeichnet die Themen der in seiner Werkstatt hergestellten Stilleben sehr summarisch: »stuck von fruchten [...] von allerley blom werck«; da der Mehrzahl eine relative Größenangabe beigegeben ist, die auf ein bescheidenes Format schließen läßt: »25 kleine stuck – 6 dito kleiner – 5 dito noch kleiner«, wird sich die Darstellung in der Hauptsache jeweils auf einen Früchteteller oder -korb oder eine Früchteschale beschränkt haben. Fast zwanzig Bilder dieser Art weist Gerhard Bott allein Isaak Soreau zu.[47] Sie sind fein bis subtil gemalt und verraten große Übung in der Schilderung der immer wiederkehrenden Trauben, Pflaumen, Kirschen, der hochwandigen Porzellanschälchen, der Blumen in einem Noppenglas. Es mangelt ihnen freilich die Frische einer Erfindung, der Impetus des Neuen. Sie sind späte Blüten einer zwanzig Jahre zuvor gewonnenen Bildidee, die sorgfältig tradiert wurde. Diese Merkmale sind den Stilleben Sebastian Stoskopffs, auch den frühen, nicht eigen (vgl. (Kat.-Nrn. 1–8). Seine Malweise ist von Anfang an kraftvoll und eigenständig. Er verarbeitet die gesehenen Vorbilder und setzt sie in seine Sprache um, auch in seine Malweise.
Ähnlich ist die Beziehung des jungen Stoskopff zu Jacob Kempener zu sehen. Gerhard Bott hat auf die Verwandtschaft des kleinen Blumenstraußes von Stoskopff mit den von Johann Theodor de Bry gestochenen Blumenvasen Kempeners hingewiesen.[48] Der radiale Aufbau der gesteckten Pflanzen in einer Groteskvase mit relativ kleinem Fuß verbindet beide, auch eine eigentümliche Mischung von Körperlichkeit und Flächigkeit.[49] Im Historischen Museum Frankfurt befindet sich ein kleines Bild, das einen Zinnteller mit Maronen zeigt, eine halbe Zitrone und ein Glas Wein. Schon im Verzeichnis des Prehnschen Gemäldecabinets von 1843 wird es als Werk »J. Kempeners« aufgeführt.[50] Mit Johann Sadeler war der als »Maler und Kupferdrucker« Bezeichnete 1586 aus Antwerpen nach Frankfurt gekommen. Da er aber schon 1612 verstarb, kann Stoskopff ihn nicht mehr persönlich kennengelernt haben. Der Sohn Johann Kempener

allerdings, der ebenfalls Maler war, hat 1606 die Tochter eines Straßburger Zeugmeisters geheiratet und besaß dort eine Werkstatt mit Gesellen.[51] 1586 in Frankfurt geboren, war er neun Jahre älter als Stoskopff. Denkbar ist, daß der junge Stoskopff ihm noch vor 1615 in Straßburg begegnete.

Die enge Verbindung zwischen dem durch die Rudolfinische Renaissance geprägten Georg Hoefnagel und Georg Flegel hat Ingvar Bergström mehrmals hervorgehoben.[52] Es sind auch Einflüsse Hoefnagels auf Pieter Claesz vorhanden, die in dessen frühen Bildern faßbar werden, etwa im kleinen Stilleben mit Früchteschalen und Berkemeyer, Galerie Richard Green, London.[53] Die den Kompositionen Flegels eigene Gedrängtheit der Gegenstände, die in großer Plastizität und mit einem Gefühl für Körperlichkeit und Raum gemalt sind, ist auch Merkmal dieses Bildes und unterscheidet es von gleichzeitigen Darstellungen gedeckter Tische bei Floris van Dyck, Nicolaes Gillis und Jacob van Hulsdonck. Eng vor- und nebeneinander plazierte Bildelemente finden sich bei Stoskopff kaum. Erzielt Flegel daraus eine gewisse monumentale Wirkung, so beruht sie bei dem Straßburger Maler gerade auf der Isolation eines einzelnen Motivs. Gemeinsam ist ihnen als Vorbild das Werk Georg Hoefnagels, faßbar vor allem in den Radierungen, die der Sohn Jacob Hoefnagel herausgegeben hat. Ihn lernte Stoskopff vielleicht in Hanau kennen, da Hoefnagel nach dem Tode Rudolfs II. 1612 aus Prag zurückkehrte. Man nimmt an, daß er in die Niederlande zog und um 1630 gestorben ist.

In engem Zusammenhang mit der in der Hanauer Werkstatt Daniel Soreaus gepflegten Malerei von Blumen- und Früchtestücken sind vier Werke Stoskopffs zu sehen: Pfirsiche in einer Schale aus chinesischem Kraakporzellan (Kat.-Nr. 5), Walderdbeeren in einem fast identischen Gefäß (Kat.-Nr. 4), Zitrusfrüchte, ebenfalls in einer Kraakporzellan-Schale (Kat.-Nr. 2), Blumen in einer Groteskvase (Kat.-Nr. 1). Sind diese Gemälde vor allem motivisch den Bildern Isaak Soreaus verwandt, so unterscheiden sie sich im übrigen doch deutlich von ihnen, sowohl in Malstruktur und Pinselführung als auch in der Sehweise. Diese Darstellungsmittel bleiben während der gesamten Schaffenszeit Sebastian Stoskopffs nahezu unverändert. Seine Bilder wirken naturgetreu, aber sie sind keine photographischen Abbilder der Natur. Stoskopff malt auch nicht im strengen Sinn »materialgerecht«: Pfirsiche, Orangenäpfel, Erdbeeren sind eindeutig als solche zu erkennen, erregen aber gewissermaßen keinen Appetit; sie stehen für sich da, in ihrer eigenen Bildwirklichkeit. Das Material der Schalen läßt sich nach der malerischen Behandlung der Oberflächen kaum bestimmen. Es könnte Porzellan sein, Fayence oder Ton.

Der direkte Bezug zur Lehrwerkstatt im erhaltenen Werk Stoskopffs ist im wesentlichen auf diese frühen Blumen- und Früchtestücke beschränkt. Elemente der in Frankfurt und Hanau kennengelernten Stillebenmalerei lassen sich hingegen sicher noch in weiteren frühen Bildern erkennen, etwa im *Frühstück mit Früchten, Brot und Wein* (Kat.-Nr. 3), im *Frühstück mit Anchovisplatte* (Kat.-Nr. 7) oder im *Frühstück mit Glutherd und Austernteller* (Kat.-Nr. 9).

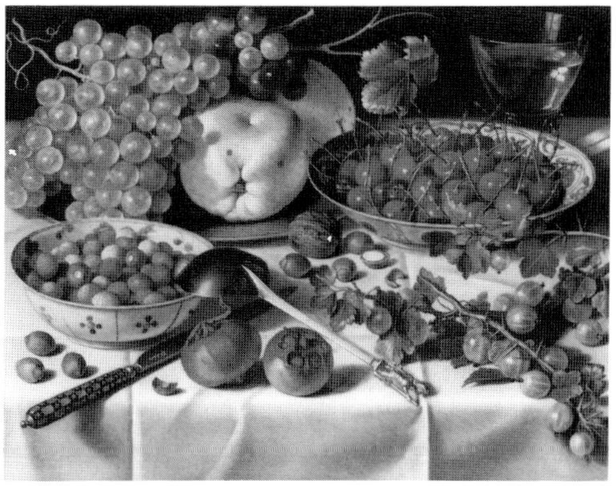

Pieter Claesz
Früchte und Weinglas, 1622–1623
Öl auf Holz, 27,5 x 35,5 cm
Monogrammiert
London, Galerie Richard Green

1 Sie ist lediglich durch wenigstens sechs signierte Bilder bezeugt, das früheste datiert 1621. Vgl. Stefano Bottari, »Nature Morte« della scuola di Francoforte. J. Soreau, Peter Binoit e Francesco Codino, Pantheon, XXII, 1964, S. 107–114. Im Stadtarchiv Hanau kommt der Name Francesco Codino weder im Schatzungsbuch noch in den wallonisch-niederländischen Kirchenbüchern und auch nicht in den Ratsprotokollen von 1610–1625 vor. Für die freundliche Auskunft sei Frau Monika Rademacher vielmals gedankt.

2 Heinrich Bott hat die archivalischen Quellen erschlossen; Gerhard Bott wertete sie in einem Aufsatz aus: Stillebenmaler, 1962, S. 28–117, besonders S. 28–32. Die Ergebnisse zu Daniel Soreaus Lebenslauf werden im folgenden nochmals zusammengefaßt.

3 Abgedruckt bei Bott, Neustadt Hanau, 1970, S. 404.

4 Abdruck der ganzen Vorrede als Quelle 4.

5 Abgedruckt bei Bott, Neustadt Hanau, 1970, S. 465.

6 Bott, Stillebenmaler, 1962, S. 29, Anm. 13.

7 Bott, Stillebenmaler, 1962, S. 30, Anm. 23.

8 Siehe Bott, Neustadt Hanau, 1970. Im August 1600 geht es um die Fertigstellung des Festungsgrabens (S. 268); am

22. 10. 1600 wenden sich fünf Niederländer mit einer Eingabe wegen eigener Einnahmen und der Selbstverwaltung der Neustadt (S. 287) an den Grafen.

9 Sandrart-Peltzer, Teutsche Academie, 1675/1925, Kap. XVIII, Abs. CXXX, S. 164.

10 Sandrart-Peltzer, Teutsche Academie, 1675/1925, Kap. XVIII, Abs. CXXXI.

11 Öl auf Holz, 56x78 cm, Privatbesitz. Publiziert in Bergström u. a., Natura in posa, 1977, S. 52, Abb. 38; Greindl, Peintres Flamands, 1960, S. 4, Abb. 1; Grimm, Stilleben, 1988, Farbtafel 139.

12 Katalog Tableaux Flamands et Hollandais des XVIe et XVIIe siècles, Galerie De Jonckheere, Paris 1990, Nr. 36, Abb.

13 287x332 mm, Wien, Graphische Sammlung Albertina.

14 Siehe Quelle 2.

15 Siehe Bott, Stillebenmaler, 1962, S. 31 und Anm. 24 und 25.

16 Bott, Stillebenmaler, 1962, S. 31.

17 Totenportraits waren durchaus üblich: Cranach malte Melanchthon (Dresden, Gemäldegalerie); von Hans Mielich existiert ein Aquarell des toten Herzog Albrecht V. von Bayern (1560; München, Bayerisches Nationalmuseum); Jean Bellegambe wird eine Tafel mit der Darstellung des Antoine de Hénin auf seinem Totenbett zugeschrieben (Douai, Musée); das Musée des Beaux-Arts, Genf, bewahrt eine Nonne auf dem Totenbett von Philippe de Champaigne.

18 Siehe Quelle 1d.

19 Zu ihrer Biographie und zu den folgenden Verlegern und Stechern siehe Walter Karl Zülch, Frankfurter Künstler 1223–1700, Frankfurt 1967.

20 *Polyptoton de Flore*, je ca. 30x22 cm, Braunschweig, Herzog-Anton-Ulrich-Museum.

21 Vgl. Wolfgang Müller, Der Maler Georg Flegel und die Anfänge des Stillebens, Frankfurt 1956, S. 69–72, 75–76. Bott, Neustadt Hanau, 1970, S. 33ff.

22 Vgl. Müller, Flegel, 1956, S. 90.

23 Vgl. Wied, Lucas und Marten van Valckenborch, 1990.

24 Vgl. Bott, Stillebenmaler, 1962, S. 34.

25 Müller, Flegel, 1956, S. 87–90; Ingvar Bergström in: Katalog Münster/Baden-Baden 1980, S. 558–559; Wied, Lucas und Marten van Valckenborch, 1990, S. 40–41.

26 Aus der Sammlung Gismondi, Antibes; publiziert bei Greindl, Peintres Flamands, 1960, S. 32, Abb. 13.

27 Abgedruckt bei Bott, Stillebenmaler, 1962, S. 35, Anm. 50 und 51.

28 Bott, Stillebenmaler, 1962, S. 35.

29 Öl auf Birn- oder Buchenholz, 22x28 cm, Inv.-Nr. 5026/1688; Abb. bei Müller, Flegel, 1956, Tafel 6.

30 Öl auf Holz, 12,3x12,2 cm, Inv.-Nr. Pr. 482; Abb. bei Müller, Flegel, 1956, Tafel 19.

31 Öl auf Leinwand, rechts unten bez.: GF legelius pinxit anno 1637.

32 Siehe Quelle 27.

33 Ingvar Bergström, Ludger tom Ring the Younger as a Painter of Birds and Beasts, tableau, 9, 1986, S. 60–63, 1987, S. 70–73.

34 Öl auf Holz, 61x42 cm; London, Auktion Christie's, 8. 7. 1988, Nr. 24.

35 Ingvar Bergström weist auf die bei Karel van Mander erwähnten Blumen- und Fruchtstücke des Lodewijk Jansz. van den Bosch hin. »Mit aller Wahrscheinlichkeit« nimmt er »niederländische Werke dieser Art« als Vorlagen für Ludger tom Ring an (Katalog Münster/Baden-Baden 1980, S. 556).

36 Holz, 115x78,9 cm, bez. und dat. 1526; Max J. Friedländer und Jakob Rosenberg, Die Gemälde von Lukas Cranach, Stuttgart 1989, Nr. 186.

37 Tempera auf Lindenholz, 117x78 cm, sign. und dat. 1525; Darmstadt, Hessisches Landesmuseum, Inv.-Nr. GK 71; Friedländer/Rosenberg, Cranach, 1989, Nr. 185.

38 Vgl. Hessisches Landesmuseum Darmstadt. Blätter für Besucher, 1993. (Text: Rainer Schoch.)

39 Holz, 108x119 cm, bez. und sign. 1532, Stockholm, Nationalmuseum, Inv.-Nr. 258; Friedländer/Rosenberg, Cranach, 1989, Nr. 290.

40 Öl auf Holz, 62x78 cm, London, Auktion Sotheby's, 4. 7. 1990, Nr. 14; Ingvar Bergström, Hans Hoffmann's Oil Painting »The Hare in the Forest«, Katalog Prag um 1600, Essen, Villa Hügel, 1988, S. 16–18, Abbn. 1 und 3.

41 Ausführlich erwähnt schon bei Joachim von Sandrart (Sandrart-Peltzer, Teutsche Academie, 1675/1925, S. 168); siehe auch Ernst Kris, Georg Hoefnagel und der wissenschaftliche Naturalismus, Festschrift für Julius von Schlosser zum 60. Geburtstag, hrsg. v. Arpad Weixlgärtner und Leo Planiscig, Zürich/Leipzig/Wien 1927, S. 243–253.

42 Siehe Müller, Flegel, 1956, Kat.-Nrn. 5 und 23; Katalog Frankfurt 1993/94, S. 157–212 mit Abbn.

43 Siehe z. B. Gisela Luther im Katalog Münster/Baden-Baden 1980, S. 78.

44 Siehe z. B. Kris, Hoefnagel, 1927.

45 Petrus übernimmt diesen Vergleich aus dem Alten Testament: Jes. 40, 6–8.

46 Der Flame Roelant Savery malte gleichfalls Tiere, doch sind sie bei ihm, auch in Einzeldarstellungen, immer in die Landschaft eingebunden.

47 Bott, Stillebenmaler, 1962, S. 58–67.

48 Bott, Stillebenmaler, 1962, S. 37.

49 Zum Zusammenhang mit den Grotesken Georg Hoefnagels siehe Kat.-Nr. 1.

50 Kupfer, 21x14,6 cm; vgl. z. B. Bott, Stillebenmaler, 1962, Abb. S. 36 und Anm. 54.

51 Zülch, Frankfurter Künstler, 1967, S. 475.

52 Z. B. im Katalog Münster/Baden-Baden 1980, S. 556 und 559.

53 Öl auf Holz, 27,5x35,2 cm, monogrammiert.

SEBASTIAN STOSKOPFF UND DIE STILLEBENMALEREI IN PARIS ZWISCHEN 1620 UND 1640

In den 1620er Jahren zieht der Maler nach Paris. Er ist zu dieser Zeit etwa 25 Jahre alt. Sein Metier ist die Stillebenmalerei. Er bringt Kenntnisse von Maltraditionen der Werkstatt Daniel Soreaus in Hanau mit, der Niederländer Osias Beert, Jacob van Hulsdonck, Georg und Jacob Hoefnagel und des Deutschen Georg Flegel.

Die künstlerische Situation vor 1620

In Frankreich scheint es keine frühe Stillebenmalerei gegeben zu haben. Michel Faré setzt das erste ihm bekannte Beispiel, einen Teller mit Feigen, um 1590–1600 an. Der Meister ist nicht identifiziert.[1] Auf den Damenbildnissen der Schule von Fontainebleau erscheinen zwar stilllebenhafte Dinge wie Blumen, Schmuck und Toilettenutensilien,[2] doch bleiben sie stets Beigaben zur Hauptdarstellung. Dagegen sind in den Niederlanden und Italien, bei Pieter Aertsen und Joachim Bueckelaer in Antwerpen und bei Vincenzo Campi in Cremona Früchte, Gemüse, Fleisch, Fisch im Vordergrund zu sehen; die agierenden Personen oder die Schilderung einer geschlossenen Szene rücken in den Hintergrund. Diese reichen Stilleben mit Figurenstaffage entwickeln in Italien etwa die Brüder Carracci weiter, im Norden ist Frans Snyders ein Vertreter mit weitreichendem Einfluß. Caravaggio kreiert in einzelnen Werken noch etwas Neues: Er stellt Figur und Stilleben annähernd gleichwertig nebeneinander, zum Beispiel in seinem berühmten Frühwerk des *Bacchus*.[3] Durch das Thema sind die jugendliche Gestalt des Gottes mit der Weinschale in seinen Händen, dem Kranz im Haar, der Karaffe und den Früchten auf dem Tisch verbunden; als zwei gleichwertige Elemente bestimmen sie das Bildgefüge. In diesem Kontext sind Stoskopffs Kompositionen des *Beendeten Frühstücks*, des *Mädchens am Schmuckkasten* und die Allegorien des *Sommers* und *Winters* zu sehen (Kat.-Nrn. 27, 29, 40, 41).[4]

Die ersten nachantiken Stillebenszenen entstanden im 15. Jahrhundert in Oberitalien als Marketerien im kirchlichen und profanen Bereich.[5] Wandmalereien sind schon aus dem 14. Jahrhundert[6] erhalten – mit Ausläufern nach Norden bis Südtirol, Graubünden und Zürich.[7] Aus dem 16. Jahrhundert stammen die kleine Blumenvase in einer Nische von Jan Provost (1510),[8] die Blumenstucke des Westfalen Ludger tom Ring d. J., die zum Teil datiert sind (1562 und 1565),[9] und Schrankbilder wie das eines unbekannten, wohl flämischen Meisters von 1538.[10] Mit Jan Brueghel d. Ä. setzt dann die große Zeit der flämischen Stillebenmalerei ein, die, auch bedingt durch die Auseinandersetzungen mit der spanischen Oberhoheit, Verbreitung und Anregung in ganz Mitteleuropa finden sollte. In Italien und den Niederlanden werden also die entscheidenden Impulse zur Stillebenmalerei gegeben, wobei es dem Norden vorbehalten bleibt, einzelne Kategorien – das Blumenstück, Küchenstück, Schrankbild, Mahlzeitenbild – zu entwickeln.

Die Kunstszene in Frankreich war im frühen 16. Jahrhundert weitgehend von Italienern bestimmt. Franz I. hatte zur Ausgestaltung des königlichen Schlosses in Fontainebleau Francesco Primaticcio aus Bologna und Giovanni Battista Rosso aus Florenz berufen. Ihre langgestreckten Frauengestalten in eleganten Bewegungen, umgeben von reicher ornamentaler Umrahmung, leisteten einen wichtigen Beitrag zum Stil der sogenannten Ersten Schule von Fontainebleau. Um die Jahrhundertmitte arbeitete auch Paris Bordone am französischen Hof; er führte vor allem venezianisches Kolorit in Frankreich ein.

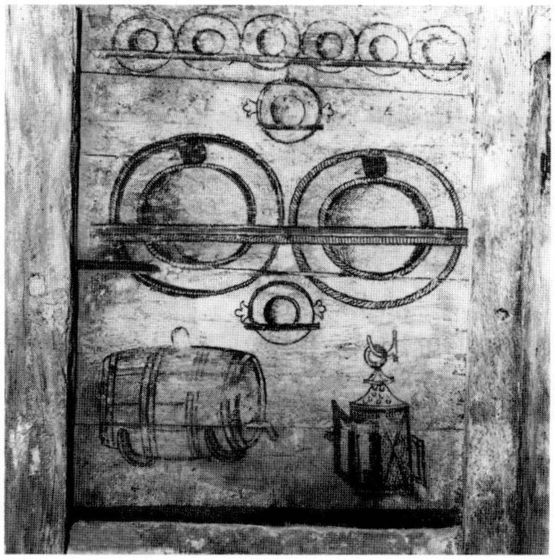

Trompe-l'œil, um 1510–1520
Malerei auf der Bohlenwand der Trinkstube im Haus »Zur Glocke«,
Zürich, Rössligasse 5

Die Portraitmalerei lag eher in den Händen einheimischer Künstler. François Clouet, gebürtig aus Tours, war Hofmaler bei vier französischen Königen, für die er Bildnisse und mythologische Szenen schuf. Sein Stil, der das Repräsentationsbildnis mit einer verhaltenen Charakterisierung des Dargestellten verband, wurde weitergeführt von Frans Pourbus. 1570 in Antwerpen geboren, kam er 1602 nach Paris, wo er bis zu seinem Tode 1622 lebte und arbeitete.
Fünfzig Jahre später war der Zeitgeschmack ein anderer geworden. Man konnte den Manierismus, der die klassischen Ideale der Renaissance in eine kunstvolle Szenerie umgesetzt hatte, nicht mehr als letzte Verfeinerung künstlerischer Meisterschaft bewundern, sondern vermißte Ursprünglichkeit, jugendliche Frische, Emotion, aber auch einen neu geschätzten Ernst klassischer Gestaltung.[11]
Im Flämischen wie in Italien ging diese Entwicklung weiter, und so wurden unter Heinrich IV. und nach seiner Ermordung 1610 unter der Regentschaft Maria Medicis vermehrt flämische Künstler an den französischen Hof gezogen. Peter Paul Rubens malte zwischen 1622 und 1625 für Maria Medici im neu erbauten Palais du Luxembourg Szenen aus dem Leben der Königin. Mehrere Hände arbeiteten an diesem großen Auftrag mit. Man darf annehmen, daß der Meister in erster Linie Landsleute wie Justus van Egmont hinzuzog, der in Paris ansässig und später Mitbegründer der Akademie wurde. Die Wirkung von Rubens in Frankreich bestand vor allem in seiner barocken Sehweise der Dinge: Sichtbarmachen von innerer und äußerer Bewegung mit den Mitteln der Farbe. Der spätere Streit zwischen den Rubenisten und Poussinisten um den Vorrang der Farbe oder der Zeichnung war auch der Versuch, die eigene, französische Kunst gegen die ausländische zu behaupten.
Der hervorragende Meister der französischen Malerei des 17. Jahrhunderts ist Nicolas Poussin. Sein kurzer Aufenthalt in Paris fällt in die Zeit von 1640 bis 1642. Er erschloß die italienische Kunst für Frankreich und zeigte den Weg auf, der in eine eigenständige französische Klassik führte. Ihm steht das Werk des Laurent de La Hyre nahe. Weiter brachten Simon Vouet, Jacques Blanchard und Claude Vignon italienisches Form- und Vorstellungsvermögen in ihre Heimat. In den 1620er Jahren kamen sie aus Rom und Venedig nach Paris und spielten eine wichtige Rolle im künstlerischen Leben der Stadt. Eine halbe Generation jünger ist Sébastien Bourdon, der 1635 nach einem dreijährigen Romaufenthalt nach Paris zurückkehrte und erster Direktor der neugegründeten Akademie wurde. Er hatte Rom verlassen, um den Verfolgungen als Protestant zu entgehen. Daß er im katholischen Frankreich ein hohes offizielles Amt bekleiden durfte, zeigt, wie vielschichtig Glaubensfragen behandelt wurden.
Eine direkte Verbindung von italienischer und flämischer Malerei vollzog sich im Caravaggismus. Philippe de Champaigne, der noch in Brüssel seinen ersten Unterricht erhalten hatte, zog jung nach Paris. Kardinal Richelieu förderte ihn sehr, und Ludwig XIII. ernannte ihn zum »peintre du Roi«. Jean Valentin blieb zwar zeitlebens in Rom, doch kannte man ihn in Paris. Seine Genrebilder, Halbfiguren in Helldunkel-Beleuchtung, befanden sich in den Sammlungen des Königs und des Kardinal Mazarin. Für die Entwicklung der Stillebenmalerei in Frankreich waren sie von Bedeutung. Die Betonung des Realen brachte eine detaillierte Wiedergabe gerade der stillstehenden Dinge mit sich, die das Milieu der Darstellung charakterisierten.

Das Quartier Saint-Germain-des-Préz

So empfing Stoskopff in Paris eine anregende Kunstszene. Er hat sich wohl – archivalische Belege fehlen[12] – dort niedergelassen, wo die Zugereisten aus dem Norden, Flamen und Holländer, aber auch solche aus der Schweiz, Italien und Spanien lebten, im Gebiet um die Kirche Saint-Germain-des-Préz. Dieses Viertel lag damals noch außerhalb der Stadtmauern, extra muros. Es bildete einen Bezirk für sich und bot auch weniger Wohlhabenden die Möglichkeit, eine Existenz zu gründen. Die einzelnen Handwerke waren in eigenen Korporationen zusammengeschlossen, deren Satzungen denen der Pariser angeglichen waren. Sie unterstanden der Vogtei der Abtei Saint-Germain-des-Préz. Aus dem Jahre 1594 datieren die Satzungen für die Zunft der Maler, der später auch die Bildhauer zugeordnet wurden.[13]

In diesen Zunftakten sind die Aufnahmen der Meister mit den dafür gefertigten Meisterstücken registriert; in einer zweiten und dritten Abteilung werden Vergehen der Zunftmitglieder behandelt. Verzeichnet ist zum Beispiel die Aufnahme Antoine Le Nains im Quartier und die Meisterernennung Lubin Baugins 1629. Daß auch Ausländer in diesem Register geführt wurden, zeigen verschiedene Eintragungen – ein Johan Witte wird 1627 Meister, und Pierre Boucle wird 1623 belangt, weil er mit einem Portrait des Königs hausierend durch die Straßen gezogen ist.[14] Sebastian Stoskopffs Name taucht nicht auf. Allerdings fehlen alle Unterlagen für die Jahre vor 1621 sowie für 1622 und 1623, also für die Zeit, in der sich der Künstler niedergelassen haben mag. Man könnte annehmen, daß er den Meistertitel erworben hat, wenn man an die spätere Auseinandersetzung in Straßburg mit der Zunft zur Steltz denkt. Als Meisterstück bietet sich unter den erhaltenen Werken das *Beendete Frühstück* an (Kat.-Nr. 27).

Der Aufschwung, den Saint-Germain-des-Préz zu Beginn des 17. Jahrhunderts nahm – mehr als sechzig Zünfte sind in den Akten vermerkt –, steht sicher in Zusammenhang mit dem wachsenden Bedarf an Arbeitskräften, den die großen Bauvorhaben Maria Medicis in diesen Jahren produzierten. Viele Bewohner des Viertels gehörten dem neuen Glauben an: einmal die Calvinisten aus dem Ausland, vor allem aus den Niederlanden, zum anderen die französischen Hugenotten, die hier eine enge Gemeinschaft bildeten. Ihre Kirche war der Temple de Charenton. Sie war das einzige Gotteshaus der Reformierten und befand sich nicht in Paris selbst, sondern ebenfalls außerhalb der Stadtmauern. Der Friedhof für reformierte Glaubensanhänger lag in der Rue des Saint-Pères. Konvertierte jemand vor seinem Tod zum Katholizismus, konnte er bei der Kirche Saint-Sulpice beerdigt werden.[15] Der Name Stoskopffs begegnet nicht in den kirchlichen Nachrichten von Charenton, wobei wiederum zu berücksichtigen ist, daß im betreffenden Zeitraum ganze Jahrgänge nicht dokumentiert sind.

Um einen Anhaltspunkt für die Verbreitung des reformierten Glaubens in Paris zu geben, sei angeführt, daß binnen acht Jahren, zwischen 1611 und 1619, neun Kinder in protestantischen Familien des Viertels zur Welt kamen. Sie waren später als Maler, Stecher oder Bildhauer tätig; fünf von ihnen gehörten zu den Gründungsmitgliedern der Königlichen Akademie 1698.[16] Bekannt ist, daß Abraham Bosse Protestant war, ebenso Samuel Bernard, Sébastien Bourdon und die Familie Moillon-Garnier.[17]

Im Gegenzug zu dem starken protestantischen Element der Vorstadt von Saint-Germain-des-Préz wurde 1626 auf Wunsch der Erzherzogin Clara Eugenie und unter der Protektion des habsburgischen Botschafters eine Bruderschaft für die Flamen errichtet, um sie gegen die protestantischen Einflüsse ihrer Landsleute zu festigen und dem katholischen Glauben zu erhalten. Die zuerst bei der Kirche Saint-Hippolyte eingerichtete Bruderschaft verlegte man 1630 wegen der zu großen Entfernung nach Saint-Germain-des-Préz.[18]

Die neue Gattung Stillebenmalerei in Paris

Zu Beginn des 17. Jahrhunderts sind in Frankreich, wie eingangs erwähnt, weder in der Provinz noch in der Hauptstadt selbst Beispiele von Stillebenmalerei zu finden. Der Impuls scheint von außen erfolgt zu sein, als das Königtum unter Heinrich IV. und Maria Medici seinen Anspruch auf eine starke Zentralgewalt sichtbar dokumentieren wollte. Der Zuzug von Künstlern zuerst

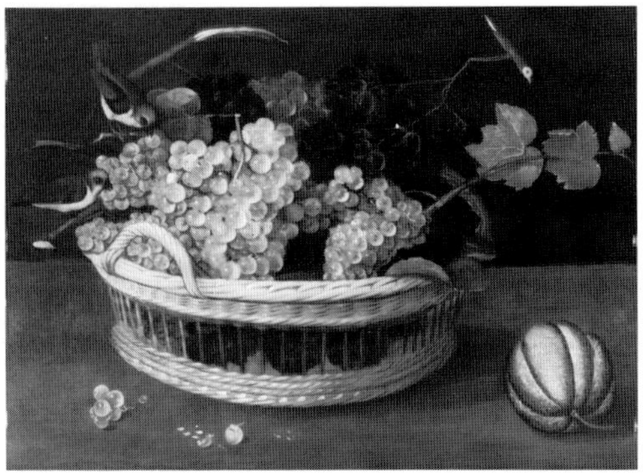

Jacques Linard
Traubenkorb mit Zeisig, um 1640
Öl auf Holz, 47x63,8 cm
Privatbesitz

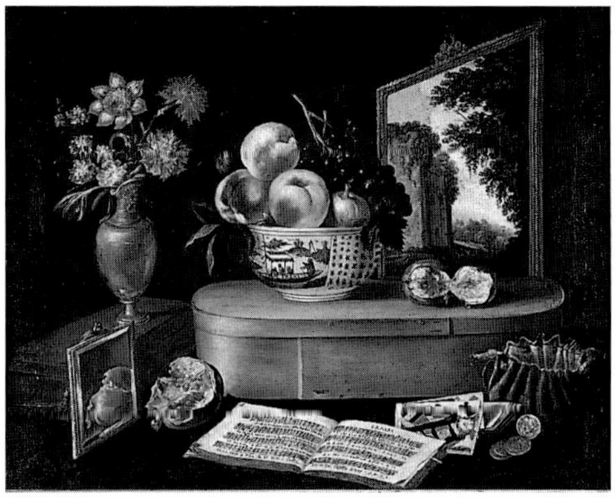

Jacques Linard
Die Fünf Sinne
Öl auf Leinwand, 55,3x68 cm
Signiert und datiert 1638
Straßburg, Musée des Beaux-Arts

aus Italien, dann vermehrt aus dem Norden, war groß. Der Druck der spanischen Herrschaft in den Niederlanden veranlaßte viele, sich nach einer freien Wirkungsstätte umzusehen, die das aufstrebende Paris zu bieten versprach. Die »Künstlerkolonie« in Faubourg Saint-Germain-des-Préz entstand. Nicht nur Maler, Stecher und Bildhauer kamen hier zusammen, sondern auch andere Gewerbetreibende. Der Handel mit Bildern lag zum Teil in den Händen der Maler selbst, die ihre Stände, »loges«, auf dem Markt um die Pfarrkirche Saint-Germain besaßen.[19]
Plötzlich tauchen Gemälde mit Früchten auf, Körbe mit Blumen, Gemüse, Darstellungen der Vier Elemente – Zeugnisse der Nature Morte. Ein Initiator wird nirgends genannt. Sicher gab es ihn oder sie, aber entscheidender ist, daß die Zeit bereit war für das neue Motiv, es lag in der Luft. Die Abnehmer sind in der bürgerlichen Schicht zu finden und im Adel bis hin zum Königshaus.

Die in Paris von etwa 1620 bis 1640 entstandenen Stilleben ergeben ein einheitliches Bild, zum Teil mit schulmäßigen Zusammenhängen. Es scheint sich um eine Gruppe von Malern gehandelt zu haben, die in engem Kontakt miteinander standen, sich gegenseitig beeinflußten und anregten. Die führenden Köpfe waren zweifellos die Franzosen Jacques Linard (1600–1645), Lubin Baugin (1610–1663) und in gewissem Sinn Louise Moillon (1610–1696), der Flame Pierre Boucle (vor 1610–1673) und Sebastian Stoskopff. Anfang der 1620er Jahre kommen nur Stoskopff und Linard als aktive Maler in Betracht, eventuell Boucle, dessen genaues Geburtsdatum nicht bekannt ist; die anderen sind noch zu jung.

Das früheste Werk Jacques Linards, das eine Datierung aufweist, ist sein großes Bild der *Fünf Sinne und Vier Elemente* von 1627.[20] Ein Jahr später, 1628, wird er in einem amtlichen Aktenstück als »maitre peintre« bezeichnet.[21] Man könnte in diesem Stilleben, in dem der junge Maler sein ganzes Können zeigt, sein Meisterstück vermuten. Das Wappenschild der Familie Richelieu mit den drei Sparren, bekrönt von einem Bischofshut, das auf zwei Goldschmiedearbeiten wiedergegeben ist, weist darauf hin, daß Linard zu dieser Zeit schon von hoher Stelle protegiert wurde.[22] Werke kleineren Formats müssen diesem Bild vorangegangen sein. Wir kennen eine Reihe von Blumenkörben und Früchteschalen, die den frühen Bildern Sebastian Stoskopffs eng verwandt sind und in der Maltradition stehen, die dieser über die Werkstatt Daniel Soreaus in Hanau kennengelernt hat.[23] Es besteht keine Veranlassung, diese Werke Linards in einem anderen Kontext zu sehen oder sogar die Bilder desselben Motivs von Sebastian Stoskopff auf den Einfluß Jacques Linards oder anderer französischer Meister zurückzuführen.[24] Verschiedentlich verwenden beide Künstler dieselben Bildelemente in sehr ähnlicher Darstellung: die Spanschachtel, Becher, Würfel, Spielkarten, den Totenschädel, die Kerze, Blumen und Früchte.

Zwei Bildthemen lassen sich leicht herauslösen, die Vanität und die Fünf Sinne. Letzteres ist zuerst faßbar bei Linard, in dem datierten Bild von 1627. Trotzdem ist es sehr wohl möglich, daß Stoskopff dieses Sujet in Paris einführte. In den Niederlanden finden sich zahlreiche Beispiele in der Malerei wie in der Graphik des 16. Jahrhunderts. Auch im Kunsthandwerk war es beliebt, wie eine von Johann Theodor de Bry in Frankfurt gravierte Tazza zeigt.[25] Schon aus seiner Jugendzeit in Straßburg war Stoskopff das Thema der Fünf Sinne vertraut, sah er es doch an der Fassade des Hauses Kammerzell am Münsterplatz dargestellt.[26]

Auch die Vorstellungen vom Tod, die alltägliche Erinnerung an ihn, sind in Straßburg vielfach künstlerisch umgesetzt worden. Es gibt anderenorts kaum eine Darstellung der Kreuzigung Christi, auf der unter dem Kreuz ein vollständiges Skelett des ersten Menschen, Adams, zu sehen ist, wie am Hauptportal des Straßburger Münsters. 1517 erschien bei Johann Schott das *Feldtbuch der Wundartzney* von Hans von Gerssdorff, dessen Holzschnittillustrationen Johann Wechtlin schuf. Das Blatt mit einem Skelett soll er nach einer Bildhauerarbeit des Meisters Nicolaus von Zabern gezeichnet haben;[27] für die Darstellung eines Toten stellte der Rat der

Stadt den Leichnam eines hingerichteten Verbrechers zur Verfügung. Von Hans Baldung Grien stammt eine ganze Reihe von Graphiken, die die Macht des Todes zum Thema haben, zum Beispiel *Der Tod als Würger,* 1510, *Tod und Mädchen,* 1517. Die Reformation hat in Straßburg eine intensive theologische Auseinandersetzung ausgelöst. Eine wesentliche Frage betraf die Verantwortlichkeit des Menschen für sein irdisches Tun und dessen Einfluß auf sein Schicksal im Jenseits.

Das »Bedenke das Ende« stand dem humanistisch Gebildeten in der Kunst ständig vor Augen. Dieser unerbittliche Ernst ist in den Gemälden Stoskopffs durch die Anwesenheit eines Totenkopfs gegenwärtig. Bei Linard überwiegt dagegen auch in seinen Vanitas-Bildern die ästhetisch harmonische Zusammenstellung. Die Problematik ist da, und sie wird vorgestellt. Aber der Künstler leistet eine Versöhnung der sinnlichen Schönheiten des Lebens, ausgedrückt etwa in den Blumen, mit der geistigen Schönheit, repräsentiert im Buch, und der Unerbittlichkeit des Sterbenmüssens. Seine Bilder gehören in die Sphäre des wohlhabenden Bürgertums und Adels. Sie schmücken einen Raum und erfreuen Auge und Herz des Betrachters; das malerische Element überwiegt. Die Motive Jacques Linards umkreisen den Tisch mit Früchten und Blumen, das Thema der Fünf Sinne korrespondiert seiner die Sinne ansprechenden Malerei. Bei Sebastian Stoskopff ist dagegen immer etwas Dämonisches, manchmal auch optisch Kantiges präsent. Seine Kompositionen und Motive sind vielfältiger als die des französischen Kollegen.

Nahe steht Jacques Linard der aus Antwerpen gebürtige Jean Michel Picart (1660–1682). Er wohnte ebenfalls im Quartier Saint-Germain-des-Préz.[28] 1623 wird Pierre Boucle in Pariser Akten faßbar.[29] Die Thematik seiner Bilder ist vornehmlich dem Küchenstück zuzuordnen: Fische, Muscheln und Krebse liegen auf rustikalen Tischen, dazwischen Zwiebeln, Zitronen, Rettiche, Gemüsekörbe und Weinflaschen. Boucles Malerei ist der flämischen Tradition um Frans Snyders verpflichtet, und der Chronist Félibien überliefert auch eine Lehrzeit bei diesem Meister.[30] Er bevorzugt warme Farben, Braun- und rötliche Töne. Seine Pinselführung ist malerisch. Er liebt es, Oberflächen aufgelockert, flockig wiederzugeben, was besonders im Federkleid der Vögel oder im Fell der Hunde oder Hasen zur Geltung kommt. Die Anlage seiner Bilder ist meist sehr natürlich, die Gegenstände sind selbstverständlich gruppiert. In seinen größeren Werken, Prunkstilleben, herrscht flämische Fülle.

Gemeinsame Arbeiten mit Jacques Linard und Louise Moillon sind bezeugt.[31] Ein großes Küchenstück wird als gemeinsames Werk von Lubin Baugin und Pierre Boucle angesehen. Es weist eine Signatur Baugins auf.[32] Einzelne Motive sind denen Stoskopffs so eng verwandt, daß dies nur durch Bekanntschaft, ja Freundschaft der Künstler erklärbar ist. Man vergleiche etwa das *Küchenstück mit Karpfen, Grape und Holzzuber* in Lyon (Kat.-Nr. 15) mit Karpfendarstellungen von Boucle[33] oder die Kohlköpfe bei Stoskopff (Kat.-Nr. 20) und bei Boucle, auf dem Gemälde der Sammlung B., Bordeaux.[34] In einem Inventar der königlichen Sammlungen ist ein Bild von Boucle aufgeführt, das Fleischstücke zeigt, einen Kalbskopf und Kalbsfüße, die in einer Schüssel auf einem Fußgestell liegen,[35] Motive also, die bei Stoskopff ebenfalls vorkommen (im *Winter,* Kat.-Nr. 40, und im *Küchenstück mit Kalbskopf,* Kat.-Nr. 47), aber sonst in Paris zu dieser Zeit nicht zu finden sind. Auch manche Kompositionen kommen Stoskopffschen Arbeiten sehr nahe, etwa das monogrammierte Bild mit Karpfen, Hecht, Kohlkopf und Zwiebeln.[36] Man möchte hier den Einfluß des wohl etwas älteren Kollegen aus Straßburg vermuten.[37]

Stehen sich Pierre Boucle und Sebastian Stoskopff in manchen Bildmotiven nahe, so sind Stoskopff und Lubin Baugin in ihrer Kompositionsweise und einer Art magischer Ausstrahlung ihrer Werke sehr verwandt. Baugin wird 1629, also mit neunzehn Jahren, Meister bei der Malervereinigung von Saint-Germain-des-Préz.[38] Ein Jahr später ist sein Wohnsitz auf dem Pont

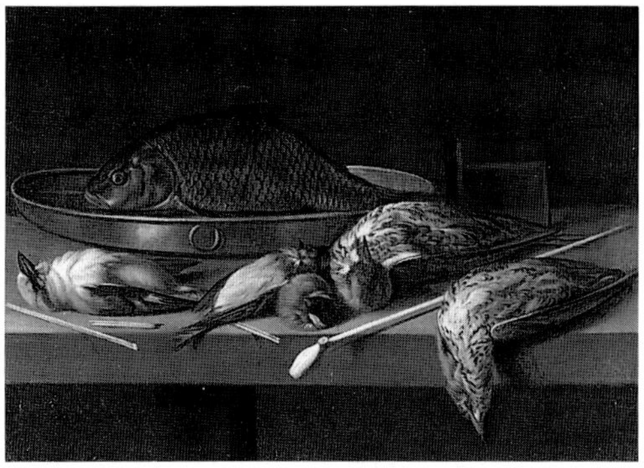

Pierre Boucle
Karpfen und Vögel, um 1630
Öl auf Leinwand, 43x58 cm
Monogrammiert
Privatbesitz

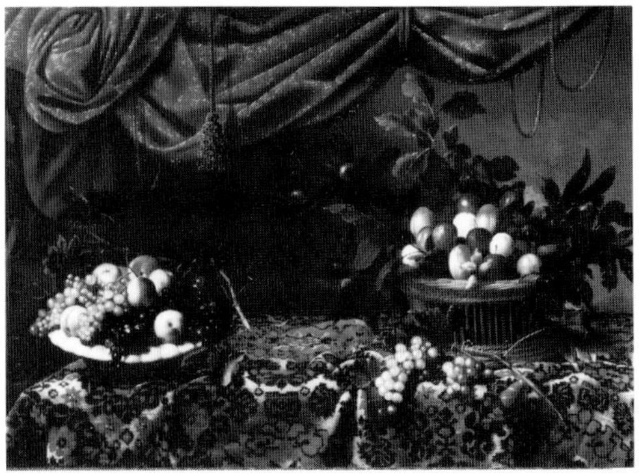

Louise Moillon / Jean Hupin?
Zwei Früchteschalen, 1536–1640
Öl auf Leinwand, 88x122,5 cm
Köln, Galerie Klaus Edel

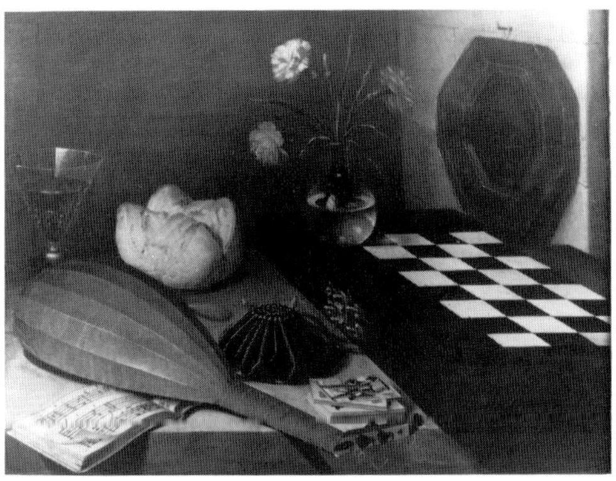

Lubin Baugin
Die Fünf Sinne
Öl auf Leinwand
Paris, Musée du Louvre

Notre-Dame bezeugt, einem Zentrum von Künstlern und Gewerbetreibenden, die die Maler beliefern.[39] Auch die Familie Moillon-Garnier lebte dort.[40]

Baugin hat ein großes Œuvre religiöser Gemälde hinterlassen; dagegen sind nur ganz wenige Stilleben von ihm bekannt. Das wohl früheste, eine weiße Fayence-Buckelschale mit Pfirsichen, die Faré um 1629 datiert, setzt die Kenntnis der Früchteschalen von Stoskopff voraus.[41] Am nächsten kommt dieser Darstellung, in der Behandlung der Blätter, Stoskopffs *Zitrusfrüchten in einer Porzellanschale* (Kat.-Nr. 2). Die Gestaltung von Licht und Schatten und die Glanzlichter an den Blatträndern, die sich sehr eigenwillig wellen, sind Stoskopffs eng verwandt, ebenso die Farbigkeit, die – auch wenn sie verhalten ist – frisch wirkt. Es finden sich deutliche Rot-Weiß-Töne, die sich von einem dunklen Fond abheben. Baugin liebt die Betonung der Tiefenwirkung. Eine Verkürzung der Seitenkanten des Tisches wie in seiner *Pfirsichschale* ist bei Stoskopff nicht zu finden. Sie wiederholt sich in seinen *Fünf Sinnen* und dem *Frühstück mit Waffeln,* beide im Louvre, und ist auch im *Stilleben mit der Kerze* zu spüren.[42]

Baugin arrangiert wenige Gegenstände auf genau kalkulierte Weise. In seiner Art, die Gewichte zu verteilen, Schwerpunkte zu setzen und das Auge des Betrachters zu führen, ist er Stoskopff frappierend ähnlich. Doch wirken seine Bilder »romanischer«; sie sind von klassischer Kühlheit und kristalliner Strenge, während Stoskopffs Gemälde immer eine Wärme des Gefühls durchatmet, eine »nordische Innerlichkeit«.

Die beiden Künstlern eigene Art der Abstraktion, die eine neue Bildwirklichkeit erzeugt, veranlaßte Félibien wohl zu seinem Urteil, er bedaure, daß Baugin zu denen gehöre, die eine bestimmte Manier der Malerei verfolgten, die überhaupt nicht der Wirklichkeit entspreche, weder in den Landschaften noch in den Figuren.[43]

Louise Moillon wurde im selben Jahr geboren wie Lubin Baugin. Beide malten zusammen mit Pierre Boucle ein großes Stilleben mit Früchten und Blumen für Georges de Scudéry.[44] Louise Moillon muß schon als ganz junges Mädchen gemalt haben; eine Schale mit Pfirsichen und die *Früchteverkäuferin* sind 1629 datiert.[45] Neunzehn Jahre war sie damals alt. Wer ihr das Malen eigentlich beibrachte, wissen wir nicht. Ihr Vater, Nicolas Moillon, ist als Maler und Kunsthändler bezeugt, doch sind keine Stilleben von ihm bekannt. Das Inventar, das nach seinem Tod die von ihm gemalten Bilder verzeichnete, führt Szenen aus dem Alten und Neuen Testament und aus der antiken Mythologie sowie Portraits auf. Als Malgrund werden Kupferplatten, Leinwand und Holz genannt; auch von Zeichnungen ist die Rede.[46] Als er 1619 starb, war seine Tochter Louise neun Jahre alt, konnte also von ihm höchstens in den Grundlagen unterrichtet worden sein. 1621 heiratete ihre Mutter François Garnier. Garnier malte Stilleben, doch trägt das früheste datierte Bild, das wir von ihm kennen, die Jahreszahl 1637. Das heißt, es ist zu einer Zeit entstanden, als Louise längst eigenständige Bilder schuf.

Die Garniers waren Bürger von Paris und zählten wohl zu den Künstlern, die an der Ausgestaltung von Schloß Fontainebleau mitwirkten – mehr ist über Herkunft und Ausbildung von François Garnier nicht überliefert.[47] Die Bilder, die ihm sicher zuzuschreiben sind, weisen ihn als talentierten und geschickten Maler aus, der sich auf einen kleinen Themenkreis spezialisiert hat. So variiert er, stets auf einer durchgehenden Tischplatte, seine Früchtekörbe und Schalen und legt einzelne Zweige dazu. Es ist nicht das Œuvre eines Erfinders, der Neuland betritt, sondern das eines guten Vollenders. Man könnte Garnier mit Isaak Soreau in Hanau vergleichen.

Einige der frühen Gemälde von Louise Moillon sind denen ihres Stiefvaters sehr ähnlich, etwa die Früchteteller oder einzelne Früchteschalen,[48] doch hat sie gleichzeitig schon Bilder geschaffen, die über dessen Spezialisierung hinausgehen, großformatige Werke mit Figuren: die *Früchteverkäuferin*, die *Dame am Tisch.*[49] Daß die junge Künstlerin Anregungen von Abraham Bosse und seinen Kupferstichfolgen der *Menschenalter* oder der *Hochzeit auf dem Lande* aufgriff, ist sicher richtig.[50] Beide Familien hingen dem reformierten Glauben an. Doch kann dieser Einfluß nicht alles erklären. Das junge Mädchen der *Früchteverkäuferin* ist viel mehr Caravaggio verpflichtet als Abraham Bosse, und die plastisch aus dem Korb quellenden Äpfel, die Trauben, Pflaumen und Pfirsiche erinnern an Werke sowohl von Vincenzo Campi wie von Georg Flegel. Allerdings sind sie bei Louise Moillon zu Delikatessen geworden, die liebevoll arrangiert und mit Blättern dekoriert sind. Wer käme als Vermittler eher in Frage als Sebastian Stoskopff?

Früchteschalen der Künstlerin, etwa diejenige in Pariser Privatbesitz,[51] sind Beispielen in Stoskopffs Werk stark verpflichtet (in diesem Fall der Schale, die das Mädchen im *Sommer*, Kat.-Nr. 41, in Händen hält). Sicher ist Louise künstlerisch über ihren Stiefvater hinausgewachsen. Seine Früchtedarstellungen verharren ganz in der Wiederholung – man vergleiche etwa die lebendige Schöpfung Stoskopffs in seiner *Erdbeerschale* (Kat.-Nr. 4) mit der zwar subtil ausgeführten, aber zur Formel geronnenen *Erdbeerschale mit Stachelbeerzweig* Garniers aus der Sammlung Pardo, Paris.[52]

Einen Schritt weiter geht die Entwicklung dann bei Abiah Gibbens, wo Schale und Früchte formal so reduziert werden, daß sie sich einem gänzlich neuen Stil nähern.[53] Dazwischen bewegen sich die Früchtedarstellungen von Künstlern wie René Nourrisson, Charlotte Vignon, Paul Liégeois, Pierre Dupuis, Charles de Somme, Paul Dorival, Augustin Bouquet, Du Mélezet, Jean Bouman.[54]

Zusammenfassend läßt sich sagen: Eine Stillebenmalerei beginnt sich in Paris ab 1620 zu entfalten. Sebastian Stoskopff hatte an dieser Entwicklung entscheidenden Anteil. Sein Einfluß ist bis in die zweite Hälfte des 17. Jahrhunderts klar zu verfolgen. Wichtige Impulse für das Küchenstück, für die Darstellung von Wild, Geflügel und Fisch gab der Flame Pierre Boucle; hier hat er auch Stoskopff beeinflußt. Ganz nahe stehen den Vorratskammern dieser beiden Künstler diejenigen von F. Habert[55] und Thomas Mather. Über den Maler F. Habert ist leider fast nichts bekannt. Sicher lebte er in Paris. Eine Blumengirlande befand sich in den Sammlungen Philippe de Champaignes. Sein lebensvoller Stil wandelte sich von einer fast trockenen Klarheit zu dekorativem Reichtum französischer Eleganz. Die Tische des Malers Claude-Joseph Fraichot aus Grenoble, mit Fleisch, Brot und Früchteschalen, gehen von den Frühstücksbildern Stoskopffs aus.

Die übrigen Stilleben, die keinem Meister zuzuordnen sind, faßte Michel Faré unter dem Begriff »Ecole de l'Est« zusammen.[56] Sie stehen in der Nachfolge der von Sebastian Stoskopff geprägten Darstellungsweise und schildern Motive des Frühstücks in einfacher, realistisch trockener Malerei. Dieser Richtung sind die Bilder Abraham Le Roys anzuschließen. Ihre Kargheit und kantige Härte mag mit dem reformierten Glauben zusammenhängen, der zumindest für Le Roy bezeugt ist.[57] Doch ist die Tendenz zu einfacher Klarheit auch bei Künstlern katholischer Konfession zu finden und bildet ein wesentliches Charakteristikum der »realistischen Malerei«, wie sie von Georges de La Tour, den Brüdern Le Nain und Philippe de Champaigne repräsentiert wird.[58]

1 Faré, Nature Morte, 1974, Abb. S. 15.
2 Vgl. Anne-Marie Logan-Saegesser, Die Entwicklung des Stillebens als Teil einer größeren Komposition in der französischen Malerei vom Beginn des 14. bis zum Ende des 18. Jahrhunderts, Diss., Winterthur 1968, S. 38–47.
3 Florenz, Uffizien. Verwandte Züge finden sich auch bei Velázquez und dem älteren Tizian.
4 Letztere sind auch den Personifikationsdarstellungen verbunden, wie sie vor allem in den Niederlanden tradiert wurden; siehe die Zusammenstellung der Druckgraphik bei Klaus Popitz, Die Darstellung der vier Elemente in der niederländischen Graphik von 1565 bis 1630, Diss., München 1965, S. 94ff.
5 Z. B. Verona, Sta. Maria, Chor; Urbino, Palazzo Ducale, Studiolo Federigos II. da Montefeltre; Gubbio, Castello, Studiolo Federigos II. (Katalog Natur und Antike in der italienischen Renaissance, Frankfurt, Liebieghaus, 1985/86, S. 267–276).
6 Z. B. die vielzitierte Nische mit Gerät von Taddeo Gaddi, Florenz, Sta. Croce, Baroncelli-Kapelle, 1337/38.
7 Kürzlich sind mehrere Beispiele aus dem 15. Jahrhundert bekannt geworden. Vgl. Emil Maurer, Das früheste Stilleben in der Schweiz. Ein Nachtrag, Unsere Kunstdenkmäler, 2, 1991, S. 268; Jürg E. Schneider und Jürg Hanser, Wandmalerei im alten Zürich, Zürich/Egg 1986, Abbn. 1, 32, 35, 39.
8 Öl auf Holz, 26,2 x 17,1 cm, Piacenza, Galleria Aberoni.
9 Münster, Westfälisches Landesmuseum für Kunst und Kulturgeschichte, und Privatbesitz. Vgl. Katalog Münster/Baden-Baden 1980, Abbn. 125, 126, 164–166.
10 Otterlo, Rijksmuseum Kröller-Müller.
11 Vgl. John Shearman, Manierismus. Das Künstliche in der Kunst, Frankfurt 1988.
12 Herrn Gérard Ermisse, Conservateur en chef, Archives de France, Paris, sei vielmals gedankt für folgende Auskünfte: In den verschiedenen Sparten der alten Abteilung der Archives Nationales sind keine Dokumente zu Sebastian Stoskopff erhalten, und das Chambre du Procureur du Roi, welches Streitigkeiten zwischen den Meistern der Zünfte regelte, besitzt aus der Zeit von 1620 bis 1640 keine Archivalien. Frau Geneviève Gille, Directeur des Services d'Archives de Paris, teilte mit, daß sich in der Generalkartei der Archives de Paris kein Eintrag findet: weder von Stoskopff noch von Baugin, Boucle, Moillon. Der größte Teil der alten Archive der Stadt Paris ist beim Rathausbrand 1871 verlorengegangen.
13 Jules Guiffrey, La maîtrise des peintres de Saint-Germain-des-Préz. Réceptions et visites 1548–1644, Nouvelles Archives de l'Art Français, 1876, S. 93–99.
14 Guiffrey, Maîtrise, 1876, S. 97 und 110.
15 Siehe Jacques Pannier, L'église reformée de Paris sous Louis XIII de 1621 à 1629 environ, Bd. 1, Paris 1932, S. 413–421. Für die Beantwortung vieler Fragen zur reformierten Kirche in Frankreich sei M. Le Renard, Versailles, Mitglied der Société du Protestantisme Français, vielmals gedankt.
16 Pannier, Eglise reformée, 1932, S. 420.
17 Zu letzterer siehe Pasteur Pannier, Habitants protestants de la rue du Bac au XVIIe siècle, Bulletin de la Société de l'Histoire du Protestantisme Français, 1937, S. 375–376.
18 Anatole de Montaiglon, Confrérerie de la nation Flamande à Saint-Hippolite et à Saint-Germain-des-Préz de Paris (1626–1691), Nouvelles Archives de l'Art Français, V, 1877, S. 158–163.
19 Für Jacques Moillon und François Garnier sind sie dokumentiert; vgl. E. Coyecque, Notes sur divers peintres du XVIIième siècle, Bulletin de la Société de l'Histoire de l'Art Français, 1940, S. 78 und 81.
20 Öl auf Leinwand, 105 x 155 cm, signiert und datiert, Paris, Musée du Louvre; Faré, Nature Morte, 1974, Abb. S. 17; Curt Benedict, Notes sur Jacques Linard, Etudes d'art publiées par le Musée National des Beaux-Arts d'Alger, 13, 1957/58, S. 5–45.
21 Zitiert bei Faré, Nature Morte, 1974, S. 18.
22 Benedict denkt an den Bruder des Kardinals, Alphonse-Louis, zu dieser Zeit Erzbischof von Aix-en-Provence; Notes sur Jacques Linard, 1957/58, S. 9.
23 Vgl. z. B. die Blumenkörbe bei Faré, Nature Morte, 1974, Abb. S. 20–21, oder die Teller mit Früchten, ebd., S. 24–25.
24 So, mit Einschränkung, Adriani, Deutsche Malerei, 1977, S. 48. Dagegen vertrat schon Curt Benedict die Ansicht, daß Linard wohl von Stoskopff beeinflußt wurde: Notes sur Jacques Linard, 1957/58, S. 11.
25 J. F. Hayward, Virtuoso Goldsmiths and the Triumph of Mannerism 1540–1620, London 1976, Abb. 215.
26 1589 fertiggestellt. Vgl. Ernst Polaczek, Strassburg, Berühmte Kunststätten 76, Leipzig 1926, S. 124.
27 Wohl eine Figur des *Todes* vom Epitaph für Herzog Albrecht, Bischof zu Straßburg († 1506). Siehe Alfred Woltmann, Geschichte der deutschen Kunst im Elsaß, Leipzig 1876, S. 275.
28 Michel Faré, Jean Michel Picart (1600–1682). Peintre de fleurs et marchand de tableaux, Bulletin de la Société de l'Histoire de l'Art Français, 1958, S. 91–102.
29 Guiffrey, Maîtrise, 1876, S. 110.
30 Vgl. Hella Robels, Frans Snyders' Entwicklung als Stillebenmaler, Wallraf-Richartz-Jahrbuch, XXXI, 1969, S. 43–94.
31 Faré, Nature Morte, 1974, S. 99.
32 148 x 320 cm, Brüssel, Privatbesitz; Abb. bei Faré, Nature Morte, 1974, S. 104–107.
33 Abb. bei Faré, Nature Morte, 1974, S. 100–101.
34 Abb. bei Faré, Nature Morte, 1974, S. 100.
35 Das von Bailly angelegte Inventar ist zitiert bei Faré, Nature Morte, 1974, S. 102.
36 Abb. bei Faré, Nature Morte, 1974, S. 100. Siehe auch die *Küchenstücke mit Karpfen* im Lyoner Musée des Beaux-Arts und in der Sammlung Rau (Kat.-Nrn. 15 und 21), die verschiedentlich an Pierre Boucle gegeben wurden.

37 1629 heiratet Boucle (siehe Jacques Foucart, Un peintre Flamand à Paris, Etudes d'art Français offertes à Charles Sterling, Paris 1975, S. 254), so daß sein Geburtstag um spätestens 1605 angenommen werden darf.

38 Das 1630 datierte *Stilleben mit der Kerze*, Rom, Galleria Spada, zeigt auf einem Brief die Adresse »A Baugin peintre pont n. D A. Paris«; Faré, Nature Morte, 1974, S. 106, Abb. S. 113.

39 Vgl. Michel Faré, Baugin. Peintre de Natures Mortes, Bulletin de la Société de l'Histoire de l'Art Français, 1955, S. 15–26.

40 Coyecque, Notes sur divers peintres, 1940, S. 79.

41 Michel Faré setzt es 1629 an, als Werk zum Eintritt in die Malerkorporation von Saint-Germain-des-Préz; Nature Morte, 1974, S. 110, Abb. S. 109.

42 Alle abgebildet bei Faré, Nature Morte, 1974, S. 109, 111, 113, 114.

43 »certaines pratiques de peindre qui ne sont point naturelles ni dans les paysages, ni dans les figures«; zit. nach Faré, Nature Morte, 1974, S. 114–115.

44 Die Quelle zit. bei Faré, Nature Morte, 1974, S. 99.

45 Faré, Nature Morte, 1974, S. 48–49 und 52.

46 Coyecque, Notes sur divers peintres, 1940, S. 79–80.

47 Siehe Faré, Nature Morte, 1974, S. 44ff.

48 Faré, Nature Morte, 1974, Abbn. S. 52 und 54.

49 Faré, Nature Morte, 1974, Abbn. S. 48–49, 50–51, 53.

50 Faré, Nature Morte, 1974, S. 51.

51 Abb. bei Faré, Nature Morte, 1974, S. 68.

52 Abb. bei Faré, Nature Morte, 1974, S. 44.

53 Vgl. Faré, Nature Morte, 1974, Abb. S. 79.

54 Vgl. Faré, Nature Morte, 1974, und Curt Benedict, Petits maîtres de la Nature Morte en France, L'Œil, 1962, S. 38–45.

55 Michel Faré vertrat dieselbe Auffassung; Nature Morte, 1974, S. 272–273 mit Abb.

56 Faré, Nature Morte, 1974, S. 134–136.

57 Faré, Nature Morte, 1974, S. 142–143 mit Abb.

58 Zur Klostergemeinschaft von Port-Royal und zur Bewegung des Jansenismus siehe Werner Weisbach, Französische Malerei des XVII. Jahrhunderts im Rahmen von Kultur und Gesellschaft, Berlin 1932, S. 226ff.

Das Bild in der Antike

Die Kunst erfüllte in den Hochkulturen des Vorderen Orients und der klassischen Antike eine der jeweiligen Religion entsprechende Funktion. Nehmen wir Griechenland: Die Gestalten der Götter, ihre Beziehungen untereinander, ihr Wirken auf Erden und ihre vielfältigen Einflüsse auf die Menschen bildeten die Themen für Malerei und Plastik. In den Darstellungen erlebte der Betrachter den Kosmos in seiner Zusammensetzung von Göttlichem und Irdischem, die Abhängigkeit seines Seins von den Vorgängen im Olymp, die eigene Schicksalsgebundenheit an den Willen der Götter, auch das Ausgeliefertsein an ihre Launen. In seiner Angst war der Mensch bestrebt, die Götterwelt durch Opfer gnädig zu stimmen. Er errichtete ihnen zu Ehren Bauwerke und schmückte sie mit Kunstwerken zum Dank für geleistete Hilfe. Um göttlichen Beistand zu erflehen, wurden Weihegeschenke gestiftet.

In römischer Zeit erweitert sich die Motivation zur Gestaltung von Bildern: Dem Staatswesen kommt Bedeutung nicht nur als Ordnungsgefüge der menschlichen Gemeinschaft zu, in ihm manifestiert sich das ethische Empfinden des Römers. Im politischen Engagement setzt er Verantwortungsbewußtsein für seine Mitbürger und Demut vor den Göttern um in praktisches Tun. Verdienste in der Politik werden hoch bewertet; Personen des öffentlichen Lebens sind angesehen. Damit rückt das Individuum ins Blickfeld des Interesses, man beschäftigt sich mit den Anlagen des Einzelnen, den verschiedenen Charakteren. Das Portrait wird künstlerisch gestaltet: zuerst im Haus für den Ahnenkult zur Bannung feindlicher Kräfte, dann in der Öffentlichkeit auf dem Forum, zur Repräsentation und als Vorbild und Ansporn zur Mitarbeit für das Gemeinwohl.

Die realistische Wiedergabe einer Person in Malerei und Plastik erfüllt die Aufgabe der Bewahrung von Vergänglichem. Aber nicht allein das Bildnis des Menschen wird so der Nachwelt überliefert; auch Tiere, Pflanzen und Gegenstände werden festgehalten. Die Dinge des täglichen Lebens erscheinen auf den Wänden in Malerei, am Boden in Mosaik. Im Speiseraum zeigen Kompositionen mit Geflügel, Fischen, Obst, Gemüse dem Eintretenden die Bestimmung des Raumes an, weisen auf die Kontinuität des Lebens hin. In der Wiedergabe der Abfälle, abgenagter Knochen, Gräten und weggeworfener Schalen in den Bodenmosaiken unter dem Eßtisch wiederholt sich das tägliche Geschehen und wird nachdrücklich auf die Vergänglichkeit dieses Alltags hingewiesen. Diese frühesten Beispiele von Stilleben sind nicht nur als Dekoration, als Raumschmuck zu verstehen, sondern auch als Sinnbilder von Leben und Vergehen. Sie haben beschwörenden Charakter: So wie es Wand und Fußboden zeigen, soll die Tafel stets reich gedeckt sein mit den Gaben der Erde, des Wassers und der Luft.

Das Bild im Christentum

Im Zentrum der christlichen Religion steht die Liebe. Nicht mehr die Furcht vor der Gottheit bestimmt das Verhalten des Gläubigen, sondern die Gewißheit, geliebt und beschützt zu werden, in der Gnade Gottes zu leben. Die Bildwerke im religiösen Bereich dienen der Verherrlichung des dreieinigen Gottes und der Verehrung der Gottesmutter und Heiligen. Früh tritt das Element der Belehrung hinzu. So bezeichnet im 6. Jahrhundert Gregor der Große die

Bilder als Bibel der Armen.[1] Seit dem siebten Ökumenischen Konzil von Nicäa im Jahre 787 ist die Bilderverehrung in der Kirche des Westens endgültig als Hilfe zum Erfassen des Göttlichen anerkannt, zur Versenkung ins Gebet und zum Verständnis der christlichen Lehre.
Glaubensinhalte werden zum Beispiel in der Bilderfolge der Passion und der Kreuzwegstationen sichtbar gemacht. Auf Reliquienschreinen und Antependien sind Viten der Heiligen abgebildet. Im Laufe des Mittelalters werden verschiedene Formen entwickelt, die von der Altartafel bis zum privaten Andachtsbild reichen. Inhaltlich umfassen sie im wesentlichen das Leben Jesu und Marias sowie Taten und Viten der Heiligen. Daneben sind eigenständige Bildthemen entstanden wie die Deesis, die Christus-Johannes-Gruppe, der Feiertagschristus, der Schmerzensmann. Für die Art der Darstellung bildet sich ein Kanon heraus, der zwar landschaftliche Unterschiede aufweist und dem gestaltenden Künstler auch individuellen Freiraum läßt, jedoch in einem Rahmen, der es dem Betrachter des Bildes ermöglicht, seine Aussage ad hoc zu verstehen.
Zu den Personen, die als Träger der Handlung im Mittelpunkt stehen, tritt eine Vielzahl von Dingen, die zum Verständnis der Szene beitragen, ihren Sinn vertiefen, auch kommentieren. So liegt unter dem Kreuz Christi auf Golgatha ein Totenkopf, der Schädel Adams, dessen Grab eine frühe Legendenbildung an dieser Stelle angenommen hat:[2] Die Sünde, die der erste Mensch in die Welt brachte, wird durch den Opfertod Christi getilgt. Die Darstellung der Kreuzigung ist bildliches Zeugnis der Passion und macht den Vorgang am Karfreitag in seiner ganzen Bedeutung für die Heilsgeschichte der Menschheit begreifbar. Hat der gläubige Beschauer einmal den Zusammenhang Kreuzigung/Schädel erfaßt, bleibt er ihm gegenwärtig, auch wenn er nur einem Teil dieses Bildes begegnet. Er kann also bis zu einem gewissen Grad den Kontext selbst herstellen: Der Anblick eines menschlichen Schädels assoziiert von selbst den Bezug zu Adam, zur Erbsünde und weiter zur Erlösung in der Menschwerdung von Gottes Sohn. Er zeigt das irdische Verhaftetsein des Menschen, seine Vergänglichkeit, und mahnt den Betrachter, an das Heil seiner Seele zu denken, Buße zu tun, ein gottesfürchtiges Leben zu führen.
Viele nebensächliche Dinge, die auf den immer wieder dargestellten Szenen des Glaubens zu sehen waren, wie Geburt und Anbetung Christi, Passion, Marienleben, erhielten so einen symbolischen Sinn, der dem Gläubigen damals variierend nach seinem Bildungsstand vertraut war.[3] Christus, vor allem das Christkind, ist von einer Reihe ihm zugehöriger Gegenstände umgeben, wie der Weintraube und dem Weinlaub, Apfel, Birne, Kirschen, Nüssen, dem Distelfink, reifem Getreide; Maria sind Pflanzen zugeordnet wie Rose, Akelei, Lilie, aber auch die Erdbeere, das Buch, eine Vase, ein Glas reinen Wassers.
Bis zum Ausgang des Mittelalters hat sich diese Bildersprache so verfeinert, daß in einem Altarbild mehrere Bedeutungsebenen ablesbar sind, die einander durchdringen und ergänzen. So können Heilszusammenhänge verbunden werden mit einem zeitgenössischen Kommentar, etwa wenn Hugo van der Goes im Portinari-Altar (Florenz, Uffizien) die Geburt Christi in einem Raum mit modernem gotischen Knospenkapitell wiedergibt und diesem im Hintergrund die überwundene Zeit mit einem der Antike nahestehenden »romanischen« Kirchenbau gegenübersteht.

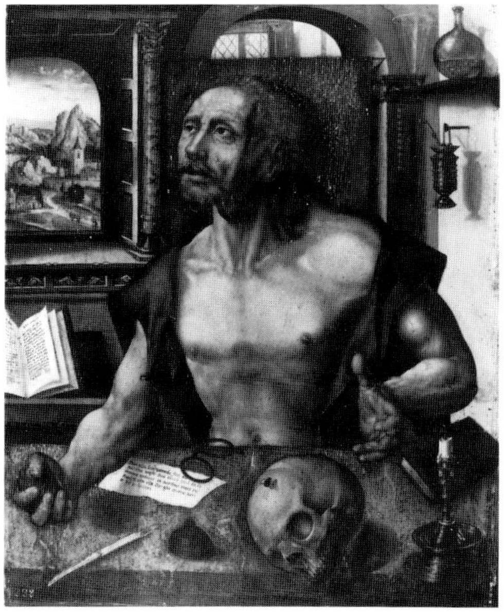

Jan Sanders van Hemessen
Heiliger Hieronymus, um 1550
Öl auf Holz, 65x52,5 cm
Salzburg, Museum Carolino Augusteum

Humanismus und Reformation

Zweifel und Kritik an den Bildwerken in der Kirche meldeten sich einmal mehr im 16. Jahrhundert mit der Bewegung des Humanismus und dem geistigen Umbruch durch die Reformation. Erasmus von Rotterdam wies wie viele andere kritische Köpfe darauf hin, daß die Verehrung der Heiligen vor ihren Bildern oft zu einer Anbetung der Bilder selbst führe. Er prangerte diesen Mißbrauch an, vertrat jedoch die Ansicht, bildliche Darstellungen seien zwar kein notwendiger Bestandteil einer Kirche, doch wenn sie schon vorhanden seien, sollten sie bestehen bleiben.[4] Er hielt Bilder nicht generell für schädlich und akzeptierte ihre Nützlichkeit für die Belehrung der Gläubigen. Eine gewaltsame Vernichtung von Bildwerken lehnte er in jedem Fall ab.[5]

Unter den Reformatoren nahm Martin Luther eine ähnlich gemäßigte Haltung wie Erasmus ein. Ihm war die Bilderfrage nicht in erster Linie wichtig; als sich aber eine gewalttätige ikonoklastische Stimmung auszubreiten begann, mußte er Stellung beziehen. Ziemlich eindeutig hat er sich gegen die Plünderung von Gotteshäusern und Vernichtung von Bildwerken ausgesprochen, allerdings mit der Einschränkung: »Darumb welche Bilder aufgericht sind oder gebraucht werden, das man darauf bawen und einen gottesdienst anrichten will, die reisse weg.«[6]

Soweit Bilder zu einer Vertiefung des Glaubens beitragen, weil sie direkt das Gemüt ansprechen und zudem über biblisches Geschehen informieren, hält er sie für nützlich und sinnvoll. Deutlich bringt er diesen Gedanken im Vorwort zu dem Gebetbüchlein von 1529 zum Ausdruck: »Ich habs fur gut angesehen, das alte Passional büchlein zu den Bettbüchlein zuthun, allermeist umb der kinder und einfeltigen willen, welche durch bildnis und gleichnis besser bewegt werden, die Göttlichen geschicht zu behalten, denn durch blosse wort odder lere.« Er erachte es nicht für böse, diese Geschichten auch zu Hause mit Sprüchen zu malen, damit man Gottes Wort und Werke stets vor Augen habe »und dran furcht und glauben gegen Gott übe«. Und was sollte es schaden, daß jemand alle wichtigen Geschichten der Bibel hintereinander malen lasse als eine Laienbibel? Nicht oft genug könne man das Wort Gottes singen und sagen, predigen, schreiben und lesen, malen und zeichnen; immer noch sei der Satan allzu stark und rührig, um dasselbige zu hindern und zu unterdrücken.[7]

In der kirchlichen Sphäre verurteilte Martin Luther also Bildwerke, die zu einem falschen Gebrauch, zur Anbetung verleiteten, tolerierte aber im übrigen bildliche Darstellungen und hielt sie für positiv, soweit sie zur Glaubensvertiefung eingesetzt werden konnten. Im profanen Bereich stand er der bildenden Kunst neutral gegenüber: »Denn warumb wolt ich nicht ein gemalet Tuch ansehen, sehe ich doch wol eine Sawe, Kuhe oder Hund an? Die Kindlein müssen hülzerne Pferdlin, Hündlin, Tocken [Puppen] und dergleichen haben und ich mus auch ein Bilde haben, sonst müste ich auch kein Spiegel haben. Wer sie nicht wil haben, der mag sie wegthun, ich kan jr nicht entraten, weil doch davon in der Schrift nichts gedacht wird.«

Zwei Dinge sind hier für unsere Überlegungen von Bedeutung. Einmal der Hinweis auf die Bibel: Sie ist die einzige schriftliche Instanz, die Luther bedingungslos anerkannte. Und in der Bibel findet sich keine Aussage zur Bilderfrage, im Alten Testament nicht und auch nicht in den Evangelien, denn in dieser Form stellte sich die Frage für die Lehre Jesu gar nicht. Die Bibelstelle 2. Mos. 20, 4–5, von den Befürwortern des Ikonoklasmus gern zitiert: »Du sollst Dir kein Bildnis noch irgend ein Gleichnis machen, weder des, das oben im Himmel, noch des, das unten auf Erden, oder des, das im Wasser unter der Erde ist. Bete sie nicht an und diene ihnen nicht«, bezieht sich auf die *Anbetung* eines Bildwerkes; und so verstand sie auch Luther.[8] Für den Menschen der heidnischen Antike manifestierte sich die Gottheit im Bild, war in ihm für den Gläubigen präsent. Diese Vorstellung konnte weder im Judentum noch im Christentum akzeptiert werden.

Zum anderen erklärt Luther in diesem Sermon fast beiläufig, aber klar, sein Verständnis einer bildlichen Darstellung überhaupt. Er sieht sie als Spiegel der Wirklichkeit, als Konservierung eines erlebten Augenblicks: des Anblicks einer Kuh oder eines Schweins. Im Bild kann man sich diesen Anblick jederzeit wieder vor Augen holen und hat so die Möglichkeit, sich seine Bedeutsamkeit zu vergegenwärtigen. Der Satz des Paulus im 1. Brief an die Korinther 13, 12: »Wir sehen jetzt durch einen Spiegel ein dunkles Bild, dann aber von Angesicht zu Angesicht, jetzt erkenne ich stückweise, dann aber werde ich erkennen, wie ich erkannt bin«, erklärt, was

Spiegel und Spiegelbild für Luther bedeuten.[9] Skulptur, Gemälde, Zeichnung oder Kupferstich sind für ihn Werke, von Menschen gearbeitet wie andere Dinge auch. Sie sollen nützlich sein und erfreuen.

Die Schweizer Reformatoren waren in allen Fragen des Kultus wesentlich rigoroser als Martin Luther. Der Aufruf des Thurgauers Ludwig Hätzer (um 1500–1529) zum aktiven Vorgehen gegen bildliche Darstellungen mit dem Titel *Ein urteil gottes unsers eegemahels wie man sich mit allen gotzen und Bildnussen halte soll* (1525) fand weite Verbreitung in acht deutschen und einer lateinischen Fassung.[10] Ulrich Zwingli äußerte seine Meinung zwei Jahre zuvor in *Ein kurze christliche Anleitung*,[11] der er 1526 von Amts wegen die Entfernung aller religiösen Bildwerke in den Kirchen Zürichs und der Umgebung folgen ließ. In der Antwort an Valentin Compar faßte er 1526 nochmals seine Ansicht zusammen:[12] Ausgehend vom ersten der Zehn Gebote lehnte er jedes religiöse Bild ab, da es die Vorstellung des Gläubigen stets vom rechten Glauben ablenke. Es liege in der Natur des Menschen, daß er zur Anbetung des Dargestellten neige. Damit wurde der Kunst im kirchlichen Bereich jede Daseinsberechtigung abgesprochen. Zwinglis Nachfolger in Zürich, Heinrich Bullinger, vertrat diesen Standpunkt mit derselben Konsequenz. Kahle Beträume waren die Folge.

Dieselbe Bilderfeindlichkeit wie im süddeutschen Sprachraum bestimmte die protestantische Bewegung im Elsaß. 1530 ereignete sich in Straßburg der Bildersturm, den Martin Butzer in seiner *Confessio Tetrapolitana* verteidigte: Bildwerke sind zum ersten verwerflich, weil das einfältige Volk sie gegen die göttliche Schrift anbetet; zum zweiten, weil ihre Errichtung mit hohen Ausgaben verbunden ist, mit denen man besser die Armen unterstützen könnte; und zum dritten, weil sie die Menschen zu dem Gedanken verleiten, sich durch ihre Mühe Verdienste bei Gott erworben zu haben.[13] Trotzdem versuchte Butzer, zwischen den protestantischen Vorstellungen von Wittenberg und Zürich zu vermitteln. Noch einen Schritt weiter in der Verdammung von Darstellungen religiösen Inhalts ging Johannes Calvin. Einmal verurteilte er jeden Versuch einer visuellen Vorstellung Gottes, da sie dessen transzendenter Natur nicht gerecht werden kann und deshalb grundsätzlich seinem Glanz Abbruch tut.[14] Zum anderen legte er genaue Ausnahmen von diesem Bilderverbot fest. Man soll nur Dinge darstellen, die sichtbar sind, und hier unterscheidet Calvin zwei Bildkategorien: die Historien einerseits und Motive wie Bäume, Berge, Flüsse und Personen andererseits, die man ohne eine bedeutungsvolle Intention malt. Die erste dient zur Unterweisung, die zweite ist nur da, um Freude zu bereiten.[15] Bilder religiösen Inhalts haben in diesem Schema keinen Raum.

Französische Hugenotten zogen schon vor der Jahrhundertmitte nach Norden. Der erste Calvinist, der in den spanisch regierten südlichen Niederlanden für seinen Glauben starb, war der Franzose Pierre Brully. Er wurde 1545 in Doornik hingerichtet. 1546 stand die *Institution de la Religion Christienne* Calvins bereits auf der Liste der verbotenen Bücher. Trotzdem fanden die protestantischen Ideen Calvinscher Prägung rasche Aufnahme vor allem in den nördlichen Niederlanden: 1554 erschien zuerst in Straßburg, ein Jahr später in Holland der Traktat *Der Leken Wechwyser* von Jan Gerritsz. Versteghe. Er hat die theoretischen Voraussetzungen für den großen Bildersturm 1566 in den Niederlanden geschaffen. Versteghe schlug vor, die Abbilder in den Kirchen – er dachte vor allem an die Darstellungen von Heiligen –, die immer die Gefahr bargen, zu Idolen zu werden, durch Geschehen aus der Heiligen Schrift zu ersetzen oder die Wände weiß zu lassen und mit nützlichen Sprüchen zu versehen. Er wies – kein neuer Gedanke – darauf hin, wie ungerecht es sei, Bildwerke mit Gold und Silber zu schmücken, während »die lebendigen Bilder Gottes« Hunger leiden und ohne Kleidung sind. »Die Kerzen, die vor den blinden Bildern angezündet werden, sollten den Armen gegeben werden, die in Dunkelheit leben.«[16]

Diese praktischen Anweisungen sind in einem Sprachduktus gegeben, der an die Heilige Schrift erinnert. Versteghe verleiht seiner Forderung damit einen sakralen Charakter. Vielleicht

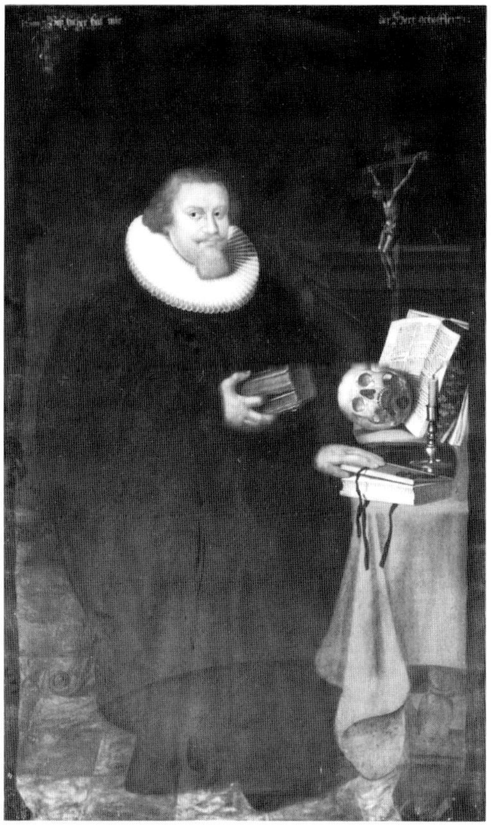

Michael Konrad Hirt
Portrait des protestantischen Theologen
Johann Stumpf, 1641
Öl auf Leinwand, 208x122 cm
Bayreuth, Evangelisch-Lutherische Stadtkirche

unbewußt trug er auch zur Entwicklung einer Symbolsprache von speziell protestantischem Charakter bei. Nehmen wir als Beispiel die Kerze: Im katholischen Kult gehört der Kerzenhalter, der Leuchter, zur Christus- und Mariensymbolik; Maria ist Trägerin des Heils, Christus ist selbst Licht, die Kerze, das Leben. Versteghes Interpretation versetzt die Kerze in den irdischen Bereich als reale Lampe für die Armen. Ihr Dasein ist begrenzt. So wird die Kerze zum Zeichen für irdisches Leben, das vergänglich ist, leicht ausgeblasen werden kann und erlischt. Die Bedeutung der Kerze als Teil eines ewigen Lichts bleibt mit der Symbolik der Erleuchtung der armen, unwissenden Seelen, deren Nacht des Geistes erhellt wird, im Hintergrund gegenwärtig. In dieser zweifachen Funktion begegnen wir dem Kerzenleuchter in vielen Portraits protestantischer Geistlicher, zum Beispiel in dem des Dr. theol. Johann Stumpf von 1641.[17]

Das Bild in der Gegenreformation

Die katholische Kirche setzte sich im Tridentinischen Konzil intensiv mit dem Protestantismus und der Kritik aus den eigenen Reihen auseinander. In drei großen Sitzungen, verteilt über einen Zeitraum von fast zwanzig Jahren (1545–1563), wurde die Position der Kirche neu bestimmt und festgelegt. Geeint und gestärkt ging sie aus dieser Klausur hervor und konnte in einer weit ausgreifenden Offensive, der Gegenreformation, in Lehre und Kultus neuen Boden gewinnen. In den Ländern, die dem Katholizismus treu blieben, vor allem in Spanien, Italien, Frankreich, den habsburgischen Landen und in einer Reihe deutscher Fürstentümer, erlebte die Kirche einen großen Aufschwung, entfaltete Macht und Glanz im Überschwang des Barock. Die neu errichteten Gotteshäuser dokumentierten die wiedergefundene Kraft. Sie waren reich geschmückt und zeigten in Altarbildern und Skulpturen die Verehrung der Trinität, Marias und der Heiligen. Eine Fülle visueller Eindrücke stürmte auf den Besucher ein. Realistische Erzählfreude strahlte aus den Bildern, und was an Symbolsprache entwickelt wurde, war klar, eindeutig und eingebunden in die Dogmatik der rechtmäßigen Kirche. Der Blick ging in zwei Richtungen, ins Diesseits und ins Jenseits; man dachte und erlebte in Kontrasten von Gut und Böse, Hell und Dunkel.
In dieser Phase des Übergangs vom mittelalterlichen zum neuzeitlichen Denken – es ist das 16. Jahrhundert – verwundert es nicht, wenn die Sprache der Bilder nicht mehr allgemein verstanden wird. Zudem verlaufen die Entwicklungen nicht unbedingt zeitparallel, und es bestehen geographische Unterschiede. So kommt es zu krassen Fehlurteilen durch Mißverständnis, etwa des spanischen Malers Vicente Carducho (1578–1638) über eine Komposition des Amsterdamers Pieter Aertsen: »Kürzlich sah ich ein Bild des heiligen Besuchs von Christus bei den Schwestern des Lazarus, der demütigen Magdalena und der eifrigen Martha. Die Figuren waren von einer solchen Fülle an Eßbarem, Fleisch, Geflügel, Truthähnen, Früchten, Platten und sonstigen Küchenutensilien umgeben, daß es mehr einer gefräßigen Wirtschaft ähnelte als einem Zufluchtsort der Heiligkeit und Sauberkeit, und ich war entsetzt von des Malers Mangel an Urteilsvermögen.«[18] Konfessionelle Unterschiede können zu einer Erklärung wohl nicht herangezogen werden. Sowohl Pieter Aertsen als auch sein Verwandter Joachim Bueckelaer scheinen dem katholischen Glauben angehört zu haben.[19]

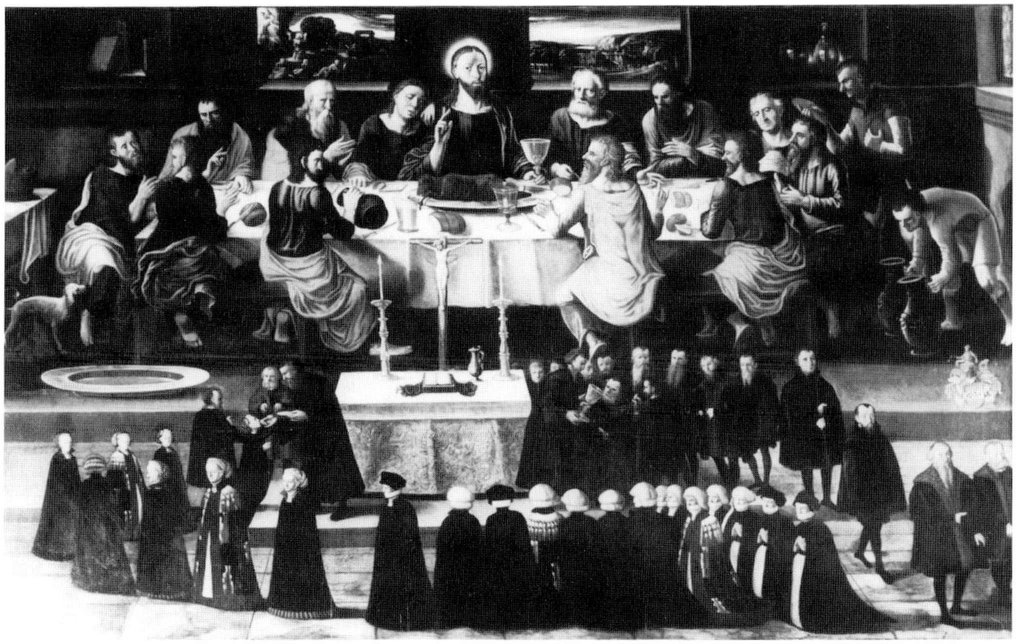

Cranach-Schule
Das Heilige Abendmahl
Altartafel, 1560
Öl auf Holz, 101x158,9 cm
Freiberg, Evangelischer Dom

Protestantische Bildelemente

Die Reformatoren standen, wie wir gesehen haben, Bildwerken im kirchlichen Bereich zurückhaltend gegenüber: Martin Luther lehnte Bilder von Heiligen ab, hielt aber Darstellungen zur Vertiefung der Andacht oder zur Belehrung für gut und sinnvoll. Zwingli und Calvin verurteilten jedes bildliche Zeugnis in einem Gotteshaus und forderten seine Entfernung. Das Volk war meist nicht so rigoros. Es hing am Schmuck seiner Kirchen und erfreute sich an den Skulpturen und Malereien. Die Aktionen der Bilderstürmer waren von Minderheiten getragen und erstreckten sich über einen relativ kurzen Zeitraum. Nach dem Dreißigjährigen Krieg traten politische und soziale Komponenten stark in den Vordergrund. Die Bevölkerung in Land und Stadt sehnte sich nach Ruhe, nach geordneten Verhältnissen und auch nach einer Harmonie von Innen und Außen, die im Visuellen, in Bildwerken, zum Ausdruck gelangen sollte.
In den katholischen Ländern war die Kirche diesem Bedürfnis in reichem Maße nachgekommen; die protestantischen folgten langsamer, mußten sie doch erst Formen entwickeln, die mit dem neuen Glauben zu vereinbaren waren und dessen Inhalte repräsentierten: Man führte die vorhandene Bildersprache des Mittelalters fort, vertiefte und erweiterte sie durch Elemente aus dem profanen Brauchtum, aus der Spruchdichtung der Lebensweisheiten und Bauernregeln. In den Werken Pieter Brueghels d. Ä., seinen Festdarstellungen, Monatskalendern, Bauernzyklen sind religiöse und profane Motive zusammen dargestellt. Seine Bilder sind frühe Beispiele dieses Ineinandergehens von religiöser und weltlicher Thematik. Sie erfuhren enorme Resonanz und Anerkennung.
Welche Rolle in diesem Integrationsprozeß das Stilleben gespielt hat, soll am Beispiel eines Sujets angedeutet werden, das für Stoskopffs Werk wichtig wurde: das Letzte Abendmahl. In der Gotik begegnet man dieser Szene häufig am Hochaltar in der Predella. Sie steht in unmittelbarem Zusammenhang mit dem Vollzug der Messe am Altartisch, weist auf die Verbindung zwischen dem letzten Mahl Christi mit den Jüngern und seiner Wiederholung im Ritual der Kirche hin. Der Gläubige sah dem handelnden Priester am Altar zu; durch die Einnahme der Hostie war er am Sakrament beteiligt.

Für den Protestanten wird der Bezug noch direkter. Er nimmt am Mahl in beiderlei Gestalt teil, ihm werden Hostie und Kelch gereicht. Der Geistliche steht nicht mehr als Vermittler der Gnade in näherer Beziehung zu Gott als die Gemeinde, sondern vollzieht lediglich die Handlung. Eine Darstellung des Abendmahles in mittelalterlicher, katholischer Form lehnt die Reformation ab. Sie erweitert die Szene und fügt ihr das gegenwärtig in der Kirche sich vollziehende Ritual hinzu. Die Aussage des Bildes wird so modifiziert, die Aufgabe der Belehrung rückt in den Vordergrund.

Die Altartafel im evangelischen Dom in Freiberg, Sachsen, zeigt eine solche Darstellung. Sie ist ein Werk der Cranach-Schule und entstand um 1560. In der oberen Bildmitte sieht man das Mahl Christi mit seinen Jüngern. In traditioneller Art liegt der Lieblingsjünger Johannes dem Herrn an der Schulter, ist Petrus durch einen kurzgeschnittenen weißen Bart gekennzeichnet, Paulus durch einen langen schwarzen Bart und eine hohe Stirn. Davor, abgetrennt durch eine niedrige Schranke, steht ein Altar mit zwei Leuchtern, Kruzifix, Meßkanne und Hostienteller. Den Gläubigen wird das Abendmahl gereicht, links im Bild die Hostie, rechts der Kelch. Frauen und Männer nehmen in zwei getrennten Reihen am Sakrament teil. Auf der Brüstung links ist eine große runde Platte (eine Schale für die Fußwaschung oder ein Hostienteller?) zu sehen, rechts das Stifterwappen. An der Rückwand werden durch zwei Mauerausbrüche Landschaften sichtbar. Daneben zeigen Wandnischen auf der rechten Seite Bücher, auf der linken Glaskaraffen. Die Landschaftsausschnitte und die Gegenstände in den Nischen kommentieren das Geschehen im Mittelgrund, bilden den symbolischen Grund, der in einer weiteren Entwicklung an die Stelle der erzählenden Darstellung treten wird: Die stillstehenden Dinge, die Karaffe, die Bücher, können fünfzig Jahre später für sich stehen und den Gehalt einer ganzen Szene repräsentieren.

In einem Holzschnitt Albrecht Dürers von 1523 wird diese Entwicklung anschaulich: Christus ist mit seinen Jüngern um den Tisch versammelt. Auf diesem befindet sich nur der Kelch. Im Bildvordergrund, am Boden, stehen eine Kanne, ein Korb mit Früchten, eine Tafel mit Dürers Monogramm und dem Datum, und genau in der Mitte eine große runde Schale. Die Attribute eines Mahles sind aus dem Geschehen isoliert, das dennoch jedem Betrachter auch ohne sie verständlich bleibt. Sie bilden eine Gruppe für sich und werden durch die einbezogene Signatur des Malers der Gegenwart zugeordnet. Die Heilsgeschichte und das Nürnberg des 16. Jahrhunderts sind im Bild miteinander verbunden, die täglichen Speisen vor das Angesicht Christi beim letzten Abendmahl gestellt.

Ein zweiter Weg zu einer neuen protestantischen Bildfindung geht von dem Vorgang des Mahles aus. Es sind eine Reihe von Gemälden aus dem 17. Jahrhundert erhalten, die eine Familie am häuslichen Eßtisch beim Tischgebet zeigen. Wayne Franits hat sich mit diesem Motiv an holländischen Beispielen auseinandergesetzt und ihm die Bezeichnung »Danksagung« (»The Family Saying Grace«) gegeben.[20] Für andere Länder sind mir keine Untersuchungen bekannt, doch kann man sicher davon ausgehen, daß dieses Thema vorwiegend in protestantischen Gebieten gestaltet wurde.[21]

Wiedergegeben ist der Moment des Gebets vor dem Essen. Die Speisen stehen noch unberührt: gebratenes Geflügel, Brot, Früchte, Salz und Wein. Das Mahl ist nicht üppig, doch reichlich. Die Worte »Unser täglich Brot gib uns heute« haben bildliche Gestalt gewonnen. Die Mitglieder der Familie sitzen nebeneinander, in einer dokumentarischen Aufnahme erfaßt.

Daß nicht in erster Linie eine realistische Szene festgehalten werden sollte, belegen die sorgfältige Kleidung der Dargestellten, die den Kirchgang assoziiert, und die auf den Betrachter gerichteten ernsten Mienen. Die Anzahl der Teller entspricht nicht der Zahl der anwesenden Personen. Weltlicher Besitzerstolz äußert sich im silbernen Tischgerät, Becher und Salzfaß. Durch das Fenster am linken Bildrand wächst eine Weinranke ins Zimmer. Sie zieht sich über die ganze Länge der Wand bis zum Sitz der Hausfrau, Symbol der reichen Gnade Gottes und

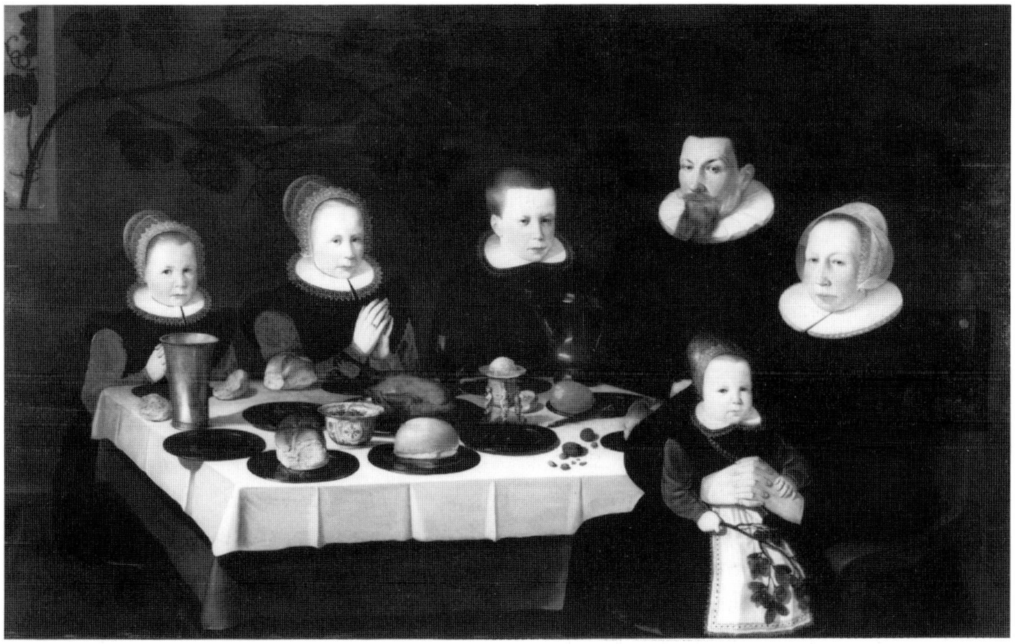

Holländisch
Familie beim Tischgebet, 1627
Öl auf Holz, 122x191 cm
Utrecht, Stichting Het Catharijneconvent

zugleich der sinnfällige Ausdruck des Wunsches nach Wachstum und Gedeihen der Familie.[22] Das Motiv des Weinlaubs ist eng verknüpft mit der Überlieferung des Abendmahls. Die drei synoptischen Evangelien berichten die Worte Jesu beim Vollzug nahezu identisch, deren Schluß lautet: »Ich sage Euch, ich werde von nun an nicht mehr von diesem Gewächs des Weinstocks trinken bis an den Tag, da ich's neu trinken werde mit euch in meines Vaters Reich.«[23] Bei Johannes lesen wir statt dessen: »Ich bin der rechte Weinstock, und mein Vater der Weingärtner«, und drei Verse weiter: »Ich bin der Weinstock, ihr seid die Reben. Wer in mir bleibt und ich in ihm, der bringt viele Frucht, denn ohne mich könnt ihr nichts tun.«[24]
Der Künstler hat auf die Gestaltung der Tafel große Sorgfalt verwandt. Die einzelnen Materialien, Tuch, Zinn, Silber, Keramik, die Eßwaren, sind differenziert wiedergegeben, sogar einzelne Brötchensorten sind unterschieden. Der Gedanke an die Eucharistie wird spürbar in der Hervorhebung des großen Bechers links, in Weinkanne und Brot. Die Familienmitglieder rahmen dieses Zentrum. Von hier aus ist es nur noch ein Schritt zur Verselbständigung des Motivs vom gedeckten Tisch.
Das Metropolitan Museum, New York, bewahrt eine dreiteilige Altartafel – sie wird heute Peter Spitzer zugeschrieben –, deren Mittelstück Christus inmitten einer fünfköpfigen Familie zeigt. Er hat die rechte Hand im Segensgestus erhoben; seine Linke ruht auf der Erdkugel, die von einem Kreuz bekrönt ist. Auf dem Tisch vor ihm liegen Bücher und Blumen, darunter Rosen und Nelken.[25] Im lutherisch orientierten Niedersachsen war die Darstellung der Person Christi gestattet. Er ist unter die Familie getreten zu ihrem Trost und Beistand. Die Lehre ist in den Büchern präsent, die Blüten deuten auf die Passion und das Paradies.
Durch den Humanismus und die Bewegung der Renaissance hatte das Weltliche, das Diesseits, gegenüber dem Jenseits an Gewicht gewonnen. So versuchte die protestantische Kirche, Glaubensinhalte in die Gegenwart zu überführen, um Religion erlebbar zu machen, verzichtete sie doch auf die Machtmittel der Furcht vor Strafe und auf das bewundernde Staunen über äußere Pracht und Herrlichkeit der Wohnung Gottes. Die Bildwerke der evangelischen Kirche traten bescheiden auf. Sie waren sachlich, erzählend, meist trat belehrend die Schrift hinzu. Ihre Symbolsprache ließ sich einfach erfassen; sie betonte Dinge, die im Alltag eine Rolle spielten.

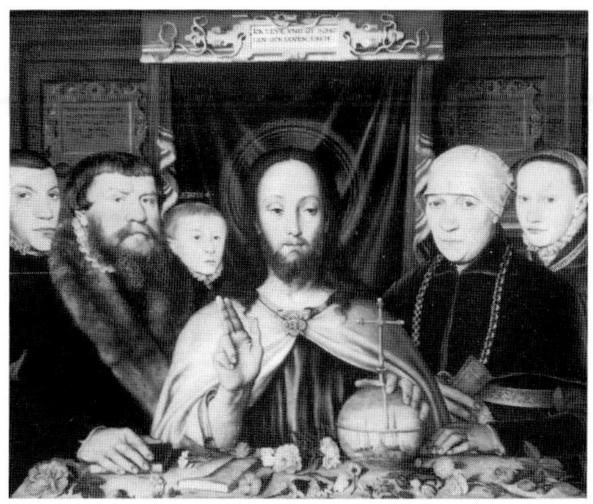

Peter Spitzer?
Christus und die Stifterfamilie
Mitteltafel eines Triptychons
Öl und Tempera auf Holz, 79,7x95,6 cm
New York, Metropolitan Museum of Art

Vielleicht hat die neue Lehre am schnellsten und nachhaltigsten für das Sakrament der Eucharistie eigene Bildvorstellungen entwickelt. Die Unterschiede zur katholischen Kirche waren in theologischer Hinsicht einschneidend und deutlich spürbar für den Laien, der nun das Sakrament in beiderlei Gestalt empfing. Wollte man in den Gotteshäusern neben Wort und Gesang den Gläubigen auch über das Auge erreichen, war das Abendmahl ein zentrales Thema. Das Erfassen von Zeichen, das Umsetzen von Bildern in Geschehen, in gedankliche Interpretation, war dem Menschen der Nachreformationszeit noch durchaus geläufig. Im Zusammenhang mit der Darstellung des Mahles in Bethanien war es vor allem der Tisch mit den Speisen in ihrer verschiedenen Zusammenstellung, vom Frühstück am Morgen bis zur Mahlzeit am Abend bei Kerzenlicht. Losgelöst von einer biblischen Szene fanden diese Bilder im häuslichen Bereich Verwendung und ersetzten im Speise- und Wohnraum das Kruzifix im Herrgottswinkel. Zumindest bis ins späte 17. Jahrhundert sind die Mahlzeitenbilder, Stilleben mit Früchten und Blumen unter dem Aspekt des Andachtsbildes zu sehen. Dann allerdings tritt allmählich – im Süden früher als im Norden – eine Verflachung dieser religiösen Bedeutung ein: Das Stilleben wird schöne Dekoration.[26]

1 Vgl. dazu und zum Folgenden Keith P. F. Moxey, Pieter Aertsen, Joachim Beuckelaer and the Rise of Secular Painting in the Context of the Reformation, New York/London 1977, S. 122f., mit weiterführender Literatur. Martin Scharfe, Evangelische Andachtsbilder. Studien zur Intention und Funktion des Bildes in der Frömmigkeitsgeschichte vornehmlich des schwäbischen Raumes, Stuttgart 1968.

2 Der theologische Ansatz zu dieser Vorstellung ist im Römerbrief des Paulus zu finden (5, 14).

3 Dieser Themenkreis ist in vielen Untersuchungen hervorragend bearbeitet. Es sei verwiesen auf: Harry Kühnel, Abbild und Sinnbild in der Malerei des Spätmittelalters, Europäische Sachkultur des Mittelalters, Wien 1980, S. 83–100; Erwin Panofsky, Early Netherlandish Painting. Its Origin and Character, 2 Bde., Cambridge/Mass. 1953; Sam Segal, Früchte, Brot, Wein und tiefere Bedeutung. Ein Früchtestilleben von Jacques de Gheyn und seine Symbolik, Kunst und Antiquitäten, II, 1986, S. 22–31; Katalog Niederländische Stilleben von Brueghel bis van Gogh, Amsterdam, Kunsthandel P. de Boer/Braunschweig, Herzog-Anton-Ulrich-Museum, 1983.

4 Vgl. Consilium Erasmi Roterdami in causa evangelica, 1529, geschrieben an Ulrich Zwingli gegen den Bildersturm in Zürich.

5 Z. B. Erasmus von Rotterdam, Modus orandi Deum, Basel 1523.

6 Sermon zum 5. Buch Moses, 1529; Martin Luther, Kritische Gesamtausgabe, Bd. XXVIII, Weimar 1903, S. 677.

7 Ebd.

8 Sermon zum 5. Buch Moses, 1529; Luther, Gesamtausgabe, 1903, S. 678.

9 Das Trompe l'œil, das Bild, welches Wirklichkeit täuschend »echt« wiedergibt, muß vor diesem geistigen Hintergrund gesehen werden; es ist nicht allein kunstreiche Virtuosität.

10 Charles Garside, Ludwig Haetzer's Pamphlet Against Images. A Critical Study, The Mennonite Quarterly Review, XXIV, 1960, S. 21.

11 Huldrich Zwingli's Sämtliche Werke, hrsg. von Emil Egli und Georg Finsler, Bd. II, Leipzig 1908, S. 658.

12 Huldrich Zwingli's Sämtliche Werke, hrsg. von Georg Finsler und Walther Kohler, Bd. IV, Leipzig 1965, S. 95–96.

13 Martin Butzers Deutsche Schriften, hrsg. von R. Stupperich, Bd. III, Gütersloh 1969, S. 151, Artikel 22.

14 »Nous estimons que de figurer Dieu par simulachre visible, c'est une chose perverse, d'autant qu'il l'a défendu et ne se peut faire sans obscurcir aucunement sa gloire [...]«; Jean Calvin, Institution de la Religion Christienne, 1545, hrsg. von J. Benoit, 1957, S. 135.

15 »Quant est des choses qu'ont peut licitement représenter, il y en a deux expèces. En la première sont contenues les histoires, en la seconde, les arbres, montaignes, rivières, et personnages qu'ont paint sans aucune signification. Le première espèce emporte einseignement, la seconde n'est que pour donner plaisir.« Calvin, Institution, 1545/1957, S. 135.

16 Calvin, Institution, 1545/1957, S. 290.

17 Bayreuth, Ev.-Luth. Stadtkirche, Südliches Seitenschiff. Außer der gerade ausgeblasenen Kerze sind Buch und Totenkopf dargestellt, im Hintergrund ein Kruzifix. Vom selben Maler, Michael Konrad Hirt, ist ein signiertes und 1639 datiertes Vanitas-Bild bekannt (Öl auf Leinwand, 59x77 cm, London, Auktion Sotheby's, 9. 12. 1987, Nr. 222).

18 Vicente Carducho, Dialogo de la Pintura, Madrid 1633, S. 117–118. »Y vi los dias passados pintada aquella santa visita de cristo a las hermanas de Lazaro. La devota Magdalena, y la solicita Marta, cercados todos con tanta prevención de comida, de carnero, carpones, pavos, fruta, platos, y otros instrumentos de cocina, y mas parecia hosteria de gula, que hospicio de santridad, y cuidazoa finesa, y me espanto de la poca cordura del Pintor.«

19 Moxey, Aertsen, 1977, S. 229–265.

20 Wayne Franits, The Family Saying Grace. A Theme in Dutch Art of the Seventeenth Century, Simiolus, 16, 1986, S. 36–49.

21 Z. B. »Familie betend am Tisch«: Holländisch, Holz, 122x191 cm, 1627, Utrecht, Rijksmuseum; Antonius Claessins, Holz, 96,5x142 cm, London, Weiss Gallery; Goltzius Geldorp, 71x97,5 cm, dat. 1602, London, Pieter H. Tillou Gallery.

22 Vgl. Eddy de Jongh, Grape Symbolism in Paintings of the 16th and 17th Centuries, Simiolus, 7, 1974, S. 166–191.

23 Mat. 26, 29; Mark. 14, 25; Luk. 22, 18.

24 Joh. 15, 1 und 5.

25 Tempera und Öl auf Holz, Mitteltafel 79,7x95,6 cm, Inv.-Nr. 17.190.13–15. Frau Mary Sprinson de Jesus, The Metropolitan Museum of Art, danke ich für die eingehende Information zu diesem Gemälde.

26 Es sei noch einmal betont, daß das Thema des Stillebens natürlich kein rein protestantisches Anliegen war – man denke etwa an die großen Spanier Juan Sánchez Cotán und Francisco de Zurbarán –, doch setzt eine Verweltlichung des Themas im Süden, wo der Katholizismus auf eine viel größere Variationsbreite an Darstellungsmöglichkeiten zurückgreifen konnte, früher und intensiver ein.

Über den Werken von Sebastian Stoskopff liegt Ernst. Sie sprechen eindringlich zum Betrachter. Der Grundtenor ihrer Botschaft ist der Hinweis auf die Vergänglichkeit alles Irdischen. Schön sind die Güter dieser Welt, aber ihr Wert für den Besitzer erlischt mit dem Tode, der unabdingbar ist, durch keine Reichtümer aufzuheben oder hinauszuzögern. Der Tod und der Ausblick auf das Danach, auf eine nicht meßbare Zeit, die Ewigkeit, setzt den Maßstab für die Bedeutung des Lebens. Vita brevis – das Leben ist kurz; mors ultima linea rerum – der Tod ist der Endpunkt der Dinge, aber auch ihre letzte Richtlinie. Das heißt, wir werden aufgefordert, Irdisches in seinem Wert zu erkennen und uns daran zu erfreuen, ohne das Jenseits, das Leben nach dem Tode, aus den Augen zu verlieren.[1] In einem Werk, der *Großen Vanität* (Kat.-Nr. 49), hat Stoskopff diesen Gedanken in Worten ausgedrückt. Auf einer Tafel, angehängt an die Tischplatte, steht:

»Kunst, Reichtum, Macht und Kühnheit stirbet,
Die Welt und all ihr Thun verdirbet,
Ein ewiges kommt nach dieser Zeit
Ihr thoren, flieht die Eitelkeit
1641«

Der Autor dieser Zeilen konnte bis jetzt nicht ermittelt werden. Fest steht, daß sie protestantischen Ursprungs und wohl in Straßburg im Kreis um den Theologen Johannes Schmidt entstanden sind, mit dem Sebastian Stoskopff Kontakt hatte. Vergleichbare Verse finden sich auf Epitaphien, verbunden mit der Bitte, Gott möge sich des Verstorbenen gnädig annehmen. Im Kontext des Bildes von Sebastian Stoskopff erhält der Spruch den Charakter eines Vermächtnisses: hier hat der Maler zusammengefaßt, was ihm wichtig ist. Seine Aussage ist klar formuliert und reich ins Bild umgesetzt. Ausgehend von dieser Vanität sind seine kleineren Stilleben in ihrem Gehalt zu erfassen. Sie stehen allesamt in Zusammenhang mit dem Gedanken der Vergänglichkeit und lenken gleichsam den Blick des Betrachters über sich hinaus in die Weite, wo die Materie nicht mehr ist.

Am 31. Oktober 1517 hatte Martin Luther, Professor der theologischen Fakultät, an der Kirche in Wittenberg 95 Thesen angeschlagen, in denen er seinen Standpunkt zur Frage des Ablasses darlegte. Eine Welle der Zustimmung war die Folge; eine Bewegung begann, die zur Glaubensspaltung führen sollte. Im Laufe des 16. Jahrhunderts bildeten sich im wesentlichen drei Konfessionen aus: die Altgläubigen oder Katholischen, die Lutheraner (Protestanten) und die Calvinisten (Reformierten).[2] Herrschte das Luthertum vor allem im Norden Deutschlands, so hatte sich die Lehre Calvins von Genf nach Frankreich ausgebreitet, faßte zum Teil in Süddeutschland Fuß, in der Pfalz und in den Niederlanden. Katholisch geblieben waren fast alle geistlichen Fürstentümer und die österreichischen Länder des Hauses Habsburg. Die reformierten Teile der Schweiz wurden geprägt von den Lehren Ulrich Zwinglis.

Auch in Straßburg, das bereits 1530 eine lutherische Regierung besaß, wurden die Ideen Calvins wirksam. 1509 geboren, hatte er in der Picardie Rechtswissenschaften studiert und gehörte in Paris einem mit der Reformation sympathisierenden Humanistenkreis an. Dort erlebte er seine »plötzliche Bekehrung« und floh vor der Protestantenverfolgung König Franz I. nach Basel, wo 1536 sein Hauptwerk *Christianae religionis Institutio* (Unterricht in der christlichen Religion) entstand. Nach seiner rigorosen Reformtätigkeit in Genf gelangt er 1538 nach Straßburg, wo er die französische Flüchtlingsgemeinde leitet und die »Eglise Française« gründet. Im selben Jahr entsteht durch die Initiative von Jean Sturm das Gymnasium. Ein reger gedanklicher Austausch entspinnt sich zwischen Calvin und dem Straßburger Reformer Martin Butzer. Religionsgespräche in Hagenau, Worms und Regensburg vermitteln Beziehungen zu deutschen Reformatoren, vor allem zu Melanchthon.

Sebastian Stoskopff wird 1597 in Alt-St. Peter in Straßburg von Pastor Pancratius Kefelius lutherisch getauft. Seine Paten, der Ratsherr Sebastian Schach, Hans Hessler, Schaffner im Spital, und die Frau Heinrich Baumgartners, sind ebenfalls Protestanten. Der Vater Georg arbeitet als diplomatischer Kurier für die protestantische Stadt. Die Lehrjahre Stoskopffs in Hanau finden in einem weitgehend reformierten Milieu statt. Die Bewohner der neugegründeten Siedlung sind vor allem Glaubensflüchtlinge aus den Niederlanden, Flamen und Wallonen, die zum größten Teil dem Calvinismus angehören. Daß über Glaubensfragen gesprochen wird, kann als selbstverständlich gelten. Die Familien Valckenborch und Hoefnagel und eventuell Peter Binoit waren wohl reformiert; Flegel und Stoskopffs Schüler Sandrart waren Protestanten. Beide Konfessionen hatten den Prunk der kirchlichen Zeremonien stark reduziert. Es gab keine Messe mehr, man brauchte keine Ministranten, keine Weihrauchfässer, keine Prozessionsstangen. Schlicht schwarzweiß präsentierte sich der Ornat des Geistlichen. Es fehlten auch die Chorknaben, der Glanz des Messerituals. So kam dem Gesang der Gemeinde als sinnliche Erfahrung große Bedeutung zu. Im Zentrum stand die Predigt, das gesprochene Wort von der Kanzel, das Abendmahl in beiderlei Gestalt. Brot und Wein erhielten die Gläubigen, gereicht aus einer Schale und einem großen Kelch. Auf dem Altar standen das Kreuz und die Kerze. Diesen Gegenständen kam Gewicht zu, mit ihnen vollzog sich die Wandlung der Materie, wurde das Wunder des Glaubens sichtbare und erfahrbare Wirklichkeit.

Auch bei der schlichten Mahlzeit daheim teilte sich etwas von diesem Charisma mit. Die Schale mit Brot und Früchten, das Kelchglas mit Wein boten Speise für Körper und Seele. Auch der Laie las nun das Alte und Neue Testament. Durch das Hinhorchen auf die Worte der Bibel, den Versuch, ihren Sinn zu verstehen, das Warum zu erforschen, wurde der Blick in die Tiefe gerichtet, eine Konzentration auf Weniges angestrebt, das als wesentlich galt. Gemeinsame Gebete, Bibellesungen fanden im Privathaus statt, der Herr des Hauses vertrat die Stelle des Geistlichen in der Kirche, die Gemälde an den Wänden waren selbstverständlich einbezogen. Sie standen auch für das Bild des Gekreuzigten im Herrgottswinkel katholischer Haushalte. Zwangsläufig wuchs den Stilleben, Bildern von den einfachen Dingen des täglichen Lebens – Schalen, Gläser, Blumen, Früchte –, eine Bedeutung zu, deren wirkliches Gewicht wir heute nicht abschätzen können.

Wo Sebastian Stoskopff in seiner Pariser Zeit gewohnt hat und mit wem er verkehrte, ist nicht schriftlich dokumentiert, doch kann man aus der motivischen Verwandtschaft seiner Bilder mit den Werken von Jacques Linard, Pierre Boucle, Lubin Baugin und Louise Moillon auf Bekanntschaft und freundschaftlichen Verkehr mit diesen Künstlern schließen. Von der Familie Moillon wissen wir, daß sie reformiert war und im Viertel Saint-Germain-des-Prez auf der Pont Notre-Dame wohnte, später in der Rue du Bac.[3] In diesem Viertel lebten viele Protestanten: Franzosen und flämische Emigranten. 1556 wurde in Paris eine Gemeinde nach Genfer Vorbild gegründet. Zentrum der reformatorischen Aktivität war die Rue Saint-Jacques. Vierzig Artikel des Bekenntnisses und ebenso viele der Kirchenzucht bildeten das Gerüst dieser calvinistischen Kirche, der ein Konsistorium aus Pfarrern (den »prédicants«) und Diakonen vorstand.[4] Persönlich gekannt hat Stoskopff sehr wahrscheinlich das Gemeindemitglied Abraham Bosse, den Maler und Stecher, dessen Kupferstichfolgen ihm Anregungen für die beiden Allegorien (Kat.-Nrn. 40 und 41) gaben.

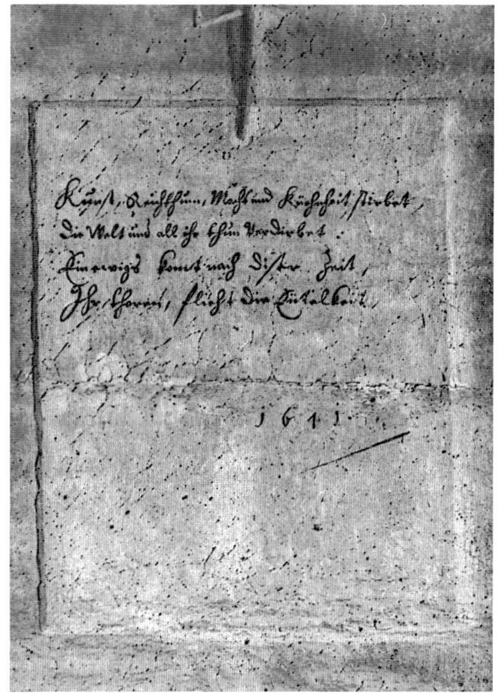

Sebastian Stoskopff
Schrifttafel aus der *Großen Vanität* (Kat.-Nr. 49)

Bosse vertrat einen strengen calvinistischen Glauben und heiratete die Tochter eines Uhrmachers, Catherine Sarrabat, die ebenfalls reformiert war. Naturwissenschaften, Mathematik und Physik interessierten ihn. In seinem Hause verkehrte Gérard Desargues, dessen Theorien über Kegelschnitte und projektive Geometrie er in eigenen Schriften vertrat. In diesem Kreis protestantischer Künstler und Gelehrter, die eigenwillige Ideen entwickelten, welche einerseits Anerkennung von höchster Seite erhielten, zum Beispiel von Kardinal Richelieu, andererseits aber auf ebenso hartnäckige Ablehnung stießen, darf man sich Stoskopff vorstellen.
In diesem geistigen Klima konnte er Bildformen finden wie den Karpfen in der weißen Schale auf einer Spanschachtel mit verglimmender Kerze im Hintergrund. Im Zusammenhang mit dem protestantischen Glauben ist dieses Motiv des Malers das konzentrierteste. Daß es Anklang gefunden hat, belegen die Wiederholungen und Variationen in seinem Œuvre (Kat.-Nrn. 50–55). Zugrunde liegt der Gedanke einer symbolischen Darstellung des letzten Mahles Christi mit den Jüngern. Die Worte beim Brechen des Brotes: »Nehmet, esset; das ist mein Leib« (Mat. 26, 26), werden in der kultischen Handlung des Abendmahles immer neu Wirklichkeit. Stoskopff stellt statt des Brotes einen Fisch dar: Das griechische Wort für Fisch, Ichthys, steht als Jesous Christos Hyios Theou Soter für Christus; in diesem Zeichen haben sich die frühen Christen jahrhundertelang erkannt und verstanden. Der Fisch spielt in der Vorstellungswelt der Antike eine vielfältige Rolle. Jonas wurde von einem Fisch verschlungen; Verstorbenen gab man Fische als Seelenspeise mit. Der Abstieg Christi in die Vorhölle ist die Erfüllung der Jonas-Geschichte. Er befreit Adam aus dem Rachen Leviathans, des Todes.[5]
Sieht man auf römischen Mosaiken das artenreiche Gewimmel der Fische, wird anschaulich, daß sie Zeichen der Fruchtbarkeit waren, des Reichtums und des Glücks. Ihr Anblick schützte vor dem bösen Blick. Im altbabylonischen Mythos wird der Mensch von dem fischgestaltigen Gott Oannes in die Wissenschaften eingeführt. Man hielt den Fisch im Altertum für eingeschlechtlich. So bot sich eine Gedankenverbindung mit der jungfräulichen Geburt Christi an. In den Abendmahlsdarstellungen der ersten Jahrhunderte liegen auf dem Tisch Brote und der Fisch als eucharistische Speise.[6] Augustin schreibt am Ende des 4. Jahrhunderts in seinen *Bekenntnissen:* »obgleich sie [die Erde] sich mit dem aus der Tiefe emporgehobenen Fische nährt an dem Tische, den du [Gott] im Angesicht der Gläubigen bereitet hast; denn deshalb wurde er [Christus] aus der Tiefe emporgehoben, daß diese Speise die Erde nähre.«[7] Erst im Mittelalter ersetzte man die symbolische Darstellung durch das in den Evangelien überlieferte reale Mahl des Passa-Lammes.
Im Karpfen verdichtet sich die Symbolik des Fisches in besonderem Maße. Wegen seiner Langlebigkeit galt er in China als Reittier der Unsterblichen; in der antiken Mythologie ist er der Venus zugeordnet, die im Christentum zum Prototyp Marias wird. Karpfenzucht und -handel waren im 17. und 18. Jahrhundert eigene Wirtschaftszweige von nicht geringer Bedeutung.[8] Der nahrhafte Karpfen galt als wertvoller Fisch, der an jeder fürstlichen Tafel geschätzt wurde. Sein Fleisch hielt man für besonders leicht verdaulich, und sein Verzehr wird als einziges Mittel gegen Schwindsucht genannt.[9]
Die Spanschachtel war ein vielverwandtes Behältnis. Aus Eschenspänen in ovaler und zylindrischer Form gefertigt, hat man sie in alamannischen Frauengräbern des 6./7. Jahrhunderts gefunden, wo sie zur Aufbewahrung von Spinn-, Web- und Nähutensilien diente. Vermutlich gebrauchte man sie auch als Behälter für Speisen.[10] Im hohen und späten Mittelalter beweisen zahlreiche bildliche Zeugnisse die Beliebtheit der Spanschachtel. In der religiösen Kunst begegnet sie auf Marienbildern. In einer Verkündigungsszene im Germanischen Nationalmuseum (Augsburgisch, um 1470) liegt die Spanschachtel geöffnet neben Buch und Apfel. Drei längliche rote Gebilde sind zu erkennen, wahrscheinlich Wollstränge, welche auf die Arbeit Marias am Tempelvorhang verweisen.[11] Auf einer Tafel der Mariengeburt eines

schwäbischen Meisters von 1489 steht eine kleine Spanschachtel auf einer Etagere neben Buch, Kerzenständer und Andachtsbild; darunter sind Kannen zu erkennen.[12] Die Zusammenstellung läßt an die zum Gottesdienst gehörenden Gegenstände denken. So könnte in der runden Büchse die Hostie verwahrt sein. In dem Bild der Mariengeburt vom Meister des Marienlebens stehen Krug, Teller und Spanschachtel beisammen;[13] auch hier ist wohl das eucharistische Mahl gemeint.

Mehrfach wird in der Literatur auf die symbolische Bedeutung der Spanschachtel als Schrein der Dreifaltigkeit verwiesen.[14] Die Verwendung der Spanschachtel in verschiedenen Funktionen belegen auch Darstellungen auf Genrebildern, Portraits und Stilleben. In einer Studie Albrecht Dürers zu einem Hieronymus-Gemälde stehen unter dem Lesepult, auf dem ein aufgeschlagener Foliant liegt, zwei weitere Bücher und eine Spanschachtel.[15] In ihr können Schreibutensilien, aber auch Eßwaren, Äpfel etwa, vermutet werden. Im gemalten Kleinodienschrank des Johann Georg Hainz in der Hamburger Kunsthalle[16] befindet sich in einem Kästchen eine prunkvolle Hutagraffe und eine mit Siegel versehene Spanschachtel, die wohl noch weitere Pretiosen verwahrt. In den Stilleben Georg Flegels findet man öfters Spanschachteln, darunter auch flache, runde, zur Aufbewahrung von Kuchen oder Pasteten.[17] Diese Form war weit verbreitet, sie taucht in Gemälden des Niederländers Osias Beert[18] und in Stilleben der Spanier Juan van der Hamen[19] und Antonio de Pereda[20] auf. Stoskopff verwandte stets die längliche Spanschachtel mit hoher Wandung, die auch bei Flegel anzutreffen ist: In seinem Stilleben *Früchte und Blumenstrauß* ist sie mit feinem Gebäck gefüllt.[21] Bei Thomas Wyck dient sie als Nähkästchen.[22] In der Funktion der Brieflade, verschlossen durch Siegel, trifft man sie auf einem Bild von Giuseppe Maria Crespi.[23]

Ohne Zweifel ist die Spanschachtel im Œuvre von Stoskopff als Behälter für die Hostie zu verstehen, für das Brot, das in Verbindung mit dem Fisch zum Symbol für die Eucharistie wird. Auf seinen Bildern des Karpfens mit Spanschachtel ist an einer Steinmauer links eine Kerze befestigt, die gerade verlischt. Die Kerze spendet Licht und Wärme, Voraussetzungen für das Leben überhaupt. Christus ist das Licht der Welt.[24] Das Anzünden von Kerzen bedeutet Freude. Auf dem Altar brennen Kerzen aus Wachs, sie sind Sinnbild der Jungfrau Maria, da sie von jungfräulichen Bienen bereitet wurden. Die Kerze steht für das irdische Lebenslicht des Menschen, das vom Tod ausgeblasen wird,[25] kann aber auch das ewige Leben meinen: so gehört die Kerze ans Sterbebett und weist auf die Erlösung hin, auf das Weiterleben der Seele nach dem Tod.[26] Stoskopff verwendet die Kerze im Hinblick auf den Vanitas-Gedanken. Sie glimmt nur noch und mahnt den Menschen an die Endlichkeit seines Seins. Der Karpfen als Symbol des Leibes Christi und die Spanschachtel als Brotbehältnis bedeuten die Eucharistie, das Abendmahl. In Verbindung mit der verlöschenden Kerze wird die Darstellung zu einer Aufforderung an den Betrachter, ein Leben als guter Christ zu führen. Diese Gemälde sind Andachtsbilder mit belehrendem Charakter, wie es dem Protestantismus entspricht. Herz und Verstand des Gläubigen werden gleichzeitig angesprochen.

Die einzelnen Bildelemente müssen nicht immer dieselben sein. Ihre Variation eröffnet einen Spielraum für Bedeutungsverschiebungen. So legt der Maler auf dem Bild in Clamécy links zwei Orangenäpfel auf den Tisch (Kat.-Nr. 50). Der immergrüne Orangenbaum, der Blüten und Früchte gleichzeitig hervorbringen kann, wächst im Paradies; seine Frucht ist dem Baum der Erkenntnis zugeordnet.[27] Sie schmeckt süß und bitter zugleich und steht somit für die Temperantia, das richtige Maß. Der Mensch muß die richtige Wahl treffen, auch innen und außen bedenken; daher ist eine Frucht aufgeschnitten gezeigt.

Auf fünf Fassungen des Karpfenmotivs bei Stoskopff steht am rechten Bildrand eine kupferne Deckelkanne (Kat.-Nrn. 51–55). Sie kann Wein oder Wasser enthalten. Da die Symbolik des Abendmahls im altchristlichen Brauch mit Fisch und Hostienbehälter vollständig ist, könnte das

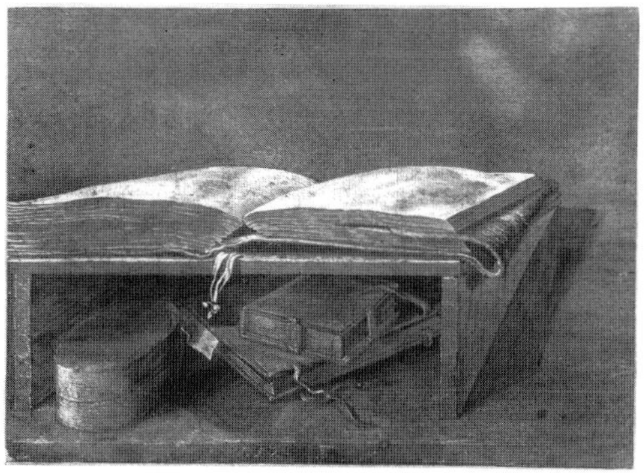

Albrecht Dürer
Lesepult, 1521
Pinselzeichnung, weiß gehöht,
auf Papier, 19,8x28 cm
Wien, Graphische Sammlung Albertina

Wasser gemeint sein, Ursprung des Lebens. Im Alten Testament bezeichnet Jeremias Gott als »den Herrn, die Quelle des lebendigen Wassers« (Jer. 17, 14). Im Neuen Testament wird der Gedanke weitergeführt. Jesus sagt zu Nikodemus: »[...] es sei denn, daß jemand geboren werde aus Wasser und Geist, so kann er nicht in das Reich Gottes kommen« (Joh. 3, 5). Menschen sind »vom Fleisch« (Joh. 3, 6) geboren, sie bedürfen der Taufe, der Reinigung. Sie geht der Wiedergeburt voran, so daß die Seele nach dem Verlöschen des Lebenslichts von Schmutz befreit durch die Kraft des Wassers in das neue Leben eingehen kann. Enthält die Kanne Wein, ist der Bezug zu Christus noch inniger, denn der Lebenssaft ist sein Blut, das für die Erlösung der Menschheit vergossen wurde.

Dies ist eine Möglichkeit der Deutung, doch nicht die ausschließliche. Der Karpfen liegt in einer runden irdenen Schlüssel. Er ist eigentlich zu groß für dieses Gefäß und ragt über dessen Ränder hinaus. Die Schale wiederum steht an der vorderen Schmalseite der Spanschachtel über, und diese ist zum Teil über die Tischkante hinausgerückt. Der kaum dem üblichen Arrangement von Dingen in der Vorratskammer entsprechende Aufbau von Lade, Teller und Fisch wird dadurch noch hervorgehoben; er türmt sich dem Betrachter entgegen. Denkbar ist eine Deutung der langgestreckten Spanschachtel als Lade des Alten Testaments, die Moses am Fuße des Berges Sinai auf Jahwes Geheiß baute. In ihr waren die Tafeln mit den Zehn Geboten verwahrt, dem Wort Gottes. Aus der Sicht des Neuen Bundes barg sie das Reis Jesse und wurde so zu einem Mariensymbol. Christus, Ichthys, erfüllt die Voraussagungen der Propheten mit seinem Opfertod, dessen im Abendmahl mit Brot und Wein stets aufs neue gedacht wird.

In Stockholm befindet sich das kleine Bild mit der Spanschachtel, auf der ein Kelch (ein mit heller Flüssigkeit gefüllter Römer) und eine Zitrusfrucht, eine Ziccade, stehen (Kat.-Nr. 60). Diese Darstellung ist sicher als Symbol der Eucharistie anzusehen, mit den Behältern für Brot und Wein und der Paradiesfrucht, von der die Sünde der Welt ausgegangen ist, die nun getilgt wird. Der Hinweis auf den Kreuzestod ist in der Spiegelung des Glases deutlich gegeben.

Inwieweit der Maler die Bilder als religiöse Werke gesehen hat, wissen wir nicht. Er pflegte seine Motive vielfältig zu variieren. Einmal überwiegt die naturalistische Darstellung, etwa in den Küchenstücken in Paris, Lyon und in der Sammlung der Fondation Rau (Kat.-Nrn. 12, 15, 17, 18, 20, 21, 25) und in den Tischbildern (Kat.-Nrn. 31–34) in München, Saarbrücken, Straßburg und Lyon; dann wieder erscheint gerade das Fisch-Motiv als Glaubensaussage protestantischer Prägung.

Vielleicht hing seine Rückkehr nach Straßburg mit der sich spürbar verändernen Haltung der französischen Regierung zum Calvinismus zusammen. Richelieu übte zunehmend Druck auf die ihm unbequemen Religionsanhänger aus, nachdem er politisch nicht mehr dringend auf ihre Hilfe angewiesen war. Straßburg wurde ein beliebtes Refugium für Glaubensflüchtlinge aus Ost und West. In der lutherisch regierten Stadt bestand ein gutes Verhältnis zu den Calvinisten, und das Zusammenleben mit dem katholischen Bischof war seit nunmehr hundert Jahren geübt. Mit der Umwandlung der bis dahin nur vier Fakultäten führenden »semiuniversitas« 1621 in eine Volluniversität begann eine rege Entfaltung geistigen Lebens. Sie war die Gegengabe Kaiser Ferdinands II. für den Austritt Straßburgs aus der Protestantischen Union und den Friedensschluß mit dem Kaiser gewesen.

Eine wichtige Rolle spielte der Professor für Geschichte Matthias Bernegger (1582–1640). Er pflegte intensive Beziehungen zu Paris, vertrat er doch politisch die Ansicht, Frankreich stehe auf seiten der protestantischen Sache. Studentenaustausch sorgte für regen Nachrichtenverkehr, und es kann als sicher angenommen werden, daß Stoskopff in Paris von diesen Kontakten wußte. Das Absteigequartier der Straßburger Studenten lag in der Rue de Seine im neuerschlossenen Viertel Saint-Germain, wo viele Protestanten, vor allem auch Ausländer, wohnten und wohl auch Stoskopff sich niedergelassen hatte.

Der später wegen seiner satirischen Schriften, besonders der 1640 erschienenen *Wunderlichen und Warhafftigen Gesichte Philanders von Sittewald* berühmt gewordene Johann Michael Moscherosch (1601 in Willstädt geboren) gelangt auf diesem Wege 1625 in die französische Hauptstadt.[28] Die zentrale Figur im lutherischen Straßburg war der Theologe Johannes Schmidt (1594–1658), der, aus Sachsen stammend, ab 1612 in Straßburg studierte und 1623 an der Universität eine Professur für Theologie erhielt. 1629 kam das Amt des Kirchenpräsidenten hinzu, die oberste geistliche Position in der Freien Reichsstadt. Schmidt hatte die berühmtesten lutherischen Universitäten in Deutschland – Tübingen, Jena, Wittenberg – besucht und in England Ideen der dortigen Reformtheologie kennengelernt.[29] Diese Richtung vertrat er mit großem Einsatz. Seine Bußpredigten, gehalten im Straßburger Münster, waren weithin bekannt. Er setzte sich für Sittenstrenge in der Stadt ein und gab 1640 einen Predigtband heraus, der, wie das Titelblatt ausführt, zu Unterricht und Trost dienen sollte, aber auch denen zur Warnung, »welche den blossen Schein eines Gottseeligen Wesens führen«.[30] Aus dieser Geisteshaltung erwuchs später – zunächst unter Philipp Jakob Spener – der Pietismus.

Das innere Ausrichten des Menschen auf Gott, das ihn täglich im Glauben wachsen läßt, und die »Erbauung« im gemeinsamen Gespräch sind für Johannes Schmidt zentrale Punkte der wahren Gottseligkeit. 1636 verfaßt er auf Anfrage Herzog Ernsts von Sachsen-Gotha ein Gutachten zum Thema, »wie man das heutigentags so tief gefallene Christenthum bei den Erwachsenen und Versäumten wieder aufrichten und ein gottseliges Leben und Wesen bei ihnen pflanzen könne«.[31] Die Verderbnis liege bei allen Ständen. Die Schrecknisse des Dreißigjährigen Krieges sieht er als göttliches Strafgericht und Zeichen der nahenden Endzeit. Er nennt die drei Hauptstrafen »Hunger, Pest und Teuerung«. Zur Buße und inneren Einkehr empfiehlt er zwölf Heilmittel, die mit der Bußpredigt beginnen, Katechismusübungen in der Öffentlichkeit und zu Hause vorsehen, Besuche der Pfarrer, Gespräche zur Erbauung und Frömmigkeitsübungen, und die bis zum Anlegen von Seelenregistern reichen, in denen der Prediger nicht nur die Zuhörer vollständig aufführen, sondern auch ihre Festigkeit im Glauben und ihre Fortschritte verzeichnen solle.[32] Der Magistrat der Stadt, ohne dessen Wohlwollen jede Reformbestrebung erfolglos gewesen wäre, unterstützt seine Bemühungen. Moscherosch, ein Schüler Johann Schmidts, hatte seit 1645 das Amt des Fiskals und Sekretärs des Polizeigerichts inne. 1646 zum Beispiel erläßt er ein Dekret gegen Luxus und Opulenz der Speisen bei Hochzeitsmählern und verordnet, dieselben mit einem Dankgebet zu beginnen.

Diese starke Einflußnahme auf das Privatleben der Bürger, auch der auswärtigen Fürsten, die in Straßburg Zuflucht gesucht hatten und die er »große Hansen und aufgeblasene Superlativi« nennt,[33] forderte Widerstand heraus, zuerst unter den Studenten, der zu Verbitterung und Erschöpfung in den letzten Lebensjahren Schmidts führte und Moscherosch sein Amt kostete. Der Fortgang lutherischer Reform kam dadurch aber nicht zum Erliegen. Über das Wirken von Philipp Jakob Spener entwickelte sich aus ihr der Pietismus, der am Ende des 18. Jahrhunderts eine so bedeutende reformerische Bewegung werden sollte.

In dieser Atmosphäre lebte Sebastian Stoskopff in den 1640er Jahren in Straßburg. Johann Schmidt kannte er auf jeden Fall, wie der nach seiner Zeichnung gefertigte Kupferstich (Kat.-Nr. 48) bezeugt. Mit Moscherosch wird er schon in Paris verkehrt haben.[34] Sicher wurden Gespräche über Glaubensfragen und Auslegungsprobleme geführt. Daß Stoskopff sich der lutherischen Kirche verpflichtet fühlte, zeigen seine beiden Bilder mit den Cranachschen Portraits von Martin Luther und Philipp Melanchthon (Kat.-Nrn. 65 und 66).

Nicht einverstanden wird der Maler mit dem Teil der Reformbestrebungen gewesen sein, der sich mit den praktischen Fragen der Übung im Glauben befaßte, die die Lebensführung der Gemeindemitglieder in ein Schema zwangen und unter Aufsicht stellten. Ein so eigenwilliger Mensch wie Stoskopff hat sich einen solchen Druck sicher nicht gern gefallen lassen. Dies könnte ein Grund dafür gewesen sein, daß er den Einladungen des Grafen Johannes von Nassau-Idstein zunehmend Folge leistete und Ende der fünfziger Jahre vielleicht ganz nach Idstein zog. Seine späten Stilleben sind von gläserner Transparenz. Er malt nicht mehr Bilder, deren Symbolgehalt sofort auffällt und zur Entschlüsselung einlädt, sondern Gehalt und Form sind hier vollkommen ineinander aufgegangen. Der 1644 datierte *Gläserkorb* (Kat.-Nr. 58) ist motivisch komplex angelegt. So unordentlich wird höchstens gebrauchtes Geschirr in einem Korb verstaut, doch die Gläser sind rein. Die Teile, die über den Gefäßrand hinausragen, passen nicht zu denen, die zwischen den Stäben sichtbar werden. Links vorn liegt ein venezianisches Glas, von dem nur die Kuppa sichtbar ist. Ein Stück der Wandung ist ausgebrochen. Makellos präsentiert sich ein Schlangenhautbecher im äußersten Vordergrund, und am rechten Bildrand steht ein halbgefüllter Römer. Hervorgehoben ist in der Mitte des Korbes ein Buckelpokal, dessen Deckel mit einer strahlenden Blume verziert ist. Kostbares goldenes Gerät und Glas sind einerseits im runden Korb verwahrt, andererseits achtlos auf dem Tisch stehengelassen. Im Arrangement der kreuz und quer gestellten Trinkgefäße scheint die Bewegung der menschlichen Hand noch spürbar. Der umgestülpte, auf dem Kopf stehende Becher hat den solidesten Stand. Das Bild enthält noch mehr solcher Ungereimtheiten. Denkt der Maler an die unendlich feine Balance, die das menschliche Leben im Gleichgewicht hält, an die vielen Widersprüchlichkeiten, die sich, zusammengenommen, wieder auflösen und so etwas wie Harmonie ergeben? Hier ist es nicht mehr die Kirche, die Halt gibt, der Glaube einer bestimmten Konfession. Hier überwiegt das Wissen um die Zerbrechlichkeit alles Irdischen, die nur durch ein nicht Erfahrbares in einer anderen, geheilten Welt aufgehoben werden kann.

1 Zur Vanität als Bildthema siehe unter anderem: Katalog Les Vanités dans la peinture au XVIIe siècle, Caen, Musée des Beaux-Arts/Paris, Musée du Petit Palais, 1990/91; Katalog Vanitas. Il simbolismo del tempo, Bergamo, Galerie Lorenzelli (Alberto Veca); Gerhard Bott, Gemalte Schätze, Katalog Münster/Baden-Baden 1980, S. 431–447.

2 Die Ausdrücke »Protestanten« und »Reformierte« sind in den Quellen oft nicht klar geschieden; »Protestant« bezeichnet als Überbegriff auch alle vom alten Glauben Abgefallenen.

3 Pannier, Habitants protestants, 1937, S. 375.

4 Siehe Robert P. Sagg, Hugenotten, Basel 1984, S. 33ff.

5 Vgl. zum Folgenden etwa Manfred Lurker, Wörterbuch der Symbolik, 3. Aufl., Stuttgart 1985, S. 194; Heinrich und Margarethe Schmidt, Die vergessene Bildersprache christlicher Kunst. Ein Führer zum Verständnis der Tier-, Engel- und Mariensymbolik, 3. Aufl., München 1984, S. 56ff.

6 Vgl. Wandmalereien des Abendmahles z.B. in der Callixt-Katakombe, Rom, Ende 2. Jh., Brote und Fische in der Ludina-Gruft, Rom, 2./3. Jh., und in Mosaiken in S. Apollinare Nuovo, Ravenna, 6. Jh.; Emil Bock und Robert Goebel, Die Katakomben, Stuttgart 1961, Abb. 62, 63, 31, 65.

7 Die Bekenntnisse des heiligen Augustin, übers. von O. Bachmann, Köln o. J., Kap. 21, S. 249–250.

8 Vgl. z.B. Ewalt Friedrich von Hertzberg, Encyklopäisches Lexikon, 35. Theil, Karp bis Kath, Berlin 1785, S. 1–161.

9 Hertzberg, Encyklopädisches Lexikon, 1785, S. 138–139.

10 Siehe Peter Paulsen und Helga Schach-Dörges, Holzhandwerk der Alamannen, Stuttgart 1972, S. 58–62 mit Abbn.

11 Germanisches Nationalmuseum, Inv.-Nr. GM 228. Herzlichen Dank Herrn Dr. Löcher für die Hilfe bei der Identifizierung.

12 Altarflügel aus dem Kloster Lichtenthal bei Baden-Baden, Karlsruhe, Staatliche Kunsthalle, Inv.-Nr. 806a.

13 Holz, 85x109 cm, München, Alte Pinakothek.

14 Z.B. im Katalog France in the Golden Age. Seventeenth-Century French Paintings in American Collections, Paris, Galeries Nationales du Grand Palais/New York, Metropolitan Museum of Art/Chicago, The Art Institute of Chicago, 1982, S. 294.

15 Lesepult, 1521, Pinselzeichnung, 19,8x28 cm, Wien, Graphische Sammlung Albertina.

16 Leinwand, 114,5x93,3 cm, sign. und dat. 1666, Inv.-Nr. 435.

17 Z.B. im *Großen Schauessen*, Öl auf Kupfer, 78x67 cm, München, Alte Pinakothek.

18 Vgl. z.B. Greindl, Peintres Flamands, 1960, Farbtafeln 11, 15, 16.

19 Z.B. William B. Jordan, Spanish Still Life in the Golden Age 1600–1650, Fort Worth 1985, Abbn. 17 und 18.

20 Jordan, Spanish Still Life, 1985, Abb. 14,3.

21 Katalog Münster/Baden-Baden 1980, Farbabb. S. 423.

22 *Frau am Nähtisch*, Frankfurt, Städelsches Kunstinstitut, Inv.-Nr. 605.

23 *Der Briefträger*, Öl auf Leinwand, 94x76 cm, Karlsruhe, Staatliche Kunsthalle, Inv.-Nr. 1773.

24 Vor allem überliefert im Johannes-Evangelium, z.B. 1, 9; 8, 12; 9, 5; 12, 35–36.

25 Vgl. die in der Barockzeit besonders an Grabmälern beliebte Darstellung von Putten, die Fackeln auslöschen.

26 In diesem Zusammenhang ist sie bezeugt durch Grabungsfunde im alamannischen Gräberfeld in Oberflacht, Kreis Tuttlingen. In gedrechselten Kerzenleuchtern standen Kerzen aus Bienenwachs zu Füßen des Toten. Siehe Paulsen/Schach-Dörges, Holzhandwerk, 1972, S. 92–98 mit Rekonstruktionszeichnungen.

27 Vgl. z.B. die Veröffentlichungen von Sam Segal zur Pflanzensymbolik: Die Pflanzen im Genter Altar, 1989, S. 410, 416; Katalog Amsterdam/Braunschweig 1983, S. 40; De keus in de kunst, tableau, 8, 1986, S. 56–57.

28 Vgl. hierzu Wilhelm Kühlmann und Walter E. Schäfer, Frühbarocke Stadtkultur am Oberrhein. Studien zum literarischen Werdegang J. M. Moscheroschs (1601–1669), Berlin 1983.

29 Vgl. zu Schmidt und seinem Wirken Johannes Wallmann, Philipp Jakob Spener und die Anfänge des Pietismus, 2. Aufl., Tübingen 1986, S. 636; Kühlmann/Schäfer, Stadtkultur, 1983, S. 139ff.

30 Vgl. Wallmann, Spener, 1986, S. 8.

31 Eventuell waren Johann Georg Dorsche und Johann Conrad Dannhauer als Verfasser mitbeteiligt. Vgl. Wallmann, Spener, 1986, S. 26.

32 Abgedruckt bei Wallmann, Spener, 1986, S. 29, Anm. 129.

33 Zitiert nach Kühlmann/Schäfer, Stadtkultur, 1983, S. 148.

34 Vgl. die bei Kat.-Nr. 47 geäußerte Hypothese zur Motivwahl des Kalbskopfes in Anspielung auf die deutsche Bedeutung des Namens Moscherosch.

In der Literatur taucht immer wieder die Frage auf, ob Stoskopff in Kupfer gestochen hat, ja ob dies nicht ein Spezialgebiet seines Schaffens gewesen sei.[1] Diese Hypothese fußt auf mehreren Quellenberichten. Der früheste ist in den Straßburger Ratsprotokollen von 1614 zu finden: Der Vater Georg Stoskopff bittet den Rat der Stadt um Unterstützung bei der Ausbildung des Fünfzehnjährigen im Malen und Zeichnen. Um seine Eignung zu diesem Beruf zu verdeutlichen, weist er Blätter des Jungen vor. Zunächst vermerkte der Schreiber, daß es sich um »kupffer/gestochene/gemahlte stuck« handle, dann strich er dies aus und ersetzte durch »von ime mit der feder gerissene stuck«.[2] Unter ersteren sind kolorierte Kupferstiche zu verstehen; der verbesserte Eintrag meint Federzeichnungen. In derselben Akte ist weiter unten nochmals die Rede von »kupferstuck [...] die sehr kunstlich und gar schön gerissen«. Diese Stelle ist nicht korrigiert. Es könnte Nachlässigkeit des Schreibers gewesen sein; denkbar ist aber auch, daß es sich um Federzeichnungen handelte, die Kupferstücke wiedergaben.

In der Bittschrift der Witwe Georg Stoskopffs vom 5. Dezember 1615 wird auf die Kunst des jungen Sebastian im »reissen« verwiesen,[3] was soviel wie Zeichnen mit der Feder bedeutet.[4] Joachim von Sandrart berichtet, daß Stoskopff in Hanau »ein guter Nachzeichner worden ist« und er selbst bei ihm »die erste Weiß von zeichnen erlernet« habe.[5] »Nachzeichnen« entspricht nicht dem heutigen Kopieren, sondern dem damaligen Verständnis von Zeichnen als Abbilden nach der Natur.

Es gibt eine weitere Quelle zu diesem Thema. Der Kunsthändler und Stecher Matthäus Merian d. J. schreibt in einem Brief vom Dezember 1657, also kurz nach dem Tod Sebastian Stoskopffs, an den Grafen von Idstein: »Dieses Kupferstuck were leicht auf Stoßkopfische Manier zu machen, wan dergleichen, alss Stoßkopf gewesen, noch lebeten.« Der Satz schließt an einen Bericht Merians über einen Kupferstich des Prinzen Ruppert an, der so hervorragend gelungen sei, wie er ihn sein Lebtag noch nicht gesehen habe.[6] Merian ist wohl so zu verstehen, daß er den Grafen auf diesen Kupferstich aufmerksam machen möchte, von dem er annimmt, er würde sich eignen, als Trompe-l'œil in Öl gemalt zu werden. So bedauert er, daß Stoskopff dies nicht mehr ausführen kann.

Die hohe Könnerschaft des Malers in dieser »Manier« beweisen die Graphik-Darstellungen in verschiedenen erhaltenen Gemälden (Kat.-Nrn. 10, 11, 35, 36, 37, 49, 62). Auch die Quellen überliefern Bilder, die graphische Blätter wiedergeben. So führt der Katalog der Sammlung Cottin 1752 ein Stilleben des deutschen Malers »Floskopff« auf: »Die Komposition zeigt in der Art des Trompe-l'œil einen Stich, der auf eine Mauer geheftet scheint. Es ist ein Stich des Barmherzigen Samariters von Rembrandt.«[7] Das Sammlungsinventar des Jean-Baptiste de Bretagne verzeichnet unter den 22 Bildern von Stoskopff »Bücher und eine Graphik«[8], und auch das Inventar des Grafen Johannes in Idstein weist »ein Kupferstuck« auf.[9]

Stoskopffs Œuvre umfaßt Themen der Stillebenmalerei, Küchenstücke, Mahlzeiten, Darstellungen von Sammlerstücken, Büchern, totem Wild und lebenden Vögeln. Fünfmal sind Figuren in die Darstellung integriert; auch zwei Portraits sind überliefert. So ist zu überdenken, ob die lediglich schriftlich gesicherten Bilder mit reinen Themen der Genremalerei nicht Kupferstiche wiedergegeben haben. Es sind dies »ein Nachtstück mit Oelfarb, altes Weib und junger Kerl«, aus der Straßburger Sammlung des Johann Jakob Arhardt,[10] eine Gouache (»sitzende alte Frau mit einem kleinen Krug in der Hand«)[11] und schließlich eine Darstellung von »Rauchern« aus der Sammlung des Jean-Baptiste de Bretagne.[12] In der Dresdner

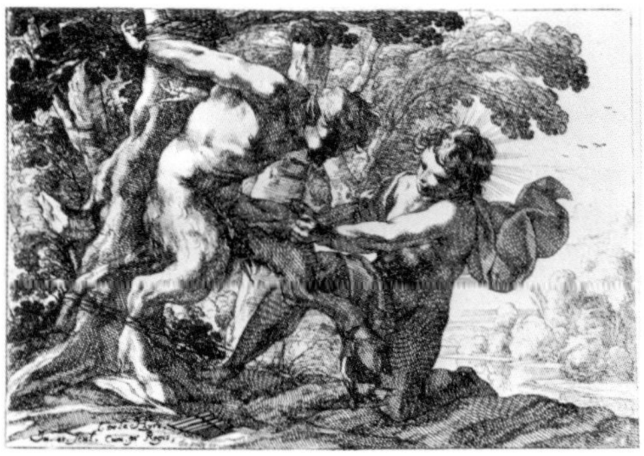

Laurent de La Hyre
Apoll und Marsyas
Radierung, 16,3x24,1 cm

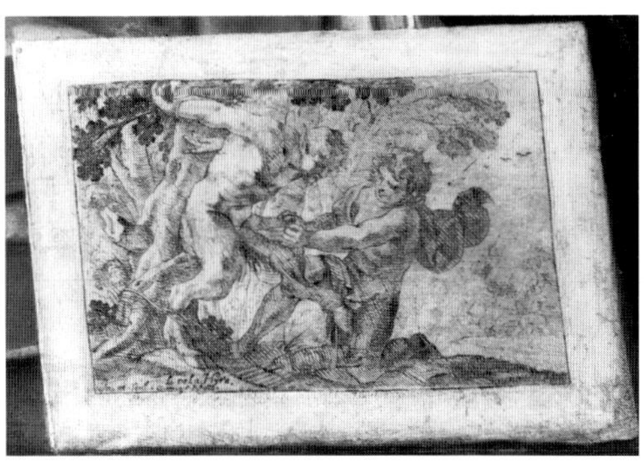

Sebastian Stoskopff
Apoll und Marsyas
Detail der *Vanität mit Äquatorialsonnenuhr*
(Kat.-Nr. 36)

Gemäldegalerie befand sich die Nachbildung einer Federzeichnung, »spielende Kinder mit einem Ziegenbock«, signiert und datiert 1646. Das Bild kam 1859 zur Versteigerung[13] und ist seitdem verschollen.
Es gibt also eine ganze Reihe von Belegen dafür, daß Stoskopff graphische Blätter in seinen Ölgemälden abgebildet hat. Dagegen ist keine Zeichnung, kein Blatt eines Kupferstiches oder einer Radierung von seiner Hand bekannt. Das Portrait des Straßburger Theologen Johannes Schmidt wurde von Stoskopff gemalt, doch von Pierre Aubry gestochen. Sebastian Stoskopff war in seiner Zeit bekannt und geschätzt als Maler von stillstehenden Sachen und wegen seiner augentäuschend natürlichen Wiedergabe von graphischen Blättern in Malerei.

1 Vgl. Hans Haug, Sébastien Stoskopff, L'Œil, 76, 1961, S. 34; Haug, Sébastien Stoskopff, 1948, S. 71–72. Emmanuel Bénézit nennt ihn Maler und »wohl Kupferstecher« (»probablement graveur au burin«); Dictionnaire critique et documentaire des peintres, sculpteurs, dessinateurs et graveurs de tous les temps et de tous les pays, Neuausgabe, Paris 1976, S. 853.
2 Quelle 1c.
3 Vgl. Quelle 1d.
4 Frau Dr. Ulrike Gauss, Staatsgalerie Stuttgart, danke ich für die Sicherstellung der Begriffe.
5 Vgl. Quelle 2.
6 Quelle 10.
7 Quelle 17.
8 Quelle 15 (Nr. 170).
9 Quelle 12 (Nr. 93).
10 Quelle 30.
11 Quelle 28.
12 Quelle 15 (Nr. 165). Die vergleichsweise hohe Bewertung mit 20 Pfund (»vingt livres«) und die Angabe »mit vergoldetem Rahmen« zeugt von der Wertschätzung dieses Bildes.
13 Siehe Walter Holzhausen, Ein Werk des Sebastian Stosskopf, Pantheon, XXXII, 1944, S. 112 (Quelle 33).

Christian von Mechel führt 1781 in seinem Inventar der kaiserlich-königlichen Bildergalerie im Oberen Belvedere in Wien »zwey Stücke auf schwarzen Stein gemalt« von »Sebastian Stofskopf« an.[1] Auf seine Eintragung geht wohl die Erwähnung der Bilder in den Lexika von Orell Füßli 1813, Nagler 1847 und Thieme/Becker 1926/27 zurück. Auch Brauner kommt in seiner ersten Biographie des Malers 1933 auf sie zu sprechen und berichtet, daß sie »laut Mitteilung der Leitung des Kunsthistorischen Museum in Wien [...] heute in den Beständen der dortigen Gemäldegalerie nicht mehr nachzuweisen« sind.[2] Das entsprach durchaus der Wahrheit. 1987 konnte die Verfasserin sie mit der findigen Hilfe von Frau Dr. Trnek (Gemäldegalerie der Akademie der bildenden Künste, Wien) und Herrn Trnek (Kunsthistorisches Museum, Wien) im Depot der Sammlung für Plastik und Kunstgewerbe identifizieren (Kat.-Nrn. A1 und A2).[3]
Im Gegensatz zu den beiden von Joachim von Sandrart beschriebenen Gemälden auf Leinwand, die 1651 in den Besitz Kaiser Ferdinands III. kamen (Kat.-Nrn. 61 und 62), sind diese Bilder in den periodisch geführten Inventaren der kaiserlichen Bildersammlungen in Prag nicht nachzuweisen.[4] Der früheste Beleg ist der erwähnte Eintrag Mechels, der uns zeigt, daß sie sich seinerzeit in der Gemäldesammlung im Oberen Belvedere befanden. Mehr als hundert Jahre später, 1895, teilt Theodor von Frimmel in seinen *Galeriestudien* mit, daß diese Bilder gegenwärtig nicht ausgestellt seien. Er kennt sie aber, gibt an, daß sie bei Mechel erwähnt sind und sich »später«, also nach der Mechelschen Inventarisierung 1781, in der Schatzkammer und Ambrasersammlung befunden hätten.[5]
Dieser Hinweis hat sich als richtig herausgestellt. Die Gemälde sind im Inventar der Schatzkammer von 1842 auf Seite 393 wie folgt aufgeführt: »Zwei Bilder auf schwarzem Stein gemahlt von Sebastian Stohskopf / Blumenstücke / S. Mechel, Verzeichnis der Gemälde der k.k. Bildergallerie S. 279, Nr. 62 u. 63.« Dazu der Vermerk: »Im Monate März 1871 an die k.k. Ambraser Sammlung abgegeben.« Dort wurden sie im Inventar unter Nummer 28 verzeichnet: »Zwei Blumenstücke und Stilleben [sic] auf schwarzen [sic] Marmor gemalt. Aus der Schatzkammer.« (S. 211.)[6]
Damit verschwanden sie aus dem Gesichtsfeld der Gemäldegalerien. Frimmel, dessen *Galeriestudien* zwanzig Jahre später erschienen, scheint ihren Standort nicht mehr gekannt zu haben. Seinerzeit befanden sie sich aber wieder in Wien und wurden im Inventar der Kunsthistorischen Sammlungen des Allerhöchsten Kaiserhauses, mit Stand vom 31. Dezember 1896, unter den Nummern 2463 und 2464 geführt: »Stilleben, Blumen, Geräthschaften, Waffen, Schmuckgegenstände etc., mit Oelfarbe auf schwarzem Schiefer gemalt. Für Kaiser Ferdinand III. 1651 von Martin Rosskopf ausgeführt. Ohne Rahmen Br. 420 mm., H. 455 mm.«[7] Beide Bilder waren damals im Saal XX als Nummern 16 und 17 ausgestellt. So verzeichnet sie der 1891 erschienene *Führer durch die Sammlungen der Kunstindustriellen Gegenstände* mit derselben Beschreibung wie im Inventar, abgesehen von einer Variation des Namens. Es heißt hier: »Martin Stosskopf (geb. in Strassburg um 1620)«.[8]
Sind auch einige Angaben verschieden: der Vorname Martin, einmal der Zuname Rosskopf und ein Geburtsdatum 1620, so handelt es sich doch eindeutig um die beiden vorliegenden Gemälde. Die Bezeichnung des Themas und der Maße stimmen genau, die des Materials ausreichend zur Identifizierung. Die Angabe »für Kaiser Ferdinand III. 1651 ausgeführt« bedarf dagegen sicher einer Prüfung. Fand hier eine Verwechslung mit den beiden bei Sandrart aufgeführten Kat.-Nrn. 61 und 62 statt?

Versuchen wir, die Frage von einer anderen Seite anzugehen: Mechel nennt 1781 als Material »schwarzen Stein«, das Inventar und der Führer der Sammlung der Kunstindustriellen Gegenstände sprechen Ende des 19. Jahrhunderts von »schwarzem Schiefer«. Heutige Untersuchungen, durchgeführt von Dr. Robert Seemann, dem Leiter der Mineraliensammlung des Naturhistorischen Museums in Wien, haben ergeben, daß es sich nach seinen Vergleichsproben um Kalkmergel handelt, mergeligen Plattenkalk aus Baden-Württemberg, »mit ziemlicher Sicherheit aus einem Steinbruch bei Pforzheim stammend«.[9]
Wollte man die Tafeln im Œuvre Stoskopffs unterbringen, wäre mit dieser Lokalisierung eine Entstehung in der Straßburger Zeit, also zwischen 1640 und 1657 anzunehmen. Pforzheim liegt sowohl für Straßburg wie für Idstein im Taunus in erreichbarer Entfernung. Diese Bilder würden im Werk Stoskopffs eine absolute Sonderstellung einnehmen: Es wären die einzigen auf Stein gemalten, die wir von dem Künstler kennen, und er hätte auf ihnen ein einziges Mal Dinge unter Naturgröße dargestellt, miniaturhaft klein, die Wiedergabe einer Kunstkammer. Was könnte ihn dazu veranlaßt haben?
Sicher ist, daß der steinerne Bildträger andere Bedingungen schuf als Holz oder Leinwand. Ohne Grundierung ist die Malerei direkt auf den Stein aufgetragen. So fehlt den Farben das Volumen, das bei Holztafeln oder Leinwandbildern aus dem Untergrund mitschwingt. Eine Komposition, die auf eine kleinteilige Wiedergabe vieler Dinge angelegt ist, bietet sich an. Sie ist bei Stoskopff sonst nicht anzutreffen und entspricht auch nicht seiner Manier. So müßte ein spezifischer Auftrag angenommen werden, etwa vom Grafen von Nassau-Idstein. Bezeugt ist dessen weitgefächertes Interesse an Kunstgegenständen und Kunstkammerstücken, das auch Mineralien einschloß.[10] Anregungen zur Darstellung könnten Sammlungen in Straßburg gegeben haben oder auch die »hochgräfliche Kunst Cammer« der Residenz in Idstein. Eine Gouache Johann Jakob Walthers zeigt Graf Johannes an einem Tisch sitzend, umgeben von Büchern, Blumen, Statuen, Schnecken, mathematischem Gerät, einer Harfe und seinem Harnisch, über den ein Vorhang mit Kordel herabfällt.[11] Dieses Interieur macht allerdings einen weit bescheideneren Eindruck als die Räume und Gegenstände, die auf diesen beiden Steinbildern dargestellt sind.
Der Auftrag könnte aber auch durch Ferdinand III. (1608–1657) erfolgt sein, etwa im Anschluß an die zwei 1651 erhaltenen Gemälde Stoskopffs, die ja über den Grafen von Nassau-Idstein in kaiserlichen Besitz gelangten. Mehrere auf Stein gemalte Bilder befanden sich in den kaiserlichen Sammlungen: Im Kunstkammerinventar Rudolfs II. von 1607–1611 werden eine ganze Reihe von Bildern auf Alabaster oder schwarzem Marmor genannt.[12] Erhalten sind eine Platte aus orientalischem Alabaster mit der Darstellung der Verkündigung und einer Anbetung der Hirten auf der Rückseite, wohl von Paolo Piazza,[13] und zwei Jagdlandschaften von Antonio Tempesta auf ovalen Platten aus Kehlheimer Kalkstein.[14]
Auf welchem Wege die beiden Steintafeln in kaiserlichen Besitz gekommen sind, ist quellenmäßig nicht belegt. Aus den Eintragungen im Künstlerlexikon Orell Füßli läßt sich folgern, daß der Überlieferung der Datierung von 1651 aus dem 19. Jahrhundert wohl ein Trugschluß zugrunde liegt. Die Ausgabe von 1879 führt »Stoßkopf, Sebastian« an, erwähnt die Lehrzeit bei »Daniel Soriau« und seine Spezialität, »Früchte, Gefässe, Gläser, Tische und andere hausrätliche Sachen mit grosser Geschicklichkeit nach der Natur« zu malen, und gibt an, daß der Künstler die Ehre hatte, 1651 zwei Gemälde für Kaiser Ferdinand III. zu fertigen. Als Quelle wird Sandrart angeführt. Es sind also eindeutig die beiden Gemälde in Öl auf Leinwand gemeint (Kat.-Nrn. 61, 62). Die frühere Orell Füßli-Ausgabe von 1813 spricht dagegen von »Martin Stoßkopf«, und mit Berufung auf Mechel wird als Geburtsdatum 1620 zu Straßburg angegeben. »Dort malte er 1651 auf schwarzen Stein die beyden kleinen Bilder, von denen das Lex. spricht, und die sich jetzt im Kaiserl. Kabinet zu Wien befinden. Es sind Blumensträuße in zierlichen

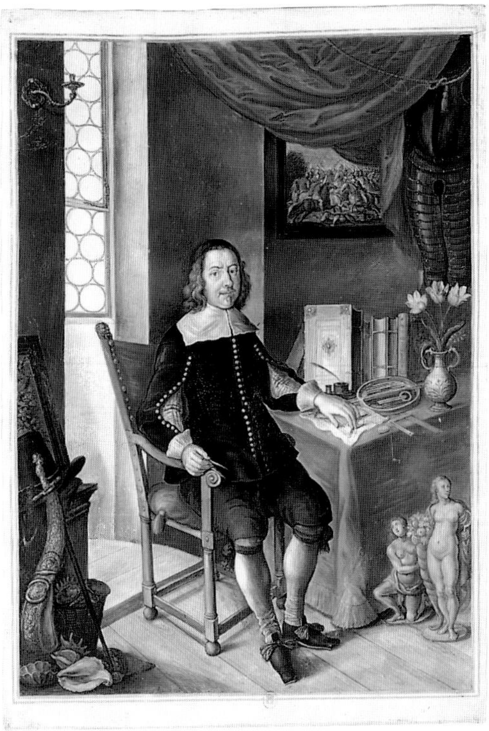

Johann Jakob Walther
Portrait des Grafen Johannes von Nassau-Idstein, 1664
Frontispiz eines Albums mit naturhistorischen Illustrationen
Deckfarben auf Pergament
Paris, Bibliothèque Nationale

Gefässen, auf Tischen mit bunten Teppichen bedeckt, wobey noch allerhand Waffen, musikalische Instrumente u.s.f. liegen.«[15] Eindeutig erfolgte hier eine Kompilation der Überlieferung nach Sandrart und der noch fast zeitgenössischen nach Mechel. Der Redakteur mußte selbstverständlich die bei Sandrart in der Ausgabe von 1679 ohne Beschreibung angeführten beiden Gemälde für Kaiser Ferdinand III. für die zwei bei Mechel inventarisierten halten. Diese Annahme unterstreicht er bei der Nennung der Bilder noch durch den Zusatz: »von denen das Lex[ikon] spricht«.

Auch wenn man aus diesem Grund an der Jahreszahl 1651 nicht festhalten sollte, ist die Hypothese naheliegend, daß im Anschluß an die 1651 dem Kaiser Ferdinand vermittelten Leinwandbilder Sebastian Stoskopffs die beiden Steintafeln in die kaiserlichen Sammlungen kamen.

Die Gemälde sind wohl als Paar konzipiert worden, wobei die Hängung so zu denken ist, daß die Vorhangdraperie jeweils die äußere Begrenzung bildet. Die Kompositionen sind kleinteilig angelegt; additiv reihen sich die einzelnen Gegenstände aneinander. Das dekorative Moment steht im Vordergrund. Zwischen die Attribute von Macht, Reichtum, Wissenschaft, Musik sind die vollen Blumensträuße gestellt, breiten sich reiche Textilien aus. Der Maler scheint vor allem Freude an diesem Drapieren zu haben, am Falten der Tischdecken, am dramatischen Arrangement der Vorhänge, am Spiel mit der Kordelschnur. Einzelne Dinge – die Blumen, die bunten Federn, auch die Geräte unter den Glasstürzen und die Musikinstrumente – sind sorgfältig und mit Könnerschaft wiedergegeben. Andere Teile dagegen, die gebuckelte Schale mit der großen Tulpenblüte, die umgestürzten Gefäße auf dem Tisch links im selben Bild, die Anordnung der Harnischteile neben der Blumenvase, die im S-Schwung umgeschlagene rote Decke, auch der Umgang mit der Perspektive, sind eher unbeholfen geraten.

Diese Punkte, und außerdem die für Stoskopff nicht vorstellbare Art des Farbauftrags, lassen mir seine Autorschaft nicht denkbar erscheinen. Sieht man sich nochmals Johann Jakob Walthers Gouache des Grafen Johannes in seinem Studierzimmer an, ist seine Hand in den beiden Prunkstilleben gut wiederzuerkennen: die Mischung aus genauer, naturgetreuer, bisweilen charmanter Wiedergabe einzelner Details und offensichtlichen Ungelenkheiten im gesamten Bildaufbau und in der räumlichen Stimmigkeit. Auch der Hang zu miniaturhaft kleinen Gegenständen findet sich dort.[16] Folgt man dieser Hypothese, wären die zwei Steinbilder wohl über die Vermittlung des Grafen Johannes in den Besitz Ferdinands III. gelangt. Die Parallelität der Auftragsvergabe bei den Steinbildern einerseits und den beiden Leinwandbildern Stoskopffs andererseits und ferner die Herkunft beider Künstler aus Straßburg könnten dann zur Namensverwechslung geführt haben.

1 Quelle 23; die Darstellungen sind einschließlich der Maßangaben (je »1 Fuß 5 Zoll hoch und 1 Fuß 3 Zoll breit«) ziemlich ausführlich beschrieben.

2 Brauner, Stosskopf, 1933, S. 31.

3 Die Erwähnung der Bilder bei Günther Heinz blieb in der Forschung unbeachtet: Geistliches Blumenbild und dekoratives Stilleben in der Geschichte der kaiserlichen Gemäldesammlungen, Jahrbuch der Kunsthistorischen Sammlungen in Wien, 69, 1973, S. 7–54, Abbn. S. 11 und 12.

4 Veröffentlicht im Jahrbuch der Kunsthistorischen Sammlungen, 1–36, 1879–1903.

5 Quelle 25. Sie sind auch nicht im Storfferschen gemalten Inventar der Gemäldegalerie in der Stallburg (1720–1733) enthalten (freundliche Auskunft von Herrn Dr. Karl Schütz, Wien, Kunsthistorisches Museum).

6 Erstmalige Erwähnung in der Schatzkammer; in den Inventaren von 1815 und 1797 findet sich kein Eintrag. Herrn Dr. Distelberger, Wien, Kunsthistorisches Museum, Kunstkammer, danke ich vielmals für die Übermittlung dieser Inventareintragungen. Vgl. auch Heinz, Geistliches Blumenbild, 1973, S. 12, Anm. 8.

7 Diese Größenangabe betraf Nr. 2463; die Höhe von Nr. 2464 ist mit 450 mm angegeben.

8 Zum Wortlaut siehe Quelle 24.

9 »Die grauen Flächen sind Bleichungshöfe um ursprüngliche Pyrite bzw. Ausblühungen von Gips, der aus den Platten auswandert (erst nach dem Schneiden der Platten auftretend). Die Firnisschicht über allem scheint den Vorgang nicht beendet zu haben.« (Freundliche Auskunft von Herrn Dr. Seemann, übermittelt in einem Brief von Herrn Dr. Trnek vom 29. 12. 1987.)

10 Berger, Stoskopff und sein Mäzen, 1987, S. 48–49.

11 Katalog Idstein 1987, Abb. S. 46.

12 Das Kunstkammerinventar Kaiser Rudolfs II., 1607–1611, hrsg. von Rotraud Bauer und Herbert Haupt, Jahrbuch der Kunsthistorischen Sammlungen in Wien, 72, 1976.

13 Inv.-Nr. 2687. Das Kunstkammerinventar Kaiser Rudolfs II., 1976, S. 154, Abbn. 37 und 38.

14 Inv.-Nrn. 3057 und 3058. Das Kunstkammerinventar Kaiser Rudolfs II., 1976, S. 154, Abbn. 39 und 40.

15 Siehe für den gesamten Wortlaut Quellen 35 und 38.

16 Vgl. Berger, Stoskopff und sein Mäzen, 1987, Abb. S. 46.

ZU MALTECHNIK UND MALMITTELN SEBASTIAN STOSKOPFFS

Peter A. Lipp

Betrachtet man das in diesem Band vorgestellte Œuvre Stoskopffs, welches etwa siebzig Gemälde umfaßt, muß man erkennen, daß er ein geübter Maltechniker war. Der Umgang mit unterschiedlichen Malträgern und Malmitteln war ihm geläufig. Daher kann als sicher angenommen werden, daß er eine gute und umfangreiche Ausbildung genossen hat. Obschon bei den frühen Bildern zu sehen ist, daß es eine optisch unspektakuläre, aber stetige Weiterentwicklung in seinem Schaffen gibt, erschwert Stoskopffs früh festgelegte Technik die Datierung, sind doch nur neun datierte Gemälde, die den Zeitraum von 1625 bis 1644 umfassen, bekannt.

Das frühe Schaffen

Nach dem vorherrschenden kunsthistorischen Verständnis ist das Gemälde *Groteskvase mit Blumen* (Kat.-Nr. 1) das wohl früheste bekannte Werk im künstlerischen Schaffen Stoskopffs. Das Kompositionsschema entspricht der strengen Radialkomposition der Zeit um 1600–1620. Die Tafel selbst ist mäßig gerichtet, kaum grundiert; die Farben sind alla prima unter Verwendung eines öligen Malmittels vermalt. Die Zeichnung der Blumen wirkt schematisch und wenig selbständig.

Die kleine Tafel *Zitrusfrüchte in einer Porzellanschale* (Kat.-Nr. 2) ist nach dem maltechnischen Befund in ungefähr denselben Zeitraum wie das vorstehend beschriebene Gemälde einzuordnen. Da auch die Rückseite der Tafel farbig grundiert wurde, ist die Holzart nicht sicher festzustellen. Dem Gewicht nach ist Eiche oder Buche denkbar. Die für die Größe recht starke Tafel zeigt eine sehr magere Grundierung, was auf einen Ölgrund, versetzt mit weißem oder hellgelbem Bolus, schließen läßt. In diesem kleinen Bild begegnen wir zum ersten Male der zukünftigen Stoskopffschen Maltechnik, den Betrachter Gegenstände visuell-plastisch »erfahren« zu lassen. Es ist mehr als nur ein optisches »Sehen«. Vor dem wie bei den nachfolgenden Gemälden schnell und zügig aufgetragenen und flächig verriebenen Hintergrund mit deutlich abgesetzten Farb- und Schattenkanten steht der Korb mit den darin aufgehäuften Früchten. Das Licht fällt von links ein und beleuchtet die sorgsam pastos geformten Oberflächen der Objekte. Durch starke Reflexe in pastoser Technik führt der Maler Licht und Oberflächenstruktur fühlbar zum Auge des Betrachters. Durch die starke Schattenkante der deutlich abgesetzten Tischfläche und die Plazierung der Schale in die Tischmitte wird Tiefe suggeriert. Der halbe Orangenapfel mit dem zu starken Schlagschatten, der die Frucht fast schwebend erscheinen läßt, fördert die angestrebte Tiefenraumwirkung. Das Pigment der Tischfläche, Oxydgelb mit Ocker, verfällt, da es ohne Beimischung mit Bleiweiß rein vermalt wurde. Die Früchte und die aufgesetzten Lichter haben starke weiße Beimischungen und sind unversehrt. Das Oxydgrün des Blattwerkes verfällt und oxydiert bis zur Schwärze. In seiner zwingenden Lichtführung und raffiniert einfachen Objektdarstellung ist dieses kleine Bild ein Meisterwerk der Augentäuschung, ohne dabei das holländische Genre zu kopieren.

Die kleine Tafel einer *Erdbeerschale* (Kat.-Nr. 4) – eine Porzellanschale mit weißen und roten Walderdbeeren – ist eine nur wenig später als Kat.-Nr. 2 entstandene Weiterentwicklung dieses Genres. Die Eichentafel zeigt eine deutliche Grundierung aus Kreide und Bolus. Der pastos aufgetragene Hintergrund wird an die Tischkante fest herangeführt. Die Oberfläche des

braunockerfarbenen Tischs wird durch eine horizontal verlaufende aufgemalte Holzporenstruktur mit deutlicher Weißbeimischung belebt. Die Tiefenwirkung wird durch die räumliche Annäherung des Bildinhaltes an den Betrachter verstärkt und weist so auf eine künstlerische Weiterentwicklung. Wie eigentlich immer im Werk Stoskopffs fällt das Licht von links ein. Der so entstehende starke Schlagschatten an der rechten Bildseite führt den Blick in die Tiefe des Hintergrundes. In der Farbgebung wirkt das Bild gedämpfter. Die Konturen bleiben scharf, die Objekte sind deutlich voneinander abgesetzt. Die maltechnische Ausführung ist sicher und scheint zügig ausgeführt. Das Rot der Beeren ist keine reine Farbe: Je nach Intensität sind Weiß- oder Ockertöne untergemischt. Die Lichter werden wahlweise punktuell und stark weiß gemischt plastisch ausgeführt. Die Farbe der Schale ist dünn, Weiß-Grün unter Beimischung von Rebenschwarz. Das Grün der Blätter oxydiert bereits stark aus.
Die *Pfirsichschale* (Kat.-Nr. 5) dürfte etwa zur gleichen Zeit wie die *Erdbeerschale* entstanden sein. Maltechnisch ist sie mit dieser fast identisch. Die jetzt schon typische optische Aufhellung mit den starken weißen Lichtern ist im späteren Œuvre des Meisters immer wieder zu entdecken. Die angebissene Frucht auf der linken Tischseite führt wie in dem Gemälde *Zitrusfrüchte in einer Porzellanschale* (Kat.-Nr. 2) den Blick des Betrachters zum Bildmittelpunkt. Schön und bereichernd ist hier die sorgfältige malerische und maltechnische Ausführung der Frucht mit den feinen Fruchtfasern und dem naturalistischen Blick ins Innere. Durch die generelle Beigabe starker Weißtöne in den hellen Bildpartien sind die Farben stabil geblieben und zeigen nur ein mäßig starkes Craquelée. Der etwas diffus wirkende Charakter der Zeichnung ist durch starkes Reinigen entstanden. Die unversehrten Teile sind fest, konturenreich und sicher gemalt.
Walderdbeeren auf einem Zinnteller (Kat.-Nr. 6) ist vielleicht das bisher früheste bekannte Leinwandbild Stoskopffs. Die Originalleinwand ist von feiner Webart, Volleinen mit Leim-Kreide-Grundierung. Entwicklungstechnisch bedeutsam ist hier, daß der Maler ein neues Medium, Metall, in seinen Motivschatz aufnimmt: Dieser Zinnteller, in seinen malerischen Reflexen dem Silber sehr ähnlich, ist der erste Versuch Stoskopffs, metallische Oberflächen darzustellen. Seine Leidenschaft für diese Darstellung wird uns von nun an immer wieder begegnen und faszinieren. Die Früchte sind sorgfältig, unter Beibehaltung der erwähnten Maltechnik, ausgeführt. Die Einbeziehung des feinen Leinwandkornes in die Maloberfläche ergibt eine interessante Stofflichkeit. Lange Lichtreflexe auf dem Plattenrand umschneiden und zentrieren die Bilddarstellung. Die Zeichnung erscheint im ersten Moment unsicher und die Balance mangelhaft. Bei weiterer Betrachtung fällt aber die Ausgewogenheit der Farben auf. Harte Reflexe und weiche Mischtöne (eine maltechnische Weiterentwicklung) ergänzen sich zu einem sinnvollen Farbenspiel. Der graubraune Hintergrund ist so flächig vertrieben, daß er fast transparent erscheint. Die mechanisch anmutende Oberfläche und das erhebliche Rand-Craquelée sind auf eine starke Leimdoublierung zurückzuführen.

Die frühen Pariser Jahre

Das *Stilleben mit Büchern und Kerze* (Kat.-Nr. 8) ist, zusammen mit einem kürzlich aufgetauchten Gemälde anderen Sujets (Kat.-Nr. 12), das früheste datierte Gemälde des Meisters, das wir kennen. Bleibt Stoskopff auch in diesem kleinen Stilleben der früheren Raumbildung durch den dunklen Hintergrund mit der horizontalen Tischplatte treu, ist die Weiterentwicklung doch evident. Die bisher bekannten Bildformen erhalten eine wesentliche Bereicherung durch das Anordnen und Versetzen rechteckiger Formen. Maltechnisch ist das Gemälde nicht sehr sorgfältig ausgeführt. Die Tafel zeigt einen dünnen Bolus-Ölgrund mit dem bekannten, schnell

4 ERDBEERSCHALE

Vor 1625
Öl auf Eichenholz
21 x 36 cm
Links unten an der Tischplatte signiert: »Stoskopff«
Einige Retuschen auf der Tischplatte, der Bereich um die Erdbeeren verputzt

Straßburg, Musée des Beaux-Arts,
Inv.-Nr. 1396

Provenienz
Amsterdam, Kunsthandlung P. de Boer, 1934

Ausstellungen
Amsterdam, Kunsthandel P. de Boer, 1934. – Paris, Musée de l'Orangerie, 1934. – Delft, Stedelijk Museum Het Prinsenhof, 1949. – Rotterdam, Museum Boymans, 1954

Literatur
Katalog Amsterdam 1934, Kat.-Nr. 318 (als unbekannter Maler »A. Kopff«). – Katalog Paris 1934, Kat.-Nr. 103 mit Abb. – Haug, Sébastien Stoskopff, 1948, S. 62, Abb. 7. – Katalog Delft 1949, Kat.-Nr. 86. – Katalog Rotterdam 1954, Kat. Nr. 5 mit Abb. – Sammlungskatalog Straßburg 1954, Kat.-Nr. 26 mit Abb. – Haug, Sébastien Stoskopff, 1961, S. 29 mit Abb. – Faré, Nature Morte, 1974, Abb. S. 116. – Katalog Idstein 1987, S. 13, Farbtafel S. 66

Weiße und rote Walderdbeeren liegen gehäuft in einer Porzellanschale. Sie ist ein Beispiel des Porzellans, das seit der ersten Hälfte des 17. Jahrhunderts in China für den Export nach Europa hergestellt wurde.[1]
1604 wurde die portugiesische »Karake« *Catharina* gekapert, aus deren Ladung 60000 Kilogramm Porzellan in Holland zur Versteigerung kamen. »Kraak-Porzellan« erfreute sich weiter Beliebtheit und wurde in großen Mengen von der Ostindischen Kompagnie nach Europa eingeführt. Merkmale sind Dünnwandigkeit und leicht bläuliche Farbe.[2] Die »Kaap'sche Schotels« gelangten auf dem Seeweg um das Kap der Guten Hoffnung nach Amsterdam. Schon 1611 wird berichtet, daß der Besitz von chinesischem Porzellan in den Niederlanden kein Zeichen von Reichtum mehr sei.
Die Beeren mit ihren kleinen Blättern und abgeschnittenen Stielen präsentieren sich natürlich locker geschichtet; die großen Blätter am Schüsselrand stammen vom Weinstock.[3] In der Mitte vorn ist eines scharf um die Kante geknickt, wohl nicht aus Unvermögen, sondern weil der Maler an dieser Stelle keine starke Perspektivwirkung gebrauchen konnte. Dafür setzt er die Blätter zu beiden Seiten ein. Das Bild gewinnt an Großzügigkeit, der Blick des Betrachters wird nach rechts und links gelenkt, die Erdbeeren entfalten sich ungehindert nach oben. Unverkennbar ist der niederländische Einfluß Osias Beerts[4] und die Verwandtschaft mit Darstellungen von Zeitgenossen Stoskopffs, Jacob Foppens van Es, Jacob van Hulsdonck, auch Frans Snyders,[5] mit Werken Peter Binoits und Isaak Soreaus. Stoskopff seinerseits beeinflußte mit diesen Bildern in Paris Abia Gibbens,[6] Louise Moillon, Jacques Linard, Jean-Michel Picard und über Straßburg Jean Bouman, Albrecht Kauw und Johannes Plepp.
Die rot-weiß gemischten Beeren sind bei Louise Moillon und François Garnier[7] zu finden und auch auf dem 1653 datierten Bild, das Jean Bouman in Amsterdam gemalt hat.[8] Diese Erdbeeren sind stets mit Stielen wiedergegeben, wurden also wohl mit der Hand gegessen.

1 Rinaldi, Kraak Porcelain, 1989; Hudig, Delfter Fayence, 1929, S. 36ff.; Woodward, Oriental Ceramics, 1974, S. 3–7; du Boulay, Chinesisches Porzellan, um 1975, S. 50ff.
2 Rein weißes chinesisches Porzellan war ungleich wertvoller und gelangte kaum nach Europa.
3 Ebenso bei Kat.-Nr. 6. Kurt Wettengl weist auf die in zeitgenössischen Kochbüchern empfohlene Mischung von Wein und Erdbeeren als besonders gesundheitsfördernd hin (kalte feuchte Frucht – temperierter Wein); Wettengl, Mahlzeitenstilleben, 1983, S. 107.
4 Greindl, Peintres Flamands, 1960, Farbtafeln 7 und 9: Kirschen auf einem Zinnteller, Öl auf Holz, 31,5 x 41 cm, Stockholm, Statens Konstmuseer, Inv.-Nr. NM3331 (Bott, Stillebenmaler, 1962, S. 39, ordnet es der Werkstatt Daniel Soreaus zu).
5 Vgl. z. B. Greindl, Peintres Flamands, 1960, Farbtafel 49.
6 *Le plat de cerises;* Faré, Attrait de la Nature Morte, 1959, Abb. 1.
7 Faré, Nature Morte, 1974, Abb. S. 141.
8 Faré, Nature Morte, 1974, Abbn. S. 56 und S. 44.

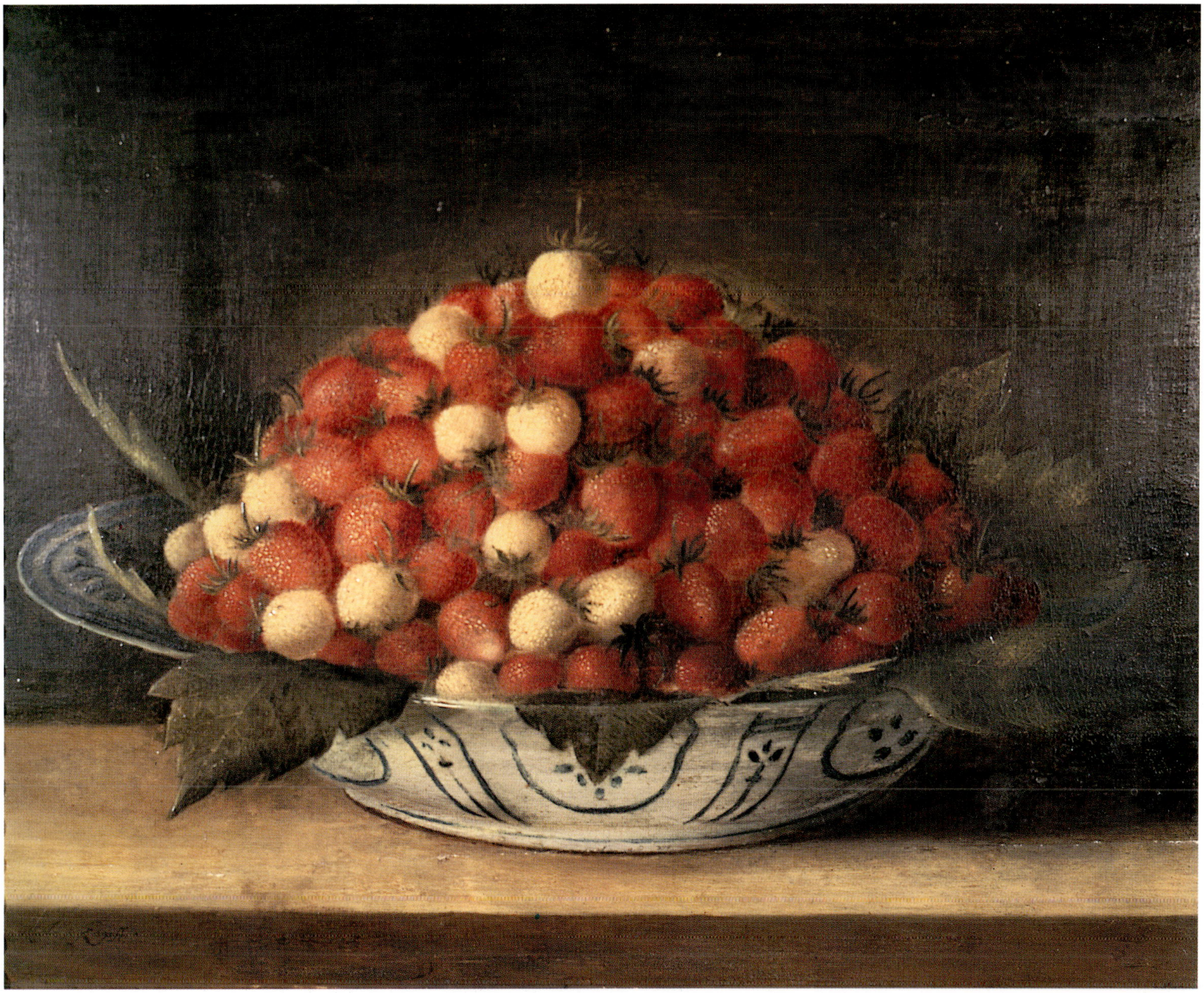

5 PFIRSICHSCHALE

Vor 1625
Öl auf Eichenholz
31,6x41,9 cm
Links unten an der Tischplatte signiert:
»Stoskopff«
Tafel parkettiert; Retusche am rechten vorderen Blatt, linkes Blatt vorn ursprünglich länger angelegt

Privatbesitz

Provenienz
Amsterdam, W. E. Duits, 16. 3. 1922. – Enschede, Stichting Edwina van Heek, Inv.-Nr. 119. – New York, Galerie Otto Naumann, 1991

Ausstellungen
New York, Galerie Otto Naumann, 12. 1. – 1. 3. 1995

Literatur
Van Gelder, De sfeer van Zonnebeek, 1953, S. 24. – Bott, Stillebenmaler, 1962, S. 38 mit Abb. – Katalog New York 1995, Farbabb. Section 1991

Das Bild ist zeitlich und stilistisch der *Erdbeerschale* (Kat.-Nr. 4) eng verwandt. Der Augenpunkt ist höher angesetzt, so daß das Volumen der Früchte mehr Gewicht erhält. Die Schale aus chinesischem Kraak-Porzellan gehört wohl zum Typ der sogenannten »Klapmutsen«, die speziell für den europäischen Markt entworfen wurden und eine große Tiefe aufweisen. Der Dekor der Außenwandung mit einfachen Blüten in vier Reserven entspricht Beispielen, die zwischen 1600 und 1620 zu datieren sind.[1]

Die Lage der Pfirsiche in der Schale, die Betonung der Mittelachse, die lebendig ausgewogene Verteilung der Blätter zeugen bereits von großer Könnerschaft. Die angebissene Frucht an der linken Tischseite leitet den Blick zur Bildmitte, bereichert die Komposition durch die Ansicht des Inneren, des Kerns, und führt die Dimension der Zeit ins Bild ein. Mit Bedacht verkürzte der Maler das nächstliegende Blatt. Das Licht fällt von links ungefähr parallel zur Linie der Tischkante in den Bildgrund, doch ist seine Führung nicht konsequent durchgehalten: Die rechten Teile der Früchte sind nicht in Schatten getaucht, die Blätter beleuchtet der Maler so, wie er sie gewichtet haben möchte. Die Steifheit der Pfirsichblätter, die den Charakter von Papier haben, ist genau aufgenommen.

Stoskopff knüpft an Früchtedarstellungen von Osias Beert an. Die großen, bisher ihm zugeschriebenen Fruchtschalen möchte ich für Werke Daniel Soreaus ansehen.[2] *Erdbeer-* und *Pfirsichschale* des jungen Stoskopff sind selbständige Arbeiten in kompositionell kleinerem Rahmen als die Werke des älteren Meisters.

Dieser Fruchtschalentyp fand in Paris in Werken von Jacques Linard, Jean-Michel Picard und anderen weite Verbreitung.[3] Für Stoskopff selbst sind sie in einem Pariser Inventar des 17. Jahrhunderts bezeugt.[4]

Unverkennbar sind aber auch die Parallelen zur frühen Stillebenmalerei in Oberitalien, den Früchteschalen von Fede Galizia, Pamphile Nuvolone, Ambrogio Figino oder dem »Maestro della fruttiera lombarda«.[5] Die Konzentration auf wenige Dinge und die Klarheit der Darstellung im Verein mit einer die Sinne ansprechenden Ästhetik verbindet die Früchteschalen Stoskopffs mit diesen Werken, die um 1600 zu datieren sind.

1 Für das Stengel-Blatt-Motiv auf der Fahne ließ sich kein Vorbild finden. Vgl. Rinaldi, Kraak Porcelain, 1989, S. 122, Tafel 129, und S. 130, Tafel 141.
2 Je 53x72 cm, Öl auf Holz, vormals Zürich, Bruno Meissner / London, Pieter Mitchell; siehe das Kapitel *Sebastian Stoskopff und die Stillebenmalerei in Hanau zu Beginn des 17. Jahrhunderts.*
3 Faré, Nature Morte, 1974, S. 23–27, 94.
4 Siehe Quelle 15.
5 Salerno, Natura morta italiana, 1984, S. 56–65; Caroli, Fede Galizia, 1989.

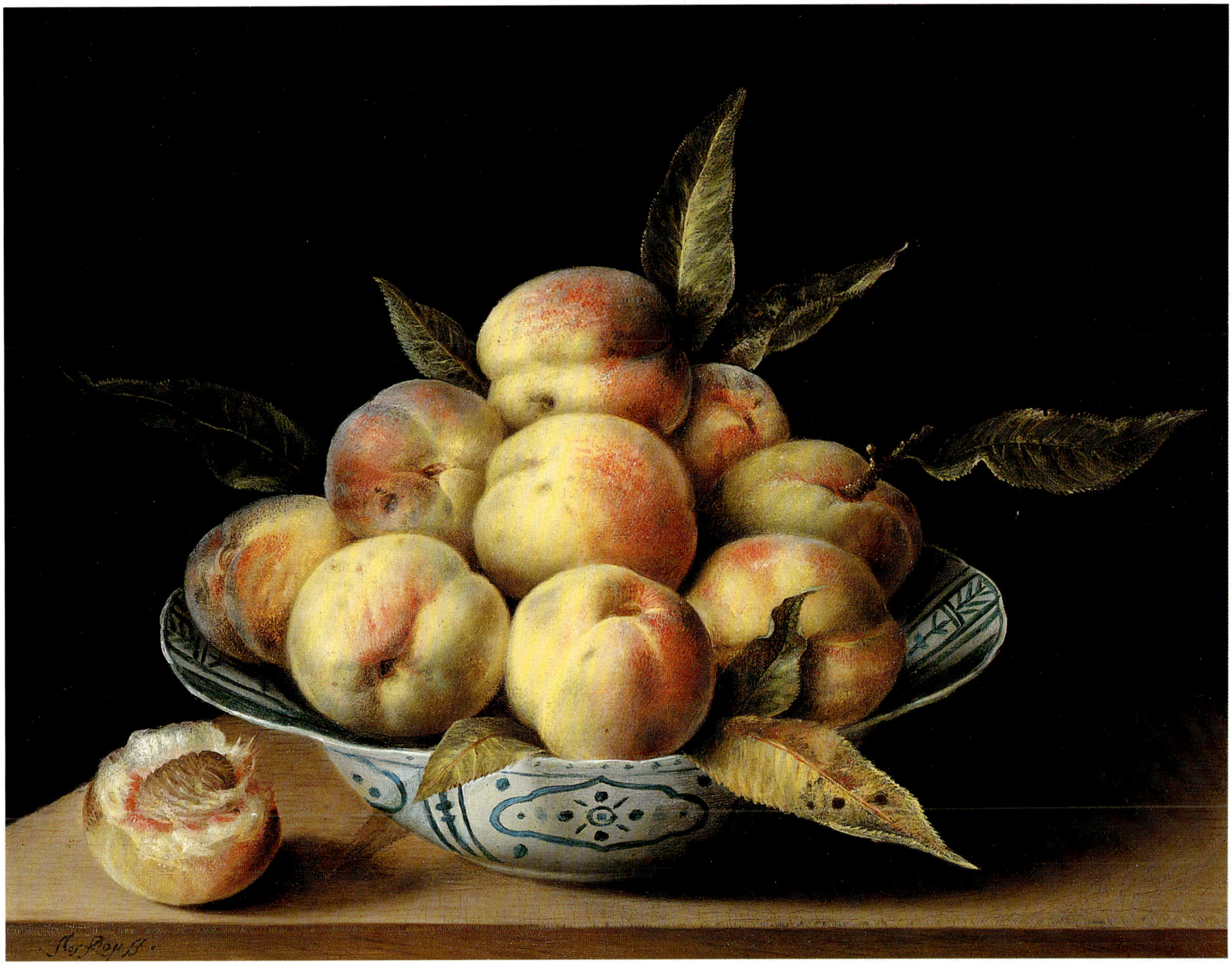

5 PFIRSICHSCHALE

6 WALDERDBEEREN AUF EINEM ZINNTELLER

Vor 1625
Öl auf Leinwand
39x48,4 cm
Unbezeichnet
Zustand im allgemeinen gut; rund um das Blattwerk leicht verputzt; feine Leinwand, Leimdoublierung

Frankreich, Privatbesitz

Literatur
Faré, Nature Morte, 1974, S. 119–120, Abb. S. 115

Michel Faré datiert das kleine Stilleben in die Lehrzeit Stoskopffs in Hanau von 1615 bis 1621. Sicher handelt es sich um ein frühes Werk; man spürt die Experimentierfreude in der Art des Arrangements, die in Kauf nimmt, daß Gewichte vielleicht nicht genau ausgewogen sind.
Auf der Zinnschale, deren breite Fahne eine Lilienmarke mit Krone aufweist, liegen gehäuft Erdbeeren. Sie haben keine Stiele und gehören zu der Sorte ganz kleiner Beeren, die auch François Garnier[1] oder Thomas Mather[2] wiedergeben. Man findet sie aber ebenso auf niederländischen Stilleben von Frans Snyders oder Pieter de Ring.[3] Ein Kranz von Weinlaub umgibt die Schale. Darunter wird der Rand eines breiten Tellers sichtbar, auf welchem die Rebblätter – vielleicht in Wasser – liegen. Ganz an die Kante des Tisches rückt der Maler dieses Ensemble. So kann er die dunklen Blätter einmal vor der farbig gemusterten Tischdecke zeigen, zum anderen vor dem dunklen graubraunen Hintergrund. Der Blickpunkt ist so hoch angesetzt, daß der Rand des Zinntellers ringsum sichtbar bleibt. So sorgt Stoskopff durch die Hochwölbung eines Blattrandes für – wenn auch minimale – Unterbrechung. Zusammen mit der meisterlich wiedergegebenen Spiegelung der Beeren bringt sie spontane Lebendigkeit in die Szene. Sowohl die Decke als auch das Schalenarrangement sind ungewöhnlich.[4]

1 Faré, Nature Morte, 1974, Abb. S. 47.
2 Faré, Nature Morte, 1974, Abb. S. 137.
3 Katalog Bergamo 1971, Tafeln 14 und 33.
4 Am nächsten kommt ihr vielleicht eine farbige Decke bei Nicolaes Gillis, deren Material auch nicht eindeutig bestimmbar ist. Wahrscheinlich handelt es sich um einen Knüpfteppich. Vgl. Katalog Delft / Cambridge, Mass. / Fort Worth 1988, Farbtafel S. 83.

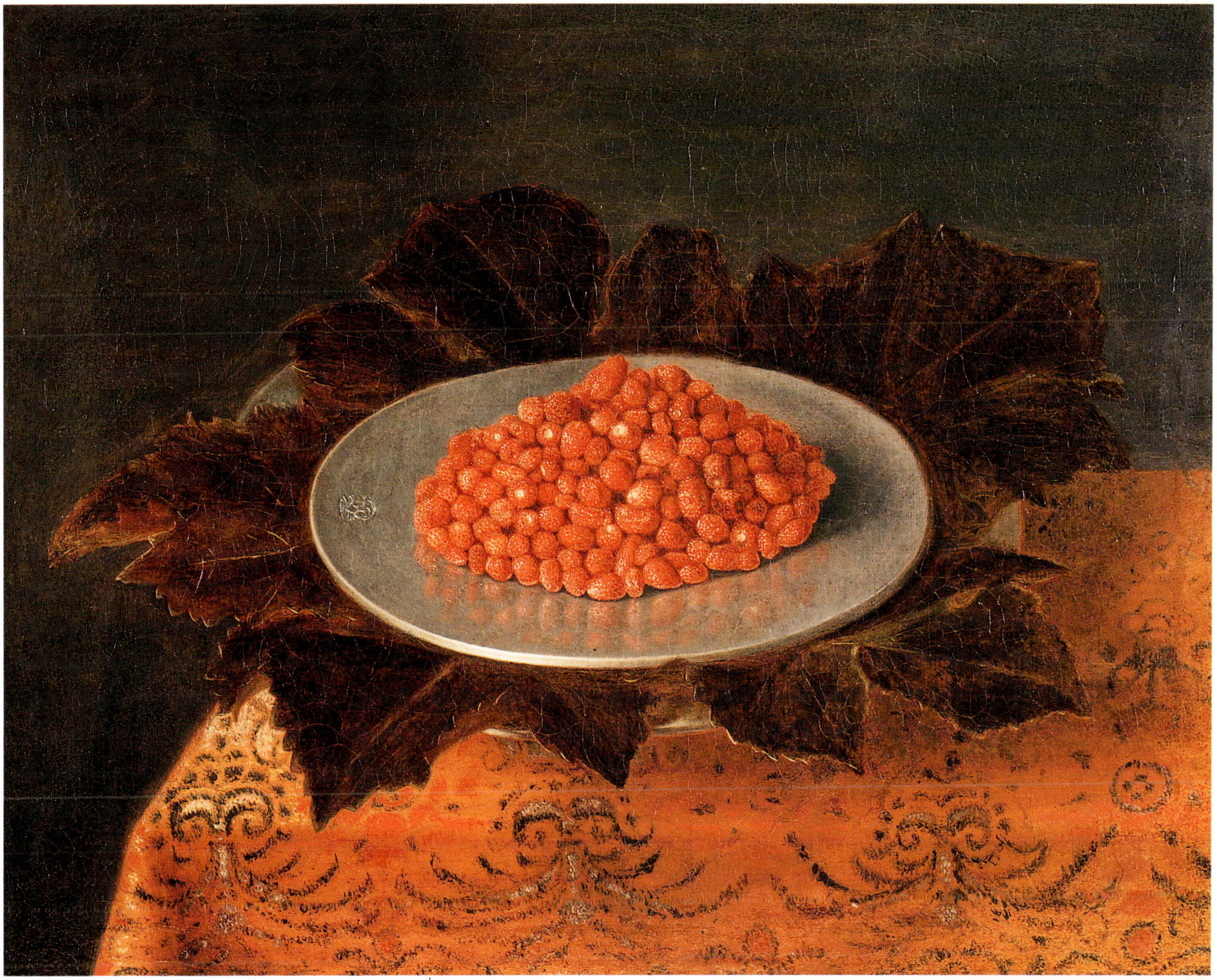

6 WALDERDBEEREN AUF EINEM ZINNTELLER

7 FRÜHSTÜCK MIT ANCHOVISPLATTE

Vor 1625
Öl auf Leinwand
75,7 x 63 cm
Ehemals an der Tischplatte links signiert und datiert: »Stoskopff 16.4.«
Zustand im allgemeinen gut; durch starke Reinigung Signatur heute nicht mehr erkennbar

Frankreich, Privatbesitz

Provenienz
Chateau de Gargan (Lothringen). – Straßburg, Kunsthandel. – Pfaffenhofen, Notar Alfred Kaiser. – Familie Metzger, 1982

Verschiedene Speisen und Getränke stehen auf einem Tisch; seine rechte Hälfte bedeckt ein langes grünes Tuch, darüber ist eine weiße Tischdecke gebreitet. Auf ihr befindet sich der große Zinnteller mit achtzehn strahlenförmig arrangierten Anchovisfilets. Die Gräten sind in der Mitte zusammengerollt, so daß sie die Form einer Blüte ergeben. Dahinter stehen eine Glaskaraffe, gefüllt mit rotem Wein, und eine Tonvase. Auf der linken Tischhälfte ist ein Teller aus chinesischem Kraak-Porzellan mit Austern zu sehen, dahinter ein großes Brot und eine kleine Karaffe mit Weißwein; vor ihm liegen ein Messer und eine Zitrone, deren Schale sich über die Tischkante nach unten ringelt. Den Mittelpunkt der Darstellung bildet das Weinglas mit langgestreckter Kuppa und ein Stück Brot. Das Licht fällt deutlich von links ein und zeichnet dunkle Schatten. Frei und sicher sind einzelne Teile wie die Fischplatte, der Austernteller, das venezianische Glas gemalt. Einzig das angeschnittene Brot in der Bildmitte ist in der Oberfläche merkwürdig undifferenziert wiedergegeben[1] und unglücklich eingeklemmt. Hier liegt eine Schwäche der Komposition. Man spürt das Vorwärtstasten ins größere Format.
In der Anlage entspricht die Darstellung dem holländischen »ontbitje«, der Zwischenmahlzeit am späten Vormittag. Fisch und Meeresfrüchte ißt man in Fastenzeiten; sie gehören zu den »mageren Speisen«, deren Genuß aus Gründen sowohl der Gesundheit wie einer vorbildlichen Lebensweise des Maßhaltens zu empfehlen ist.[2] Auf sie weist die tönerne Vase hin, deren Material geeignet ist, Temperatur konstant zu halten. Man erwartet Blumen in diesem Gefäß, wie sie die gedeckten Tische Georg Flegels schmücken. Viel von seiner Art, die Gegenstände eng beieinander zu sehen, ist hier zu finden, doch rückt Stoskopff den Beschauer vom Geschehen ab. Er steht nicht gleichsam am Tisch und riecht den Duft von Meerwasser und Zitrone oder weidet sich am Farbklang der Rot- und Gelbtöne. Vielmehr ist er weit genug entfernt, um das Ensemble als Ganzes auf sich einwirken zu lassen. Er wird sich vielleicht sagen: Es ist schön, diese Dinge zu genießen – aber wozu eigentlich? Warum nimmt der Mensch Nahrung zu sich, erfreut sich an schönem Glas façon de venise, Zinn, Fayence? Das Frühstück ist für ihn auch nicht an einem Eßtisch angerichtet; es steht – eher lose zusammengeschoben – auf einem wuchtigen Tisch in der Vorratskammer.

1 Sicher spielt der Erhaltungszustand eine Rolle. Die Schnittfläche des Brotes wird ähnlich ausgesehen haben wie in Kat.-Nr. 9.
2 Vgl. Wettengl, Mahlzeitenstilleben, 1983, S. 187.

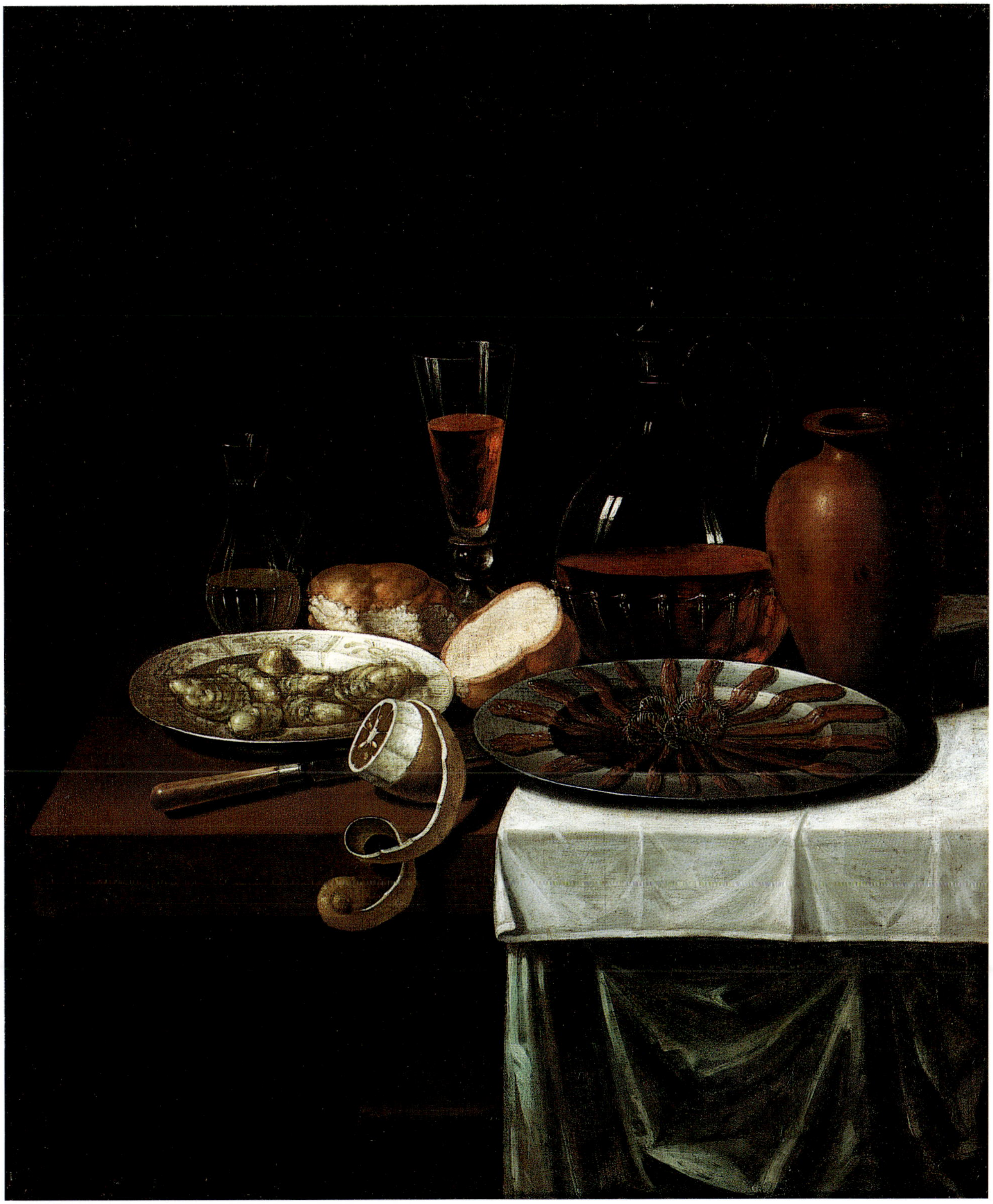

7 FRÜHSTÜCK MIT ANCHOVISPLATTE

8 STILLEBEN MIT BÜCHERN UND KERZE

1625
Öl auf Eichenholz
20,5x35 cm
Unten links signiert und datiert:
»Stoskopff 1625«

Rotterdam, Museum Boymans-van Beuningen, Inv.-Nr. 2528

Provenienz
Sammlung van Beuningen, 1958

Ausstellungen
Amsterdam, Kunsthandel J. Goudstikker, 1933

Literatur
Katalog Amsterdam 1933, Kat.-Nr. 156, Abb. 9 (als »Holländische Schule 17. Jahrhundert, unlesbar signiert und datiert 1625«). – Katalog Paris 1934 (Charles Sterling), S. 147. – Haug, Sébastien Stoskopff, 1948, S. 60, Kat.-Nr. 1; S. 28, Abb. 2. – Haug, Sébastien Stoskopff, 1961, S. 23, Abb. 1. – Faré, Nature Morte, 1974, S. 121, Abb. S. 116. – Miedema, Realisme, 1975, S. 13–14 und Abb. 5. – Wright, French Painters, 1985, S. 95 mit Abb. – Katalog Idstein 1987, S. 14–15, Farbtafel S. 67. – Schwarz, Bücherstilleben, 1987, S. 38–39, Abb. 28. – Grimm, Stilleben, 1995, S. 45, Farbtafel 21

Der Bildaufbau der kleinen Tafel ist streng: durchgehende Tischplatte aus Holz, darauf eine Kerze, ein liegendes, ein aufgestelltes und ein an dieses gelehntes Buch. Das aufgeschlagene Buch scheint für einen Betrachter hingestellt, der wohl gerade weggegangen ist, denn die Kerze, die er sich ganz nahe mit Wachs an die Tischkante geklebt hat, ist eben erst erloschen.
Man steht vor einem Bild und zugleich unmittelbar vor den Gegenständen. Sie sind in natürlicher Größe wiedergegeben. Das geöffnete Album zeigt ein Blatt von Jacques Callot aus der Serie der *Capricci*, die er 1617 in Florenz gezeichnet und gestochen hat und Lorenzo Medici widmete. Die Originalradierung des *Bauern, der seine Schaufel über der Schulter trägt*, mißt ohne Rahmen 5,4 auf 7,8 cm; das entspricht ungefähr den Maßen bei Stoskopff. Es existieren zwei Platten zu dieser Radierung, eine in Florenz entstanden, die zweite in Nancy, von der Blätter in zwei Zuständen bekannt sind.[1] Das von Stoskopff gemalte entspricht mit der Reihe von kleinen Kugelbäumen in der Ebene und dem Rockschoß des Bauern, unter dem kein Hemd hervorsieht, dem ersten Zustand der Nancy-Platte. Ganz sklavisch hat sich der Künstler nicht an sein Vorbild gehalten; zum Beispiel differieren die Form der Hutkrempe und teilweise die Schraffur.[2] In seinen *Capricci* hat Callot Menschen verschiedener Gesellschaftsschichten in typischer Beschäftigung wiedergegeben. Stoskopff wählte den Bauern, der, müde von der Arbeit, sich auf seinen Stock stützend vornübergebeugt nach Hause geht.
Locker vom Umblättern liegen die oberen Buchseiten, die Ecke links unten scheint durch das Ausblasen der Flamme emporgeweht. Der helle schweinslederne Foliant unten bildet auch farblich den Untergrund für das helle Weiß der Seiten; der als Rückwand dienende Band leitet mit seinem kastanienbraunen Ton zum fast schwarzen Hintergrund über.
So natürlich sich dies alles vor uns aufbaut – eine Darstellung um ihrer selbst willen, als L'art pour l'art, ist es sicher nicht. Ihre Aussage ist ganz in die bildliche Anschauung integriert: Mit der Wiedergabe eines Werks von Callot drückt Stoskopff seine Achtung und Verehrung für den großen Lothringer Zeichner und Radierer aus. Sein Können ist Vorbild für den jungen Künstler. Es ist notwendig, zu beachten, was frühere Generationen geschaffen haben. Darauf baut die Gegenwart auf; dies ist ihr Fundus, ihr Kapital, das sie nützen sollte.
»Kruijt voor de wilde woeste« heißt die Devise in Roemer Visschers *Sinnepoppen* von 1614 über dem Emblem einer Reihe von Büchern – Kraut gegen die wilde Wüste.[3] So steht Callots Album auf einem älteren Folianten in einem seit dem Spätmittelalter gebräuchlichen Einband mit dicken Lederschlaufen und stützt sich auf ein Buch, das dem Einband mit der sparsamen Goldprägung nach ein zeitgenössisches wissenschaftliches Werk ist. Gelehrsamkeit und Tradition bilden Grundlagen für die Kunst; zwischen ihnen kann sie sich voll entfalten. Ihre Aufgabe ist es, das Wissen zusammenzufassen, Erkenntnisse ins Bild umzusetzen. Die Mühsal des bäuerlichen Lebens zeigt die Radierung Callots. Stoskopff verleiht dieser Aussage einen allgemeinen Sinn: Das irdische Dasein ist Mühsal, Arbeit um das tägliche Brot. Aber irgendwann erlischt das Licht, und dann ist das Leben doch gut so gewesen. Ein positives Annehmen dieses Erdenlebens liegt darin, gemäß dem Psalm, der von der Nichtigkeit des Menschen handelt: »Unser Leben währet siebzig Jahre, und wenn's hochkommt, so sind's achtzig Jahre, und wenn's köstlich gewesen ist, so ist es Mühe und Arbeit gewesen, denn es fähret schnell dahin, als flögen wir davon.« (Ps. 90, 10.)
Stilleben mit Büchern tauchen um 1620 in der holländischen Universitätsstadt Leiden auf. Jacques de Gheyns Vanitas-Stilleben mit Büchern von 1621 gilt als das früheste Beispiel dieser Gattung (Yale University Art Gallery). Eine von protestantischem Geist geprägte Atmosphäre der Gelehrsamkeit herrschte an dieser Universität, welche selbst die Wissenschaften, die sie lehrte, als vergänglich ansah, da letztlich nur die Gnade Gottes zählt.[4]
Dieses Werk Stoskopffs steht am Beginn der Entwicklung der Bücherstilleben, die stets mit dem Gedanken der Vanitas verbunden sind. Es gehört zu seinen Inkunabeln. In Frankreich sind

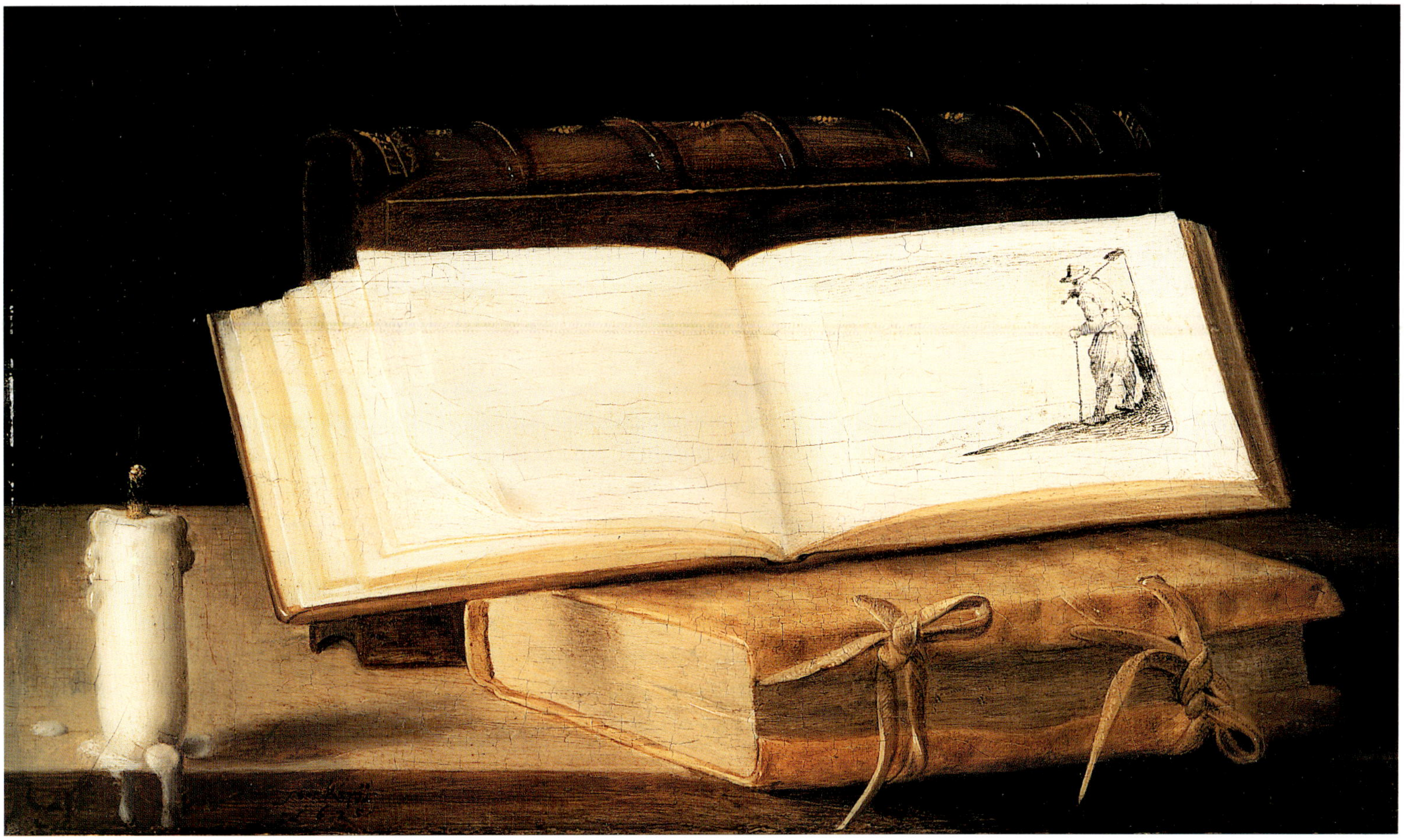

Solche Gleichsetzungen und Bedeutungszusammenhänge herzustellen, könnte in der Absicht des Malers gelegen haben. Die Motive und ihre Wertigkeit waren bekannt;[1] daß Stoskopff sie bewußt einsetzt, geht aus der intensiven Bildlichkeit hervor. Ambivalentes sollte bestehen bleiben und eine immer neue Zwiesprache mit dem Betrachter ermöglichen.

1 Joachim von Sandrart führt in seiner Aufstellung der Bedeutung von Dingen und Begriffen Brot, Wein, Feuer, Auster, Muschel, Messer oder Apfel nicht auf. Dies heißt nicht, daß er ihnen keinen Sinngehalt beimaß, sondern im Gegenteil, daß er die Kenntnis der Zusammenhänge voraussetzen konnte. Sandrart-Peltzer, Teutsche Academie, 1675/1925, III. Hauptteil, Bd. 3, S. 208–226.

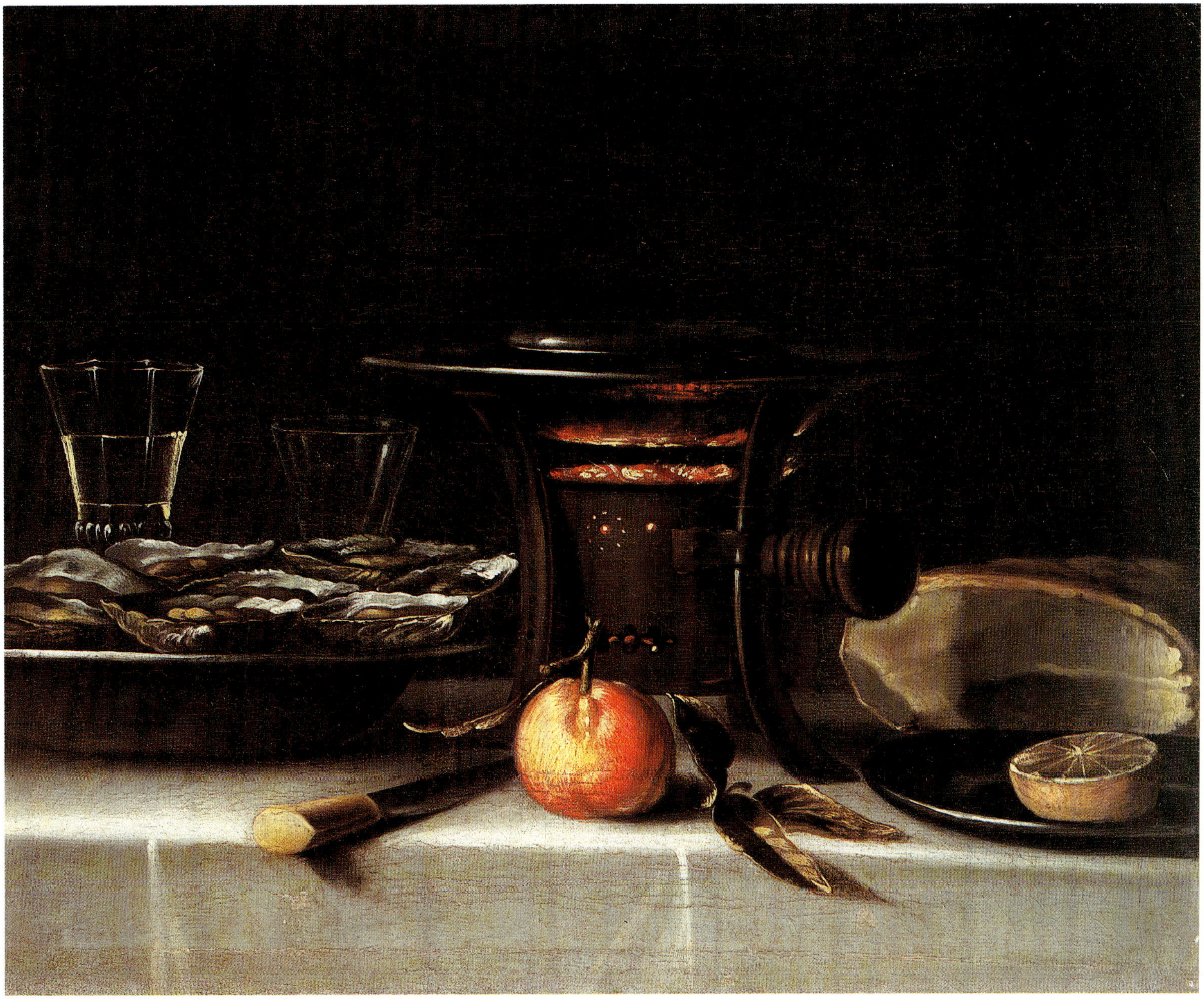

9 FRÜHSTÜCK MIT GLUTHERD UND AUSTERNTELLER

10 STILLEBEN MIT BÜCHERN, KERZENHALTER UND BRONZE-FIGUR EINES KRIEGERS

1620er Jahre
Öl auf Leinwand
51x69 cm
Unbezeichnet
Restaurierungen am Sockel der Figur, am Fuß der Säule und am Kerzenständer links; locker und unregelmäßig gewebte Leinwand, doubliert

Paris, Musée du Louvre, Inv.-Nr. 1982-22

Provenienz
Paris-Neuilly, Sammlung J. R.

Ausstellungen
Paris, Galerie Daber, 1959

Literatur
Katalog Paris 1959, Kat.-Nr. 1 mit Abb. – Haug, Sébastien Stoskopff, 1961, S. 30, Abb. 9. – Faré, Nature Morte, 1974, Abb. S. 121. – Rosenberg, R. F. 1982–22, 1983, S. 16–17

Am linken Bildrand dieser Komposition steht ein Kerzenhalter, am rechten die Statuette eines nackten Kriegers. Die Kerze brennt, und die männliche Figur ist im Begriff, ein Schwert aus der Scheide zu ziehen. Zwischen diesen bewegten Punkten sind Bücher arrangiert, zwei davon aufgeschlagen; auf eine Säule ist eine gläserne Kugel gesetzt. Die Bildgrenzen der Szene hat Stoskopff klar definiert: Rechts verläuft die Wand schräg in den Bildhintergrund, deutlich sind die Ecke und der Anschluß der Rückwand erkennbar. Links vorn ist der hölzerne Grund zu sehen, darüber breitet sich ein dunkelgrünes Tuch. Das helle Licht, das auf die Szene fällt, stammt nicht allein von der Kerze – von links fällt ein breites Lichtband in den Raum.
Wir blicken wohl in eine Art Bücherregal oder einen geöffneten Schrank. Über die Beschaffenheit des Tuches und seinen Übergang zur Wand läßt uns der Maler im unklaren; wichtig war ihm, im Vordergrund eine Partie anlegen zu können, die ein Moment der Tiefenwirkung erzeugt. Dies war wohl nicht von Anfang an geplant, sondern ergab sich im Verlauf der Arbeit.
Die Schrift des unteren aufgeschlagenen Buchs ist deutlich lesbar: LIBER SECUNDUS DESIDERIA ANIMAE SANCTAE[1] heißt es auf der rechten Seite, umrahmt von einer Kartusche; rechts ist die Seite 142 angegeben, VIA PIA DESIDE. Unter dem schwungvollen Abschlußornament ist nochmals LIBER zu entziffern. Über dieser christlichen Erbauungsliteratur liegt ein Album mit Radierungen Jacques Callots der Serie *Varie Figure Gobbi.* 1616 in Florenz gezeichnet, wurde sie wohl 1622 in Nancy veröffentlicht.[2] Rechts ist das Blatt mit dem maskierten Komödianten zu sehen, der Gitarre spielt (*Le comédien masqué jouant de la guitare*),[3] links im Durchschlag die Rückseite des Buckligen, der einen Grill als Geige benützt (*L'homme raclant un gril en guise de violon*).[4]
Die Blätter sind ungefähr in Originalgröße wiedergegeben. Callot zeigt in seiner zwanzig Motive umfassenden Folge von Buckligen oder komischen Zwergen (»gobbi«, »nains grotesques«) die Außenseiter der Gesellschaft, die körperlich Verwachsenen, aber auch Verschrobenen, Heruntergekommenen.
Den Gegenpol zu ihnen stellt die Figur des Kriegers dar. Es existieren mehrere Ausführungen dieser Bronze in Karlsruhe, London, New York, Ohio,[5] die in den Anfang des 17. Jahrhunderts datiert werden. Über die Herkunft und den Meister gibt es verschiedene Meinungen. Hans Weihrauch hielt die Plastik für niederländisch und schrieb sie einem anonymen Künstler zu, den er den »Meister der Genrefiguren« nannte.[6] A. Radcliffe bestimmte sie als französisch und wohl in Fontainebleau entstanden.[7]
Sowohl beim Gitarrespieler Callots wie beim schwertziehenden Krieger hält sich Stoskopff nicht sklavisch an das Vorbild. Er läßt kleine Abweichungen zu, die aber keine Änderung am Gehalt der Darstellung bedeuten.

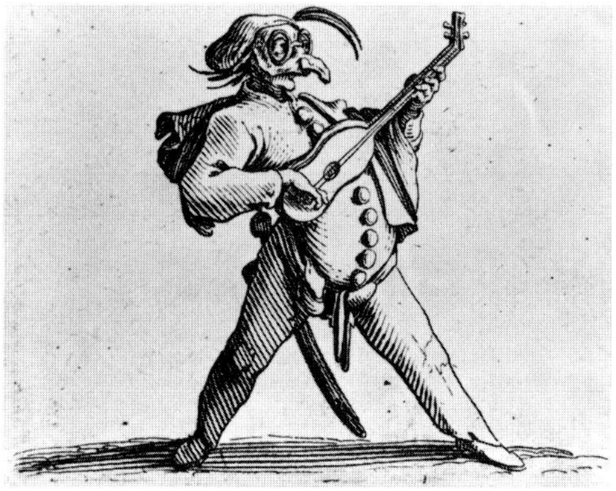

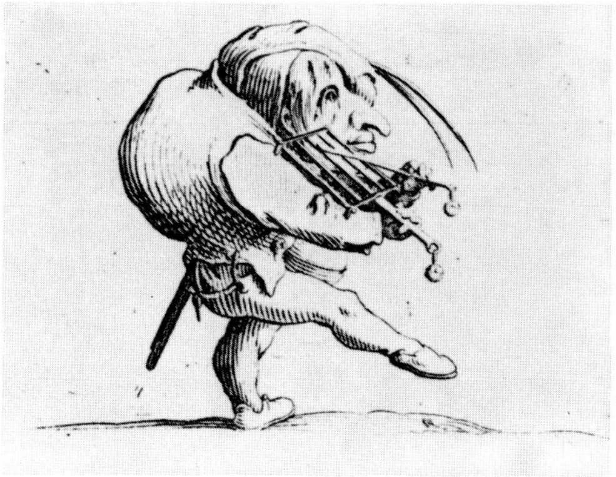

Jacques Callot
Maskierter Komödiant mit Gitarre
Aus der Serie *Varie Figure Gobbi*,
gestochen 1622 in Nancy
Radierung, Blattgröße 6,6x8 cm

Jacques Callot
Buckliger, der auf einem Grill Geige spielt
Aus der Serie *Varie Figure Gobbi*,
gestochen 1622 in Nancy
Radierung, Blattgröße 6,4x9 cm

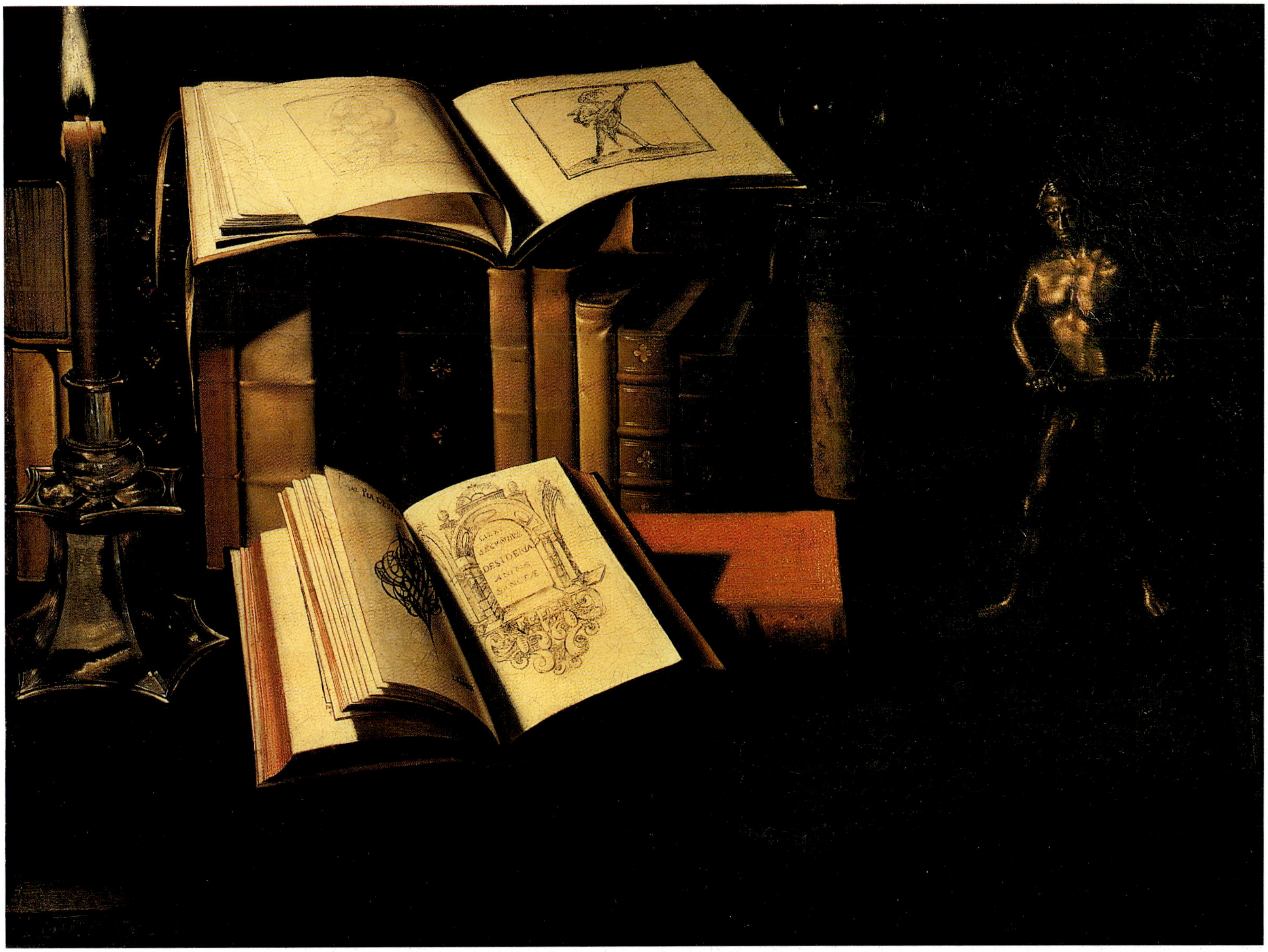

10 STILLEBEN MIT BÜCHERN, KERZENHALTER UND BRONZEFIGUR EINES KRIEGERS

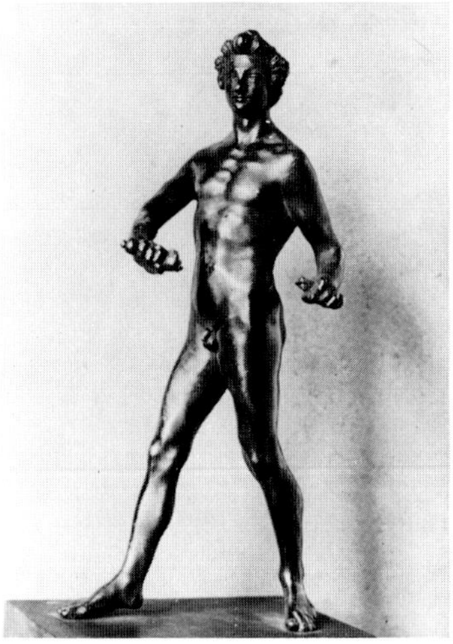

Niederländisch oder französisch
Krieger mit Schwert, frühes 17. Jhdt.
Bronze, H. 21 cm
Karlsruhe, Badisches Landesmuseum

Wohl mit Bedacht hat der Maler die Vita activa – den zum Kampf bereiten Menschen – und die Vita contemplativa – die Welt der Gelehrten, der Philosophen und Künstler – nebeneinandergestellt.[8] Eindeutig fühlt er sich der letzteren zugehörig. Die brennende Kerze zeigt es an: Wissenschaft und Kunstwerke bestehen über den Tod hinaus. Diesem Bereich ist auch die Kugel aus Kristall oder Glas zugeordnet, in der sich die Dinge zusammengefaßt spiegeln; sie dient zum Wahrsagen und einem mystischen Erfassen der Welt.[9] Mit diesem Werk sagt Stoskopff Ja zum Leben, zu den Anforderungen, die an den Menschen gestellt werden. Zur Illustration wählte er ganz aktuelle Dinge: die Radierungen Callots waren brandneu, ebenso die Bronzefigur und die *Desideria*.

1 »Zweites Buch. Wünsche einer frommen Seele«.
2 Es gab verschiedene Editionen; die Daten sind nicht genau bekannt. Auch Abraham Bosse fertigte Platten an. Lieure, Callot, 1924, Bd. II, S. 34ff.
3 Lieure, Callot, 1924, Bd. II, Nr. 425, Blattgröße 6,6x8 cm.
4 Lieure, Callot, 1924, Bd. II, Nr. 423, Blattgröße 6,4x9 cm.
5 Katalog Cleveland 1975, Kat.-Nr. 225. Am 3. 12. 1982 wurde bei Sotheby's New York, Nr. 117, ein weiteres Exemplar angeboten (H. 20,5 cm), bei welchem auch das Schwert (Scheide und Knauf fehlen) erhalten ist.
6 Hans R. Weihrauch, Europäische Bronzestatuetten, 1967, S. 365 mit Abb.; Bückling, Negervenus, 1992, S. 60 (als Prieur); S. 60, Anm. 28 (Verweis auf Stoskopff).
7 Katalog Plymouth 1979, S. 33–34, Kat.-Nr. 3.
8 Vgl. z. B. Jochen Becker im Katalog Münster/Baden-Baden 1980, S. 451.
9 Vgl. Schramm, Sphaira. Globus. Reichsapfel, 1958, S. 163 und 168.

11 VANITÄT MIT MINERVA-PLASTIK

1620er Jahre
Öl auf Leinwand
48,7 x 39 cm
Unbezeichnet
Doublierung 20. Jahrhundert; wohl oben, rechts und unten um jeweils ca. 2 cm beschnitten

Princeton, Princeton University, The Art Museum, Museum purchase, John Maclean Magie and Gertrude Magie Fund, Inv.-Nr. 51-27

Provenienz
New York, Parke-Bernet Galleries, 1951

Ausstellungen
Paris, Galeries Nationales du Grand Palais / New York, Metropolitan Museum of Art / Chicago, The Art Institute of Chicago, 1982

Literatur
Katalog New York, Parke-Bernet Galleries, Nr. 1232, 14. 3. 1951, Nr. 17. – Haug, Sébastien Stoskopff, 1961, S. 32, Abb. 14. – Faré, Nature Morte, 1974, Abb. S. 121. – Katalog Paris / New York / Chicago 1982 (Pierre Rosenberg), S. 373, Abb. 1. – Katalog Idstein 1987, S. 30–31, Abb. 14

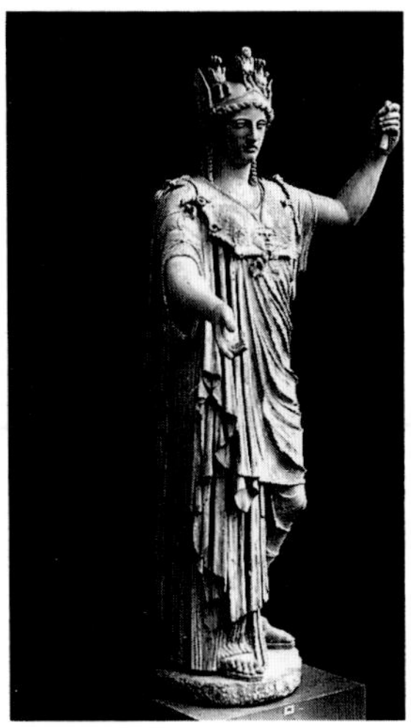

Athena
Römische Kopie der frühen Kaiserzeit nach griechischem Vorbild aus dem 5. Jhdt. v. Chr.
Marmor, H. 227 cm
Kopenhagen, Ny Carlsberg Glyptotek

Mit einem grünen Tuch ist der Tisch bedeckt, dessen Fläche sich von der Tischkante im Vordergrund diagonal in den Bildhintergrund entfaltet. Eine Medaille mit einer goldenen Kette, Muscheln, eine Kugel, eine Miniatur, eine männliche Büste, ein aufgeschlagenes Skizzenbuch und die Statuette einer Minerva sind darauf angeordnet. An der Rückwand hängt eine Federzeichnung mit Ruinen. Die dargestellten Graphiken hat man bis heute nicht identifizieren können. Das Paar unter dem knorrigen alten Baum im Skizzenbuch, mit der nach hinten blickenden Frau und dem Faun mit breitkrempigem Hut, der Flöte bläst, könnte von Abraham Bloemaert stammen;[1] die römischen Ruinen mit den beiden männlichen Besuchern erinnern an Zeichnungen von Bartholomäus Breenbergh; in Betracht käme auch Carel de Hoch, der eine Vorliebe für stille Staffagefiguren im Vordergrund besitzt.[2]
Auch das Vorbild für die Minerva konnte nicht ermittelt werden. Eine gewisse Verwandtschaft besteht zu der Athena-Figur in Marmor in der Carlsberg Glyptotek in Kopenhagen aus der frühen römischen Kaiserzeit.[3] Die Figur ist leicht nach rechts gekehrt, die Gewandlänge dreifach gestaffelt. Die Plastik könnte im frühen 17. Jahrhundert in Italien oder Frankreich entstanden sein. Ihr Material scheint Bronze zu sein, die mit einem golden schimmernden Lack überzogen wurde, wie ihn Giovanni da Bologna liebte. Seinem Beispiel folgend wurde er besonders in Italien gern verwandt. Als Schutzherrin der Wissenschaften und der Künste steht Minerva hier leicht erhöht. Die liegende Büste zu ihrer Linken könnte einen König wiedergeben. Ansätze einer Kopfbedeckung werden unter dem runden Sockel der Statue sichtbar. Die Miniatur gibt das Portrait eines jungen Mannes wieder. Ein ähnliches Bildnis findet sich auf einem Stilleben der Fünf Sinne von Jacques Linard, signiert und datiert November 1639. Eventuell handelt es sich dort um ein Selbstportrait,[4] was auch hier vorstellbar ist. In beiden Fällen spricht die Haltung des Kopfes mit der Blickrichtung zum Betrachter für die Wiedergabe nach einem Spiegelbild. Denkbar für die Entstehung des Stillebens ist der Auftrag eines Sammlers, der seine Interessen oder einfach seine Freude an Exotischem durch die Wiedergabe der drei Schnecken verdeutlichen möchte,[5] seinen Sinn für Kunst, Antike und Philosophie durch die Büste, für Malerei und Zeichnung durch die zwei graphischen Blätter, seine soziale Stellung durch die goldene Kette mit Schaumünze. Auffallend ist die Plazierung der Kugel in der Mitte. Ob sie den Erdball vorstellt, ist nicht klar auszumachen. Alle Dinge auf dem Tisch gehören der schönen Seite des irdischen Lebens zu; der zerfallene, einst prächtige Bau an der Wand hingegen gemahnt an die Vergänglichkeit. Die rechte untere Ecke des Blattes hat sich gelöst, auch die oberste Seite des Buches wird emporgeweht. Dieser Bewegung von rechts hält die festgefügte Materie von Stein und Bronze links die Waage. Ruhige Ausgewogenheit bestimmt die Komposition; ihre Bildaussage besteht in einer Bejahung des Lebens, dessen Prinzip Bewegung, Wandel ist.

1 Vgl. z. B. den Baum im Sammlungskatalog München 1973, Tafelbd., Abb. 246, Tafel 102. Betsy Rosasco, The Art Museum, Princeton University, Brief vom 18. 3. 1987 an Dr. Wolfgang Müller, Kiel.

2 Sammlungskatalog München 1973, Abb. 638 und 639. Denkbar wäre auch Tobias Verhaecht; vgl. Sammlungskatalog Wien 1928, Kat.-Nr. 265. Wolfgang Müller meint, bei der Darstellung könnte es sich um Reste des Nerva-Forums in Rom handeln (Katalog Idstein 1987, S. 31).

3 Kopie der frühen Kaiserzeit nach einem griechischen Original im Stil des Phidias. Diese Statue wurde um 1890 entdeckt, Kopf und Arme sind ergänzt nach der Athena Farnese in Neapel. H. 220 cm, Inv.-Nr. 1993; Sammlungskatalog Kopenhagen 1951, S. 94, Nr. 102. In der Glyptothek in München befindet sich keine vergleichbare Bronzestatuette, wie Wolfgang Müller annimmt (Katalog Idstein 1987, S. 31).

4 Faré, Nature Morte, 1974, Abb. S. 32. Die ungewöhnlich präzise Datierung und die Art, wie das kleine Portrait separat an der Seite hängt, legen ein Selbstbildnis nahe. Das dunkle Jacquet mit weißem Kragen läßt einen Protestanten vermuten.

5 Im Bildmittelgrund ist eine Conus geographus, rechts vorn eine Conus marmoreus und links vorn wohl eine Mitra mitra abgebildet. Vielen Dank an Herrn Dr. Erhard Wawra, Naturhistorisches Museum Wien, für die Bestimmung.

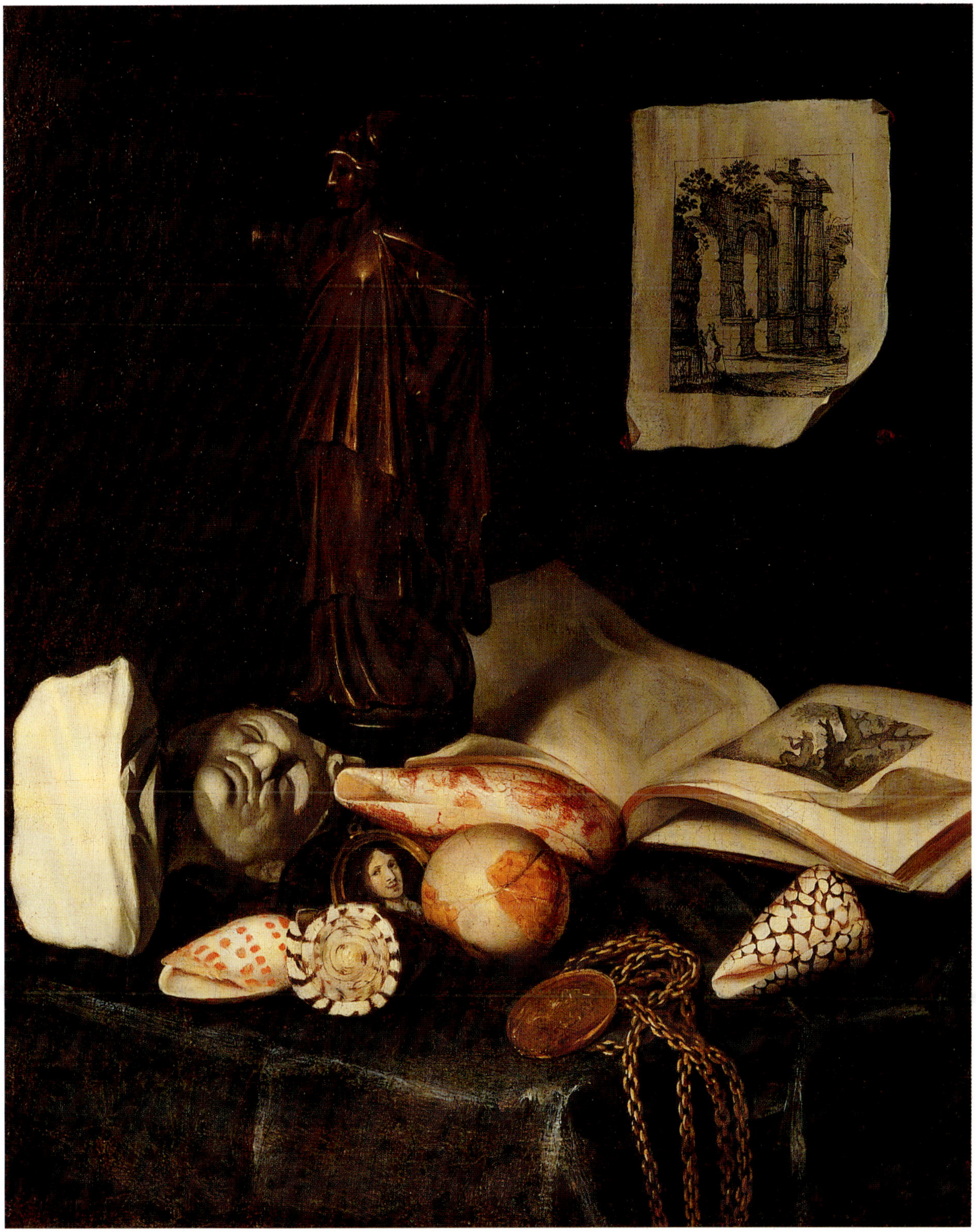

11 VANITÄT MIT MINERVA-PLASTIK

12 KÜCHENSTÜCK MIT EINEM KARPFEN UND GERÄUCHERTEN MAKRELEN

1626
Öl auf Leinwand
78 x 101,5 cm
Unten links signiert und datiert:
»Stoskopff 1626«
Der Hintergrund des linken Bildteils im 19. Jahrhundert stark gereinigt

Privatbesitz

Provenienz
Paris, Jean-Max Tassel

Dieses Bild wurde erst 1994 bekannt. Für das Œuvre Stoskopffs ist es eine wichtige, bereichernde Entdeckung: Das Bücherstilleben (Kat.-Nr. 8) von 1625 ist das früheste datierte Werk, und für 1626 ist nun diese Komposition der in die Tiefe gestaffelten Tische gesichert, die der Maler später mehrmals verwenden wird, zum Beispiel in der *Großen Gläserküche* (Kat.-Nr. 44) und im *Küchenstück mit Kalbskopf* (Kat.-Nr. 47). Die großformatigen Bilder sind also in dieser frühen Komposition bereits angelegt. Auch motivisch ist das Küchenstück aufschlußreich. Der große Holzzuber, der die rechte Bildhälfte bis zur Mitte einnimmt, taucht in dieser Form im *Huhn und Bottich mit schwimmendem Karpfen* (Kat.-Nr. 13) und im *Glutherd* (Kat.-Nr. 14) auf; der Karpfen in der Keramikschüssel begegnet wieder in den Karpfen-Variationen mit der Spanschachtel; und selbst die zugebundene Eau-de-vie-Flasche der *Großen Vanität* (Kat.-Nr. 49) ist hier schon zu sehen. Einzig die Gruppe der geräucherten Makrelen kennen wir sonst nicht, es ist aber anzunehmen, daß Stoskopff auch sie mehrfach gemalt hat. Seine Eigenart, die Kopfstücke und Schwänze nicht logisch einander zuzuordnen, sondern nach ihrer optischen Wirksamkeit zu arrrangieren, ist ebenfalls zu beobachten.
Der Karpfen ist aus dem Wasser geholt und, wohl noch unausgenommen, in die Schüssel gelegt worden. Stumm schwindet das Leben aus seinem aufwärts gerichteten Auge. Der Körper bildet einen seltsamen Kontrast zur verkrampften Starrheit der Räucherfische. Kein Werkzeug deutet auf die Tätigkeit des Menschen, in stiller Reglosigkeit liegt die Szene vor uns. Zwei Flüssigkeiten, farblich kaum voneinander abgesetzt, gibt Stoskopff wieder; zwei in der Textur völlig verschiedene Oberflächen von Fischhaut liegen nebeneinander. Gelb- bis Brauntöne herrschen vor, stellenweise ist der rote Bolus spürbar. Alle Register Stoskopffscher Kunst sind in diesem Stilleben schon erkennbar, seine Maltechnik ist bis in die Nuancen voll ausgebildet.
Zum Thema der großen Holzzuber mit Fischen sei nochmals auf die Winterbilder des Lucas van Valckenborch hingewiesen. Sie zeigen im Hintergrund den St. Leonhardskai in Frankfurt und sind wohl auch dort um 1695 entstanden. Alle runden Bottiche bei Valckenborch sind wie bei Stoskopff in nahezu identischer Ansicht mit diagonal gesetzten Handgriffen wiedergegeben. Doch nur das vorliegende Exemplar weist auch die Valckenborchschen rechteckig geschnittenen Griffhölzer auf. Man könnte vermuten, daß Stoskopff sich schon in seiner Hanauer Zeit mit diesem Motiv beschäftigt hat.

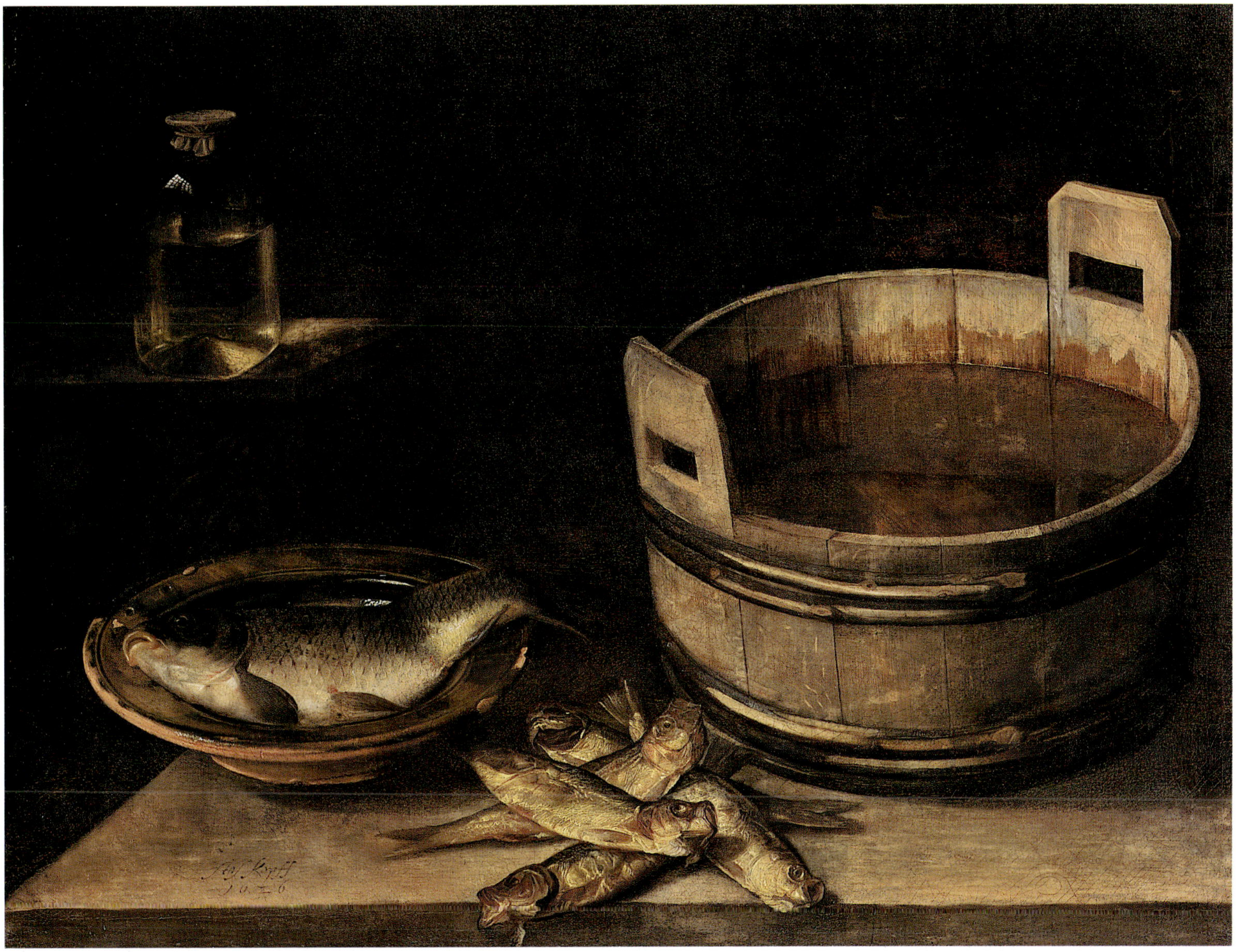

12 KÜCHENSTÜCK MIT EINEM KARPFEN UND GERÄUCHERTEN MAKRELEN

14 GLUTHERD, SPECHTE UND WASSERZUBER MIT KARPFEN

1625–1639
Öl auf Leinwand
54,5x73 cm
Unbezeichnet

Öffentliche Kunstsammlung Basel, Kunstmuseum, Vermächtnis der Sammlung Noetzlin-Werthemann, Inv.-Nr. 1487

Provenienz
Basel, Sammlung Johann Rudolf und Maria Noetzlin-Werthemann, 1928

Literatur
Haug, Nature Morte, 1965, S. 80f., Abb. 4. – Katalog Münster/Baden-Baden 1980, S. 152, Abb. S. 151. – Katalog Idstein 1987, S. 20, Farbtafel S. 76

Neben einem großen hölzernen Bottich, in dem ein junger Karpfen schwimmt, sind zwei tote Grünspechte zu sehen, dahinter ein Rechaud mit einer Artischocke auf einem Zinnteller. Der Hintergrund ist einfarbig dunkel, die Tischplatte durchgehend wie etwa beim *Küchenstück mit Kohlkopf und Grape*, beim *Frühstück mit Glutherd und Austernteller* oder kleineren Werken wie dem Bücherstilleben von 1625 (Kat.-Nrn. 20, 9, 8). Als Version derselben Komposition erscheint *Huhn und Bottich mit schwimmendem Karpfen* (Kat.-Nr. 13). Beide Bilder sind im Aufbau völlig analog; die Zusammenstellung der Gegenstände läßt einen über sie hinausweisenden Sinngehalt evident werden.
Als Thema des vorliegenden Küchenstücks bieten sich die Vier Elemente an, Feuer, Wasser, Luft und Erde.[1] Daß die Elemente ungleichgewichtig vertreten sind, das Wasser in dem runden Bottich im Vordergrund steht, die Vögel tot, der Fisch lebend gezeigt sind, braucht nicht zu befremden: Der Maler illustriert nicht ein Thema, sondern gestaltet eine Szene. Er stellt im Bild einen Vorgang dar, wie es der Dichter mit Worten tut. In diesem Sinn verstanden die bildenden Künstler der Zeit die von den Humanisten erhobene Forderung »ut pictura poesis«, die eine Gleichstellung der bildenden Kunst mit dem geschriebenen Wort anstrebte.
Die räumliche Gedrängtheit verbindet die Komposition mit dem kleinen Frühstück mit der Korbflasche (Kat.-Nr. 19): Hier liegen die zwei Vögel auf engem Raum zwischen Glutherd und Zuber, dort das Weinglas zwischen Korbflasche und Brot. Die geringe Tiefe der Tischplatte und das weit nach vorn gerückte schwere Holzgefäß tragen zu der eindringlichen Bildwirkung bei. In derselben Weise rückt Stoskopff auf den Karpfenbildern die langgestreckte Spanschachtel mit dem Karpfenteller an den Betrachter heran (Kat.-Nrn. 50, 51, 53–55).

1 Vgl. z. B. Christian Klemm im Katalog Münster/Baden-Baden 1980, S. 152.

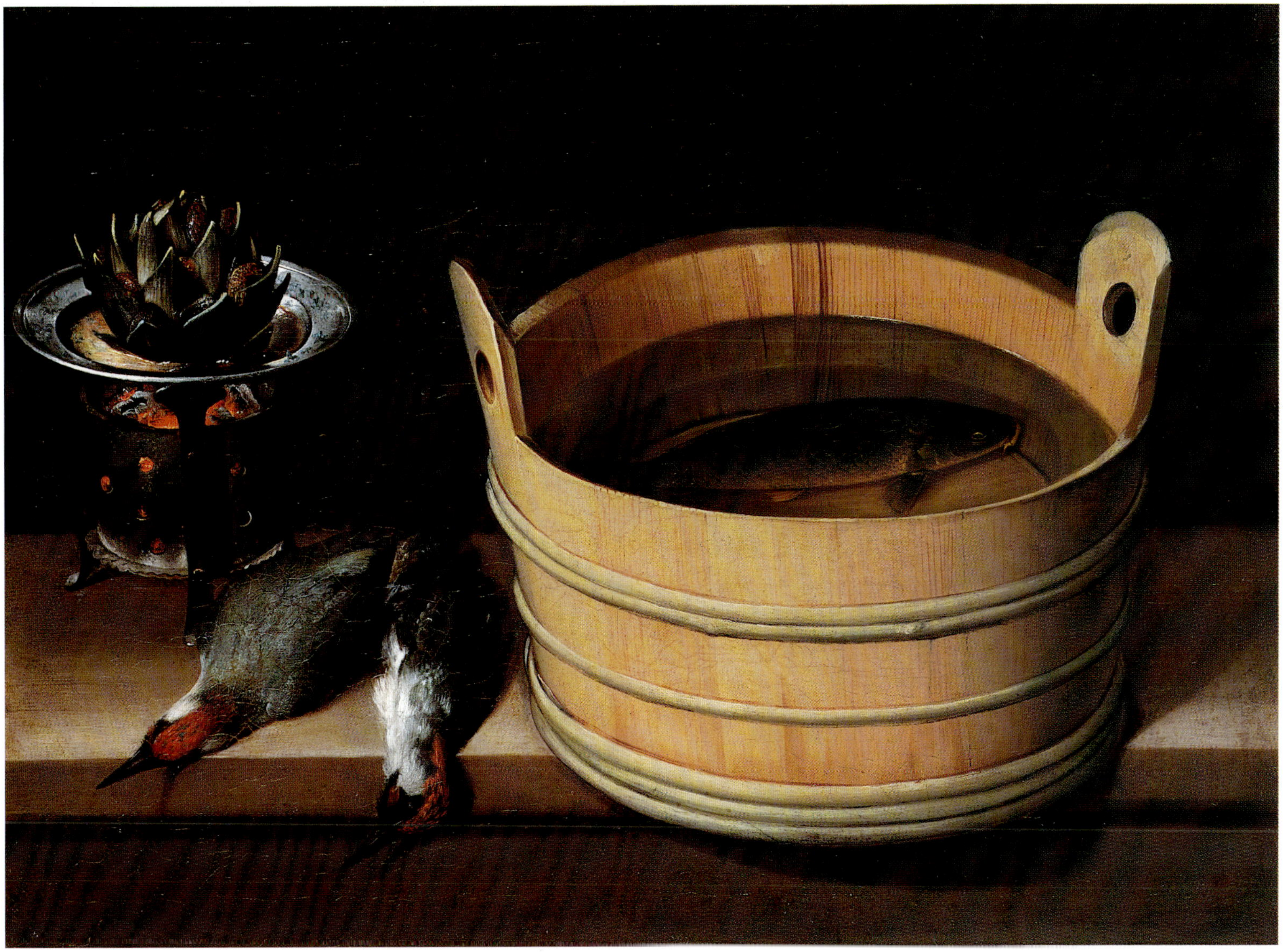

14 GLUTHERD, SPECHTE UND WASSERZUBER MIT KARPFEN

15 KÜCHENSTÜCK MIT KARPFEN, GRAPE UND HOLZZUBER

1625–1635
Öl auf Leinwand
78 x 115 cm
Unbezeichnet

Lyon, Musée des Beaux-Arts,
Inv.-Nr. 1964-18

Provenienz
Paris, Sammlung Baroni, 1964

Literatur
Haug, Nature Morte, 1965, S. 312–313; S. 311, Abb. 1. – Lacambre, Peintures, dessins et sculptures, 1968, S. 170; S. 171, Abb. 2. – Foucart, Nouvelles acquisitions, 1972, S. 288, Anm. 19 (als »wohl eher Pierre Boucle«). – Foucart, Peintre Flamand, 1975, S. 245–246, Nr. 12 (als Pieter van Boucle). – Katalog Idstein 1987, S. 18–19, Farbtafel S. 73

Auf drei Ebenen ordnet Stoskopff in diesem Bild die Gegenstände an: im Vordergrund auf dem Bord die Orange, eine kupferne Wasserschüssel, die mit einem Brett bedeckt ist, auf dem der Karpfen liegt, zwei Zwiebeln und den runden Holzzuber. Dahinter staffeln sich zwei Kastentruhen. Auf der linken steht ein venezianisches Kelchglas mit einem Brotlaib und einem Messer, auf der rechten ist eine Tongrape plaziert. Fast alle gezeigten Dinge kommen in anderen Werken des Malers vor. Glas (Kat.-Nr. 18), Messer (Kat.-Nr. 19) und Grape (Kat.-Nr. 20) sind eindeutig mehrmals verwandt und gehörten wohl in den Haushalt des Malers; der in Naturstein gemauerte Raum mit der gestaffelten Wand sowie die kastenartigen Tische erscheinen wieder im *Küchenstück mit Lamm, Hase und Papagei* (Kat.-Nr. 26). Klar und graphisch sind die Dinge gezeichnet und fast geometrisch übereinander aufgebaut, das Brot über der Schüssel mit dem Fisch, der Tontopf über dem Zuber. Auch Weinglas und Orangenapfel bilden eine senkrechte Linie. Nur das Holzbrett, auf dem der Karpfen liegt, leitet das Auge diagonal in den Bildgrund. Mit ihm korrespondieren, im Neigungswinkel leicht versetzt, die Griffe des Bottichs.[1] Eine aufsteigende Linie bilden darüber Weinglas – Brot – Grape. Die Szene stellt Vorbereitungen zum Kochen dar: Der Fisch ist aus dem Bottich genommen und liegt zum Aufschneiden bereit, Zwiebeln zum Würzen sind dazugelegt, ein Topf ist vorhanden sowie Brot und Messer. Ungewöhnlich ist das gefüllte Glas und die Orange. Ein Façon-de-venise-Glas ist kostbar und steht normalerweise nicht auf dem Küchentisch. Eucharistische Bezüge klingen an in Brot, Wein, Fisch und der Orangenfrucht.[2]

1 Das schräg gestellte Brett verwendet der Künstler nochmals im *Küchenstück mit Kalbskopf* (Kat.-Nr. 47).
2 Vgl. das Kapitel *Sebastian Stoskopff und das protestantische Andachtsbild.*

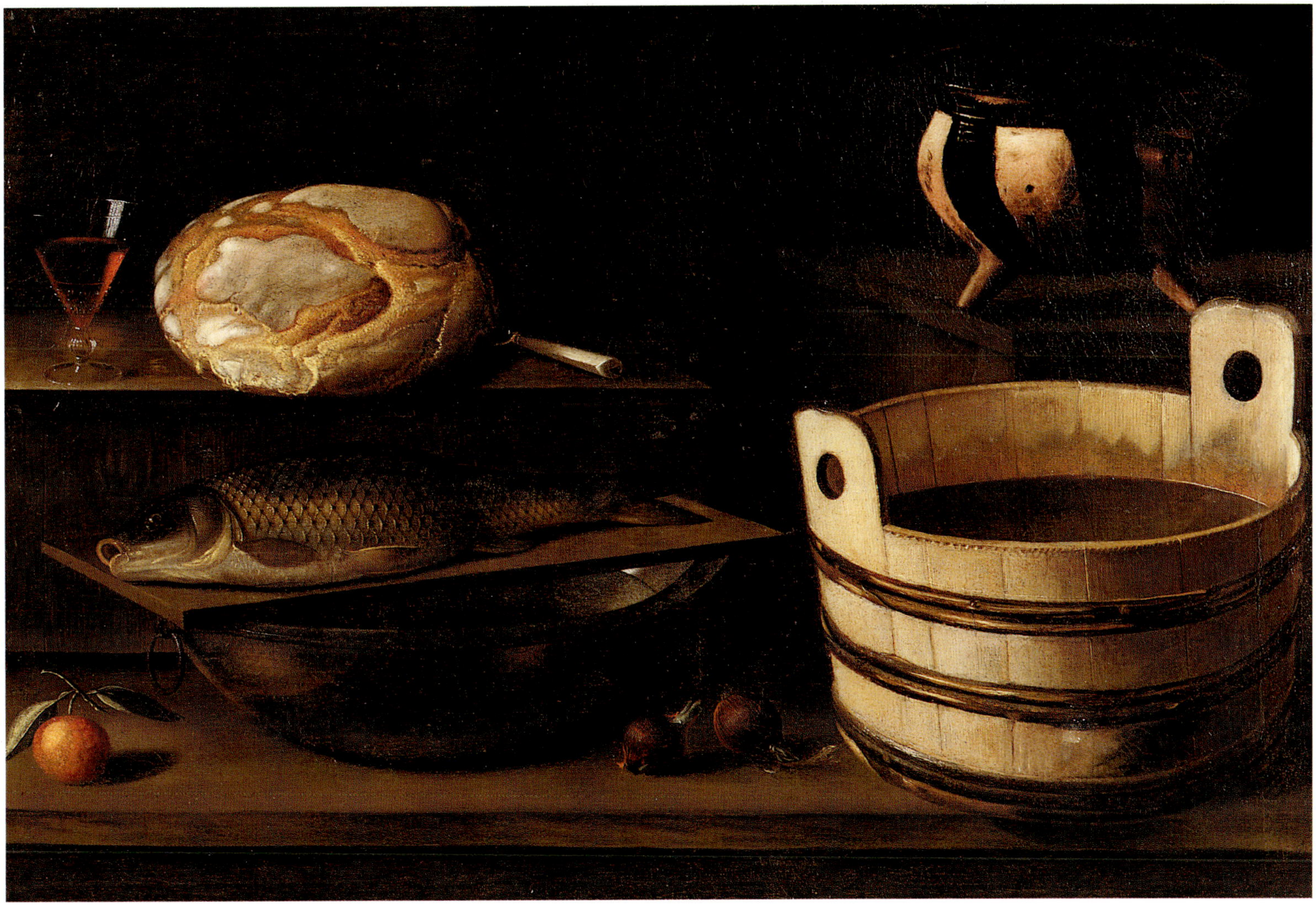

15 KÜCHENSTÜCK MIT KARPFEN, GRAPE UND HOLZZUBER

16 STILLEBEN MIT GLUTHERD, SALZFASS UND PFEFFERTÜTE

1625–1635
Öl auf Leinwand
42x52 cm
Unbezeichnet
Grobe Leinwand, doubliert; insgesamt gut erhalten; Retuschen im Grund zwischen Salzfaß und Glutherd

Chaumont, Musée de Chaumont

Ausstellungen
Besançon, Musée des Beaux-Arts, 1956

Literatur
Katalog Besançon 1956, Kat.-Nr. 37 (Michel Faré: als »Baugin?«). – Haug, Nature Morte, 1965, S. 80–81. – Faré, Nature Morte, 1974, S. 122, Abb. 3. – Wright, French Painters, 1985, S. 95 mit Abb.

Die rechte Kante der Tischplatte, auf welcher der Glutherd steht, bleibt in diesem Bild sichtbar; um ihn gruppieren sich Salzgefäß, Löffel, Gewürztüte und eine halbe Zitrone. Die kompositorische Anlage entspricht damit ungefähr dem *Frühstück mit gespicktem Fasan* (Kat.-Nr. 18), in dem dasselbe sechskantige Salzfaß aus Silber mit den ziselierten und vergoldeten Rändern vorkommt. Die gedrehte weiße Papiertüte verwandte der Maler nochmals im *Winter* (Kat.-Nr. 41). Sie liegt dort ebenfalls vorn am Rand des Tisches.
Dominierend steht die kupferne Feuerstelle im Zentrum. Die Glut scheint gelb und rot unter der Schüssel hervor, die sie erhitzt. Als Deckel dient der Teller, der Löffel liegt auf der Tischplatte. Geschlossene und offene Formen wechseln ab: Salz und Zitrone an den Bildrändern sind frei sichtbar, die Laffe des Löffels dagegen ist umgedreht, die Tüte zugefaltet, das Gericht auf dem Rechaud bedeckt. Ausgeglichene Balance bestimmt das Bild und eine Stimmung der Erwartung, daß Aktivität eintreten, der Deckel abgehoben und die getrennt liegenden Zutaten miteinander vermischt werden.
Im Inventar des Jean-Baptiste de Bretagne (Paris, 1650) ist unter Nummer 54 ein Bild von »Bastian Toscof« aufgeführt, »auf Holz gemalt, einen Teller auf einem Rechaud zeigend«. Es wird sich nicht um dieses Bild handeln, da der Malgrund ein anderer ist; die Angabe belegt aber, daß Stoskopff auch dieses Thema mehrmals bearbeitet hat.[1]

1 Quelle 15. Der Schätzwert wird mit 100 Sols angegeben, was vergleichsweise niedrig ist.

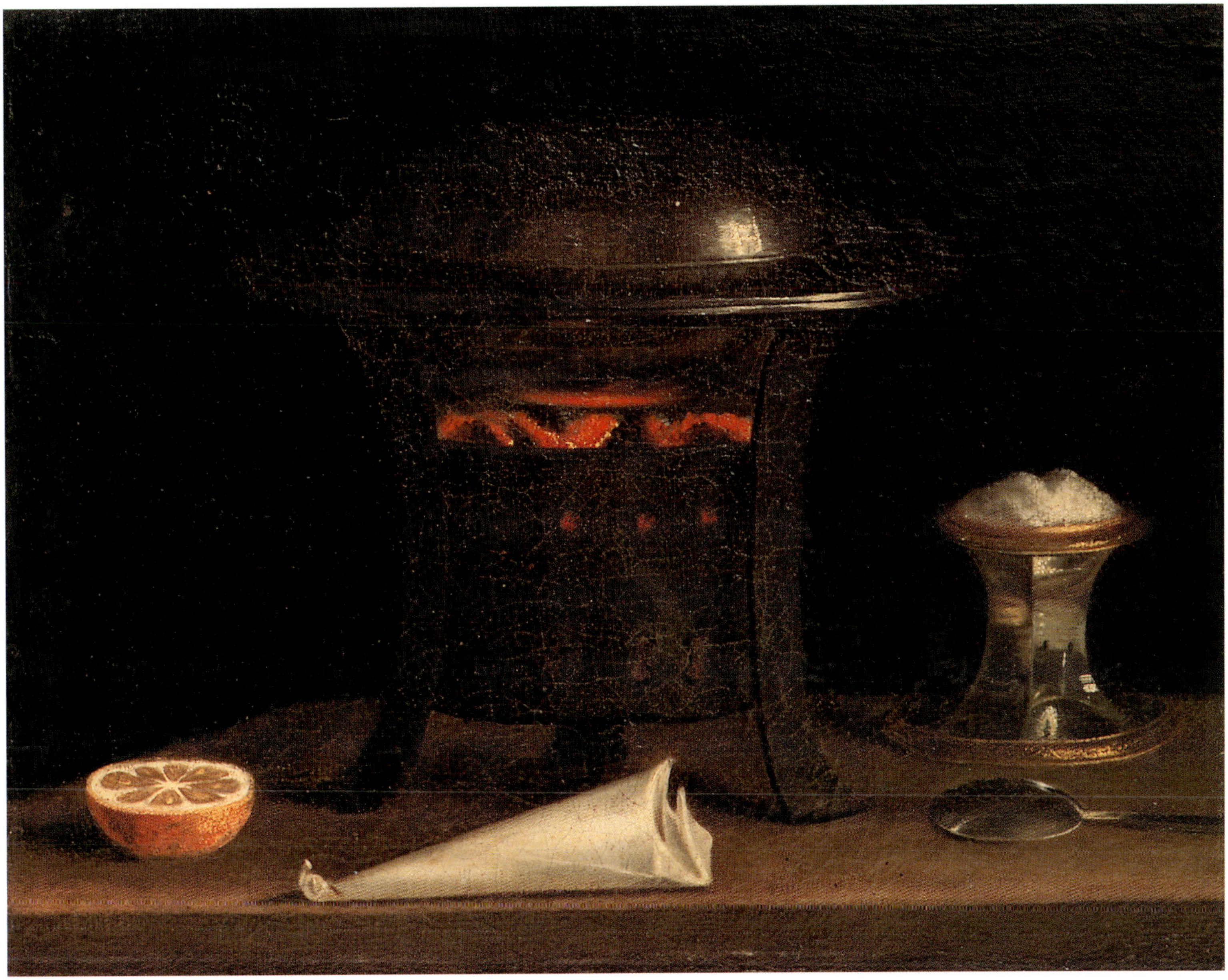

16 STILLEBEN MIT GLUTHERD, SALZFASS UND PFEFFERTÜTE

17 KÜCHENSTÜCK MIT LAMMKEULE, GLUTHERD UND BROT

1630er Jahre
Öl auf Leinwand
44x64 cm
Unbezeichnet
Leinwand doubliert; Fehlstellen an der unteren Bildkante

Paris, Privatbesitz

Provenienz
Paris, Galerie François Heim, 1973

Literatur
Faré, Nature Morte, 1974, Farbtafel S. 125

Sechsmal kommt im Werk Stoskopffs ein Rechaud vor. Jedes Exemplar unterscheidet sich zumindest in Details von den anderen, auch durch die Stellung innerhalb des Bildes und die Ansicht (Kat.-Nrn. 9, 14, 16, 21, 69). Doch der Typus bleibt derselbe und ist vermutlich französischen Ursprungs. Auch Willem Kalf gibt ihn auf einem Stilleben wieder, das in seiner Pariser Zeit entstanden ist.[1]

In Stoskopffs Œuvre steht dem vorliegenden Küchenstück das wohl früher entstandene mit der Austernschüssel und dem angeschnittenen Brot am nächsten (Kat.-Nr. 9). Hier wird der Glutherd von der Hammelkeule und dem Brot flankiert, dazwischen liegen vorn an der Tischkante eine Muskatnuß, die dazugehörige Reibe und eine halbe und eine ganze Orangenfrucht an einem Stengel mit Blatt. Der Hintergrund zeigt rechts einen Mauervorsprung. Verfolgt man den Verlauf der hinteren Tischkante, bemerkt man einmal mehr die Eigenart des Malers, Linien wie diese nicht klar zu ziehen, sondern ihre räumliche Situation im Ungewissen zu lassen. Tiefenwirkung erzielt er durch die über die Tischplatte hinausragenden Gegenstände und die beiden sich schneidenden Diagonalenpaare von Blattstengel und Lammkeule, dem Griff des Kohlebeckens und der schrägen Wandpartie dahinter.

Hinweise auf christliche Sinnbezüge sind hier sehr zurückhaltend gegeben: Neben der Paradiesfrucht des Sündenfalls liegt die Nuß, ein Christussymbol; Brot und Lamm deuten auf die Eucharistie, das Feuer auf Leben und Läuterung. Die offene Nische gibt dem Bild optische Weite und läßt hinter der Szenerie des realen Kücheninterieurs eine andere Dimension erahnen.

1 Katalog London, Trafalgar Galleries, XII, 1993, S. 72, Farbtafel S. 73.

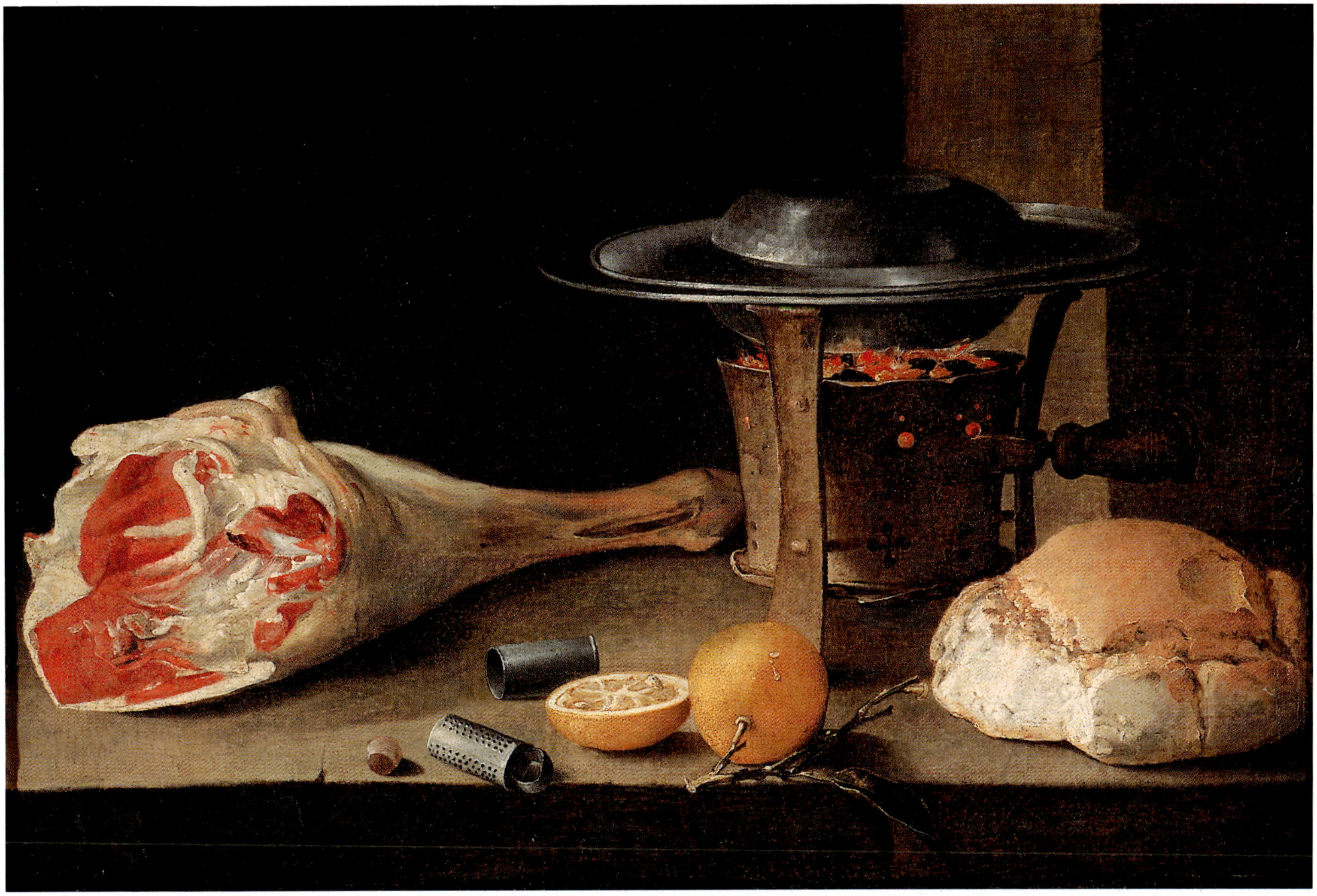

17 KÜCHENSTÜCK MIT LAMMKEULE, GLUTHERD UND BROT

18 FRÜHSTÜCK MIT GESPICKTEM FASAN

1625–1635
Öl auf Leinwand
53x63,2 cm
Rechts unten auf dem Tischtuch signiert: »Stoskopff«
Leinwand doubliert; Spannbögen ringsum sichtbar; alter Plattenrahmen

Frankreich, Privatbesitz

Provenienz
Westfrankreich, Privatbesitz. – Paris, Sammlung Curt Benedict. – Paris, Galerie Pardo, 1956

Ausstellungen
Zürich, Kunsthaus, 1956. – Berlin, Schloß Charlottenburg, Orangerie, 1966. – Rom, Palazzo delle Esposizioni, 1956

Literatur
Katalog Zürich 1956, Kat.-Nr. 245. – Faré, Attrait de la Nature Morte, 1959, S. 143, Abb. 9. – Haug, Sébastien Stoskopff, 1961, Abb. S. 30. – Katalog Berlin 1966, S. 87, Kat.-Nr. 99 mit Abb. – Faré, Nature Morte, 1974, Abb. S. 122. – Katalog Rom 1956, Kat.-Nr. 288

Dieses Bild gehört zu den sparsam inszenierten Stilleben der mittleren Schaffensperiode. Wir blicken auf die linke Partie eines Tisches, der mit einem weißen Damasttuch bedeckt ist. Am äußersten Rand ist ein Kelchglas façon de venise plaziert, am rechten Bildrand ein Brötchen, dahinter ein silbernes Salzgefäß mit vergoldeten Rändern, links eine kleine Orange. Den Mittelgrund nimmt ein gespickter Fasan[1] auf einem Zinnteller ein, davor liegt ein Messer, dessen lange Klinge goldene Verzierungen aufweist. Tischgerät und Speisen sind von erlesener Zurückhaltung. Eine vornehme Würde und Ruhe geht von dem Bild aus. Wie immer bei Stoskopff sind Details genau durchdacht. Der Maler wollte Bildparallelen; deshalb rückte er den Tisch leicht schräg und ließ seine vordere Kante nach rechts ein wenig abfallen. Die hintere Tischkante verjüngt sich wesentlich stärker. Das dominierend große Brötchen, das noch über den Tisch hinausreicht, und das hinter ihm aufragende Silbergefäß verschleiern diesen Kunstgriff.

Brot und Wein, die Speisen der Eucharistiefeier, sind hervorgehoben; in ihrer Mitte liegt das tote Tier, Mahlzeit und Opfer zugleich. Seine Beine mit Zehen und Krallen ragen über den Tellerrand, umgreifen ihn beinahe. Die Idee einer maßvollen, gepflegten Mahlzeit, die zu einer Lebensführung im christlichen Sinne gehört, verbindet sich nahtlos mit der bildlichen Umsetzung des Heilsgedankens. Die Nahrungsmittel liegen nicht auf dem Tisch, um gegessen zu werden. Es wird keine Momentaufnahme einer realistisch sich vollziehenden Handlung präsentiert. Die Darstellung ist in erster Linie symbolisch. Sie wendet sich an den Betrachter als Vorbild und Mahnbild.

Künstlerische Vorbilder sind Abendmahlsdarstellungen Caravaggios und seiner Nachfolger in Italien. Auch das Detail der den Tellerrand umgreifenden Krallen des Vogels ist dort zu finden.

1 Verschiedene gespickte Geflügel sind auf einem »Banquet« dargestellt: um 1630, 91 x 114 cm, Straßburg, Musée des Beaux-Arts, Inv.-Nr. 1700; Sammlungskatalog Straßburg 1954, Kat.-Nr. 47 mit Abb.; Faré, Nature Morte, 1974, Abb. S. 16.

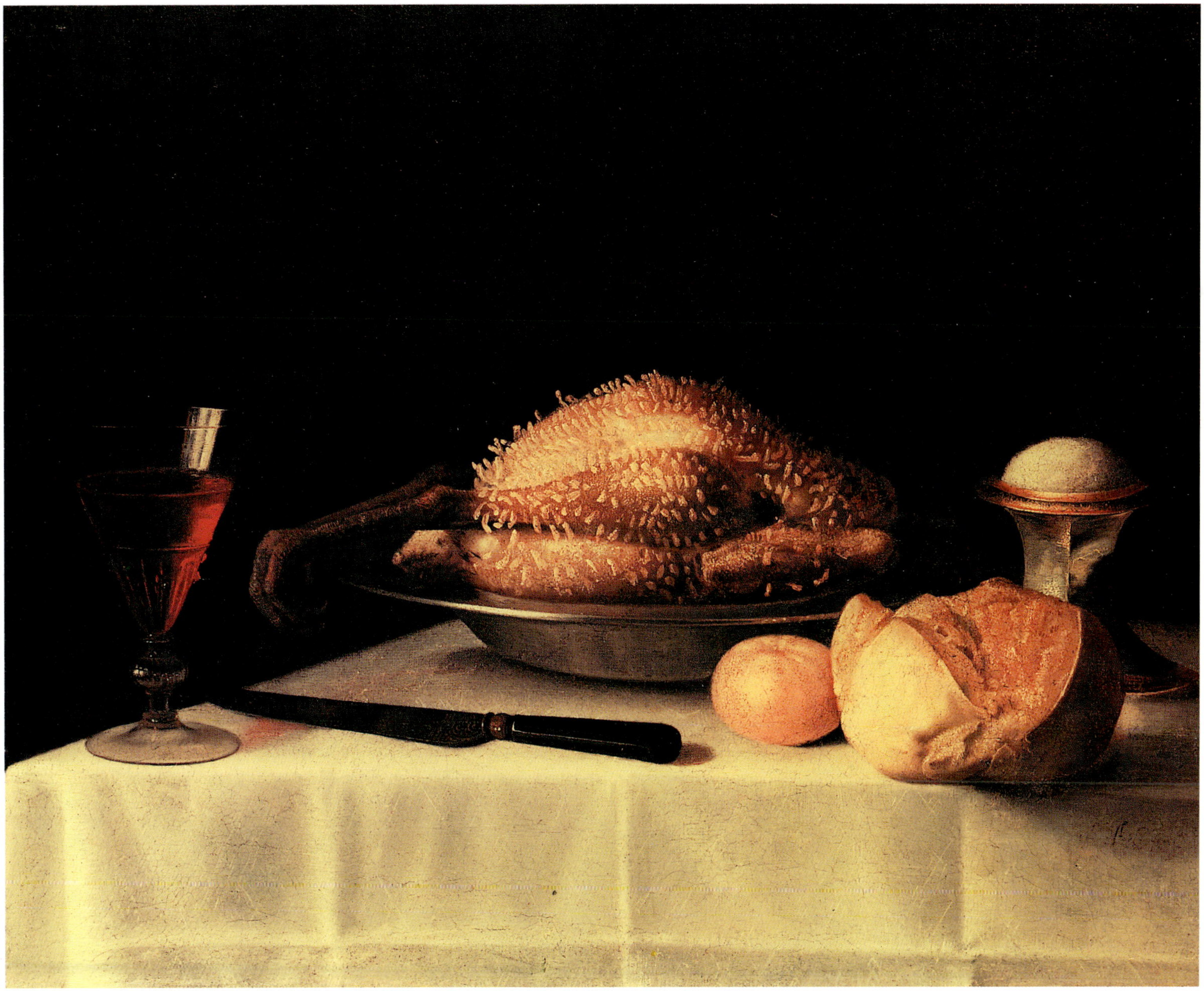

18 FRÜHSTÜCK MIT GESPICKTEM FASAN

19 KORBFLASCHE, KELCHGLAS UND BROT

Um 1630
Öl auf Eichenholz
42,5x55,5 cm
Unten links an der Tischplatte signiert und bezeichnet: »Stoskopff« / »I C«
Retuschen in der Horizontalen entlang der Leimung der beiden Eichentafeln und eines Tafelsprungs

Dänemark, Privatbesitz

Provenienz
Baltikum, Privatbesitz, 1938. – Oslo, Kunsthandel

Literatur
Haug, Sébastien Stoskopff, 1948, S. 62, Nr. 6; S. 43, Abb. 8. – Faré, Nature Morte, 1974, Abb. S. 126. – Bergström u. a., Stilleben, 1979, Abb. S. 215

In Nahsicht sind die wenigen Gegenstände vor den Betrachter gerückt, angeordnet auf einer durchgehenden Tischplatte. Weinflasche und Brot stehen in einer Ebene, das Glas in dem engen Raum zwischen beiden ist leicht nach hinten versetzt. Vorne liegt, über den Tischrand vorstoßend, ein Messer. Es wirkt zum Greifen nahe, wie für die rechte Hand eines unsichtbaren Benutzers bereitgelegt. Es umspielt und akzentuiert die Bildmitte.
Das intime Arrangement dieser einfachen Nahrungsmittel Brot und Wein, die zum Symbol für das Leben schlechthin geworden sind, erhöht ihre Bedeutsamkeit, verleiht dem Bild eine monumentale Wirkung, wie sie für Stoskopff charakteristisch ist.
Fast dieselbe bauchige Korbflasche verwenden Lubin Baugin, in seinem berühmten Stilleben mit den Waffenröllchen im Louvre,[1] und Pierre Boucle, auf einem Küchenstück mit Karpfen.[2] Im Œuvre Stoskopffs kommt sie mehrmals vor, wie auch das Kelchglas und das große runde Brot. Das Bild ist die Verselbständigung einer Bildgruppe aus dem Themenkreis Küchenstücke. Hans Haug publizierte dieses Werk zuerst 1948 nach einer Schwarzweißaufnahme, die ihm F. G. Pariset zugänglich machte, der sie vom Eigentümer vor Ausbruch des Krieges erhalten hatte.[3] Die Signatur Stoskopffs ist klar zu lesen. Die Bedeutung der Versalien I C ist nicht geklärt; Hans Haug dachte an die Initialen des Besitzers, stellvertretend für eine Widmung.

1 Faré, Nature Morte, 1974, Abb. S. 114.
2 Faré, Nature Morte, 1974, Farbtafel S. 101.
3 Siehe Haug, Sébastien Stoskopff, 1948, S. 62.

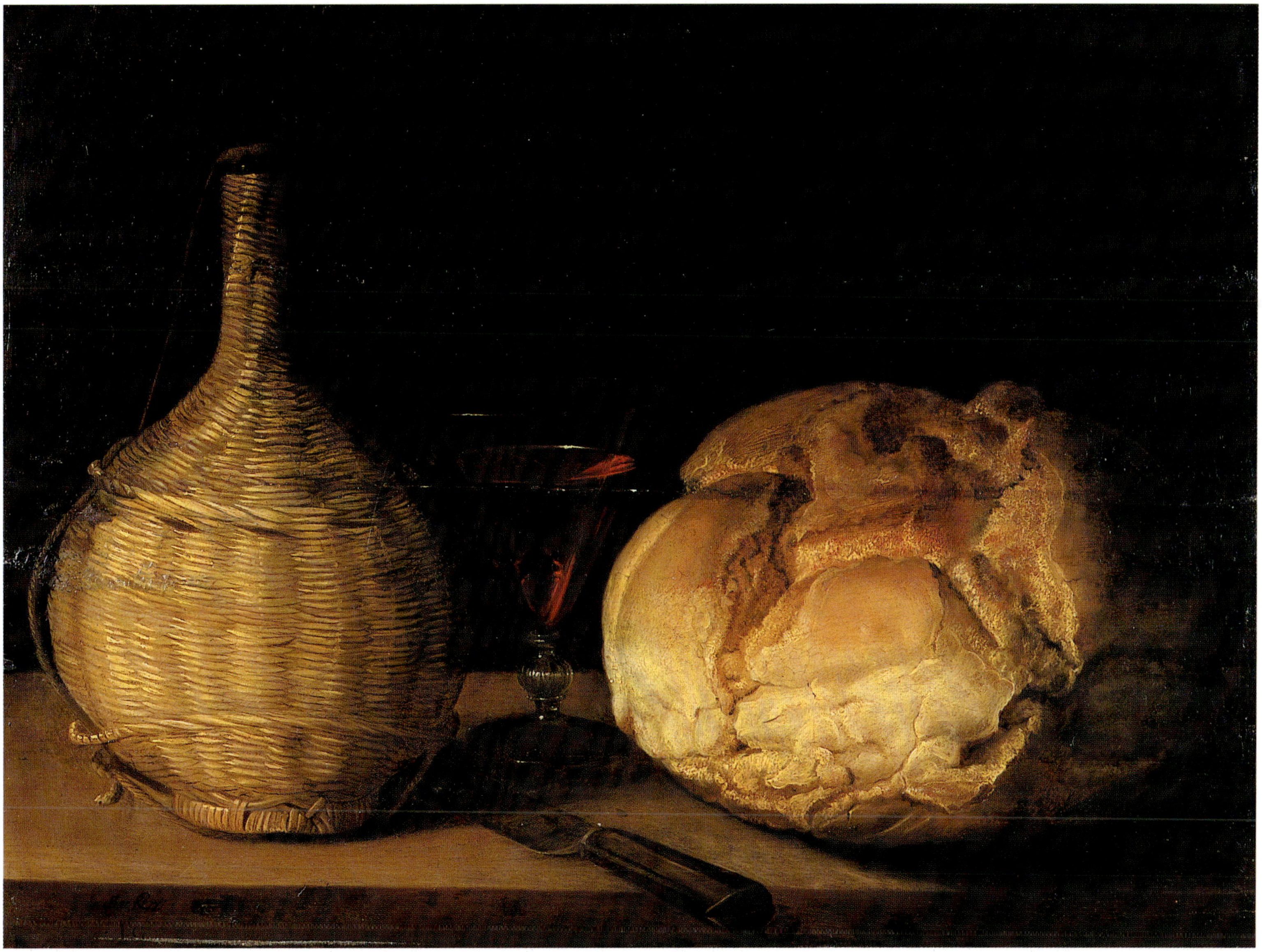

19 KORBFLASCHE, KELCHGLAS UND BROT

20 KÜCHENSTÜCK MIT KOHLKOPF UND GRAPE

1630er Jahre
Öl auf Leinwand
50x65 cm
In der Mitte unten signiert: »Stoskopff«
Leinwand doubliert und auf Masonit aufgezogen, gebügelt; leichte Kittstellen oben und am linken Rand; ringsum Spannbögen sichtbar

USA, Privatbesitz

Provenienz
Paris, Jean Lenthal, 1960. – Paris, Galerie Marcus, 1962. – Privatbesitz. – New York, Sammlung Knoedler, 1987

Ausstellungen
Dallas, The Dallas Museum for Contemporary Arts, 1961

Literatur
Haug, Sébastien Stoskopff, 1961, S. 28, Abb. 6. – Katalog Dallas 1961, Kat.-Nr. 57, Abb. S. 52. – Haug, Nature Morte, 1965, S. 80. – Faré, Nature Morte, 1974, S. 122

Vor dunklem Mauerwerk liegen auf einer hölzernen Tischplatte ein Kohlkopf und eine Gurke, daneben ein Tongefäß auf drei Beinen und zwei Äpfel. Ganz deutlich, als Akzent der Komposition, hat der Maler seinen Namen unten an der Tischplatte leicht aus der Mittelachse nach links gerückt angebracht. Es ist eine der besterhaltenen Signaturen von Sebastian Stoskopff.

So bescheiden das Sujet des Bildes anmutet, seine Größe und die Unterschrift zeigen uns, daß der Maler nicht unzufrieden mit seinem Werk war. Angesichts dieser gelungenen Komposition brauchte er es auch nicht zu sein: Die beiden kompakten Volumen Kohl und Tongefäß liegen versetzt zueinander, umspielt und in ihrer Schwere aufgelöst durch die kleineren Früchte. Das im Krautkopf verstreut auftretende Grün findet sich bei der Grape auf der Außenseite in den breiten Streifen und konzentriert auf der Innenwandung; die Außenhaut des Gemüses ist vielfältig aufgefächert, während der Topf geschlossene Formen präsentiert. Nur im Henkel herrscht ein spielerisches Moment vor.

Dieselbe Grape verwendet Stoskopff in dem *Küchenstück mit Karpfen, Grape und Holzzuber* (Kat.-Nr. 15); Kohl und Salat zeigt er in der Allegorie der *Vier Elemente* (Kat.-Nr. 40). Von den Malerkollegen in Paris hat nur der Flame Pierre Boucle allein und in Zusammenarbeit mit Lubin Baugin Küchenstücke mit Gemüsen gemalt.[1] Diese niederländische Tradition konnte in der Großstadt Paris nur begrenzt Fuß fassen.

Hier ist das Küchenstück reduziert auf wenige Gemüse und einen Topf. Christian Klemm wies darauf hin, daß, anders als die Vier Elemente, das Jahreszeiten-Thema in reinen Stillebenzyklen nicht ausdrücklich nachweisbar ist.[2] Allerdings existieren zumindest die durch das Jahr führenden zwölf Blumenbilder von Jacob van Huysum.[3] Folgen von Stilleben mit für die Jahreszeiten typischen Früchten oder Gemüsen sind denkbar. In vorliegendem Bild wäre das ganze Jahr vertreten.

Im grünen Kohl ist der Frühling repräsentiert: derselbe hellgrüne Kohl mit krausen Blättern findet sich in Arcimboldos anthropomorpher Darstellung des Frühlings und bildet zusammen mit dem Löwenzahn die linke Schulter der männlichen Büste.[4] Die Gurke ist im Sommer reif, die Äpfel im Herbst, und zum Winter gehört der Topf zum Garen. Die bei Stoskopff ungewöhnliche Plazierung der Signatur in der unteren Bildmitte unterschreibt die Zusammenfassung der einzelnen Bildelemente.

In den zeitgenössischen Inventaren sind die Bilder Stoskopffs mit der Beschreibung der darauf befindlichen Gegenstände verzeichnet. Es finden sich keine Hinweise auf irgendwelche Sinnbezüge. Da die Aufgabe dieser Aufstellungen aber immer nur darin bestand, die Gemälde zu identifizieren und eine materielle Bewertung vorzunehmen, kann daraus kein endgültiger Rückschluß auf ihren nichtsymbolischen Charakter gezogen werden.

1 Faré, Nature Morte, 1974, Abbn. S. 100 und 104–105 (vgl. vor allem den Kohlkopf S. 100).
2 Katalog Münster/Baden-Baden 1980, S. 154.
3 Sammlung Broughton, Englefield, Großbritannien; vgl. Katalog Münster/Baden-Baden 1980, S. 571, Anm. 38.
4 Giuseppe Arcimboldo, *Der Frühling*, Öl auf Leinwand, 76,5x63 cm, Paris, Musée du Louvre, Inv.-Nr. R.F. 1964-30; Abb. im Katalog Münster/Baden-Baden 1980, S. 155. Kohlköpfe waren im 18. Jahrhundert gern verwandte Formen für Schüsseln in der Straßburger Fayence-Manufaktur.

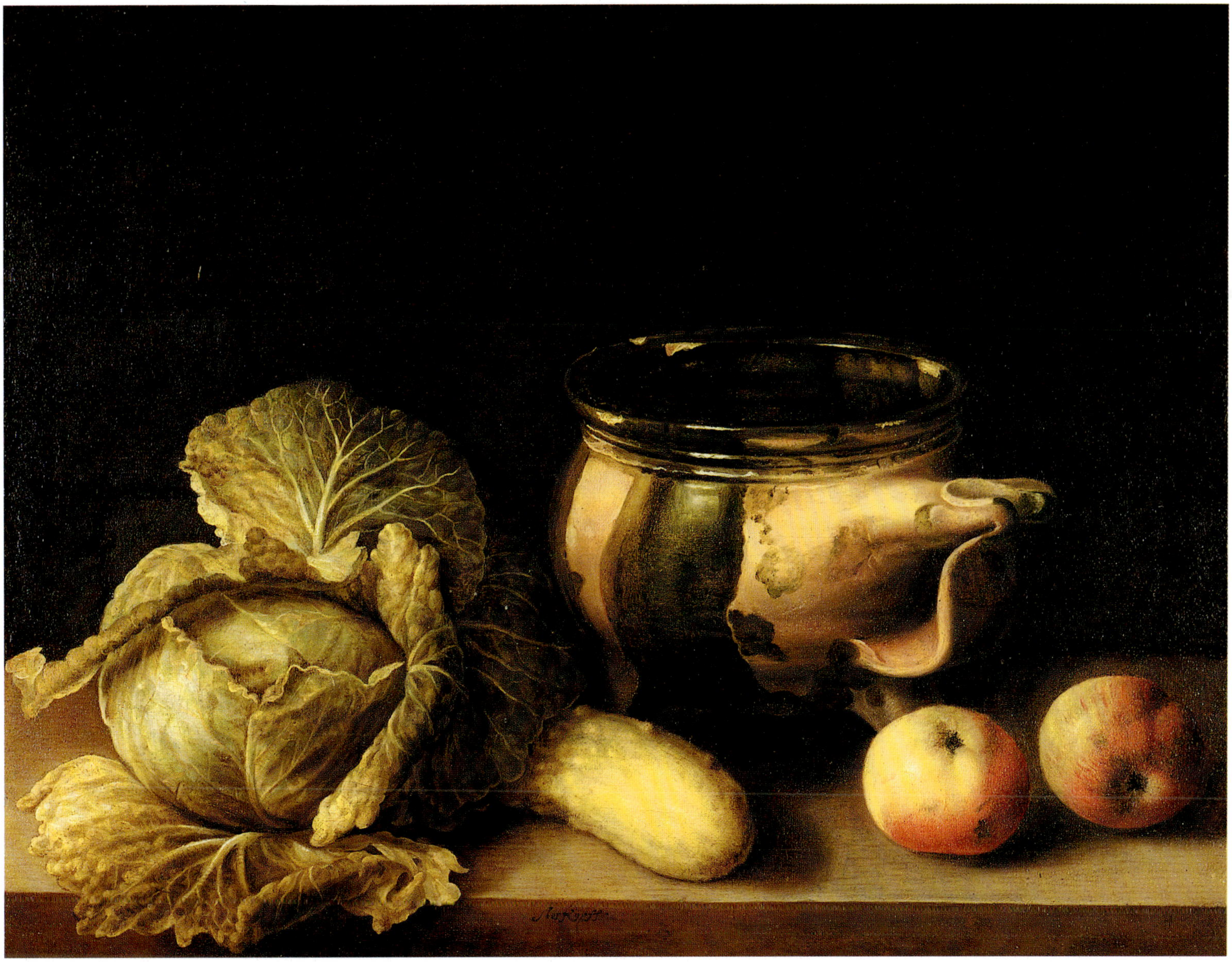

20 KÜCHENSTÜCK MIT KOHLKOPF UND GRAPE

21 KÜCHENSTÜCK MIT KARPFEN UND GLUTHERD

1625–1630
Öl auf Leinwand
71 x 80 cm
Unbezeichnet
Leinwand doubliert

Marseille, Fondation Rau

Provenienz
Paris, Privatbesitz. – Wien, Dr. Herzig, 1973

Literatur
Faré, Nature Morte, 1974, Abb. S. 104 (als Pierre Boucle)

Michel Faré hat dieses Bild an Pierre Boucle gegeben. Tatsächlich wird die stilistische Nähe der Künstler Stoskopff und Boucle wohl nirgends so deutlich wie hier.[1]

Ein robuster Arbeitstisch ist von links ins Bild geschoben. Er steht vor einer Natursteinwand, an der rechts ein Bund Zwiebeln aufgehängt ist; eine weitere liegt aufgeschnitten auf dem Tisch. Ein hoher Tontopf, ein Zinnteller mit Butter, ein Rechaud mit Teller und Löffel und ein Karpfen auf einem weißen Tuch breiten sich vor dem Betrachter aus. Das von links einfallende Licht spielt über die Gegenstände und gibt den Materialien den ihnen eigenen Glanz.

Festlichkeit, geborgene Ruhe und Harmonie gehen von der Szene aus. Die klare Komposition knüpft an die Tischbilder mit den Gläserkörben (Kat.-Nrn. 31–34) an: in der Betonung der Horizontalen – hier mit Butterteller und Fisch – und der aufsteigenden Diagonalen von Topf, Glutherd, Zwiebelbund. Das Tuch scheint steif und hart zu sein; die tiefen, bauchig fallenden Falten und die breiten Schattenzonen sind denen des Tischtuchs im *Gläserkorb* in Burnley (Kat.-Nr. 31) verwandt. Die Spiegelung der glühenden Kohlen auf dem Metall des Stövchens und der Butter auf dem breiten flachen Tellerrand entspricht den präzisen Glanzlichtern im *Beendeten Frühstück* (Kat.-Nrn. 27 und 28). Die in hellem Bleiweiß aufleuchtenden Tellerränder schließlich sind geradezu ein Erkennungsmerkmal für die Hand Stoskopffs.

1 Vgl. zum Beispiel das Stilleben von Boucle mit Hecht, Karpfen, Austern und Muscheln. Abb. bei Faré, Nature Morte, 1974, S. 100.

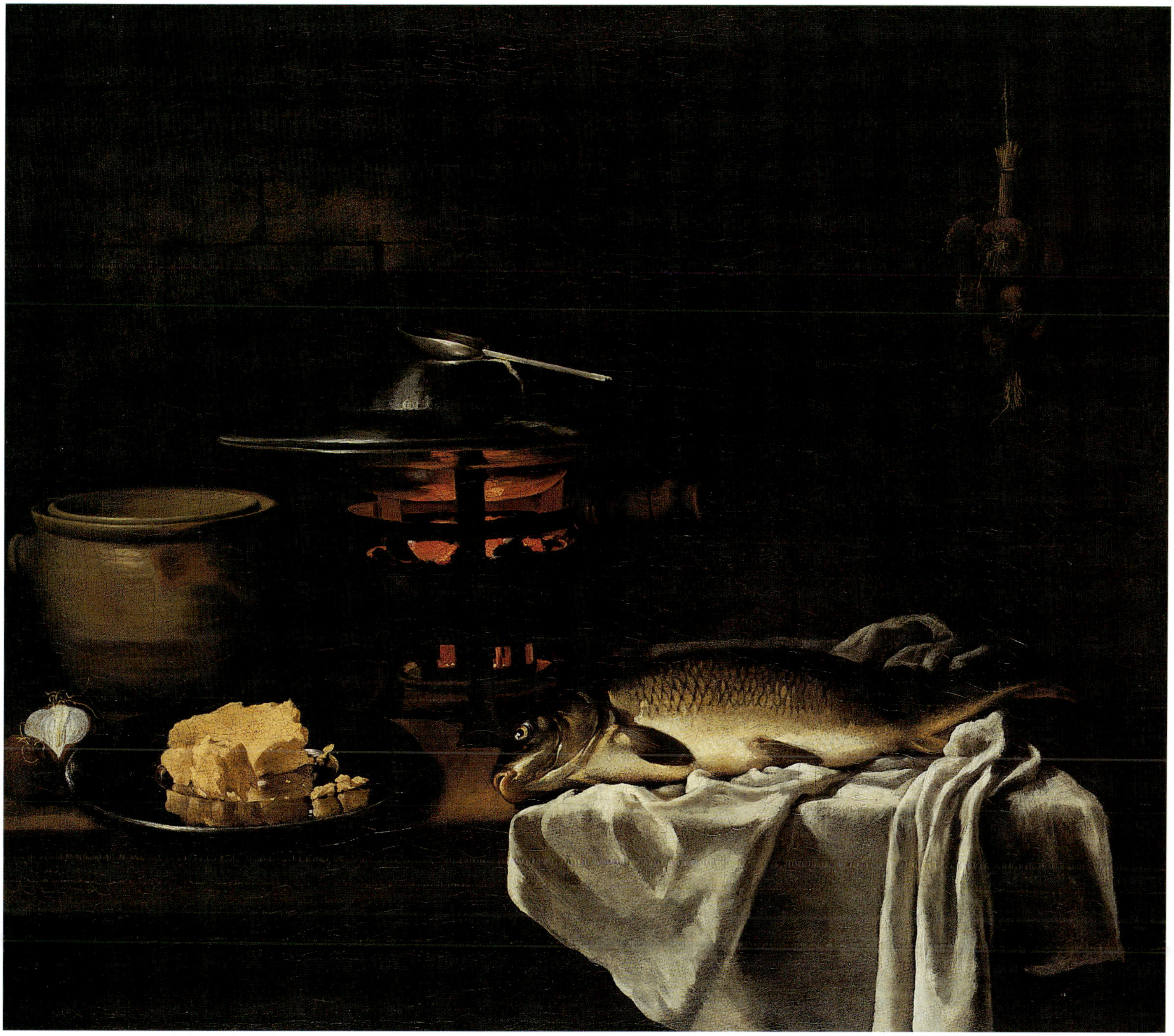

21 KÜCHENSTÜCK MIT KARPFEN UND GLUTHERD

22 FRÜHSTÜCK MIT GEROLLTEN WAFFELN

1625–1630
Öl auf Leinwand
50x60 cm
Unten links signiert und datiert: »Stoskopff 1627« (?)
Zum Teil etwas dünn; Kreidedoublierung; Spannbögen an Ober- und Unterkante klar erkennbar

Köln, Wallraf-Richartz-Museum, Stiftung Juliane und Werner Lindgens, Köln-Mülheim, 1946, Inv.-Nr. WRM 2822

Provenienz
Braunschweig (?), Sammlung H. W. Campe. – Braunschweig, Sammlung Heinrich Vieweg. – Schloß Wendhausen bei Braunschweig, Sammlung Helene Tepelmann, geb. Vieweg. – Köln, Auktion Lempertz, 1.–2. 2. 1940. – Sammlung Juliane und Werner Lindgens

Ausstellungen
Köln, Museen der Stadt Köln, 1950. – Nürnberg, Germanisches Nationalmuseum, 1952. – Köln, Wallraf-Richartz-Museum und Museum Ludwig, 1980. – Washington, Smithsonian Institution, 1985

Literatur
Katalog Köln, Auktion Lempertz, 1.–2. 2. 1940, Nr. 31, Tafel 31 (als Georg Flegel). – Katalog Köln 1950, Kat.-Nr. 184. – Katalog Nürnberg 1952, Kat.-Nr. 12 (Wolfgang Müller: als Juan van der Hamen y Leon). – Sammlungskatalog Köln 1973 (als »Art des Sebastian Stoskopff«). – Katalog Köln 1980, S. 48. – Katalog Washington 1985, S. 12 (als »Manner of Sebastian Stoskopff«)

Ein Tisch im Vordergrund und ein Kastentisch links vor einem dunklen Hintergrund bilden den Raum für dieses zugleich einfach und strenge wie festlich reiche Stilleben. Ein runder Kuchen liegt auf einem Zinnteller, der die Tischkante überragt, Waffelgebäck und eine Zitrone überschneiden die Standfläche der Zinnkanne hinter ihnen. Die Mitte nimmt der Römer aus grünem Waldglas ein; links liegt ein Brötchen. Von einem Sturzbecher herab blickt ein Dudelsack blasender Affe auf die Szene.

Dieses Bild ist den verschiedensten Meistern zugeordnet worden: 1940 galt es als ein Werk Joachim Bueckelaers. Dann entdeckte man bei der Reinigung die Bezeichnung, die als »Flegel 1629« gelesen wurde. Der Nürnberger Ausstellungskatalog von 1952 folgte Wolfgang J. Müllers Zuschreibung an Juan van der Hamen y Leon. Hans Haug endlich identifizierte das Bild »mit ziemlicher Sicherheit« als Sebastian Stoskopff: »Das Glas hinten links ist ganz in seiner Art, wohl ein Werk seines Schwiegervaters und Schwagers, des Goldschmieds Nikolaus Riedinger, zünftig 1609. Die Zinnkanne kennen wir auch, haben davon mehrere Exemplare, davon eines mit der Marke des Michael Hollinger.«[1] Hans Haug kannte nur eine Photographie des Bildes und wußte nichts von einer Signatur. Sam Segal lehnte 1984 die Autorschaft Stoskopffs ab und zog »Torrentius« in Erwägung.[2]

Heute wird niemand mehr an der Urheberschaft Stoskopffs zweifeln; die Bestätigung gibt die einwandfrei originale Signatur des Künstlers. Schwierigkeiten ergeben sich bei der Datierung. Die Zahl wird als 1627 gelesen, allenfalls als 1629. Zu dieser Zeit hatte der Künstler seinen Hauptwohnsitz in Paris – 1629 wird von Sandrart ein Aufenthalt in Venedig bezeugt. Abgesehen von der als straßburgisch erkannten Zinnkanne war auch der Römer in Paris nicht verbreitet. Der Griff des Sturzbechers an dem venezianischen Kelchglas läßt eher an eine süddeutsche als an eine französische Goldschmiedearbeit denken, während die feinen Waffeln – »gaufrettes« – oft auf französischen und spanischen, selten auf deutschen Stilleben bezeugt sind.[3] In einem kleinen Mahlzeitenbild Georg Flegels ist die gleiche Waffel abgebildet.[4] Die Art der Komposition, die gestaffelten Tische vor dunklem Grund, die Reihung der Gegenstände in horizontalen wie in diagonalen Linien, das Zusammenrücken zu einzelnen Gruppen: dies alles läßt auf die späten zwanziger Jahre als Entstehungszeit schließen. Man weiß von regen Beziehungen zwischen Straßburg und Paris; Reisen von Studenten sind dokumentiert. Auch die Künstler reisten viel – Stoskopff könnte seine Heimatstadt besucht und dort dieses Bild gemalt haben.

Symbolische Assoziationen zur Eucharistie sind sehr verhalten angelegt. Der Kelch des Römers weist vielfache Spiegelungen auf, gefüllt ist er mit hellem Wein, wie er im Elsaß wächst, Riesling, Tokayer, Gewürztraminer. Wunderbar zart und durchsichtig ist das Gebäck gemalt. Es korrespondiert mit dem kostbaren Sturzbecher, die schönen Seiten des Lebens bezeichnend und auf ihre Zerbrechlichkeit hinweisend.[5]

1 Brief vom 15. 4. 1958 an Direktor Dr. Helmut May, Wallraf-Richartz-Museum, Köln. Charles Boucaud führte das Bild als Beispiel einer Darstellung der Zinnkanne von Michael Hollinger an (Straßburg, um 1600) und äußert die Vermutung, daß es daher doch von dem Straßburger Künstler Stoskopff gemalt sein könnte. (Pichets d'étain, 1958, S. 133–134 mit Abb.)

2 10. 9. 1984: Auf keinen Fall könne es sich um einen Stoskopff handeln (Dokumentation Wallraf-Richartz-Museum).

3 In Paris z. B. bei Lubin Baugin: Faré, Nature Morte, 1974, Abb. S. 114; in Spanien etwa bei Juan van der Hamen y Leon: Perez Sánchez, Nature Morte Espagnole, 1987, S. 48, Abb. 33.

4 Georg Flegel, *Stilleben mit chinesischer Porzellanschale*, Öl auf Holz, 19,8x28,1 cm, Galerie Hohenbuchau, Schlangenbad, 1991. In der Nachfolge Stoskopffs sind die gerollten Waffeln zu finden bei Albrecht Kauw, *Stilleben mit Weinglas, Käse, Gebäck und Obst*, um 1656, Öl auf Leinwand, 48,8x57,5 cm; Katalog Zürich 1973, Kat.-Nr. 10 mit Abb.

5 Der Dudelsack ist in der zeitgenössischen Emblematik mit der Unkeuschheit verbunden, und der Affe als Nachahmer menschlicher Tätigkeiten wird ebenfalls vorwiegend als negatives Vorbild gebraucht. Daß es Variationen gibt, zeigt Vignau-Schuurman, Die emblematischen Elemente, 1969, Bd. I, Nr. 486.

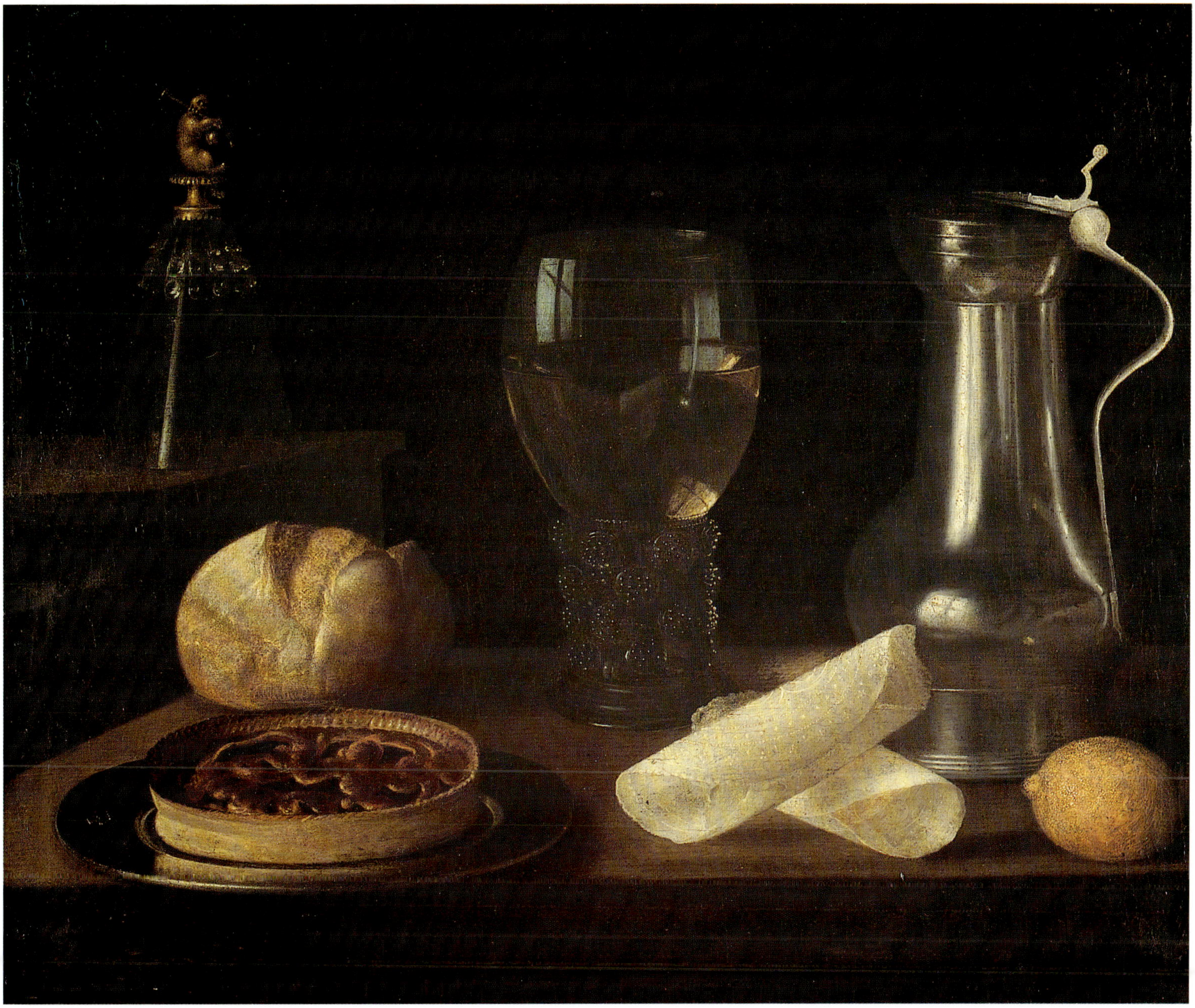

22 FRÜHSTÜCK MIT GEROLLTEN WAFFELN

23 SPANSCHACHTEL UND NAUTILUS

Wohl 1630er Jahre
Öl auf Leinwand
46x61 cm
Unbezeichnet
Leinwand doubliert; ringsum große Spannbögen sichtbar; kleine Retuschen in der Wandung der Spanschachtel

Deutschland, Privatbesitz

Provenienz
Frankreich, Privatbesitz. – Paris, Galerie Joseph Hahn, 1985

Ausstellungen
New York, Galerie Rosenberg, French Painting 1600–1900, 1982. – Delft, Stedelijk Museum Het Prinsenhof / Cambridge, Mass., Fogg Art Museum / Fort Worth, Kimbell Art Museum, 1988

Literatur
Katalog New York 1982, Kat.-Nr. 5 mit Abb. – Apollo, September 1984, S. 208, Abb. 2. – L'Estampille. L'Objet d'Art, 1984, Abb. S. 52. Katalog Delft / Cambridge, Mass. / Fort Worth 1988, S. 88; S. 231, Kat.-Nr. 13; Farbtafel S. 90

Kaum hebt sich in diesem Stilleben der dunkelbraune Ton der durchgeführten Tischplatte vom grünschwarzen Hintergrund ab. Drei Dinge sind auf ihr angeordnet: eine Nautilus pompilius, eine Pantherschnecke und daneben die langgestreckte ovale Spanschachtel, die der Maler mehrmals verwandt hat. Der Deckel ist abgehoben und auf dem Rand aufgelegt. Der Eindruck einer Muschel entsteht, die einen Blick in ihr Inneres freigibt. Kleine rote Früchte und glänzende gerundete Gegenstände enthält sie – man meint, Fischhaut und eine Zitronenscheibe erkennen zu können. Die Komposition bleibt ganz auf dieses horizontale Band beschränkt. Den Dingen kommt in ihrer isolierten Darstellung eine eindrückliche Wirkung zu.
Dieselbe Nautilus-Schnecke kommt auf dem festlichen Bild eines Gläserkorbs auf rotem Perserteppich vor (Kat.-Nr. 34), auf dem kleinen Bild *Nautilus und Koralle* (Kat.-Nr. 24) und, montiert, in der *Vanität mit Gläsern und Pokalen* (Kat.-Nr. 38). Verschiedene Schnecken gruppiert Stoskopff in dem Bild im Louvre um eine Spanschachtel, auf der eine Statuette der Juno steht (Kat.-Nr. 37).
Denkbar, aber nicht zwingend, wäre, daß dieses Stilleben ursprünglich im Zusammenhang einer Serie der Vier Elemente als Darstellung des Wassers diente. Die Erde könnte in einem Bild wie dem *Küchenstück mit Kohlkopf und Grape* (Kat.-Nr. 20) vertreten gewesen sein. Im vorliegenden Werk scheint allerdings das bildnerische Interesse des Malers am Motiv der Spanschachtel deren symbolische Bedeutsamkeit überwogen zu haben: Stoskopff hat die Form fasziniert, die großen gerundeten Flächen, die Geschlossenheit, auch die Verschlossenheit, die wohl seinem eigenen Wesen entsprach.

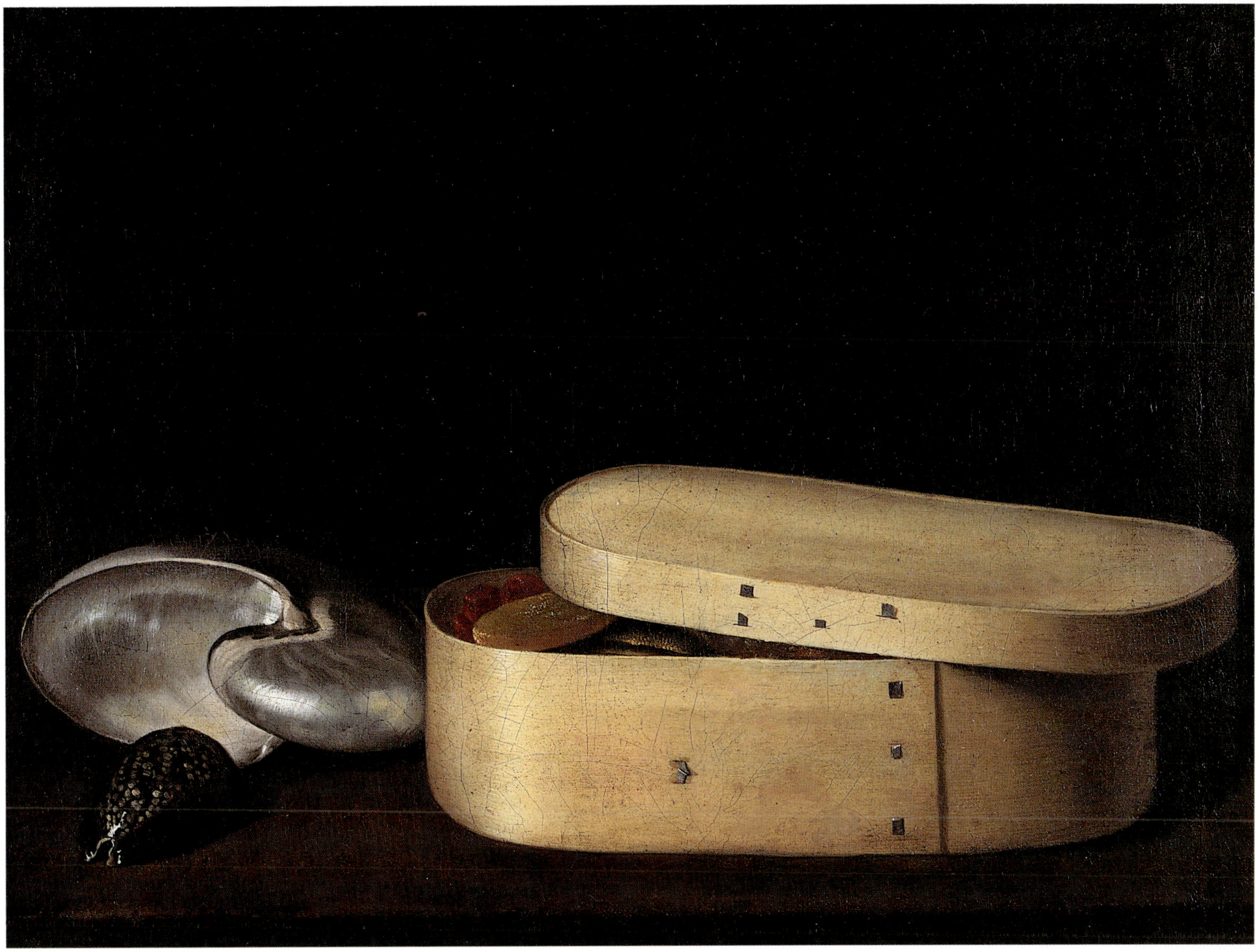

23 SPANSCHACHTEL UND NAUTILUS

24 NAUTILUS UND KORALLE

1630er Jahre
Öl auf Eichenholz
36,5 x 27 cm
Unten links signiert: »Stoskopff«
Farbe an vielen Stellen abgeplatzt, vor allem im Hintergrund; senkrechter Tafelsprung nahe der Bildmitte

Straßburg, Musée des Beaux-Arts, Inv.-Nr. 1802

Provenienz
Paris, Kunsthandel, 1950

Literatur
Haug, Trois peintres, 1952, S. 144. – Sammlungskatalog Straßburg 1954, S. 30, Kat.-Nr. 29 mit Abb. – Katalog Idstein 1987, S. 29, Kat.-Nr. 24, Farbtafel S. 88

Hans Haug datierte das Bild mit Sicherheit in die Zeit um 1640 (»Datant sans doute des environs de 1640...«).[1] Für ihn war das Motiv des Nautilus neu im Werk Stoskopffs; weder der Gläserkorb auf dem Tisch noch der Nautilus mit Spanschachtel, das Bild mit der Juno-Statuette im Louvre oder die *Vanität mit Gläsern und Pokalen* (Kat.-Nrn. 34, 23, 37, 38)[2] waren seinerzeit bekannt. Unter diesen Beispielen ist das vorliegende Gemälde das weitaus kleinste und »einfachste«; nur dieses ist auf Holz gemalt, und nur hier kommt bei Stoskopff eine Koralle vor. Mehrere Stilleben mit Schnecken und Korallen sind in letzter Zeit von Jacques Linard bekannt geworden, eines datiert 1640,[3] ein kleineres mit blauer Decke ohne Bezeichnung[4] und das Bild mit Schnecken und einer Spanschachtel in amerikanischem Privatbesitz, datiert 1624 oder 1621.[5] Dieselbe blaue Decke mit Goldborte findet sich auf Stilleben von Paul Liégeois.[6]
Ich möchte das Gemälde in die Pariser Zeit datieren. Der Tisch mit balusterförmigen Beinen ist auch auf dem Berliner Stilleben mit Gläserkorb und Teedose (Kat.-Nr. 32) zu erkennen. Der Nautilus wurde – soweit der Zustand des Bildes eine Beurteilung zuläßt – technisch souverän und ganz zurückhaltend wiedergegeben. Der Maler hebt nicht das prachtvolle Farbenspiel der Schale hervor, wie beispielsweise in dem Stilleben mit Gläsern und Statuette im Louvre (Kat.-Nr. 37), und zeichnet sie auch nicht sorgfältig mit fast metallischem Glanz wie in dem Bild mit der Spanschachtel (Kat.-Nr. 23). Der Dreiklang vom Blau der Decke, dem Korallenrot und dem weichen Licht des Nautilus pompilius bestimmt den Bildcharakter. Ein roter Abglanz der Koralle in der Schale des Nautilus verbindet die beiden Gegenstände farblich miteinander.
So steht das Bild wohl nicht am Anfang der Beschäftigung des Malers mit dem Thema – was die sparsame Komposition und das kleine Format vermuten lassen möchten –, sondern ist eher eine Variation aus der mittleren Schaffenszeit. Ob es sich um das Fragment eines ursprünglich gleichfalls hochformatigen Originals handelt, das nach links ergänzt zu denken wäre, muß offenbleiben.

1 Haug, Trois peintres, 1952, S. 144.
2 Zur Darstellung von Schnecken siehe den Katalog von Sam Segal: Delft / Cambridge, Mass. / Fort Worth 1988, S. 77–92.
3 Öl auf Leinwand, 53,5 x 62 cm, Zürich, Galerie Bruno Meissner.
4 Öl auf Holz, 18 x 24,5 cm, Katalog London, Auktion Sotheby's, 5. 7. 1989, Nr. 45.
5 Öl auf Holz, 38 x 51,7 cm, Katalog Delft / Cambridge, Mass. / Fort Worth 1988, Kat.-Nr. 12, Farbabb. S. 87.
6 Faré, Nature Morte, 1974, Abbn. S. 72 und 73.

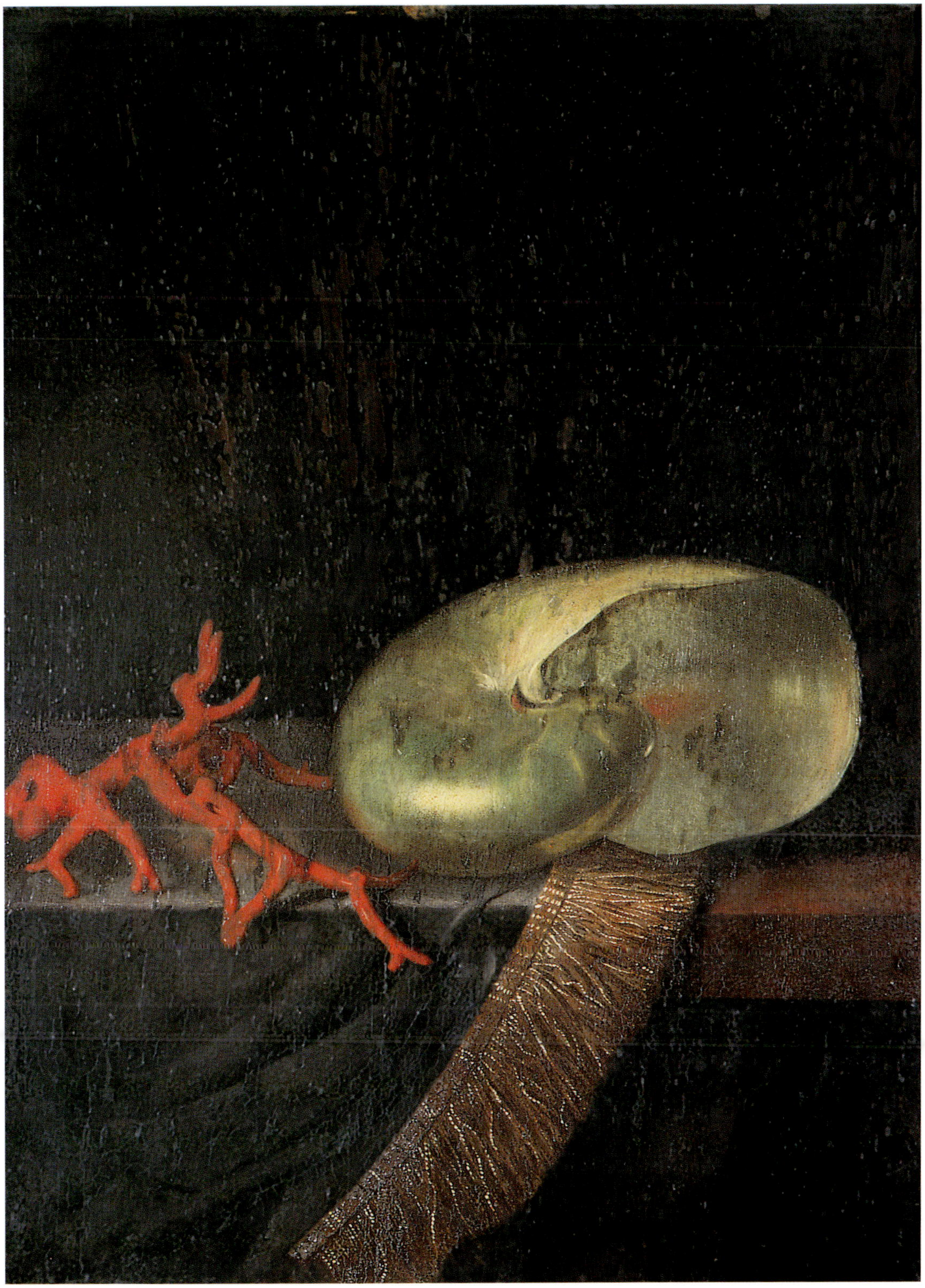

24 NAUTILUS UND KORALLE

25 SCHRANKBILD MIT TRINKGESCHIRR UND SPANSCHACHTELN

1625–1635
Öl auf Leinwand
63,5 x 52,7 cm
Unbezeichnet

Paris, Privatbesitz

Provenienz
New York, Galerie Julien Levy. – Versailles, Auktion Chapelle Perrin-Fromentin, 29. 11. 1981

Ausstellungen
Hartford, Conn., Wadsworth Atheneum, 1938

Literatur
Katalog Hartford 1938, Kat.-Nr. 48 (als »Anonymous Master, 18th Century«), ohne Abb. – Katalog Versailles, Auktion Chapelle Perrin-Fromentin, 29. 11. 1981, Nr. 36 (als »Ecole Française, XVIIe siècle«)

Regal- und Schrankbilder gehören zu den Inkunabeln der Stillebenmalerei: Die halbrunde Nische mit Büchern und runder Spanschachtel des Meisters der Verkündigung von Aix entstand um 1445,[1] das flämische Schrankbild mit Flaschen, Schreibutensilien, Käse, Kerzenhalter und Maus 1538.[2] Von Georg Flegel ist die Darstellung zweier Schrankborde mit Rahmen erhalten. Es befinden sich gefüllte Gläser darin, Pokale, Früchte in einer Tazza und Gebäck auf einem Zinnteller, eine Spanschachtel und ein bunter Blumenstrauß in einer reichverzierten Vase.[3]
Wandmalereien von gefüllten Wandkästchen entstehen in Italien schon im 14. Jahrhundert, zum Beispiel in Gubbio; aus dem 15. Jahrhundert sind auch für den Alpenraum und im schweizerischen Mittelland Holztafeln mit diesem Thema bezeugt.[4] Intarsiendarstellungen von Schränken, deren geöffnete Türen Einblick in ihr Inneres gewähren, waren in der Renaissance beliebt. In Italien finden sie sich im kirchlichen – in Sakristeien, Altarräumen, Kapellen – wie im profanen Bereich, in den fürstlichen Studiolos der Stadtrepubliken.[5]
Stoskopff waren solche italienischen Marketerien sicher bekannt, und auch entsprechende Gemälde, etwa von Flegel. Er selbst beschränkte sich auf vergleichsweise wenige Gegenstände: Auf dem oberen Bord liegt eine gebauchte Korbflasche, wie sie in dem kleinen Frühstücksbild (Kat.-Nr. 19) und der *Großen Gläserküche* (Kat.-Nr. 44) vorkommt. Daneben ist der Standring eines Trinkglases zu sehen; es folgt eine Flasche aus grünlichem Glas mit langem gedrehtem Hals und eine flache runde Spanschachtel. Im unteren Regal steht, leicht schräg, eine langgestreckte Schindellade, darauf ein halbgefülltes Weinglas à la façon de venise und der prächtige »pichet«, der im *Küchenstück mit Lamm, Hase und Papagei* (Kat.-Nr. 26) auf der rechten Seite gleichfalls auf einer Spanschachtel plaziert ist. Ganz deutlich läßt sich die feine vergoldete Blattziselierung an der Gefäßwandung und im eingezogenen Fußteil erkennen. Ein Krug desselben Typus kommt in Linards Bild *Fünf Sinne und Vier Elemente* von 1627 vor. Er trägt das Wappen der Familie Richelieu.[6] Ein Messer mit hellem Beingriff ist an den unten geschwungenen Henkel des Kruges gelehnt.
Ein kleiner Wandschrank mit alltäglichen Gerätschaften ist dargestellt, wie er sich im Studierzimmer eines wohlhabenden Hauses befunden haben mag. Das wie immer bei Stoskopff von links einfallende Licht läßt den Boden und die Seitenwand rechts hell hervortreten; die diagonalen Schatten führen das Auge in den Nischengrund, dessen Tiefe durch die sich leicht abzeichnende Decke ahnbar wird. Ein Stilleben von ruhiger Klarheit ist so entstanden: eine zeitlose Präsentation von Dingen des täglichen Gebrauchs.

1 Oberer Abschluß der Tafeln mit den Propheten Jesaias und Jeremias, Amsterdam, Rijksmuseum, und Paris, Louvre. Abb. z. B. im Katalog Münster/Baden-Baden 1980, S. 450.
2 Holz, 44 x 44 cm, Otterlo, Rijksmuseum Kröller-Müller. Abb. z. B. bei Sterling, Still-Life Painting, 1952, Abb. 14. Dies sind nur zwei berühmte Beispiele von vielen.
3 Bez. GF, Öl auf Leinwand, 92,5 x 62,5 cm, Prag, Národní Galerie. Abb. im Katalog Münster/Baden-Baden 1980, S. 489.
4 Siehe das Kapitel *Sebastian Stoskopff und die Stillebenmalerei in Paris zwischen 1620 und 1640*, Anm. 7.
5 Katalog Münster/Baden-Baden 1980, Abbn. S. 486.
6 Faré, Nature Morte, 1974, Abb. S. 17.

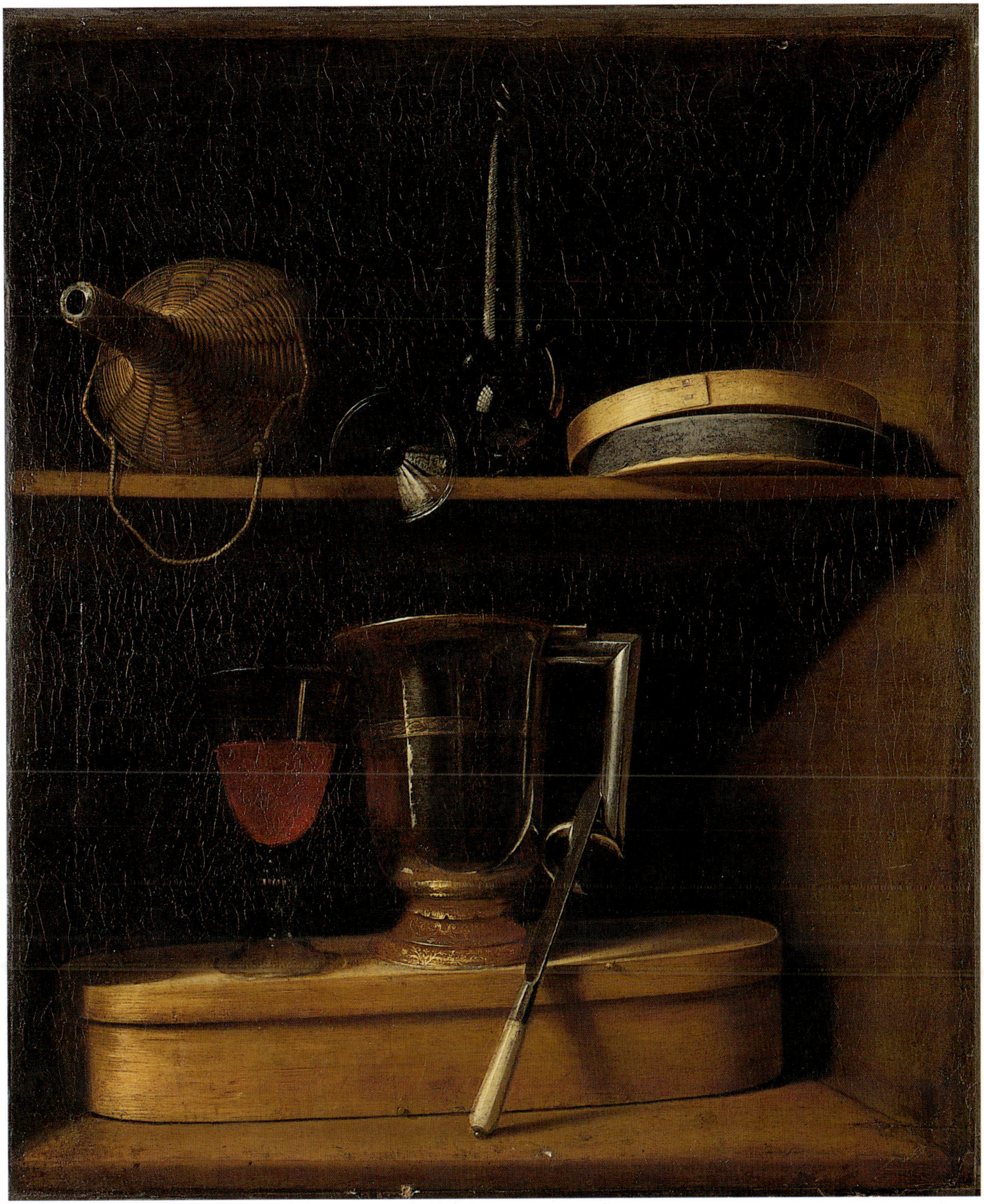

25 SCHRANKBILD MIT TRINKGESCHIRR UND SPANSCHACHTELN

26 KÜCHENSTÜCK MIT LAMM, HASE UND PAPAGEI

1630er Jahre
Öl auf Leinwand
104,5 x 145,5 cm
In der Mitte unten signiert: »Stoskopff«
Durchgehend dünn; kleine Retuschen, z. B. im Bottich und im Hintergrund; grobe, lockere Leinwand, doubliert; ringsum fehlen wohl ca. 3 cm

Paris, Privatbesitz

Literatur
Oursel, Deux tableaux Français, 1977, S. 317, Abb. 3. – Faré, Nature Morte, 1974, Abb. S. 122

In einer Vorratskammer mit gemauerten Steinwänden steht auf einer großen Truhe ein geflochtener Korb mit Artischocken. Darüber liegen ein totes Lamm und ein Hase. Rechts davon sind ein Bund Spargel und weiße Rettiche angeordnet, dahinter eine Spanschachtel, auf ihr ein silberner Henkelkrug mit acht geflammten Tulpen. Auf einem zweiten Möbel links im Vordergrund steht ein runder hölzerner Bottich, darüber in einer Nische ein Mörser aus rötlich geflecktem Marmor. Im Mittelgrund des Bildes ist eine Vertiefung des Mauerwerks zu erkennen. Eine Stange spannt sich von einer Seitenwand zur anderen. Auf ihr sitzt ein großer Papagei. Alle Bildgegenstände sind ganz naturgetreu wiedergegeben und in ihrer Zusammenstellung auch real plausibel; dennoch haftet dem Gesamteindruck etwas Unwirkliches an. Auffallend ist das dreimalige Auftreten von Rot in den Tulpen, an der Brust des Vogels und fast genau darunter, die Bildmitte markierend, an der Wunde des Lamms. Das Blühende, das Vitale und der Tod sind in der roten Farbe des Lebens miteinander verbunden.
Das einzige lebendige Wesen im Bild ist der Papagei. Sein geöffnetes Auge ist auf den Betrachter gerichtet. Auch das Auge des Hasen scheint aus dem Bild zu blicken.[1] Da es sich beim lebenden Vogel um ein linkes, beim toten Wild um ein rechtes Auge handelt, ergänzen sie sich unwillkürlich zu einem Paar: Das tote gemahnt an den Tod, das lebende daran, die Zeit richtig zu nutzen.[2] In dem reichen Krug mit getriebenem vergoldeten Standring und dem Tulpenstrauß verkörpert sich die Schönheit des Lebens. Als Knospe, im Aufblühen und Verwelken, wo die Blüte an Farbe verliert, wird der natürliche Lebensrhythmus anschaulich.[3]
Eine Unberührtheit liegt über diesem Motiv, die in die gemauerte Vorratskammer einen unverhofften Glanz bringt. Auf der linken Seite sind Geräte für die Hausarbeit aufgestellt: Zuber und Mörser. Archaische Ruhe liegt in den runden Formen und den weichen Brauntönen. Hase und Lamm sind Tiere, die getötet werden, doch selten ist das Haustier zusammen mit der Jagdbeute dargestellt. Nicht eine Küchenszene oder erlegtes Wildbret wollte der Maler wiedergeben, sondern einer Idee Gestalt verleihen. Über den Tieren sitzt der Papagei. Ähnlich hervorgehoben an dieser Stelle, vor einer Wandnische, zeigt Stoskopff in der *Großen Gläserküche* in Pasadena (Kat.-Nr. 44) eine venezianische Tazza und im Saarbrückener Küchenstück eine gebauchte Glasflasche (Kat.-Nr. 47).
Die Kompositionen dieser drei Bilder zeigen gemeinsame Grundzüge.[4] Dem Objekt in der Nische oben im Mittelgrund korrespondiert eines im Zentrum des Bildes: hier der Korb mit den toten Tieren, ein Kalbskopf in Saarbrücken, der Weinkühler in Pasadena. Die Gemälde stehen in einem inhaltlichen Kontext zueinander und sicher auch in einem zeitlichen. Die Reihenfolge beginnt mit der *Großen Gläserküche*, dem kleinsten dieser Werke, gefolgt von dem vorliegenden *Küchenstück mit Lamm, Hase und Papagei;* darauf entstand das 1640 datierte Stilleben mit dem Kalbskopf. In der *Großen Vanität* von 1641 (Kat.-Nr. 49) gibt es keine Nische. Dort hängt in der Bildmitte oben das geöffnete leere Kästchen über den Büchern und dem Totenschädel auf der ovalen Spanschachtel, als Frage nach dem Sinn des Daseins, dem Wohin nach dem irdischen Tod. Hier sitzt ein Vogel auf seiner festgefügten Stange. Um ihn herum ist ausgebreitet, was man zum Leben braucht und was es angenehm macht. In der zeitgenössischen Emblemliteratur steht der Papagei für ein vorbildliches Sicheinfügen in gegebene Ordnungen und den klugen Umgang mit dem Gegebenen:[5] als freier Vogel im Urwald hätte er nie sprechen gelernt, er wäre ein wildes Tier geblieben. Die Bescheidung auf engen Raum hat ihn angeregt, seinen Verstand zu benutzen: Necessitas dociles facit – Not macht gelehrt.[6] Er ist ein hochherziges und aufrichtiges Tier, aber wenn es sein muß, gebraucht er auch eine List, um sich heimtückischer Feinde zu erwehren.[7]
Daß Stoskopff mit dem getöteten Lamm an Christi Opfertod erinnern wollte, daß Blumen und Spindellade auf Maria, auf Reinheit und Jungfräulichkeit deuten, kann vermutet werden. Georg Flegel bildet in seinen Mahlzeitenbildern mehrmals einen Sittich oder Papagei ab; im großen

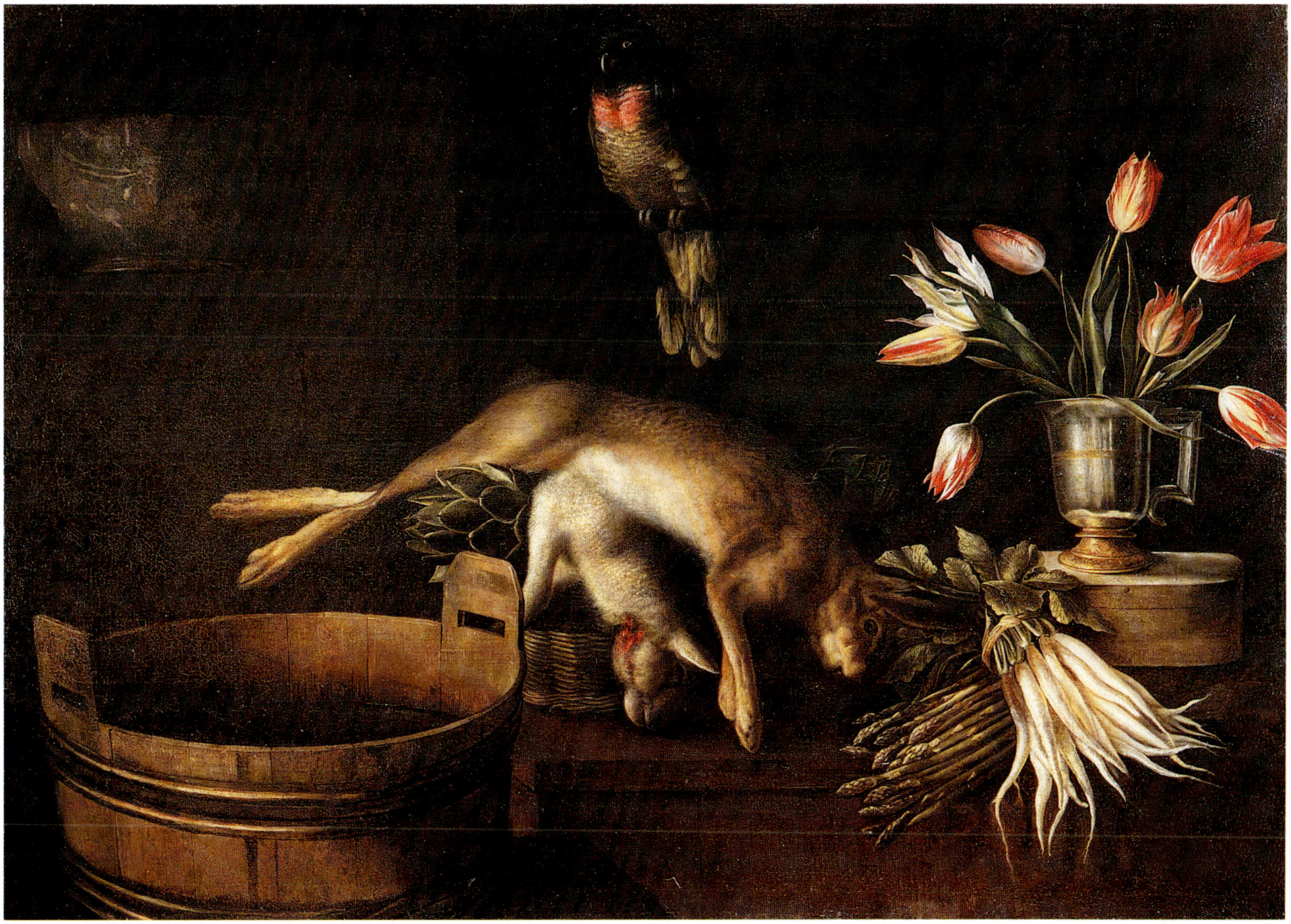

Schauessen der Münchener Pinakothek sitzt er auf dem Rand eines geöffneten Kruges.[8] In der christlichen Symbolsprache wird er Maria zugeordnet, da er »AVE« spreche, ohne es gelernt zu haben,[9] und der Regen sein grünes Gefieder wie das irdische Grün der Pflanzen nicht durchnässen könne.[10] Bei Georg Hoefnagel steht er für den glücklichen Christen, der im Licht des Herrn seinen Weg findet. Ihm stellt er den Tod und die Eule gegenüber.[11]

1 Vgl. in der Nachfolge entstandene Gemälde Albrecht Kauws, z. B. ein *Küchenstück;* Huggler, Zur Geschichte der barocken Malerei, 1962, S. 124, Tafel 48. Der Hase erscheint seitenverkehrt (!).

2 Georg Hoefnagel stellt auf einem Blatt, erschienen 1589 als Kupferstich, das Schicksal mit den spinnenden Nornen dar: Vor ihnen liegt ein gebundenes Lamm auf einem Altar, das Messer steckt in seinem Hals. Vignau-Schuurman, Die emblematischen Elemente, 1969, Bd. II, Abb. 128.

3 Acht ist die Zahl der Vollkommenheit; ein neunter Stengel auf der rechten Seite zeigt keine Blüte mehr.

4 Als viertes ist die *Kleine Gläserküche* in Karlsruhe zu nennen, die ursprünglich ein größeres Format besaß (Kat.-Nr. 61).

5 Henkel/Schöne, Emblemata, 1978, Sp. 801–805.

6 Johannes Sambucus, Emblemata, Erstausgabe Antwerpen 1564; siehe Henkel/Schöne, Emblemata, 1978, Sp. 801.

7 Henkel/Schöne, Emblemata, 1978, Sp. 805.

8 Öl auf Kupfer, 78x67 cm, Mitte des 17. Jahrhunderts.

9 Diese Vorstellung stammt von Isidor von Sevilla (560–636). Siehe Hrabanus Maurus (780–856), De universo liber VIII, Migne, PL, Bd. 11, Sp. 246.

10 Nach Konrad von Würzburg. Vgl. Lipfert, Symbol-Fibel, 1964, S. 39. Um die Mitte des 17. Jahrhunderts ist der Papagei häufig auf Prunkstilleben anzutreffen. Der exotische Vogel war um diese Zeit ein beliebtes Haustier nicht nur in den Niederlanden, sondern in ganz Mitteleuropa; siehe z. B. *Tisch mit Konfekt und Papagei,* Paolo Barbieri zugeschrieben, Modena, Galleria Estense; Abb. im Katalog Münster/Baden-Baden 1980, S. 421.

11 Vignau-Schuurman, Die emblematischen Elemente, 1969, Bd. II, Abb. 36 B f. 50. In diesem Sinn verwendet auch Barthel Beham den Papagei auf dem Arm einer Dame sitzend (Wien, Kunsthistorisches Museum, Inv.-Nr. 3483).

27 DAS BEENDETE FRÜHSTÜCK

Wohl um 1630
Öl auf Leinwand
80x102,5 cm
Rückwärtig auf dem Rahmen bezeichnet: »Stoskopff 21« (vielleicht Kopie einer Signatur auf der Rückseite der Leinwand, als diese im 18. Jahrhundert doubliert wurde)

Straßburg, Musée des Beaux-Arts,
Inv.-Nr. 1772

Provenienz
Paris, Kunsthandel, 1949

Ausstellungen
Delft, Stedelijk Museum Het Prinsenhof, 1949

Literatur
Katalog Delft 1949, S. 40, Kat.-Nr. 85. – Haug, Trois peintres, 1952, S. 140, Abb. S. 141. – Sammlungskatalog Straßburg 1954, S. 25, Kat.-Nr. 22. – Katalog Idstein 1987, S. 15, Farbtafel S. 68

Dieses Bild ist eines der Schlüsselwerke im Œuvre Sebastian Stoskopffs, doch birgt es eine Reihe ungelöster Fragen. Sie beginnen mit der Schrift auf der Rückseite des Rahmens: Darf man sie als Kopie einer eigenhändigen Bezeichnung des Künstlers auf der Originalleinwand ansehen? Nehmen wir dies einmal an und gehen wir auch davon aus, daß die unvollständige Datierung richtig gelesen wurde und als 1621 zu ergänzen ist. Dies ist das Jahr, in dem die Lehrzeit des jungen Künstlers bei Daniel Soreau zu Ende gegangen wäre, hätte der Meister so lange gelebt. Doch führte Stoskopff die Werkstatt bis 1622 weiter. Die Vermutung drängt sich auf, daß dieses Bild zur Bewerbung um den Meistertitel gemalt worden sein könnte. Ob Stoskopff Meister wurde, wissen wir nicht. In seinem Aufnahmegesuch 1622 bei der Stadt Frankfurt wird er lediglich als »mahler« bezeichnet, was aber keinen schlüssigen Gegenbeweis darstellt.[1] Schließlich konnte es nicht im Interesse eines abschlägig beschiedenen Gesuches liegen, den Rang des Antragstellers besonders hervorzuheben.

Die Darstellung zeigt einen Tisch, der diagonal zur Bildebene gestellt ist. Da der Verlauf der linken Tischkante im Dunkeln bleibt, wird die Anordnung dem Betrachter jedoch kaum bewußt. Deutlich tritt sie erst in der zweiten Fassung des Themas im Hochformat in Erscheinung (Kat.-Nr. 28). In zwei Reihen sind Teller in die Bildtiefe gestaffelt. Man kann die Reihung aber auch von links vorn nach rechts in den Mittelgrund lesen. Die beiden weißen Tücher bilden Zwischenglieder. Auf den Tellern liegt Backwerk; zwischen ihnen ragt ein venezianisches Kelchglas mit einem Rest roten Weines auf. Ganz links steht ein Koppchen aus chinesischem Porzellan,[2] schräg dahinter eine bauchige hellgrundige Kanne mit tief angesetztem schmalem Ausguß und vergoldeter Silbermontur. Efeu umrankt sie, Zeichen des Lebens und der Fruchtbarkeit.

Für die Frage der Datierung des Bildes scheinen die Gefäße aus Porzellan einen Terminus post quem bieten zu können: Vergleichsbeispiele für beide Stücke werden von den Experten nach 1635 angesetzt.[3] Der Typ der kleinen Schale ist in den Sammlungen des Topkapi-Sarayi-Museums, Istanbul, vertreten. Er zeigt eine einfache Blattranke am Lippenrand und an der Wandung alternierend eine sternförmige Blüte und ein zum T vereinfachtes Wolkenmotiv.[4] Das Vorbild der Kanne ist in den Kendi genannten chinesischen Wassergefäßen zu sehen, die eine tief angesetzte schmale Tülle aufweisen. Der oval geformte Bauch und der Henkel der Stoskopffschen Kanne finden allerdings keine Entsprechung in diesen Beispielen.[5]

Beinahe exakt in die Bildmitte ist eine mit Arabeskenwerk verzierte Deckeldose auf Löwenfüßen plaziert. Das Material bleibt merkwürdig undifferenziert, ebenso wie bei den Metallgegenständen rechts, der großen Groteskkanne, dem Becken und der Tazza. Stoskopff verwandte hier wohl Stichvorlagen. Strahlend hell fällt das Licht von links ein, verleiht den Tüchern Lebendigkeit im Faltenspiel, läßt die Ränder der Zinnteller aufleuchten und die Efeublätter in zarter Bewegung um den Keramikkörper eilen. Das Glas weist den für Stoskopffs Stil charakteristischen langgezogenen Reflex auf. Das Licht fällt direkt in die Fußschale und dort auf das Portrait eines jungen Mannes. Sehr ungewöhnlich ist eine solche Treibarbeit auf einem Silbergefäß. Sie stellt wohl eine Erfindung des Künstlers dar, und vielleicht hat er sich selbst damit gemeint.

Ungewöhnlich ist vor allem die Figur des Jungen, der sich von hinten über den Tisch beugt. Seine Aufgabe wird darin bestehen, das Frühstück abzuräumen. In der Linken hält er eine Orange, die er wohl für sich behalten möchte. Als ein Symbol für Sinnlichkeit und Liebe korrespondiert sie mit dem immergrünen Efeu an Wasserkrug und Porzellankanne, die er mit der Rechten berührt. Ein anthropologischer Vergleich ergab, daß es sich um einen äthiopiden Afrikaner handelt. »Merkmale sind vor allem die deutlich vorspringende und schmale Nase, die nur mäßig aufgeworfenen, aber deutlich wulstigen Lippen in Kombination mit dem stark gekräuselten Haar und kräftig ausgebildeten Kinn.«[6] Es ist anzunehmen, daß der Künstler einen

jungen Mann seiner Umgebung als Modell benutzte. Seine Haltung mit der nach vorne gereckten Schulter und die Bekleidung mit dem hellen Hemd, das über sie herabgeglitten ist, erinnern deutlich an Werke Michelangelo Merisi da Caravaggios. Sein *Knabe mit Früchtekorb* ist in Rom um 1595 entstanden, kurz danach der *Junge, der von einer Eidechse gebissen wird*.[7]
Vieles verbindet *Das beendete Frühstück* aber auch mit gleichzeitigen Darstellungen aus Holland: Floris van Dyck gibt auf einem Frühstücksbild eine montierte Kanne ähnlichen Charakters wieder, dazu ein identisches Kelchglas venezianischer Art und die kross gebackenen Brötchen und kleinen Pasteten mit hohem Rand.[8] Diese Pasteten sind bei Nicolaes Gillis genauso gebrochen wie auf unserem Bild.[9]
Der junge Stoskopff hat sich eine anspruchsvolle Aufgabe gestellt. Er wollte ein Frühstück mit unterschiedlichem Gerät wiedergeben, dessen Materialien in Glanz und Farbe miteinander wetteifern. Er hat sein Bild reich komponiert, angefangen mit dem diagonal gestellten Tisch, den einander durchdringenden Linien der scheinbar wahllos liegengelassenen Gedecke und endend mit der aufsteigenden Diagonale durch die Bildmitte. Er hat sich nicht mit einem reinen Stilleben begnügt, sondern die Menschendarstellung integriert: in der Figur des jungen Dieners, in dem fast erschreckt blickenden kleinen Selbstbildnis (?) des Schalenfonds und im Kopf der alten Frau über dem Ausguß der silbernen Groteskkanne.
So ist eine Kombination aus Stilleben und Genrebild entstanden, ein wirkungsvolles Werk, virtuos gemalt von einem ehrgeizigen jungen Künstler. Die geistige Durchdringung und das Bescheiden auf Weniges liegt noch vor ihm.
Abschließend nochmals zur Datierung: Deutlich ist der niederländische Einfluß im Arrangement der Teller, Tücher, dem gebrochenen Brot und den Porzellangefäßen. Auch die Figur des jungen Mannes, der in einer Momentaufnahme in der Bewegung festgehalten ist, entspricht dem flämischen Küchenstück. Doch bei Stoskopff ist die Staffagefigur nicht mehr belebendes Beiwerk, sondern Thema des Bildes geworden. Dies ist ohne die Kenntnis von Caravaggio nicht denkbar, und in der Bekleidung mit dem dünnen Hemd, das die Schulter freiläßt, verweist Stoskopff auch offen auf sein italienisches Vorbild. Ob das Werk oder zumindest der Entwurf noch in die Hanauer Zeit fällt oder aber in Paris entstanden ist, wird offenbleiben müssen. Klar erkennbar ist der Unterschied in der Auffassung zum 1633 datierten *Sommer* (Kat.-Nr. 40), der einen zeitlichen Abstand zwischen beiden Werken wahrscheinlich macht.

1 Siehe Quelle 3.
2 Vgl. dazu Kat.-Nrn. 31 und 32.
3 Ich danke Herrn J. D. van Dam, Amsterdam, Rijksmuseum, für seine eingehende Beschäftigung mit diesem Thema, und gleichfalls Herrn Dr. Christiaan Jörg, Groninger Museum.
4 Krahl, Chinese Ceramics, 1986, S. 791, Abb. 1541, datiert Anfang bis Mitte des 17. Jahrhunderts.
5 Rinaldi, Kraak Porcelain, 1989, S. 177, Tafel 225. Diese Stücke werden um 1600–1610 datiert. J. D. van Dam und Dr. Christiaan Jörg zählen die Kanne zum Typ der »Transition period« und datieren »nach 1635«.
6 Brief von Dr. A. Czarnetzki, Osteologische Sammlung der Universität Tübingen, an die Verfasserin. Er weist noch auf den leichten Morbus Basedow des Jungen hin. Vielen Dank für diese Mitteilungen.
7 Katalog New York 1985, Kat.-Nrn. 66 und 70.
8 Katalog Münster/Baden-Baden 1980, Farbtafel S. 407.
9 Katalog Münster/Baden-Baden 1980, Farbtafel S. 407.

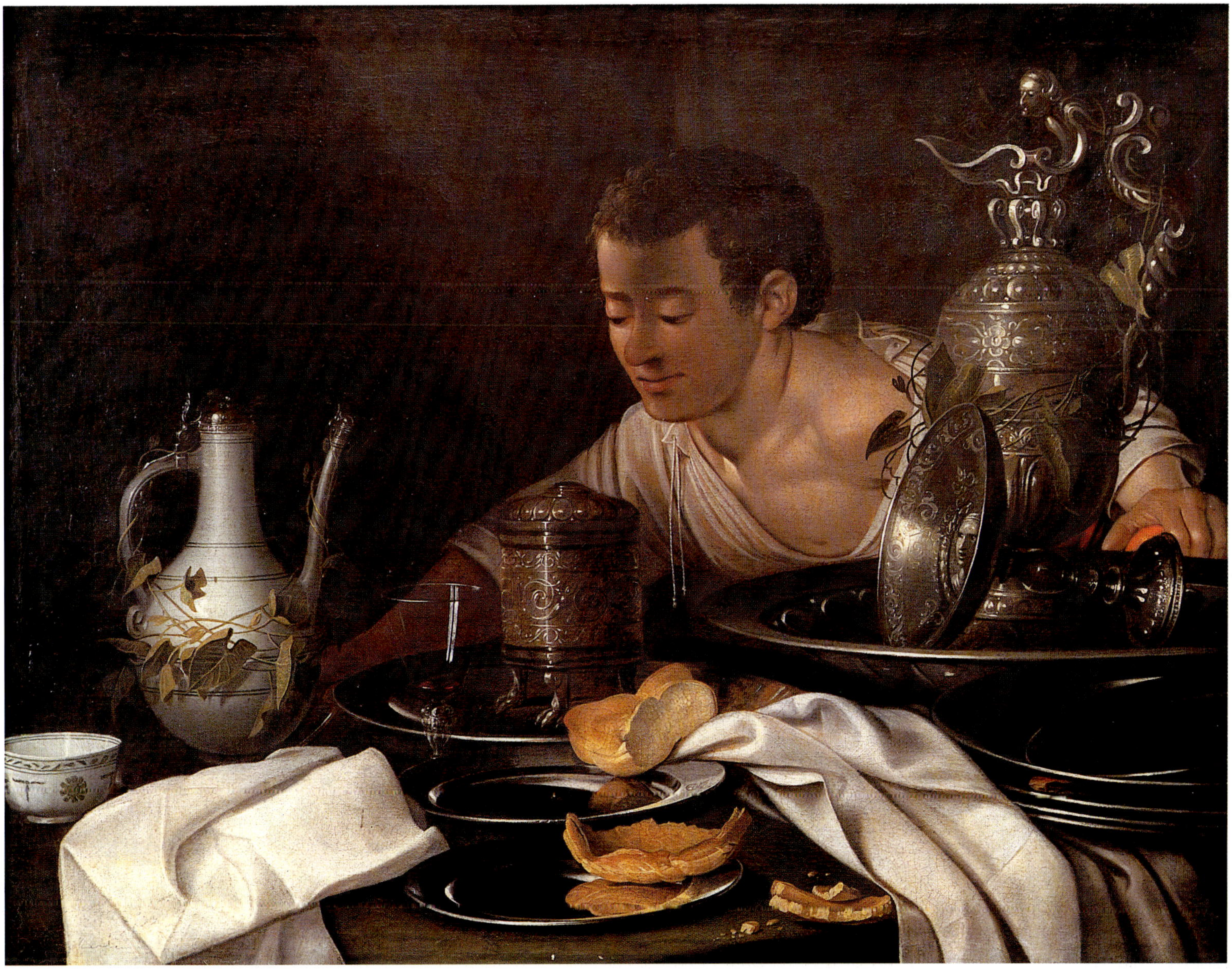

27 DAS BEENDETE FRÜHSTÜCK

28 BEENDETES FRÜHSTÜCK MIT HUND

1630er Jahre
Öl auf Leinwand
130x107 cm
Auf dem Tischtuch rechts unten Monogramm: »E R«
Leinwand doubliert; einige mechanische Verletzungen, Abreibungen und Kittungen

Privatbesitz

Provenienz
Sammlung Sparre, 17. Jahrhundert. – Schweden, Sammlung Herman Jahnke, 1910. – Schweden, Sammlung Ernst Bergh, 1944. – Schweden, Sammlung Maria Selling (1884–1965), 1965. – Schweden, Sammlung Dagmar Selling (1912–1987), 1987. – Stockholm, Kunsthandel Bukowski. – Paris, Galerie Jean-Louis Tassel

Literatur
Grimm, Stilleben, 1995, S. 183, Farbtafel 95 (Detail); S. 236, Abb. 163

Auch diese zweite Fassung des Themas von Kat.-Nr. 27 gibt Rätsel auf. Die Komposition ist zum Hochformat erweitert. Deutlich steht der Tisch diagonal zur Bildebene. Im Stilleben mit Minerva-Plastik (Kat.-Nr. 11) begegnet diese Anordnung ebenfalls. Der Tisch ist auch dort mit einem grünen Tuch bedeckt. In beiden Frühstücksbildern entsprechen sich Anordnung und Ausführung der Gegenstände weitgehend: Auch in dieser Version liegt zwischen den aufeinandergestellten Tellern rechts ein Stück Brot, bleibt ein Rest roten Weines im Glas zurück. Unterschiede zeigen sich in der Wiedergabe der Spiegelungen bei der Pastete, dem Brot und der Kuppa des Kelchglases. Der Dekor der Kanne links ist gefüllt mit Blüten und Arabeskblättern wie bei der Teeschale; ihren Hals schmückt ein Pfau. Es handelt sich um chinesisches Importporzellan, das nach 1630 nach europäischen Vorlagen dekoriert wurde. Die kostbare Montierung zeugt von der Wertschätzung dieses Exemplars.
Interessanterweise hat der Künstler die Pflanzen, die sich um die beiden Kannen schlingen, jeweils variiert. Es könnten Ranken der Winde sein, ein Gewächs, das wegen seines üppigen Wachstums Gedeihen und Wohlstand versinnbildlicht.[1] Verändert hat er auch die beiden Gesichter im Tafelsilber. Aus dem Schaleninneren blickt uns ein Mädchen an, vom Henkel grinst ein haarloser Greis zum jungen Diener hin. Vor dem Tisch, in vertikaler Parallele zu dem Knaben über ihm, reckt ein Hund seinen Kopf ins Bild. Sein Körper verschwindet etwas ungeschickt hinter dem Tafeltuch; sein Blick ist abwartend und mißtrauisch auf den Betrachter gerichtet. Er scheint kein sehr gutes Gewissen zu haben und möchte seine Anwesenheit hier nicht verraten wissen.
Derselbe gefleckte Jagdhund, wohl ein französischer Parforcehund,[2] taucht auf Bildern von Pierre Boucle mehrfach im Vordergrund vor einem Tisch mit erlegtem Wildbret auf. Doch ist der Kopf bei Boucle in Seitenansicht zu sehen.[3] Auf einem Jagdstück von Alexandre François Desportes begegnet dieser Hund noch 1714.[4]
An der umgeschlagenen Ecke des rechten Tuches ist ein rotes Monogramm angebracht: E R. Das Zeichen zwischen den Buchstaben ähnelt der Marke eines Goldschmieds. Sicher könnte es Aufschluß über den Anlaß des Bildes geben, doch ist eine Auflösung bis jetzt nicht gelungen. Nahe liegt, beim R an die Straßburger Goldschmiedefamilie Riedinger zu denken, der Stoskopff zweifach verwandtschaftlich verbunden war. Ein Mitglied mit der Vornameninitiale E oder die Verbindung durch eine Heirat konnte aber in den Archivakten in Straßburg nicht ermittelt werden.[5]
Eindeutig verschieden von der ersten Fassung ist die Struktur der Haare des Dieners. Er besitzt nicht das lockige Kraushaar eines Äthiopiers. Seine Haare fallen fast ohne Wellen und scheinen mit einem Scheitel auf der linken Seite gekämmt zu sein.
Die dynamische Konzentration der Straßburger Version ist hier aufgegeben zugunsten einer reicheren repräsentativen Gesamtwirkung. Dieses Bild entstand wohl als Auftrag in der Pariser Zeit.

1 Das *Beendete Frühstück* in Straßburg zeigt hier Efeu. Herr J. D. van Dam, Kustos der Keramiksammlung des Rijksmuseums in Amsterdam, kennt keine Kanne genau diesen Typs und mit dieser Ornamentik. Er ist aber der Meinung, daß das Vorbild in der sogenannten »Transition period« zu sehen ist und hält nach Rücksprache mit Herrn Dr. Christiaan Jörg, Kustos beim Groninger Museum, eine Datierung nach 1635 für richtig.
2 Vgl. die Abbildung bei Fleming, Der vollkommene teutsche Jäger, 1719–1724.
3 Vgl. Faré, Nature Morte, 1974, Abb. S. 102–103: Küchenstück mit Katze und Hund, sign. und dat., Paris, Louvre, Inv.-Nr. 1852; Großes Stilleben mit Hase und Geflügel, Öl auf Leinwand, 121x169 cm, sign. und dat. 1649, Paris, Sammlung Kugel.
4 Totes Wild, Öl auf Leinwand, 89x113 cm, Katalog London, Auktion Sothebys, 8. 7. 1988, Nr. 86.
5 Ich danke Herrn G. Foessel, Archives de la Ville de Strasbourg, sehr für seine Bemühungen.

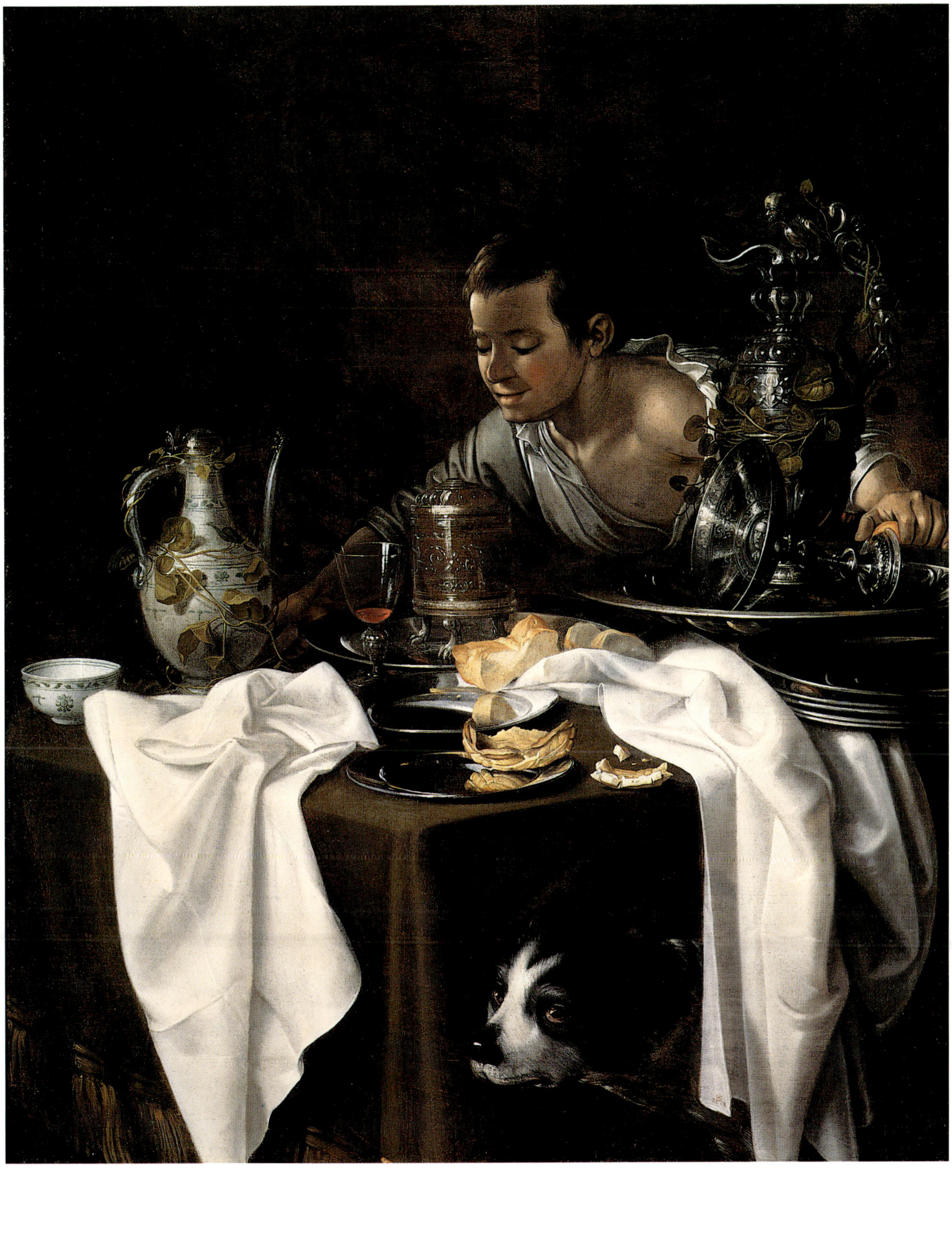

28 BEENDETES FRÜHSTÜCK MIT HUND

29 MÄDCHEN AM SCHMUCK-KASTEN

1630er Jahre
Öl auf Leinwand
152 x 118 cm
Unbezeichnet

Deutschland, Privatbesitz

Provenienz
Köln, Auktion Lempertz, 7. 6. 1972

Literatur
Katalog Köln, Auktion Lempertz, 7. 6. 1972, Nr. 176, Tafel 11 (als Sebastian Stoskopff)

In gewisser Weise stellt dieses Bild ein Pendant zum *Beendeten Frühstück* (Kat.-Nr. 27) dar. An die Stelle des jungen Mannes ist ein kleines Mädchen getreten. Sie steht auf ihrem Kinderstühlchen mit dem Korbgeflecht und ist so in der Lage, die Türen und Schubladen des Kabinettschränkchens öffnen zu können. Mit der linken Hand umgreift sie fest eine rote Korallenkette, die Rechte hält ein ovales Stück Gebäck. Wie bei dem Frühstücksbild ist eine Handlung wiedergegeben. Von unten blickt der Hund etwas erstaunt, fast ängstlich zu ihr auf.
Der Tisch ist bis zur Mitte des Bildes vorgezogen. Der Maler wendet einen Kunstgriff an: Er verlegt den Blickpunkt des Betrachters von der Mitte nach links. So kann er die Schmalseite des Tisches schräg nach hinten verlaufen lassen, obwohl seine vordere Kante der Horizontalen folgt. Dasselbe gilt für das Kästchen. Es besteht aus Ebenholz mit Elfenbeineinlagen und stammt aus Spanien. Ein fast identisches Objekt gibt Antonio Pereda auf dem Stilleben wieder, das sich im Puschkin-Museum in Moskau befindet.[1] In Herat, Ostpersien, ist wohl der prachtvolle Medaillonteppich entstanden. Ihm antwortet der purpurne Vorhang mit breiter golddurchwirkter Bordüre, der auf der linken Seite nach oben gerafft ist, um den Blick in die Tiefe freizugeben. Er ist eine reine Bilderfindung, denn an dieser Stelle, über dem Tisch, kann er keine reale Funktion erfüllen. Als leichten, anmutigen Abschluß hat Stoskopff auf das Kästchen eine Vase aus durchsichtigem Glas gestellt. Zwei Tulpen, Narzissen und eine Ranunkel (?), locker gesteckt, sind zu erkennen. Kompositorisch bildet der Strauß das Gegengewicht zu dem Hund am Boden.
Das Mädchen sieht den Betrachter an. Kindlich unbefangen, selbstbewußt und ein wenig trotzig scheint es in seiner Bewegung einen Augenblick innezuhalten. Im dunkelblonden Haar steckt eine hellblaue Schleife. Ganz exakt ist seine Kleidung wiedergegeben: ein am Vorderteil und am unteren Rand besticktes Kleid mit gebauschten Ärmeln, die in Manschetten enden, darüber eine Art Cape. In Abraham Bosses graphischen Werken kommen Kinder mit vergleichbaren Kleidern vor: im *Winter* der Serie *Vier Jahreszeiten,* erschienen 1635 (?), oder in der *Kindheit* aus den *Vier Menschenaltern* von 1636.[2] Stoskopff hat wohl Zeichnungen oder Stichvorlagen benützt; das Kind selbst ist gewiß nach dem lebenden Modell gemalt. Merkwürdig ist ein Detail: Ein Fuß des Mädchens steht fest auf dem Stuhl; der zweite wird nicht sichtbar – sie muß ihn angezogen haben. Der sichtbare Fuß steckt in einem sehr aufwendig gearbeiteten Schuh in Schwarz, Weiß und Rot. Im roten Mittelteil ist das Gesicht eines Mannes mit Spitzbart und Mütze zu erkennen. Seine Blickrichtung entspricht der des Kindes.
In der strengen Komposition und der reichen festlichen Farbigkeit steht dieses Bild dem Gläserkorb mit Flaschen und Nautilus (Kat.-Nr. 34) nahe. Es stellt die spontanste Wiedergabe eines Menschen im Œuvre des Meisters dar und läßt eine persönliche Beziehung zu dem Kind vermuten. Hier handelt es sich nicht um eine Figurenstaffage in einem Stilleben, sondern um ein Portrait in einem prunkvollen Interieur.

1 Öl auf Leinwand, 80 x 94 cm, bez. »Pereda f«, vormals Amsterdam, Sammlung Coesvelt.
2 Blum, L'œuvre gravé d'Abraham Bosse, 1924, Kat.-Nr. 1036, Tafel 32; Kat.-Nr. 152, Tafel 9. Auch der kurzhaarige Hund kommt in Arbeiten Bosses vor: *La Virilité* der Serie *Les Quatres Ages de l'Homme,* Kat.-Nr. 154, Abb. 11.

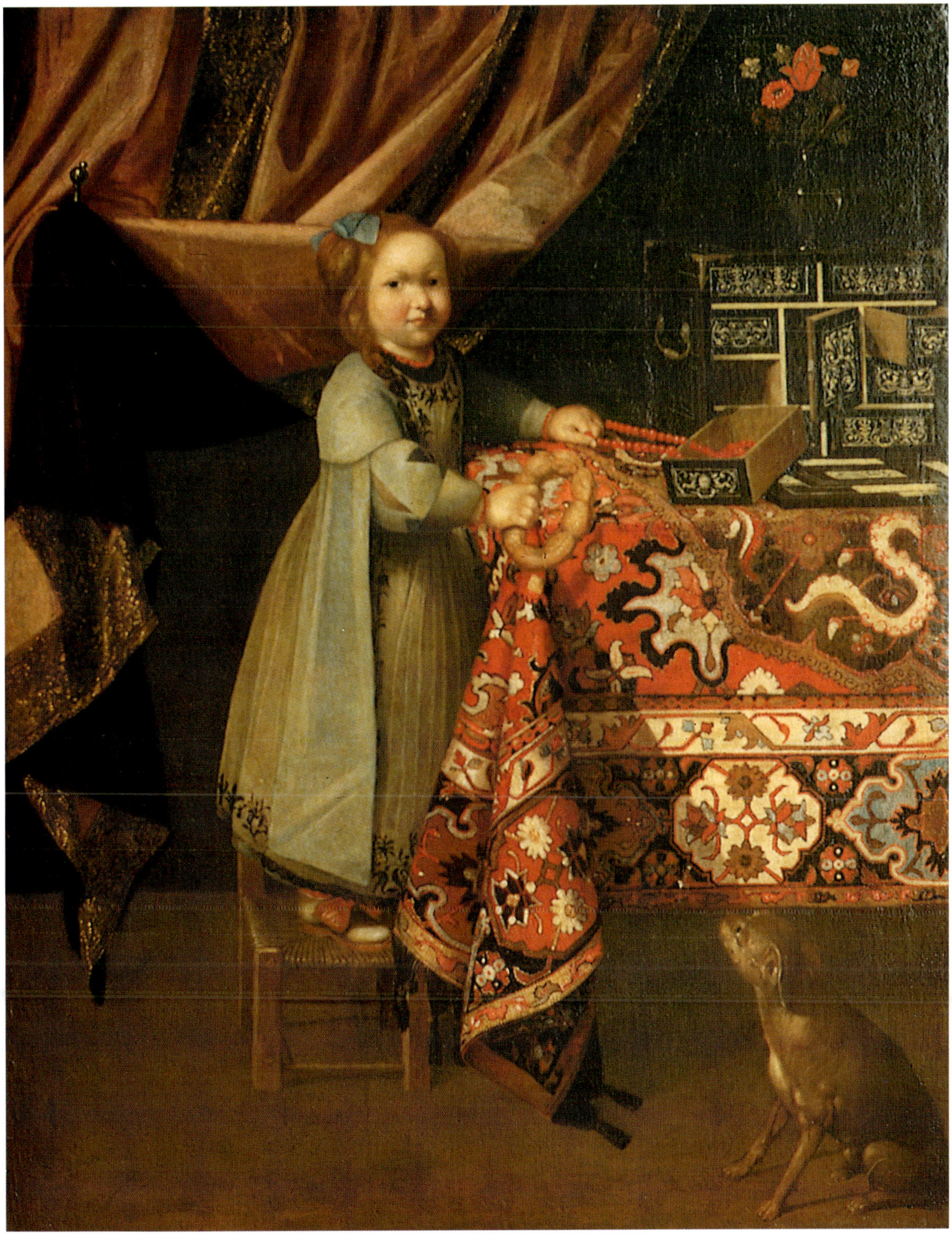

29 MÄDCHEN AM SCHMUCKKASTEN

30 VANITÄT MIT TOTENSCHÄDEL UND ALMANACH

1630–1631
Öl auf Leinwand
50,8x59,6 cm
Auf dem Almanach datiert: »1630«

Öffentliche Kunstsammmlung Basel,
Kunstmuseum, Inv.-Nr. G 1993.7

Provenienz
Edinburgh, Auktion Christie's Scotland, 27. 4. 1989. – London, Trafalgar Galleries, 1991

Ausstellungen
London, Trafalgar Galleries, 1993

Literatur
Katalog Edinburgh, Auktion Christie's Scotland, 27. 4. 1989, Nr. 550 (als »Attributed to Sebastian Stoskopff«). – Katalog London 1993, S. 36–37 mit Farbtafel

Auf dem leicht schräg ins Blickfeld gerückten Tisch steht an der vorderen Kante links eine Türmchenuhr; in der Mitte liegen zwei dicke Bücher übereinander, darauf ein Notenalbum und ein menschlicher Schädel; rechts ist ein silberner Kerzenständer plaziert, davor drei Würfel. An der dunklen Rückwand hängt ein Kalender des Jahres 1630. Uhr und Leuchter sind französische Goldschmiedearbeiten.[1] Das Notenblatt trägt die Überschrift »Orlande«. Die Noten geben die oberste Stimme eines fünfstimmigen Reigenliedes von Orlando di Lasso wieder, eine Vertonung von Clément Marots *Un bien petit:* Ein Schuldner wendet sich an seinen Gläubiger. Er heißt ihn, sich »ein klein wenig« zu gedulden, bis sein Beutel besser mit Münzen gefüllt sei. Der Ton ist frech, spöttisch, die Verse sind in der für Marot typischen konzentrierten Eleganz gedichtet. Hier spricht jemand, der mit dem Leben umzugehen weiß. Diese weltlichen Dichtungen Marots sind voll Lebensfreude und haben wenig gemein mit den Psalmenübertragungen, die er zusammen mit Théodore de Bèze in calvinistischem Sinne unternahm.[2]

Die Überschriften des Almanachs sind deutlich lesbar: »L'AN DE GRACE M.DC.XXX. Dedie au Tres Chretiens Louy XIII Roy de France et Navarre compose / cucull par M. JEAN PETIT, Parisien.«[3] Denselben menschlichen Schädel hat Stoskopff in der *Vanität mit Äquatorialsonnenuhr* (Kat.-Nr. 36) wiedergegeben. Beide Bilder können in die frühen dreißiger Jahre datiert werden. Der große schwarze Zeiger der Uhr ist bei der XII stehengeblieben, die Kerze ist vollständig niedergebrannt und glüht noch in Gelb, Blau und Rot. Der Kalender wurde eingerissen, und der untere Teil, auch der Monat Dezember, ist verlorengegangen. Die Zeit ist abgelaufen. In den Büchern wird nicht mehr gelesen, das Lied nicht mehr gesungen; der Tod hat sich auf ihnen niedergelassen. Die Würfel im Vordergrund zeigen dreimal eine Eins. Will der Maler dies Louis XIII vor Augen halten und einen Neubeginn nach der 12 andeuten? Möglich wäre dieser Ausblick in eine positive Zukunft.

1625 hat Stoskopff ein Bücherstilleben mit einer eben verloschenen Kerze gemalt (Kat.-Nr. 8). Im vorliegenden Bild ist dieses Motiv der Endlichkeit des Daseins wieder aufgenommen. Der Schädel weist es eindeutig als Vanität aus.[4] 1634 ist ein Werk dieses Themas von Jacques Linard datiert. Zwei weitere Bilder mit einem Totenschädel auf einem Buch sind von diesem Maler bekannt,[5] die sicher mit Kenntnis der Komposition von Stoskopff entstanden.

Als das Gemälde 1989 in Edinburgh zur Versteigerung kam, zeigte es auf der rechten Bildhälfte einen Schmetterling, der auf die Kerze zuflog. Im Verlauf der Restaurierung 1991 wurde er als Übermalung erkannt. Darunter kamen Konturen des originalen Tieres zum Vorschein. Nach Aussage der Restauratoren handelte es sich um Pentimenti, die der Maler nicht weiter ausgeführt hat. Man legte sie daher nicht frei.[6]

Das Motiv des Schmetterlings taucht auf mehreren Bildern Jacques Linards aus derselben Zeit auf.[7] Immer ist das Insekt wie auf Stoskopffs Vanität in der Ansicht von oben wiedergegeben.

1 Vergleichbar ist das kräftige Akanthusblattwerk am Fuß des Nautiluspokals in Kat.-Nr. 38 und an der Tischuhr in den *Fünf Sinnen* (Kat.-Nr. 39). Einen ebenfalls als Bündelpfeiler gestalteten Leuchterschaft gibt S. Renard de Saint-André in einer Vanität wieder (Faré, Nature Morte, 1974, S. 168). Ein solches Leuchterpaar, doch auf quadratischem Grundriß, wurde in Genf bei Christie's versteigert (Auktion 19. 11. 1991, Nr. 114, als »Paris, 1690«).

2 Für den Text siehe Marot, Œuvres diverses, 1966, S. 68, Rondeau II, A ung Creancier. Für diesen Hinweis danke ich Frau Dr. Katharina Schmidt, Direktorin der Öffentlichen Kunstsammlungen Basel.

3 Ein ganz ähnlicher Almanach, dat. 1641, erscheint auf einer Vanität, die Michel Faré aufgrund der Inschrift auf dem Kalender: »diligemment calculé par Damie L'homme troyen«, einem Maler dieses Namens aus Troyes zuschreibt. (Faré, Nature Morte, 1974, S. 177–178 mit Abb.)

4 Prof. von Hochstetten, Basel, konnte den Schädel als weiblich bestimmen. Freundliche Mitteilung von Frau Dr. Schmidt.

5 Faré, Nature Morte, 1974, Abbn. S. 38–40. Ein ähnlicher Schmetterling befand sich auf dem vorliegenden Bild.

6 Während der Restaurierung wurden keine Aufnahmen zur Dokumentation gemacht. Ich danke Herrn Alfred Cohen, London, Trafalgar Galleries, für seine freundliche Auskunft.

7 Vgl. etwa Faré, Nature Morte, 1974, S. 24 und 25.

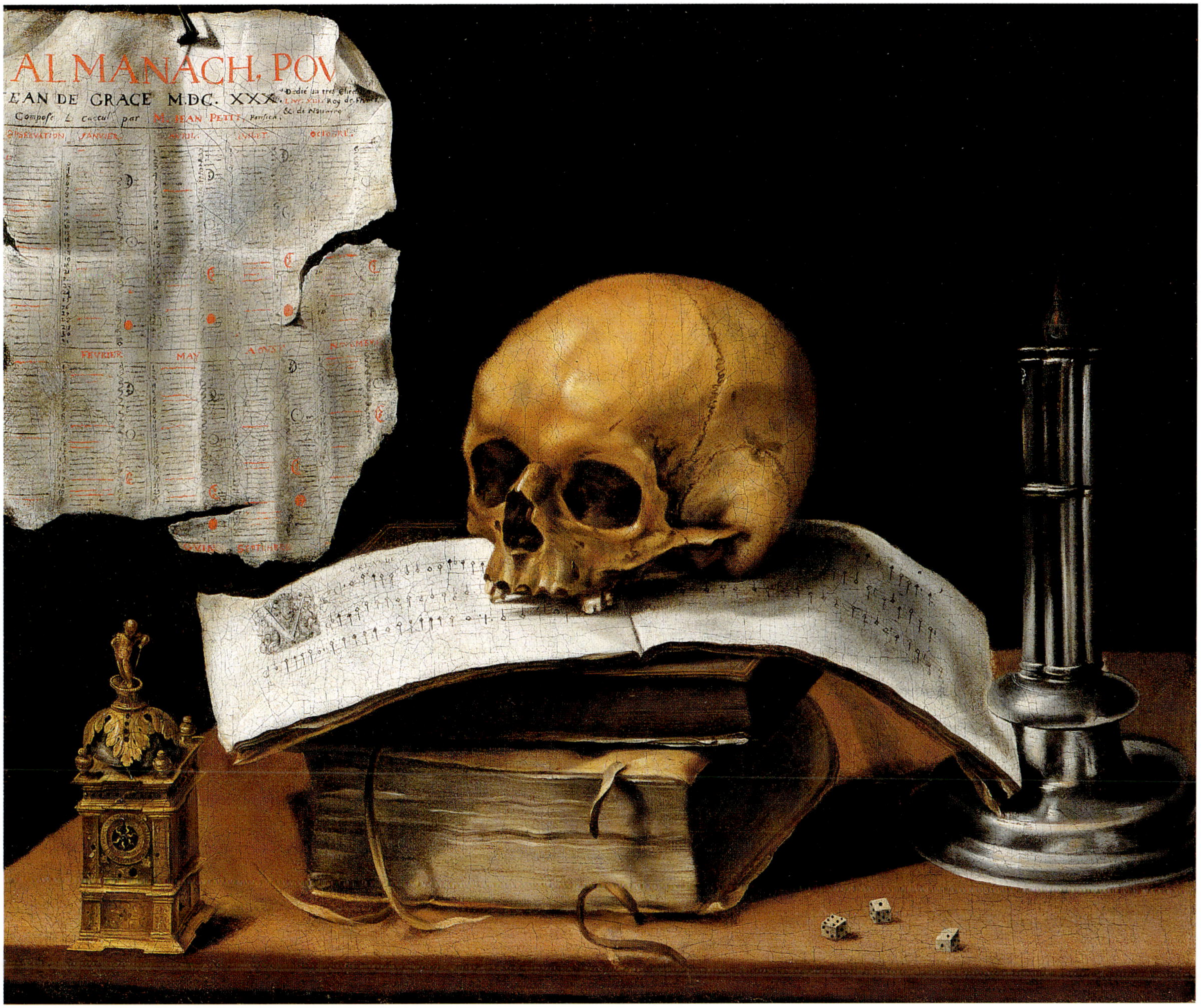

30 VANITÄT MIT TOTENSCHÄDEL UND ALMANACH

31 TISCH MIT GLÄSERKORB, FLASCHEN UND RUNDER TEEDOSE

1630–1635
Öl auf Leinwand
116,8 x 93,5 cm
Unbezeichnet
Sehr feine Leinwand, doubliert; wohl in der 2. Hälfte des 19. Jahrhunderts zur Aufhellung von oben nach unten gewaschen

Burnley, Towneley Hall Art Gallery and Museums, Inv.-Nr. PA/Oil 220

Provenienz
Mit dem Haus 1902 von der Burnley Corporation erworben

Literatur
Haug, Sébastien Stoskopff, 1961, S. 33 (unter Abb. 16 erwähnt). – Katalog Leicester 1986, S. 143, Abb. S. 53. – Katalog Idstein 1987, S. 31–32, Farbtafel S. 90

Vier Variationen dieses Themas sind bekannt, zwei im Quer-, zwei im Hochformat,[1] die wohl zeitlich nicht weit auseinanderliegen (Kat.-Nrn. 31–34). Dieses hochformatige Bild ist etwas kleiner als das zweite im Besitz der Staatlichen Museen Preußischer Kulturbesitz, Berlin (Kat.-Nr. 32). Die Tonflasche rechts wird hier vom Bildrand angeschnitten; sowohl deshalb als auch wegen der Gewichtsverteilung möchte man eine ursprünglich etwas größere Breite vermuten. Das Bild hängt im Speiseraum des Landsitzes Towneley Hall, wo es über dem Kamin in die Wandvertäfelung eingepaßt ist, die aus dem Jahr 1625 stammt.[2] Wann das Stilleben von Stoskopff hier seinen Platz fand, ist nicht überliefert; auf jeden Fall befand es sich im Jahre 1902 dort, als das Anwesen seinen Besitzer wechselte.[3]

Das locker fallende Tischtuch erinnert an dasjenige der *Vanität mit Minerva-Plastik* (Kat.-Nr. 11). Zu berücksichtigen wäre allerdings, daß einiges an Oberflächenhaut verloren ist. Ansätze wie der horizontale Faltenknick, die summarisch gegebenen Faltentäler und -höhungen sowie der blanke Teil des Tisches links, dessen Balusterbein nur noch zu ahnen ist, belegen dies.

In den Tischbildern taucht zum ersten Mal im Œuvre Stoskopffs das Motiv des Gläserkorbes auf. Einen Korb mit dieser rechteckigen Form, gefüllt mit Gläsern, gibt Jan Brueghel d. Ä. in seiner Allegorie des *Feuers* wieder, einem Bild aus der Folge der *Vier Elemente*, die er für Kardinal Federigo Borromeo in Mailand malte.[4] Es ist anzunehmen, daß Stoskopff auf seiner Reise nach Italien um 1629 in Mailand war und diese berühmten Bilder in der vom Kardinal gegründeten Galerie gesehen hat. Auch die rustikal bemalte Tonflasche mit der Kordelaufhängung am rechten Bildrand und die Korbflasche zu ihrer Linken deuten auf italienische Vorbilder.[5]

Geschirr- und Gläserkörben ist der junge Stoskopff natürlich auch in Straßburg und Hanau begegnet. Man verwandte sie im Haus und bei Festlichkeiten im Freien. David Vinckeboons zum Beispiel zeigt ein Festgelage im Park. Ein runder Korb mit verschiedenen Trinkgläsern, ein rechteckiger mit Tellern, Tischtuch und Brot und ein Messingbecken zum Kühlen der Getränke stehen an der Seite im Gras.[6] Auf einer Gesellschaftsszene von Dirk Hals und Dirck van Delen von 1628 ist ein Diener gerade im Begriff, einen Korb mit Tafelgerät wegzuräumen.[7] Vierkantschraubflaschen aus Glas sind auf diesen beiden Bildern in den Weinkühlern zu sehen. An den Tischrand links hat Stoskopff eine zylindrische Teedose gestellt. Ihre Wandung zeigt ein chinesisches Blumenmuster; später wurde ein Ausguß dazugemalt. Davor steht ein Koppchen, ebenfalls mit chinesischem Rankendekor geschmückt. Diese henkellose Teetasse hat der Maler an derselben Stelle wie im Berliner Bild und dem im Palais Galliéra angebotenen (Kat.-Nrn. 32 und 33) plaziert. Dieselbe Tasse, doch im Dekor variiert, befindet sich auf beiden Versionen des *Beendeten Frühstücks* (Kat.-Nrn. 27 und 28). Pieter Gerritsz. van Roestraten[8] zeigt auf seinen kostbar gedeckten Tischen gerne Koppchen dieser Art, ebenso Adriaen van Utrecht.[9] Sie gehörten seit der Mitte des 17. Jahrhunderts zum Bestand eines wohlhabenden Haushalts in Mitteleuropa. Durch die Handelsbeziehungen mit dem fernen Osten kam die Mode des Teetrinkens in den Niederlanden im frühen 17. Jahrhundert auf. Doch sind Beispiele auf Bildern dieser Zeit noch selten. Zu ihnen gehört ein Stilleben von Christoffel van den Berghe von 1617. Auf ihm befinden sich neben einem Blumenstrauß Schnecken und zwei Koppchen.[10]

Die Behandlung des weißen Tischtuchs, das ein Drittel der gesamten Bildfläche einnimmt, findet ihre Entsprechung in gleichzeitigen Tischbildern holländischer Maler, vor allem Willem Claesz. Hedas.[11] Aber das Spiel mit dem Tuch ist schon bei Caravaggio vorgebildet,[12] und bei ihm kommt auch eine einzeln plazierte kleine Schale vor. In seinem *Mahl in Emmaus* steht sie rechts auf dem Tisch. Sie hat nichts mit Tee zu tun und besteht aus italienischer Fayence, doch kann die Art der Präsentation für Stoskopff eine Anregung gewesen sein.[13]

In vorliegendem Bild mischen sich Einflüsse kultureller und künstlerischer Vorbilder aus dem Norden mit solchen aus Italien. Letztlich muß offenbleiben, auf welchem Wege die Inspiration

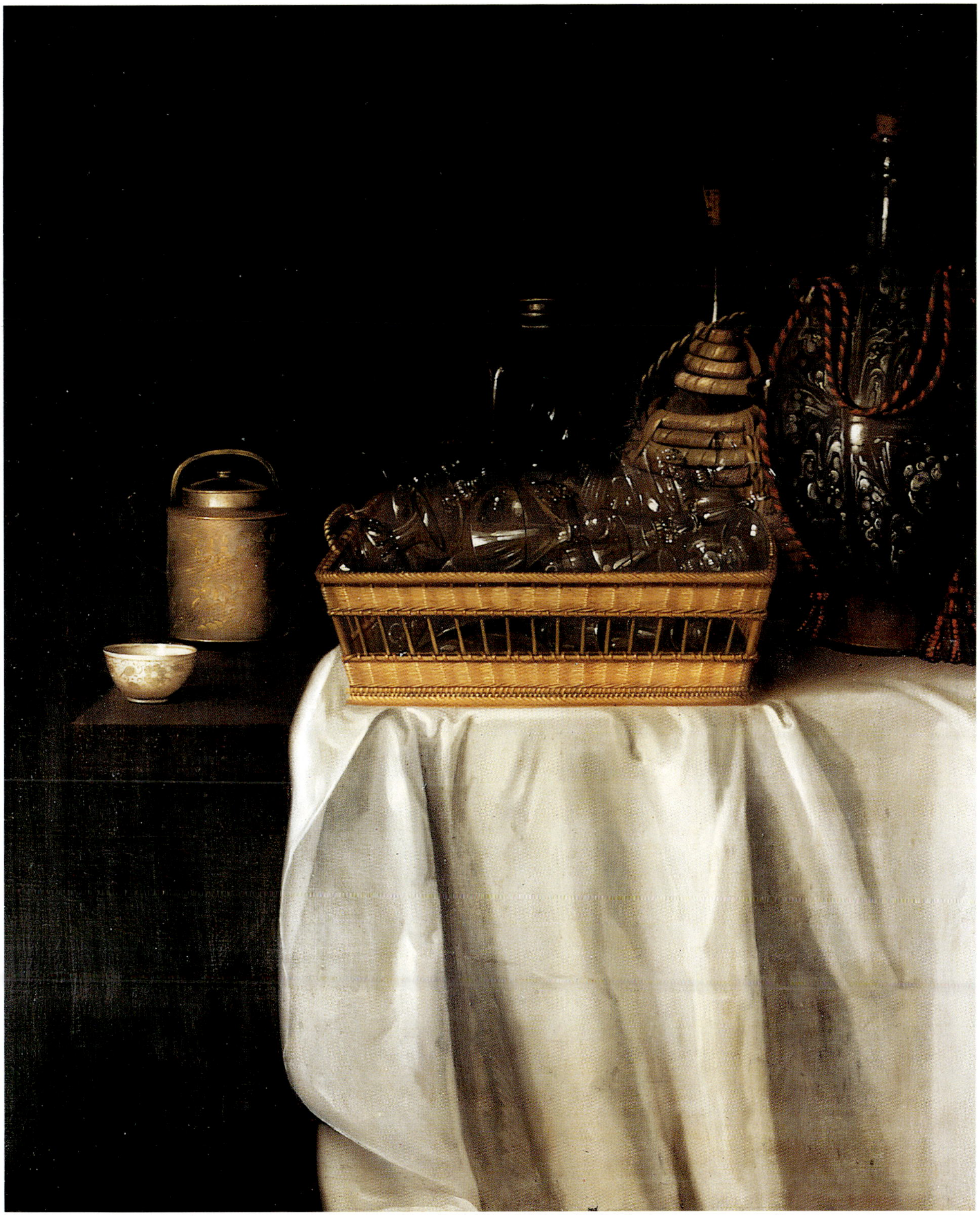

31 TISCH MIT GLÄSERKORB, FLASCHEN UND RUNDER TEEDOSE

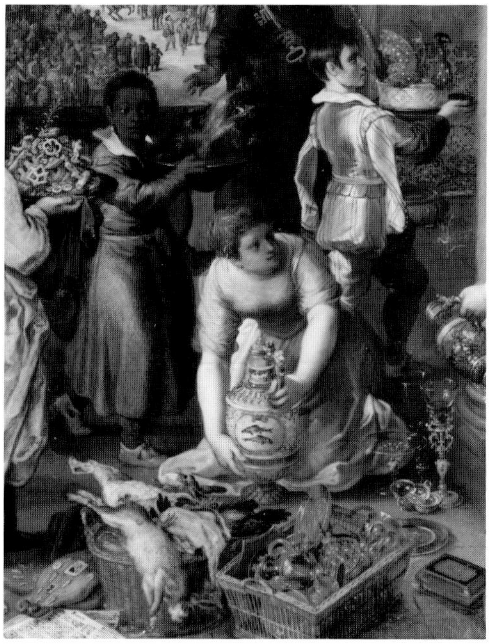

Jan Brueghel d. Ä. / Hendrik van Balen
Der Winter, 1616 (Detail)
Öl auf Kupfer, 57x84,7 cm
München, Bayerische Staatsgemäldesammlungen

erfolgte, ob durch direkte Anschauung im Land oder über gesehene Bilder und vermittelnde Zwischenglieder. Nirgends bei Stoskopff finden wir nochmals diese Strenge der Komposition: die bestimmende Fläche des Tuches im unteren Teil, die horizontale Teilung direkt in der Bildmitte durch den Verlauf der Tischkante und den Korb und darüber die Diagonale von links unten nach rechts oben, gebildet durch die Größenstaffelung der Gefäße. Nie vernachlässigt der Maler das Spiel mit der Raumtiefe. Die Gegenstände stellt er in einem Halbkreis um den Korb; über die Tiefe des Tisches läßt er den Betrachter im unklaren.

1 Hans Haug weist auf ein Stilleben in der Art Stoskopffs hin: »mit Spanschachtel, Muscheln, Orientteppich und Büchern, 1947 im Besitz der Galerie Abels, Köln« (Haug, Sébastien Stoskopff, 1948, S. 71, Nr. 40). Dieses Bild erwarb er 1948 für das Musée des Beaux-Arts in Straßburg (Öl auf Leinwand, 49x60 cm, Inv.-Nr. 1752) und schrieb es dem »Umkreis Evaristo Baschenis« zu; vgl. Sammlungskatalog Straßburg 1954, S. 37, Kat.-Nr. 43. Herrn Günther Abels sei für die Hilfe bei der Identifizierung des Bildes vielmals gedankt.
2 Da das Gemälde fest in die Vertäfelung eingelassen ist, konnten seine Ränder nicht auf Nagelkanten untersucht werden.
3 Es handelt sich ziemlich sicher nicht um das Bild, das Hofstede de Groot als im englischen Kunsthandel befindlich bekannt war, denn dieses soll signiert gewesen sein. »Mehr war ihm nicht darüber bekannt.« (»Verdere bizonderhede wist hij niet.« – Katalog Amsterdam 1934, S. 63; Haug, Sébastien Stoskopff, 1948, S. 71.)
4 Mailand, Pinacoteca Ambrosiana, Inv.-Nr. 68.
5 Vgl. zu den beiden Flaschentypen das *Frühstück mit Oliventeller, Gläsern und Flaschen*, Öl auf Holz, 37x70 cm, Abb. im Katalog Bergamo 1983, S. 332–333. Herrn Dr. Ekkard Klinge, Hetjens-Museum, Düsseldorf, danke ich für seine Bemühungen zur Bestimmung der Flasche mit Kordelaufhängung. Er hält die Bemalung für zu fett auf Keramik. Glas wäre denkbar, aber auch hier sei ihm keine vergleichbare Bemalung bekannt. »Wahrscheinlich handelt es sich um ein von verschiedenen Dingen zusammenkomponiertes Gefäß« (Brief vom 24. 9. 1987 an die Verfasserin).
6 Öl auf Leinwand, Princeton University, Art Museum, Inv.-Nr. Y 1973–14.
7 Wien, Gemäldegalerie der Akademie der bildenden Künste.
8 Siehe z. B. Katalog Delft/Cambridge, Mass./Fort Worth 1988, Abb. S. 203. Christian Berentz und Cristoforo Munari geben meist die höhere Koppchenform des 18. Jahrhunderts wieder.
9 Katalog Münster/Baden-Baden 1980, S. 437, Abb. 229.
10 Katalog Delft/Cambridge, Mass./Fort Worth 1988, Abb. S. 105. Die kleinen henkellosen Schälchen z. B. bei Floris van Schooten oder Jacques de Gheyn sind eindeutig für Früchte bestimmt. (Ebd., S. 124 und Kat.-Nr. 5.)
11 Bergström, Dutch Still-Life Painting, 1956, Abb. 108–125.
12 *Bacchus*, Florenz, Galleria degli Uffizi. Katalog New York 1985, Farbtafel S. 242.
13 London, National Gallery. Katalog New York 1985, Farbtafel S. 272.

32 TISCH MIT GLÄSERKORB, FLASCHEN, SCHRAUBDOSE UND TEESCHALE

1630–1635
Öl auf Leinwand
122x99 cm
Unbezeichnet
Einzelne Retuschen an der Dose und am Tischtuch

Berlin, Staatliche Museen Preußischer Kulturbesitz, Gemäldegalerie, Inv.-Nr. 1/73

Provenienz
Sammlung Sir Francis Dashwood. – London, Auktion Christie's, 25. 11. 1966. – Kunsthandel, 1974

Literatur
Katalog Idstein 1987, S. 31–32, Farbtafel S. 91. – Schneider, Stilleben, 1989, S. 119 mit Farbtafel

Die Komposition des Bildes ist identisch mit derjenigen von Kat.-Nr. 31. Die zylindrische Teedose wurde durch eine Vierkantdose mit Schraubverschluß aus Zinn ersetzt. Der Maler stellte sie übereck und versetzte den Verschluß etwas nach rechts, um das Gefäß an Plastizität gewinnen zu lassen. Die Gläser im Korb sind anders geordnet und höher getürmt als in der Fassung von Burnley; die Blickhöhe des Betrachters ist etwas tiefer angesetzt. Der Faltenwurf des Tischtusches wurde stärker hervorgehoben, er gliedert die weiße Fläche in rhythmische Einheiten. Vielleicht stellt diese Version die spätere, ausgefeiltere dar, wobei der zeitliche Abstand sicher nicht groß ist.

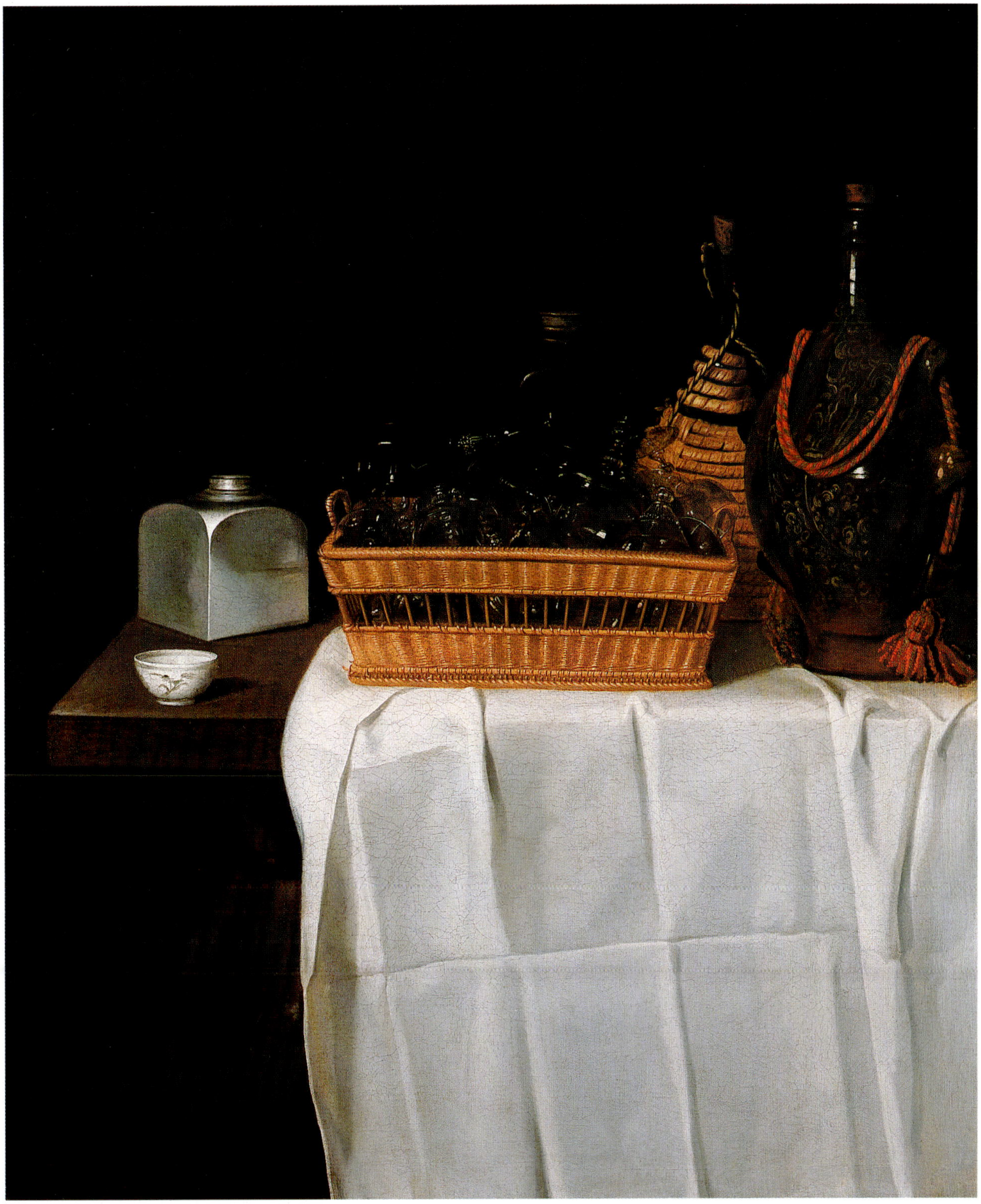

32 TISCH MIT GLÄSERKORB, FLASCHEN, SCHRAUBDOSE UND TEESCHALE

33 TISCH MIT GLÄSERKORB, FLASCHEN UND TEEKANNE

1630–1635
Öl auf Leinwand
68 x 112 cm
Unbezeichnet

Standort unbekannt

Provenienz
Paris, Auktion Palais Galliéra, 29.–30. 11. 1969

Literatur
Photo Den Haag, Rijksbureau voor kunsthistorische documentatie, neg. nr. L64584, bon. nr. 11462. – Katalog Paris, Auktion Palais Galliéra, 29.–30. 11. 1969, Nr. 157

Von den zwei Versionen des Motivs »Gläserkorb auf einem Tisch« im Querformat ist die vorliegende den beiden Bildern im Hochformat (Kat.-Nrn. 31 und 32) enger verwandt. Sie zeigt, wie jene, ein Koppchen am linken Tischrand[1] – hier auf einem Zinnteller plaziert – sowie neben der Flasche mit Kordelhalterung eine gläserne mit Bastüberzug. An die Stelle der Vierkantflasche im Hintergrund ist ein Henkelkrug getreten. Hinter der Tasse steht eine rechteckige Teekanne, die wohl eher holländischen als chinesischen Ursprungs ist. Der Korb ist nicht mehr parallel zur Tischkante gestellt, sondern leicht gedreht, das Format der Gläser wurde vergrößert. Auch der Tisch ist reicher ausgestattet; ein anatolischer Teppich bedeckt ihn,[2] und darüber ist auf der rechten Seite eine weiße Tischdecke gebreitet. Insgesamt handelt es sich bei diesem Bild also um eine reiche Fassung der Komposition, ein Prunkstilleben.
Trotz vielfältiger Bemühungen konnte der Standort des Gemäldes nicht ausfindig gemacht werden.

1 Dasselbe Koppchen mit chinesischem Arabeskendekor findet man bei Roerstraten; vgl. Bernt, Die niederländischen Maler und Zeichner, Bd. 2, 1980, S. 1036.
2 Vgl. Erdmann, Der orientalische Knüpfteppich, 1975, Tafel 142. Es könnte allerdings auch ein Täbris gemeint sein; vgl. ebd., Tafel 59.

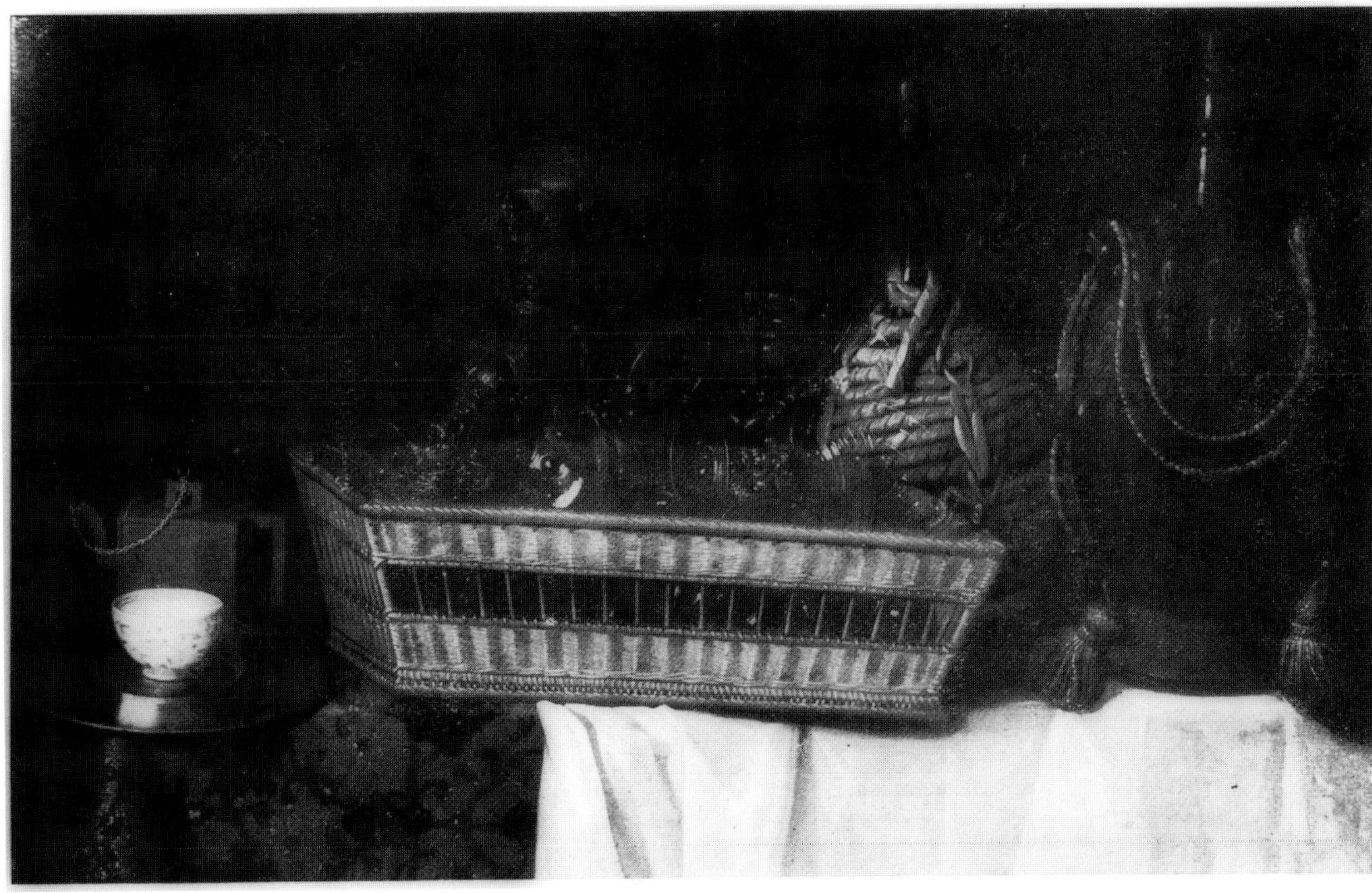

33 TISCH MIT GLÄSERKORB, FLASCHEN UND TEEKANNE

34 TISCH MIT GLÄSERKORB, STEINZEUGKANNE UND NAUTILUS

1630–1635
Öl auf Leinwand
95 x 124 cm
Unbezeichnet

London, Harari & Johns Ltd

Provenienz
La-Tour-de-Peiez, Jan Dik. – Lausanne, Galerie Michel Marquet. – Lyon, Galerie Michel Descours, 1989

Ausstellungen
London, Galerie Harari & Johns Ltd, 1991

Literatur
Katalog London 1991, Nr. 29 mit Farbtafel

In leuchtender Farbigkeit präsentiert sich diese reichste Fassung des Motivs »Korb mit Trinkgläsern«. Der Korb steht in der Bildmitte auf einem Tisch, den ein persischer Teppich, wohl ein Täbris,[1] bedeckt. Darüber liegt ein weißes Tischtuch mit dunklem Streifen. Der Korb ist leicht schräg gestellt, und diese Diagonale nehmen die Gefäße dahinter auf: von rechts vorn nach links hinten ein Steinzeugkrug mit vergoldeter Silbermontierung, ein Flötenglas und zwei Tonflaschen mit Kordeln. Im rechten Winkel dazu, der Schmalseite des Korbes folgend, schließen sich zwei ineinandergestellte Gläser und ein Römer an. Den Abschluß im linken Vordergrund bildet die Schale der Nautilus-pompilius-Schnecke.

Diese Kombination von Teppich und weißem Tuch ist auf venezianischen Bildern zu finden, bei Tizian, Veronese und Jacopo Bassano.[2] Persische und anatolische Teppiche als Tischbedeckung zu verwenden, war auch in den Niederlanden eine weitverbreitete Sitte, wie viele Gemälde des 17. Jahrhunderts belegen. Beispiele für weiße Tücher, die während der Mahlzeiten darübergelegt wurden, sind dagegen nicht sehr häufig, im ersten Viertel des Jahrhunderts vor allem bei Floris van Dyck,[3] Floris van Schooten und Nicolaes Gillis.[4] Immer handelt es sich hier um weiße Damasttischtücher, und sie sind stets in vertikaler Richtung über die farbige Decke oder den Teppich gebreitet. Die italienischen Beispiele dagegen zeigen ein einfaches Leinen- oder Baumwolltuch, das der Länge nach auf dem Tisch ruht. Vorbilder sind gotische Darstellungen des Altars und des Abendmahlstisches. Bei ersterem ist das weiße Tuch stets in Richtung der Bildsenkrechten gelegt, beim Passahmahl fällt es horizontal über die Länge des Tisches.

Dieses Bild, das farbenprächtigste im Werk von Sebastian Stoskopff, entstand wohl unter dem Eindruck des in Italien Gesehenen. Rot dominiert im Teppich und wird aufgenommen in der gebauchten Tonflasche in der Bildmitte. Gewiß handelt es sich hier um eine spanisch-mexikanische Keramik, die in Europa wegen ihres Werts geschätzt wurde und weil man ihr apotropäische Wirkung zuschrieb.[5] Der *Tisch mit Gläserkorb* ist auch ein sinnenfrohes Bild: Es zeigt ein Fest der Dinge unter sich. Der Mensch ist nicht anwesend, und nichts deutet darauf hin, daß bald jemand kommen und die Ordnung stören könnte, etwa um den Korb wegzutragen. Die Schönheit unserer irdischen Welt bietet sich dar in diesem Tischgerät. Weniger ein geistiger Zusammenhang ist das einigende Band, sondern der Zusammenklang der verschiedenen Formen und Farben. Auch dies ist südlicher Einfluß.

1 Vgl. Erdmann, Der orientalische Knüpfteppich, 1975, Tafel 59.
2 Siehe Katalog New York 1985, S. 271.
3 Katalog Delft/Cambridge, Mass./Fort Worth 1988, Farbtafel S. 86.
4 Z. B. Katalog Bergamo 1983, Abbn. S. 138–142.
5 Siehe Hänsel, Andenken der Neuen Welt, 1989, S. 2163–2167.

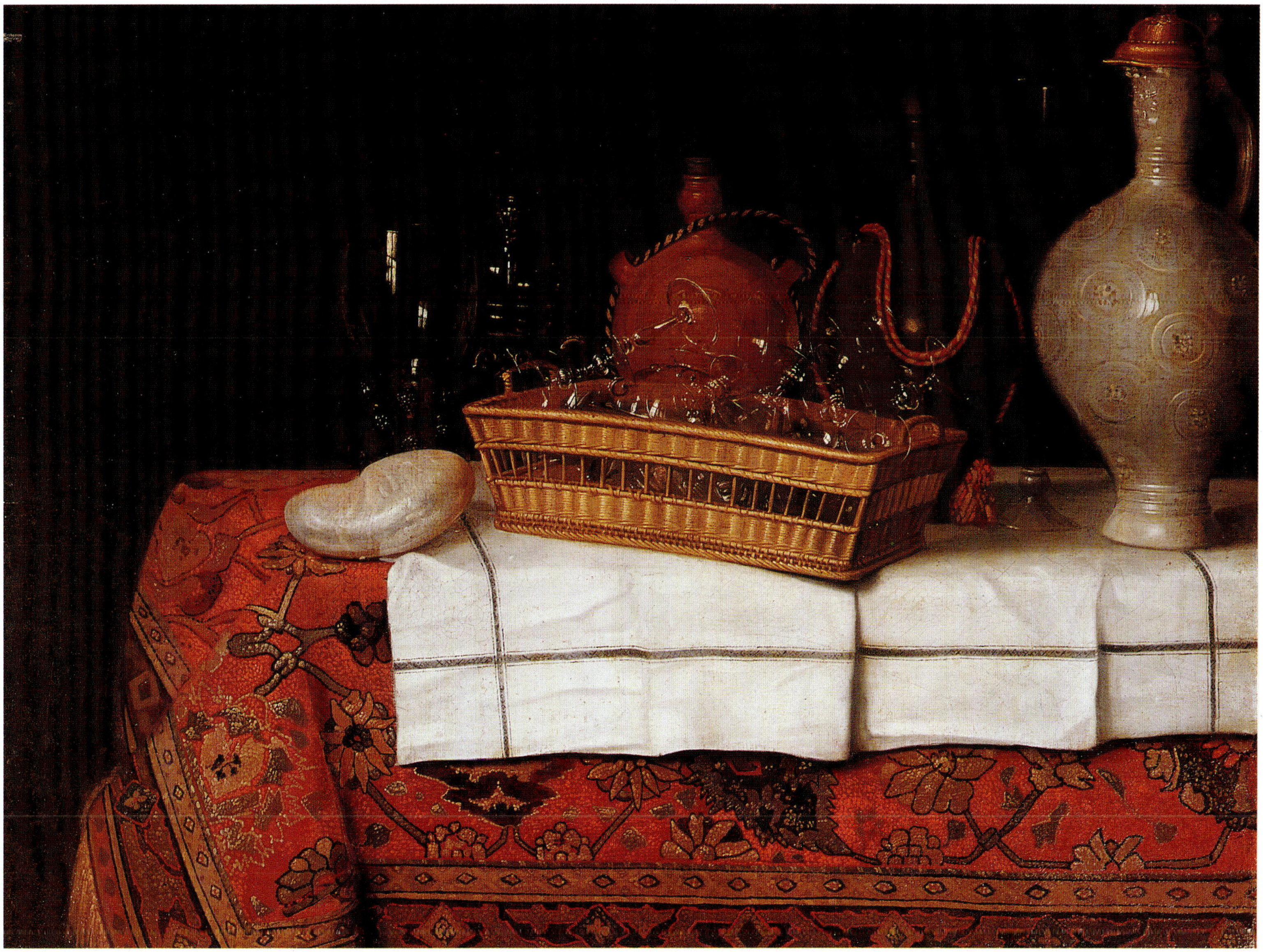

34 TISCH MIT GLÄSERKORB, STEINZEUGKANNE UND NAUTILUS

36 VANITÄT MIT ÄQUATORIAL-SONNENUHR

1630er Jahre
Öl auf Leinwand
66,5 x 85,5 cm
Kleinere Ausbesserungen; am rechten Rand wohl leicht verkürzt; Leinwand doubliert; der dunkle Vorhang rechts eine spätere Übermalung

Paris, Musée du Louvre,
Inv.-Nr. RF 1989.29

Provenienz
Paris, Privatbesitz

Ausstellungen
Paris, Galerie Daber, 1959

Literatur
Katalog Paris 1959, Nr. 7. – Faré, Nature Morte, 1974, Abb. S. 120. – Faré, Pérennité, 1987, S. 44, Abb. 3. – Anon., Récentes acquisitions, 1990 (als »Ecoles Françaises du XVIIe siècle«). – Habert, Vanité, 1991, S. 94–96 (als »France, XVIIe siècle, attribué parfois à Stoskopff ou Stosskopf«)

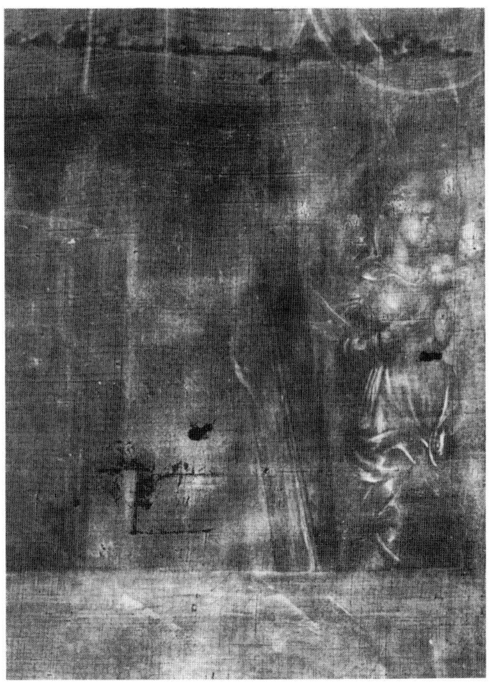

Radiographie des rechten Bildrands von Kat.-Nr. 36

Dreimal findet sich im Œuvre Stoskopffs die Darstellung eines Totenschädels (Kat.-Nrn. 30, 36, 49). In der einige Jahre nach Kat.-Nr. 36 in Straßburg entstandenen *Großen Vanität* (Kat.-Nr. 49) ist die Ansicht fast identisch. Es scheint sich um denselben Schädel zu handeln, der sich also wohl im Besitz des Künstlers befunden hat.[1] Hier liegt er neben einem Instrument zur Zeitmessung auf einem Folianten, auf dessen Rücken zu lesen ist: »La Sainte Bible«, die Heilige Schrift. Bücher verschiedener Größe liegen und stehen in einem Regal mit zwei Borden. Sie sind nicht ordentlich eingestellt: Zwei stehen auf der Kante, eines zeigt den Schnitt nach vorn, ein Deckel ist hochgeklappt, ein Buch so angelehnt, daß es umzufallen droht.

Diese lebendige Unordnung bildet die Folie für die Darstellung transzendenter Zusammenhänge: Das Unabänderliche drückt sich im Totenkopf aus; ihm steht mit dem Symbol der Bibel die Hoffnung auf ein Weiterleben gegenüber; und den ewigen Lauf der Gestirne verdeutlicht die Sonnenuhr, ein transportables Instrument aus Bein oder Holz.[2] Die Kreisbögen von sechs äquatorialen Sonnenuhren sind im Rund angeordnet und auf der nach Süden gewandten Seite durch flache Zifferblätter ergänzt. Alle zeigen dieselbe Zeit an. Die Sonnenstrahlen treffen einmal auf die Kanten der Kreisbögen, deren Schattenwurf an den als Parallelen eingetragenen Stunden ablesbar wird. Die in der Vertikalen übereinanderliegenden Zifferblätter weisen jeweils in der Mitte einen Schattenstab auf. Dieses Instrument diente nicht allein dazu, die Zeit festzustellen, sondern demonstriert auch das Können des Instrumentenbauers, mehrere solcher Uhren in einem Gerät zusammenzufassen. Kombinationsuhren in dieser Kugelform sind kaum bekannt; häufiger ist die Anordnung in einem Polyeder.[3]

Auf der rechten Seite ist vor das Bücherregal eine Radierung gestellt, *Die Schindung des Marsyas*. Das Blatt ist unten links bezeichnet, lesbar ist: »L. De La Hyre In. et scul, cum pro Regis«. Die Episode aus der griechischen Mythologie berichtet vom Wettstreit des Satyrs mit Apoll. Jener wollte mit seiner Flöte das Kitharaspiel des Gottes übertreffen, unterlag jedoch und mußte seinen Übermut schwer büßen. Unbarmherzig ist dieser Gott des Lichtes der Antike, unerbittlich wie der Tod.

Laurent de La Hyre wurde 1606 in Paris geboren und lebte dort bis zu seinem Tod 1656. Er war ein gesuchter Maler religiöser Sujets für Kirchen, Klöster und Kongregationen. Im Auftrag Kardinal Richelieus schuf er Bilder für den Gardesaal im Palais Royal. Radierungen mythologischer und religiöser Themen, auch Landschaften sind von ihm bekannt. Das von Stoskopff verwendete Blatt publizierte Jacques Thuillier zuerst 1962.[4] Es gehört zu einer Folge von vier Darstellungen aus Ovids Metamorphosen. Stoskopff hat den ersten Zustand wiedergegeben, der die Bezeichnung »Cum pr. Regis.« unten links zeigt, und die Originalmaße (24,1 x 16,3 cm) leicht vergrößert.

Entlang des rechten Bildrandes fällt ein dunkler Vorhang herab. Die Radiographie zeigt an dieser Stelle eine Nische, in der eine Statuette der Maria mit dem Kind steht; darüber ist der Umriß eines großen Kreises oder einer Kugel zu erkennen. Über dieser Komposition scheint ein Vorhang von grüner Farbe zu liegen, der differenzierte Falten aufweist und wohl ins 17. Jahrhundert zu datieren ist.[5] Ob er von Stoskopff selbst gemalt wurde, läßt sich an Hand des technischen Befundes nicht feststellen. Wenn ja, hätte er seinen Bildgedanken auf eine Weise verändert, wie es sonst in seinem Werk nicht bekannt ist. Die knapp zwanzig Zentimeter hohe Marienfigur ist in Umriß und Detailzeichnung erkennbar: es handelt sich also nicht um einen Vorentwurf, den der Künstler im Verlauf der Arbeit aufgegeben hätte, sondern um ein voll verwirklichtes Bildelement. Die ausgiebige Verwendung von Bleiweiß läßt darauf schließen, daß das Vorbild für die Statuette aus hellem Material, wohl Alabaster oder Gips, bestand. Französische und flämische Plastiken aus der ersten Hälfte des 17. Jahrhunderts zeigen den Einfluß zeitgenössischer Mode auf die Figurengestaltung, der auch bei dieser Statuette in der hochgesteckten Frisur, dem weich fallenden Kragen, der Raffung des Kleides an der Schulter

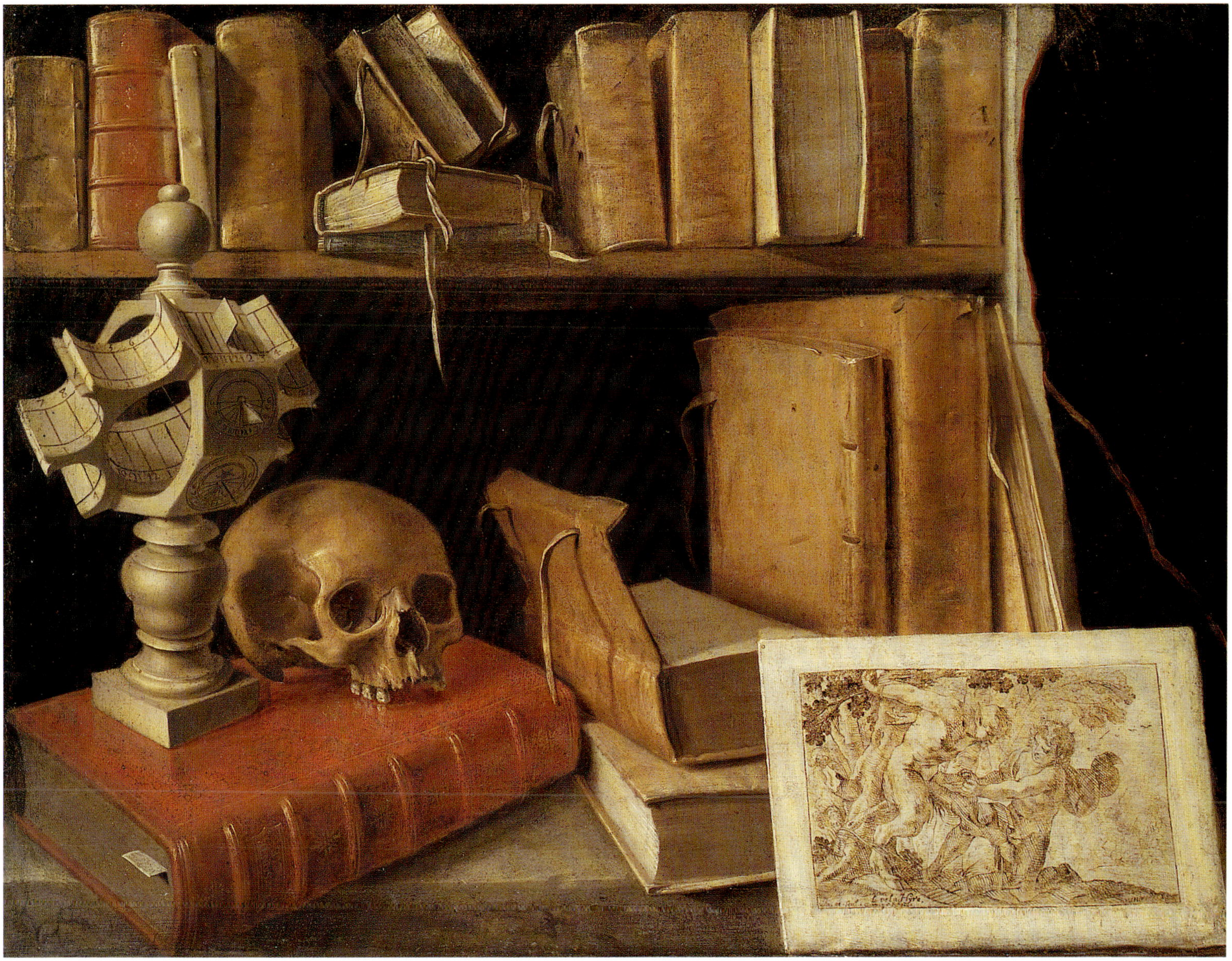

36 VANITÄT MIT ÄQUATORIALSONNENUHR

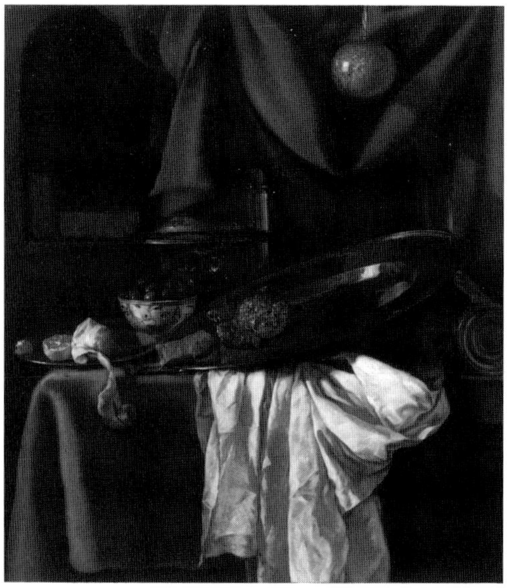

Willem Kalf
Frühstück mit großer silbener Platte, 1640–1645
Öl auf Leinwand, 99x84,7 cm
London, Trafalgar Galleries

und im Rockteil erkennbar ist. Über der Nische hing vielleicht eine Kugel aus Glas. Andeutungen von Lichtreflexen sind auf der Radiographie zu sehen.[6] Eine solche Kugel findet sich auf Bildern Willem Kalfs, die während seines Pariser Aufenthaltes in den 1640er Jahren entstanden sind.[7]

Zur Komposition, wie sie heute vor uns steht, einer Vanität mit Büchern, einem wissenschaftlichen Instrument und einer Radierung, gehörten also ursprünglich noch Zeugnisse religiöser Kunst und der Beschäftigung mit metaphysischen Zusammenhängen. Inhaltlich korrespondierte die Plastik mit dem deutlich in roter Farbe hervorgehobenen Folioband der Heiligen Schrift, die Sonnenuhr mit der Kugel. Die Bildkonzeption war geschlossen und formal wie inhaltlich stimmig. Die Plastik bildete eine Einheit für sich – Maria wendet sich ganz dem Kind zu – und diente so optisch als Gegengewicht zur in Weiß gehaltenen Sonnenuhr. Zum rechten Bildrand hin stand ihr wohl etwas mehr Raum zur Verfügung.[8] Auf Kniehöhe wurde die Figur von der Radierung überschnitten, die auf einen festen Karton aufgezogen ist. Gegen die formale Unruhe der Bücher war so eine klare Kontur gesetzt. Die inhaltlichen Schwerpunkte: Ordnung des Kosmos, heidnische Antike, Christentum erschienen klar hervorgehoben.

Die Veränderung des Bildes, die Übermalung der Mariengruppe mit einem Vorhang, muß einen bestimmten Grund gehabt haben. Sie könnte auf Wunsch des Käufers vorgenommen worden sein; oder der Künstler selbst strebte eine Konzentration auf die linke Bildhälfte an und fand Gefallen am Effekt des Vorhangs, der den Blick auf das Bücherregal freigibt.[9]

1 Von Jacques Linard sind drei kleinere Vanitäten bekannt, die jeweils denselben Totenkopf auf einem Buch im Viertelprofil von rechts zeigen. Es ist eindeutig ein anderer Schädel als bei Stoskopff. Vgl. Faré, Nature Morte, 1974, Abbn. S. 38–39 und 40.

2 Ich danke Herrn Dr. Hans-Ulrich Keller, Leiter des Carl-Zeiss-Planetariums, Stuttgart, und Herrn Arnold Zenkert, Leiter des Astronomischen Zentrums Potsdam, für die Bestimmung dieses Instruments.

3 Z. B. bei der Sonnenuhr von Montargis. Vgl. Luizard, Le cadran solaire, 1937, S. 345–352.

4 Katalog Grenoble/Rennes/Bordeaux 1962, S. 330, Nr. 60.

5 Im technischen Labor des Musée du Louvre wurden Farbanalysen durchgeführt, die eindeutig einen höheren Grünanteil in diesem Bereich des Bildes zeigen; die Faltenbildung ist auf der Radiographie zu erkennen. Mme. Efeyan sei für ihre eingehenden Erläuterungen zu den Untersuchungsergebnissen vielmals gedankt.

6 Zur Kugel in Verbindung mit der Astrologie siehe Hartlaub, Zauber des Spiegels, 1951, S. 49–50; zur Kugel als Sinnbild der Vergänglichkeit: Bergström, Homo Bulla, 1990/91, S. 49–54.

7 Vgl. z. B. Katalog London 1993, S. 72 und 73.

8 Der Zustand des rechten Bildrandes läßt die Hypothese einer Kürzung um einige Zentimeter zu.

9 Ob dieser Vorhang von Stoskopffs Hand stammt, könnte erst eine Freilegung klären. Eine entsprechende Entscheidung des Künstlers während des Arbeitsprozesses, Bildgegenstände durch einen über die ganze Bildhöhe fallenden grünen Vorhang zu ersetzen, ist auch bei Vermeer van Delfts *Brieflesendem Mädchen am offenen Fenster* (um 1659) gefallen; vgl. Sammlungskatalog Dresden 1987, S. 332, Nr. 1336. Siehe hierzu auch Habert, Nouvelles acquisitions du Département des Peintures, 1991, S. 94–96.

37 STILLEBEN MIT BÜCHERN, GLÄSERN, SCHNECKEN UND JUNO-STATUETTE

1630–1638
Öl auf Nußbaum
52x73 cm
Auf dem Sockel der Statuette bezeichnet: »S. K.«
Zwei Tafeln, im unteren Drittel rechts Tafelsprung

Paris, Musée du Louvre, Inv.-Nr. 1981-18

Provenienz
Paris, Auktion Hôtel Drouot, 20. 3. 1981 (als »Ecole Française XVIIe«)

Literatur
La Gazette de l'Hôtel Drouot, 13. 3. 1981, S. 43 mit Abb. – Revue du Louvre et des Musées de France, 4, 1981, S. 287, Abb. 3. – Gazette des Beaux-Arts, März 1982, Supplement, S. 5, Abb. 22. – Rosenberg, Musée du Louvre, 1983, S. 15–16 mit Abb. – Katalog Idstein 1987, S. 92

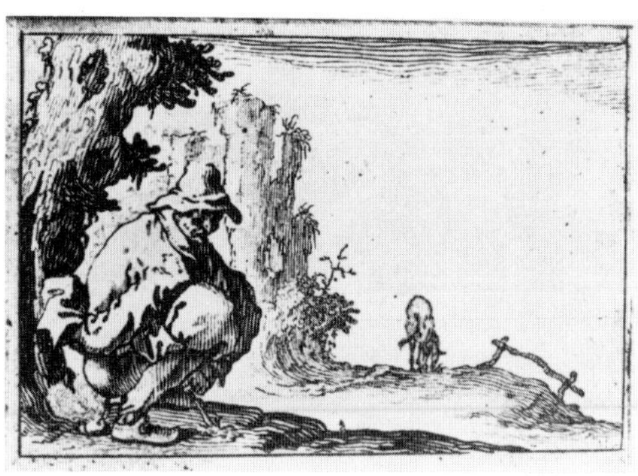

Jacques Callot
Hockender Bauer
Aus der Serie *Capricci*, gestochen nach 1622 in Nancy
Radierung, Blattgröße 5,9x8 cm

Unter der heutigen Fassung des Bildes liegt eine frühere Komposition.[1] Die linke Bildhälfte nahm ein Krug im Groteskstil mit geschweiftem Henkel ein, in der Art, wie ihn Stoskopff im *Beendeten Frühstück* (Kat.-Nrn. 27 und 28) verwandte; rechts davon befand sich ein flacheres Prunkgefäß, vielleicht eine Sauciere. Ob diese Darstellung zweier Prunkgeschirre von Stoskopff stammt, ist nicht mehr zu bestimmen, aber durchaus denkbar.
In der Mitte des Bildes steht auf der länglichen Spanschachtel eine Frauengestalt aus Alabaster oder Gips. Ferner sind vier Schnecken und eine Meeresmuschel dargestellt. Auf der Lade links liegt eine Turbo sarmaticus, rechts wohl eine Turbo petholatus; die große Schnecke links im Vordergrund ist eine polierte Turbo marmoratus, bei der mittleren handelt es sich wahrscheinlich um eine Conus textile, rechts davon liegt die Muschel.[2]
Entlang der linken Tischkante sind ein prachtvoller venezianischer Deckelpokal und ein Kelchglas aufgestellt. Rechts liegen auf dem grünen Tischtuch zwei Bücher; dahinter staffeln sich weitere, im rechten Winkel zueinander. Ein aufgeschlagenes Album zeigt eine Radierung von Jacques Callot: den *Hockenden Bauern* aus der Serie der *Capricci*, die der Künstler 1617 in Florenz schuf und Lorenzo Medici widmete. Eine zweite Serie von ebenfalls fünfzig Blättern wurde nach seiner Rückkehr 1622 in Nancy gestochen. Ein Album dieser zweiten Serie muß Stoskopff vorgelegen haben.[3]
Stilleben mit Spanschachtel und Schnecken sind aus derselben Zeit von Stoskopffs Malerkollegen in Paris, Jacques Linard, bekannt.[4]
Das Vorbild für die Plastik der Frauengestalt konnte noch nicht identifiziert werden.[5] Im Haar trägt sie ein Diadem, mit der Linken berührt sie einen großen Vogel. Erkennbar ist der Kopf mit dem kräftigen Schnabel, der Umriß des rechten angelegten Flügels und das Beinpaar. Vermutlich handelt es sich um einen Pfau, bei der Frauengestalt also um Juno.
In der Welt der Kunst, wie sie sich in der Kollektion eines Sammlers zusammenfindet, können krasseste Gegensätze nebeneinander stehen: eine hehre Göttergestalt neben einem Bauern, der seine Notdurft verrichtet, Muscheln, Schnecken, Gläser, Bücher und eine Schindellade, die Pretiosen verwahrt.
Die Art der Signatur als Monogramm ist für Stoskopff ganz ungewöhnlich. Im Werk begegnet sie in dieser Form ansonsten nicht.

1 Sie ist mit bloßem Auge im Streiflicht und auf der Radiographie sichtbar. Pierre Rosenberg sah in den Linien über dem rechten Kelchglas die Anlage eines Glases (Rosenberg, R. F. 1982-22, 1983, S. 16).
2 Herrn Dr. Erhard Wawra, Wien, Naturhistorisches Museum, danke ich vielmals für die Bestimmung.
3 Das Blatt wurde von ihm in Originalgröße wiedergegeben: 5,3x7,9 cm. Vgl. Lieure, Callot, 1924, Bd. 3, Kat.-Nr. 459.
4 Katalog Delft/Cambridge, Mass./Fort Worth 1988, Kat.-Nr. 12; siehe dort auch zum Thema der Schnecke.
5 Jean-René Gaborit, Conservateur en Chef du Département des Sculptures, hält es für möglich, daß es sich um eine venezianisch beeinflußte flämische Kleinplastik handelt, entstanden zu Beginn des 17. Jahrhunderts, die eher aus Alabaster als aus Marmor gefertigt wurde (briefliche Mitteilung vom 9. 5. 1983 an Pierre Rosenberg, Conservateur en Chef du Département des Peintures).

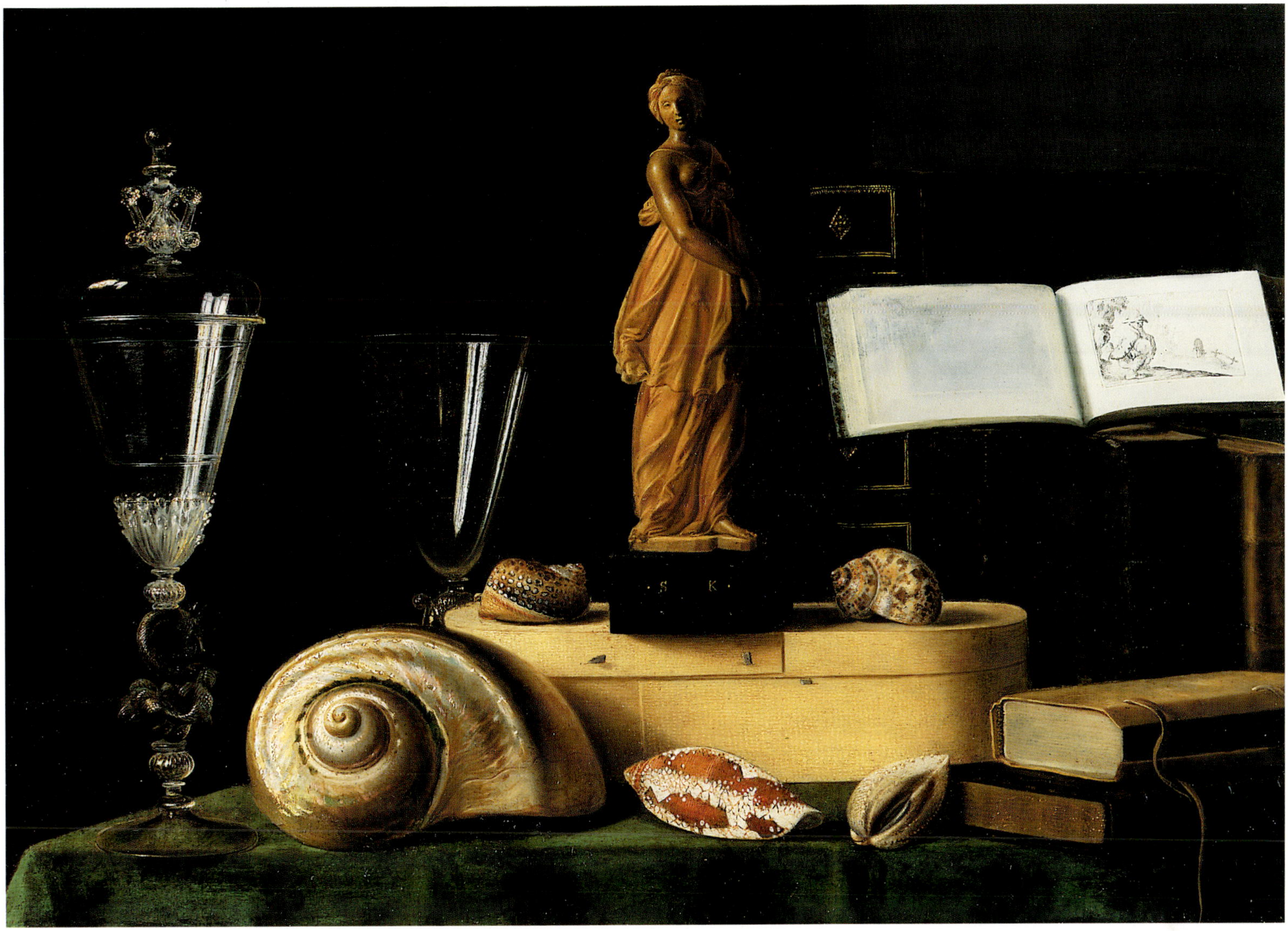

37 STILLEBEN MIT BÜCHERN, GLÄSERN, SCHNECKEN UND JUNO-STATUETTE

38 VANITÄT MIT GLÄSERN UND POKALEN

1630er Jahre
Öl auf Leinwand
47x61,5 cm
Unbezeichnet

Privatbesitz

Provenienz
Berlin, Galerie Laurisch und Lipp, 1986

Literatur
Lipp, Vanitas-Stilleben, 1986, S. 36–39 und S. 48 mit Abb. – Katalog Idstein 1987, S. 24, Farbtafel S. 81

Gefäße aus Glas, Silber, Vermeil und Perlmutt sind vor dunklem Hintergrund auf einer durchgehenden Tischplatte mit sichtbarer Holzmaserung ausgebreitet. Ein Glas mit trichterförmiger Kuppa, eine Flöte und rechts eine silberne Weinkanne heben sich von ihm ab. Den Mittelgrund bilden ein Tulpenglas und ein am Boden liegendes Kelchglas mit doppeltem Nodus. Im Vordergrund, die Tischkante überschneidend, steht der Nautiluspokal und eine umgedrehte Fußschale. Zwischen ihnen liegt, die leere Öffnung nach vorn gewandt, der vergoldete Deckelpokal. Die Lage in der Diagonalen führt das Auge des Betrachters in die Tiefe. Der Deckel ist links auf die flache Glaskuppa gelegt.
Jedes der fünf Trinkgläser zeigt eine andere Form der in ganz Mitteleuropa begehrten und nachgeahmten Produktion aus Murano.[1] Deckelpokal und Nautilus-Montierung sind französische Goldschmiedearbeiten, ebenso die Henkelkanne. Das Akanthuswerk am Fuß des Nautiluspokals ist mit dem Blattwerk der Tischuhr im Stilleben der *Fünf Sinne* (Kat.-Nr. 39) verwandt. Die abgebildeten Gefäße legen also die Entstehung des Bildes in der Pariser Zeit nahe. Die Komposition mit der engen Verzahnung von horizontalen und diagonalen Linien und dem Zusammenspiel der fast gleichwertigen einzelnen Gegenstände spricht ebenso für die dreißiger Jahre wie die in schmaler Strichelung angegebene Holzmaserung des Tisches. Es ist das einzige Werk des Meisters, auf dem nur Trinkgeschirre dargestellt sind. Das Inventar der Sammlung des Grafen Johannes von Nassau-Idstein führt unter Nr. 102 auf: »ein Stuck vom Stoßkopf, silbergeschirr, Gläser und Becher« (Quelle 12).
In strenger Klarheit sind die Dinge wiedergegeben, vom Licht modelliert und zum Glänzen gebracht. Strahlende Unberührtheit liegt über ihnen, kein Glas ist zerbrochen oder angeschlagen, doch ist auch keines gefüllt. Die Gefäße sind nicht beim Gebrauch umgestürzt, sondern jedes wurde mit Bedacht an seinen Platz gestellt und gelegt. Sie haben keine praktische Funktion zu erfüllen und weisen in ihrer Schönheit auf ihre eigentliche Nutzlosigkeit hin. Am Nautiluspokal ist der griechische Sänger Arion dargestellt. Er soll nach Herodot von einem Delphin aus Räuberhand gerettet worden sein. Seine Lieder – von denen keines erhalten blieb – wurden wegbereitend für die Rolle des Chores in der antiken Tragödie, der um das Geschehen weiß und es singend beklagt. Kraft und Reichtum der Natur erscheinen in der schillernden Seeschnecke. Sie ist ein Symbol für das Meer, auf welchem der Fisch mit seinem Reiter dahingleitet. So gefährdet, aber vielleicht doch sicher behütet, gleitet der Mensch durch das Leben. Das Vergehen der Zeit wird sichtbar in der verschwimmenden Spiegelung des Lichts auf der Kuppa des umgedrehten Glases. Ähnlich »verschwimmt« auf einem spanischen Vanitas-Bild das Gesicht eines Toten, verweht vor den Augen des Beschauers.[2]
In keinem anderen Werk hat Sebastian Stoskopff zu einer so selbstverständlichen Harmonie gefunden, zwischen der Bejahung irdischer Freuden einerseits und andererseits dem offenen Blick auf ihre Endlichkeit, auf das Ende im Tode, das immer in eine Mahnung an das Leben münden muß. In der Komposition der Diagonalen kommt diese Ambivalenz zum Ausdruck: einmal lebensfrohe Aufwärtsbewegung, zum anderen ein Entgleiten, Fliehen. Auffordernd steht die Öffnung des Pokals dem gegenüber.
Die Scholastik vertrat den Gedanken, daß unter allen Körpern das Glas am meisten an der Natur des Lichts teilhat, daß es sozusagen »geronnenes Licht« darstelle. Auch Gegenstände aus Edelmetall reflektieren das einfallende Licht und erzeugen ein Spiegelbild: Sie sind Vermittler des Urbildes. Schon Joseph hatte den silbernen Trinkbecher, den er seinem Bruder Benjamin heimlich mitgab, zum Weissagen benützt (1. Mos. 44, 2 und 5).[3]

1 Siehe zur Frage Muranoglas oder façon de venise: Dreier, Gläser, 1989, Abbn. 40, 50, 139, 140, 145–149.
2 Stundenbuch, Spanisch, 17. Jahrhundert; Katalog Caen/Paris 1990/91, S. 244–245, Kat.-Nr. 0.15.
3 Vgl. Hartlaub, Zauber des Spiegels, 1951, S. 28ff. und S. 199, Anm. 42.

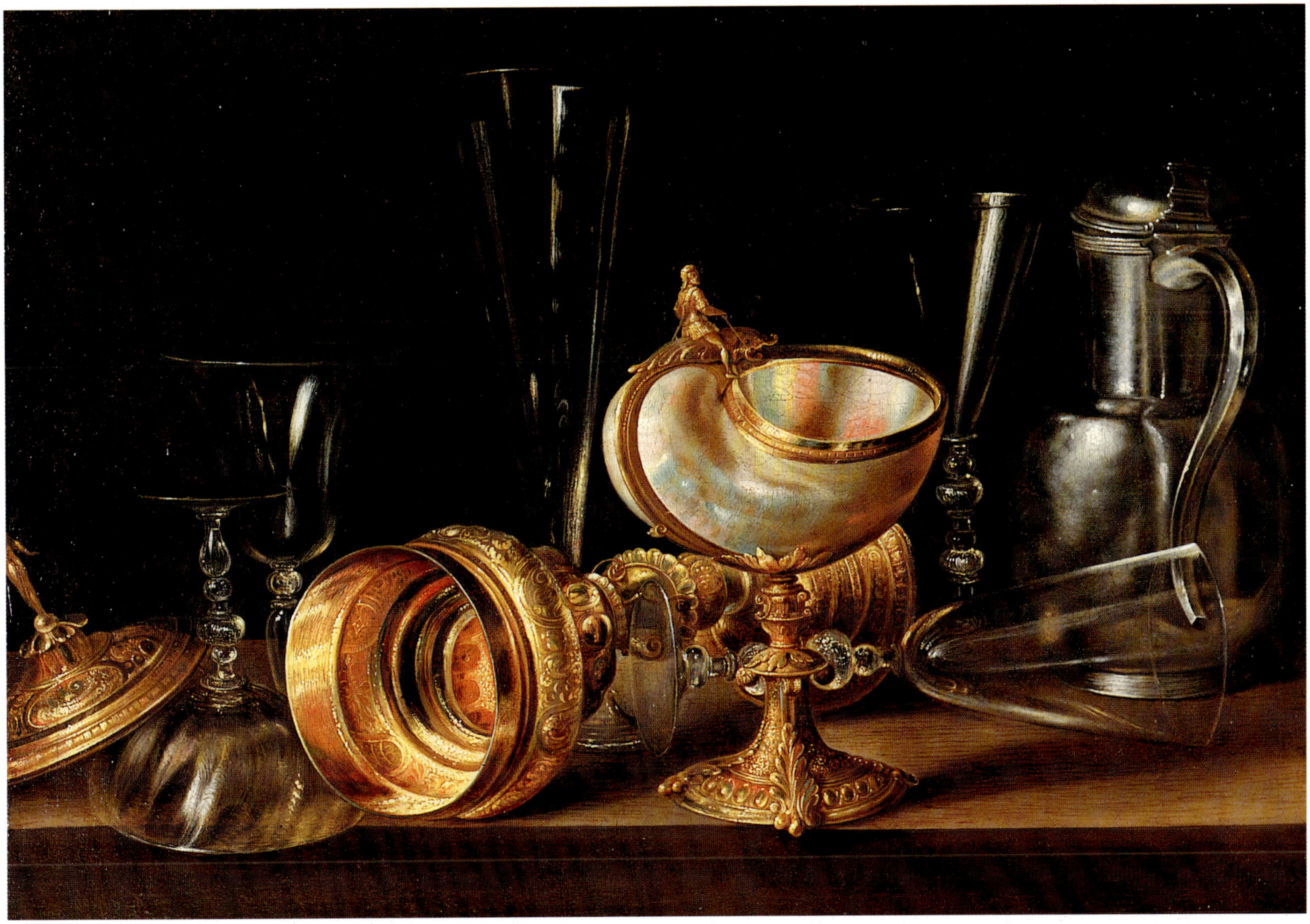

38 VANITÄT MIT GLÄSERN UND POKALEN

39 DIE FÜNF SINNE MIT DER TISCHUHR

Zwischen 1631 und 1638
Öl auf Leinwand
48x65,5 cm
Reste einer Signatur auf dem Rücken des obersten Buches: »St . . K . . pff«[1]

Straßburg, Musée des Beaux-Arts, Inv.-Nr. 1709

Provenienz
Paris, Kunsthandel, 1941

Ausstellungen
Delft, Stedelijk Museum Het Prinsenhof, 1949

Literatur
Haug, Sébastien Stoskopff, 1948, S. 61; S. 37, Abb. 6. – Katalog Delft 1949, S. 41, Kat.-Nr. 88 mit Abb. – Sammlungskatalog Straßburg 1954, Kat.-Nr. 24 mit Abb. – Haug, Sébastien Stoskopff, 1961, S. 30; S. 24, Abb. 2. – Mirimonde, Musique, 1962, S. 97–98 mit Abb. (Detail). – Sammlungskatalog Straßburg 1964, Kat.-Nr. 25. – Lipp, Vanitas-Stilleben, 1986, S. 38 mit Abb. – Katalog Idstein 1987, S. 17–18, Farbtafel S. 71

1 So angegeben von Haug (Sébastien Stoskopff, 1948, S. 27); heute nicht mehr lesbar.

Von rechts oben nach links unten abfallend ist das Bild aufgebaut, die Komposition öffnet sich zum Betrachter hin. Bücher liegen auf dem Tisch, der mit einem roten Tuch bedeckt ist; ein Notenalbum und Spielkarten, diagonal angeordnet, geben in der Bildmitte Raum für die prächtige Tischuhr. Das vergoldete Bronzegehäuse steht auf Klauenfüßen, vier Säulen tragen das geschweifte und von einer kleinen Kuppel gekrönte Dach, auf welchem ein Putto – wohl Amor mit Pfeil und Bogen – den Abschluß bildet. Das Uhrwerk ist durch einen Glas- oder Kristallzylinder geschützt. Sicher handelt es sich um eine französische Arbeit.[1] Der Bücherstapel am rechten Bildrand stützt eine Radierung von Rembrandt van Rijn, den *Vater des Künstlers in orientalischer Tracht*, datiert 1631.[2]
Hans Haug, der das Werk 1942 für das Straßburger Museum erwarb, identifizierte es als eine Darstellung der Fünf Sinne: Gesicht (die Radierung), Gehör (das Notenbuch und die Flöte), Geruch (das glimmende Stäbchen in der dunklen Nische links oben), Geschmack (der halbe Granatapfel), Tastsinn (das Kartenspiel und die drei Würfel). Die Uhr, bekrönt von dem kleinen Liebesgott, deutete Haug in Verbindung mit dem Portrait des älteren Mannes als mahnendes Symbol der Vergänglichkeit.[3] Würfel, Granatapfel, Notenblatt, Flöte, Karten, Bücher hat auch Jacques Linard in seinen Fünf-Sinne-Bildern verwandt.[4] Es gilt zu beachten, daß die Gegenstände in Stilleben des 17. Jahrhunderts prinzipiell vieldeutig zu verstehen sind. Ausgehend vom allegorischen Weltverständnis des Mittelalters sind »jedem Dinge unzählige Eigenschaften eigen, sind die möglichen Beziehungen und Interpretationen unendlich zahlreich«.[5] Freude an den Schönheiten des irdischen Daseins drückt sich in diesem Werk Stoskopffs aus.
Die Uhr ist ein Meisterwerk des Uhrmacher- wie des Goldschmiedehandwerks; analog gilt dies auch für das Beispiel aus der bildenden Kunst, die Radierung Rembrandts, und das Notenheft aus der Musik. Dessen Autor, Pierre Guédron (1565–1620/21), war Komponist am königlichen Hof und gehörte der Chambre du Roy an. Sein Hauptwerk *Airs de Cour* entstand in sechs Büchern von 1602 bis 1620. Hier ist das Lied *Belle, d'où vient ce fier desdain / Qu'ores vous me faites paraître?* aufgeschlagen.[6] Die Errungenschaften des menschlichen Geistes sind in den Büchern repräsentiert. Ihnen wird die Schönheit der Natur zur Seite gestellt: die reife Frucht des Granatapfels, seine Kerne und das Rot von Karo-Bube und Karo-As bilden mit dem glühenden Docht des Rauchstäbchens eine aufsteigende Kurve nach links. Geschwungene Linien, wie Musik, beleben den vorderen Teil des Bildes – selbst die Ränder des aufgeschnittenen Granatapfels sind gewellt –, weich leuchtet der matte Glanz des Tuches vor dem fast schwarzen Hintergrund. In der Mitte ruht die tempelförmige Uhr, geschmückt mit geflügelten Puttenköpfen. Ihren Schlag nehmen wir mit dem Ohr auf, und das Auge verfolgt den Fluß der Zeit in der Bewegung des Zeigers. Ein geschlossenes Bild der Kultur des 17. Jahrhunderts steht vor uns, ausgewogen in der Zusammenstellung wie in der Komposition.

1 Eine Türmchenuhr mit einem Cupido mit Bogen als Bekrönung befand sich laut dem königlichen Inventar von 1604 von Nicolas Roger im Besitz Maria Medicis.
2 14,5x12,9 cm; Hollstein, XVIII, Rembrandt van Rijn, Amsterdam 1969, Nr. B 263.
3 Sammlungskatalog Straßburg 1964, S. 28.
4 Fünf bildet Michel Faré ab: Nature Morte, 1974, S. 17, 30, 32, 34, 35.
5 Vgl. Christian Klemm im Katalog Münster/Baden-Baden 1980, S. 170–171.
6 Mirimonde, Musique, 1962, S. 97 mit Abb.

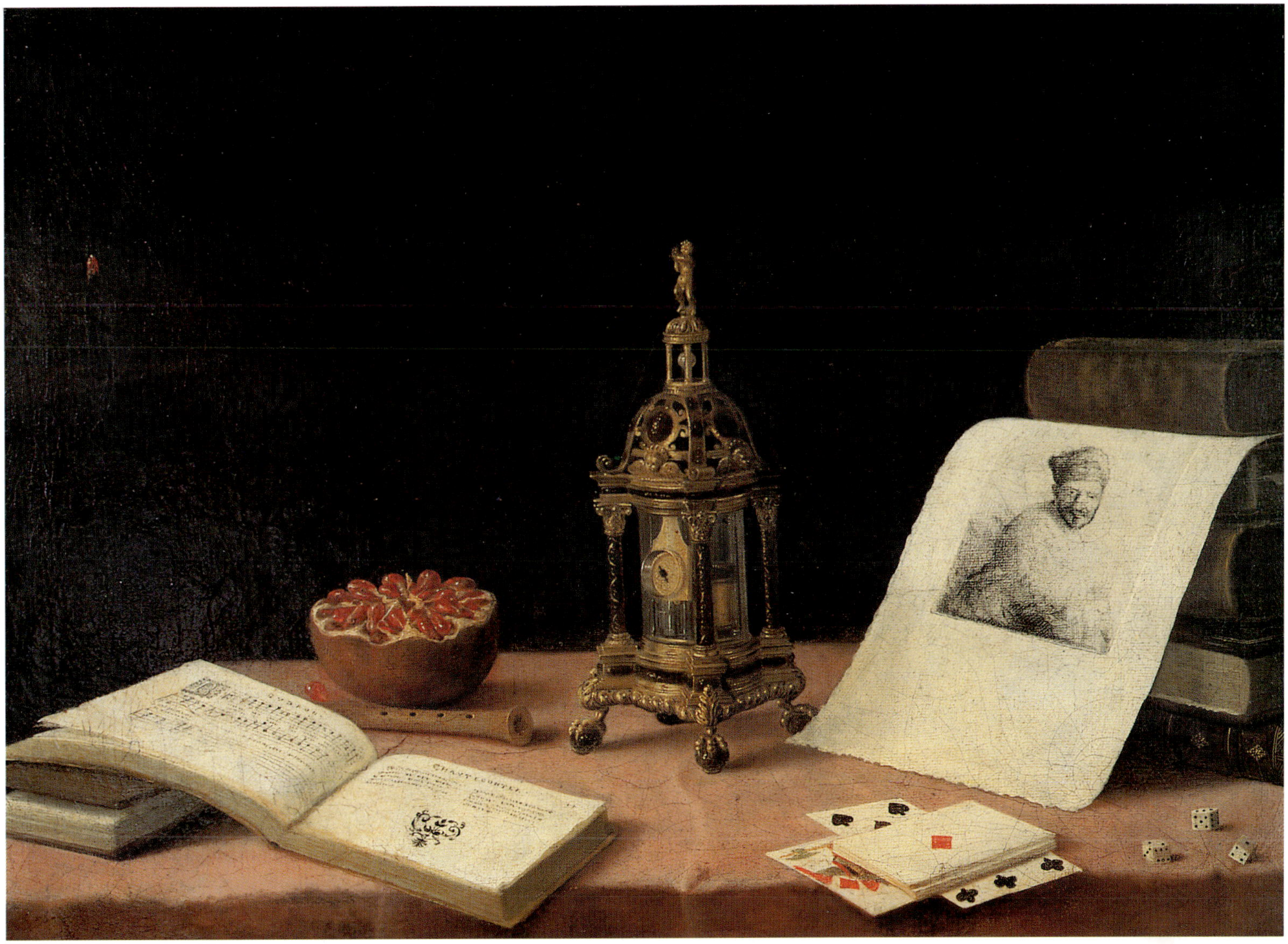

39 DIE FÜNF SINNE MIT DER TISCHUHR

40 DIE VIER ELEMENTE (DER WINTER)

Um 1633
Öl auf Leinwand
116x188 cm
Unbezeichnet

Straßburg, Musée des Beaux-Arts,
Inv.-Nr. 2082, erworben mit Hilfe der Société des Amis des Musées

Provenienz

Bordeaux, Sammlung L. Blumerel (Verkauf 1913, Nr. 366), als »Ecole espagnole anonyme. Moine dans un office garni d'une quantité de victuailles. Peinture faite en Espagne à la cour du roi Philippe III«. – Chateau de Villandry, Sammlung Dr. Gargallo. – Paris, Galerie Marcus, 1959

Literatur

Haug, Deux tableaux, 1959, S. 283ff., Abb. S. 284 (mit Abb. vor der Reinigung). – Haug, Sébastien Stoskopff, 1961, S. 29–30; S. 25, Abb. 4. – Mirimonde, Musique, 1962, S. 100; S. 99, Abb. 11. – Sammlungskatalog Straßburg 1964, S. 27. – Logan-Saegesser, Entwicklung des Stillebens, 1968, S. 93–94. – Adriani, Deutsche Malerei, 1977, Abb. S. 48. – Katalog Münster/Baden-Baden 1980, S. 154, Abb. S. 152. – Katalog Idstein 1987, S. 16–17, Farbtafel S. 70

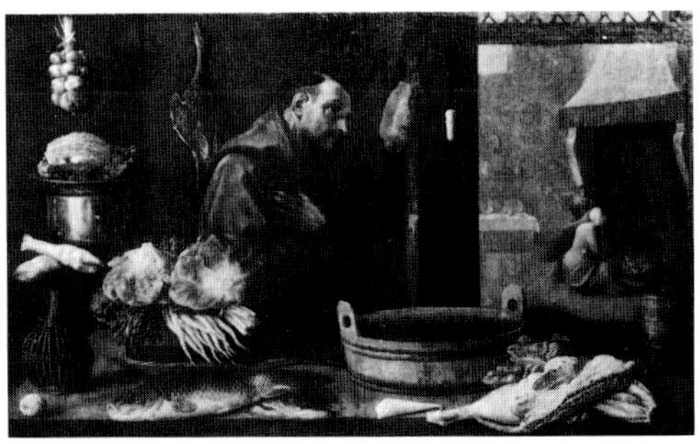

Sebastian Stoskopff
Die Vier Elemente/Der Winter (Kat.-Nr. 41) mit Übermalungen als »Vorratsraum mit Mönch« im Katalog der Sammlung L. Brumerel, Bordeaux 1913

Auf einem langgestreckten Vorratstisch sind aufgebaut: eine Zitrone, eine Korbflasche, ein Flechtkorb mit Spargeln, Artischocken, Rettichen und zwei Salatköpfen, ein Karpfen und ein Hecht, ein mit Wasser gefüllter Holzzuber, Gewürztütchen, eine Hammelseite auf einem Kohlstrunk, ein Truthahn und ein bronzener Dreifuß. Etwas höher steht links ein Kessel auf drei Eisenbeinen mit einem gespickten Truthahn, vor ihm liegen zwei Kalbsfüße, darüber hängt ein Bund Zwiebeln, daneben eine Zwergtrappe.[1] Die Magd steckt eine Gans auf den Bratspieß. Im Hintergrund entfacht eine zweite weibliche Gestalt das Feuer. An der Wand zwischen der Vorratskammer im Vordergrund und dem von einem hohen Fenster erhellten Raum, wo der lange Tisch gedeckt ist, ging eben eine Kerze aus.

Das junge Mädchen trägt die Haare in ähnlicher Weise hochgesteckt wie in dem Bild der *Fünf Sinne* (Kat.-Nr. 41). Sie blickt über die Szene hinaus und fordert damit den Betrachter symbolisch auf, gleichfalls seinen Blick über das Dargestellte hinaus auf den dahinterliegenden Gehalt zu richten. Fleisch, Gemüse und Zwiebeln gehören als Früchte des Bodens zur Erde, das Geflügel zur Luft, die Fische zum Wasser, die Kerze und der brennende Kamin zum Feuer. Dem Licht kommt besondere Bedeutung zu.[2] Es ist das flüchtigste der Elemente und hat so Teil an der Materie wie am Geist.

Im Hintergrund steht unter dem Fenster ein Tisch mit einem Gedeck, Brot, Weinflasche und Glas. Auf dem Regal an der Wand sind zwei Krüge erkennbar, darüber ein Kerzenhalter. Kein Stuhl ist zu sehen; eine feierliche Stille liegt über dem in helles Licht getauchten Raum.

Im Vordergrund findet das Leben statt, wird in farbiger Fülle hantiert und gearbeitet; dahinter ist in pastellfarbener Helligkeit der Tisch sichtbar, der Ort, wo sich die Vorbereitungen erfüllen sollen. Es ist zugleich der Tisch des Herrn, welcher der Mahlzeit ihren religiösen Hintergrund gibt. Die dargereichte Speise erquickt die Seele und gibt ihr Stärke und Kraft.

Hans Haug hat auf die Schule von Fontainebleau als direkte Anregung für die Szene am Kamin hingewiesen.[3] Er dachte dabei an die Bilder anonymer Meister, die eine Dame am Toilettentisch zeigen und im Hintergrund Frauengestalten, die mit verschiedenen Arbeiten beschäftigt sind, am Kaminfeuer oder bei der Kleidertruhe.[4] Eine gewisse Ähnlichkeit liegt vielleicht in der Art der Darstellung, die geheimnisvoll wirkt und über ihre vordergründige Deutung hinausweist. Direkte Vorbilder für diese Bilder der Schule von Fontainebleau sind in Venedig beheimatet: die *Venus von Urbino* Tizians oder die *Dame vor dem Spiegel* von Giulio Romano.[5]

Beziehungen in der Komposition zu Werken von Pieter Aertsen, Joachim Bueckelaer und Vincenzo Campi dürfen als sicher gelten. Sie zeigen Markt- oder Stillebenszenen im Vordergrund und im Hintergrund eine biblische Darstellung, die vom Geschehen vorn symbolisch illustriert wird. Sie geben dem Betrachter eine Anleitung, das religiöse Geschehen in seinem Gehalt zu verstehen und eine Lehre daraus zu ziehen. Als Beispiele seien das Stilleben mit Christus bei Maria und Martha im Kunsthistorischen Museum in Wien von Pieter Aertsen und ein Küchenstück mit derselben biblischen Szene von Vincenzo Campi in Modena genannt.[6] Hinter der Fülle von Eßwaren, Geschirr und Wertgegenständen wird ein brennender Kamin sichtbar; Christus streicht Maria über das Haar, die Schwester Martha steht daneben. Der richtige Umgang mit den Gütern des Lebens ist die Mahnung, die der Maler geben möchte. Ein großes Stück vom Schwein liegt im Zentrum des Bildes, Zeichen für die fetten Jahre des Lebens. Stoskopff hat sie in seinem Bild den beiden Fischen gegenübergestellt, welche für das Fasten stehen. Dazwischen liegt die Tüte mit Salz; durch das Würzen werden die Speisen verträglich gemacht, wird intensiver Geschmack harmonisiert.

Bei Joachim Bueckelaer finden wir auch die Magd mit dem Bratspieß. Auf dem hochformatigen Bild in Wien ist sie im Begriff, das Geflügel aufzuspießen. Vor ihr liegt rohes Schweinefleisch; im Durchblick sieht man einen großen Kamin, an dessen Haube eine Kerze befestigt ist, rechts davon ist wieder Christus mit Maria und Martha dargestellt.[7]

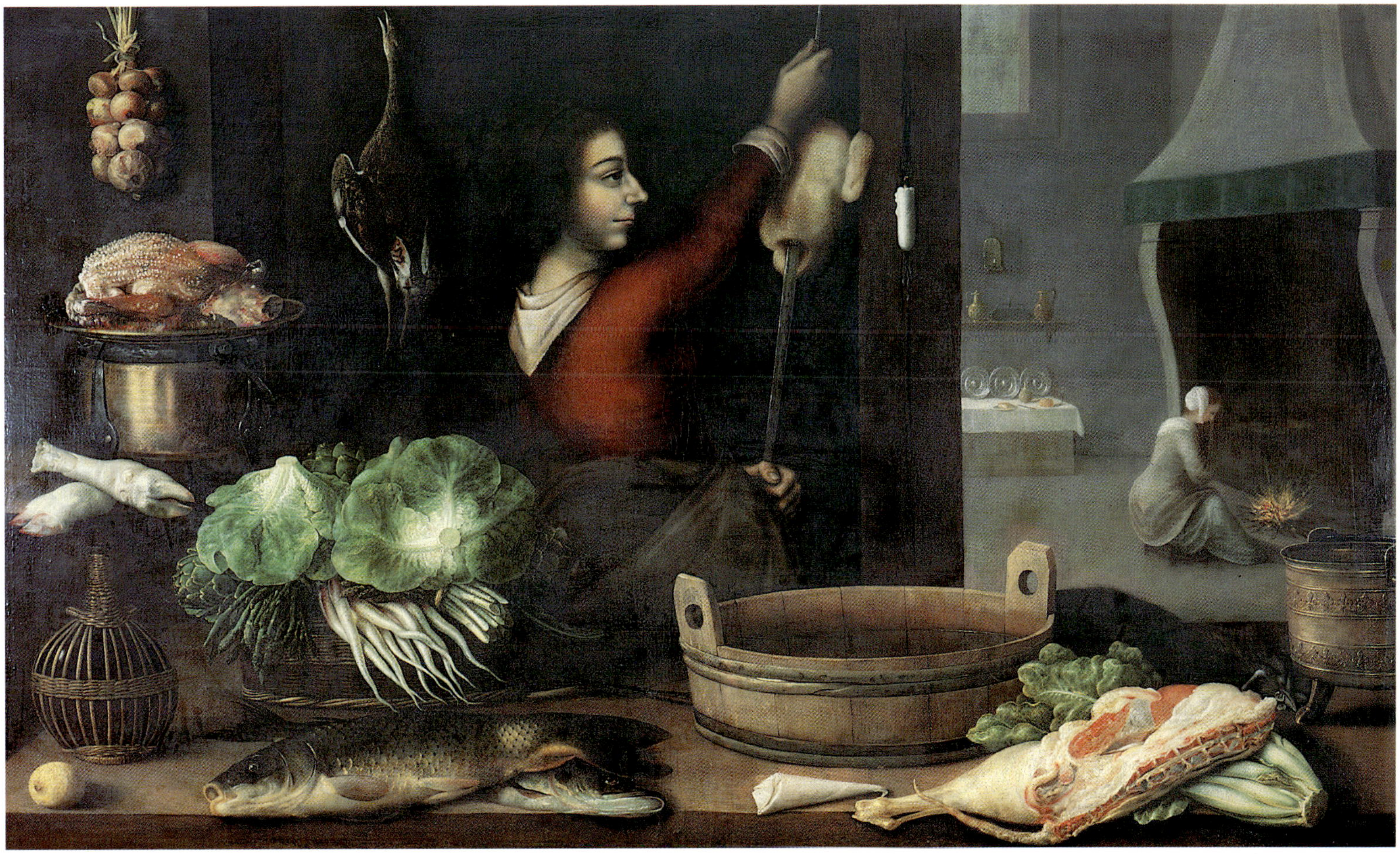

40 DIE VIER ELEMENTE (DER WINTER)

Geflügel hat auch eine sinnliche Bedeutung: die Begierde nach fleischlicher Lust. Zu einem späteren Zeitpunkt wurde die Frauengestalt auf dem vorliegenden Bild durch eine Mönchsfigur ersetzt. Mit auf der Brust gekreuzten Armen blickte er auf das Geflügel am Spieß. Eine zweite Frau stand in lebhafter Bewegung am Kamin. Ein Gitter bildete den oberen Abschluß. Authentisch ist wohl die Lücke, die zwischen dem Balken mit der Kerze und der Wand hinter dem Bratspieß offen blieb. Man konnte durch sie auf das Ende des Tisches im Hintergrund sehen.

Nicht ohne Grund malte Stoskopff die hochgehaltene Gans und die erloschene Kerze auf einer Höhe. Leben und Tod, Lust und Leid gehören zusammen.[8] Auch das Mädchen in den *Fünf Sinnen* gebraucht eine Geste der Verführung, indem sie einem unsichtbaren Gegenüber die reife Frucht in ihrem Korb zeigt.

Stoskopff verwendet Sinnbezüge, die sich aus Sprichwörtern entwickelt hatten. Über bildliche Darstellungen – am eindrücklichsten in den Werken Pieter Brueghels d. Ä. – fanden sie Aufnahme in Emblembüchern. Daß die Darstellung im Durchblick wohl einen religiösen Hintergrund hat, auf das Abendmahl anspielt, wurde schon angedeutet. Man könnte weitergehen und sie als das Innere des Hauses der beiden Schwestern identifizieren, die hier den Besuch Jesu erwarten. Der Tisch ist für ihn gedeckt. Er wird nicht in Person dargestellt, sondern der Augenblick vor seiner Ankunft ist gewählt, die Zeit der Erwartung. Das entspricht protestantischer Auffassung.

Beiden Gemälden, den *Fünf Sinnen* wie den *Vier Elementen*, gingen sicher Studien voraus. Mehrere Bilder des Künstlers sind erhalten, die einzelne ihrer Motive zum Thema haben. Stoskopff malte sie in Variationen. Die übereinanderliegenden Fische kommen in den Kat.-Nrn. 45–47 vor, der Kohl in Kat.-Nr. 20, der Holzzuber in den Kat.-Nrn. 12–15, 26, 47, das gespickte Geflügel in Kat.-Nr. 18.

In den *Fünf Sinnen* (Kat.-Nr. 41) ist der religiöse Bezug nicht mehr ins Bild gesetzt, sondern wird im Notenalbum schriftlich mitgeteilt. Bringt das junge Mädchen dem Gott, »der den Fürsten den Mut nimmt und schrecklich ist unter den Königen auf Erden«, wie der Psalmvers sagt, die Früchte zum Geschenk? (Ps. 76, 13.) Dies wäre ein Beispiel für die ambivalente Sinnstruktur, die nicht nur den Bildern Stoskopffs, sondern vielen Stillebendarstellungen seiner Zeit eigen ist.

Eine Kombination der Themen Vier Jahreszeiten, Fünf Sinne und Vier Elemente in diesen beiden Bildern ist durchaus denkbar.[9] Zusammengefaßt wird die so dargelegte Struktur des Universums im Glauben an den christlichen Gott, der alles geschaffen hat und erhält.

1 Herrn Dr. Jager, Hessisches Landesmuseum, Darmstadt, danke ich vielmals für seine Bestätigung, daß es sich wohl um eine Zwergtrappe, Tetrax tetrax, und zwar um ein weibliches Tier, handelt.

2 Zur Lichtsymbolik siehe Meiss, Light as Form and Symbol, 1945, S. 175–181.

3 Haug, Deux nouveaux tableaux, 1959, S. 286.

4 *Dame am Toilettentisch,* Holz, 115x98,5 cm, Basel, Öffentliche Kunstsammlungen; 105x76 cm, Dijon, Musée des Beaux-Arts. Vgl. auch *Gabrielle d'Estrée und eine ihrer Schwestern*, Holz, 96x125 cm, Paris, Musée du Louvre (Lévêque, L'Ecole de Fontainebleau, 1984, Abbn. S. 154, 155, 136–137); François Clouet, *Dame im Bad,* Washington, National Gallery of Art (Katalog Dijon 1988, S. 7, Abb. 1); Schule von Fontainebleau, *Allegorie,* Öl auf Leinwand, Paris, Musée des Arts Decoratifs, Inv.-Nr. 15281. Im Hintergrund ist eine Magd mit einem Wasserkrug vor dem brennenden Kamin zu sehen.

5 Katalog Dijon 1988, S. 12–13, Abbn. 6 und 7.

6 Pieter Aertsen, *Stilleben mit Christus bei Maria und Martha,* Wien, Kunsthistorisches Museum; Vincenzo Campi, *Küchenstück mit Christus bei Maria und Martha,* Öl auf Holz, 130x185 cm, Modena, Galleria Estense, Inv.-Nr. 4195.

7 *Köchin,* Wien, Kunsthistorisches Museum, Inv.-Nr. 82.

8 Im Zusammenhang von Elementendarstellungen begegnet die Magd mit dem Bratspieß und dem brennenden Kamin im Hintergrund in einer Stichfolge Jacques de Gheyns II. (17,9x13,9 cm, Antwerpen, Stedelijk Prentenkabinet; Hollstein, German Engravings, Nr. 50). Das Motiv der im Profil gezeigten Köchin, die Fleisch auf einen Bratspieß steckt, ist gleichzeitig in Italien zu finden. Siehe z. B. die Carlo Saraceni zugeschriebene *Alte Frau in der Küche,* Öl auf Leinwand, 110x148 cm, Paris, Galerie Pardo. Katalog Paris 1949, S. 22–27 mit Abb.

9 Zur Elementenlehre und ihren bildlichen Zeugnissen siehe auch Popitz, Die Darstellung der vier Elemente, 1965.

41 DIE FÜNF SINNE (DER SOMMER)

1633
Öl auf Leinwand
113 x 118,5 cm
Unten links signiert und datiert:
»Stoskopff 1633«

Straßburg, Musée des Beaux-Arts,
Inv.-Nr. 1695

Provenienz
Paris, Kunsthandel, 1941

Ausstellungen
Basel, Kunsthalle, 1947. – Paris, Musée des Arts Décoratifs, 1948. – Delft, Stedelijk Museum Het Prinsenhof, 1949

Literatur
Haug, Stoskopff, 1945, mit Abb. – Katalog Basel 1947, S. 36, Kat.-Nr. 133. – Haug, Sébastien Stoskopff, 1948, S. 46ff.; S. 60, Kat.-Nr. 2; S. 31, Abb. 3. – Heitz, L'art en Alsace, 1948, Abb. S. 156. – Katalog Paris 1948, Kat.-Nr. 172. – Katalog Delft 1949, S. 41, Kat.-Nr. 87. – Sammlungskatalog Straßburg 1954, S. 25–26, Kat.-Nr. 23 mit Abb. – Wilhelm, Moillon, 1956, Abb. S. 12. – Haug, Sébastien Stoskopff, 1961, S. 29–31, Abbn. 26 und 27. – Mirimonde, Musique, 1962, S. 100–101; S. 99, Abb. 11. – Sammlungskatalog Straßburg 1964, Kat.-Nr. 26. – Haug, Nature Morte, 1965, S. 80. – Logan-Saegesser, Entwicklung des Stillebens, 1968, S. 93–94. – Adriani, Deutsche Malerei, 1977, Abb. S. 48. – Katalog Münster/Baden-Baden 1980, S. 154, Abb. S. 153. – Katalog Idstein 1987, S. 16, Farbtafel S. 69

Wenn die Maße auch nicht genau übereinstimmen, ist es sicher legitim, das Bild der Fünf Sinne mit dem der Vier Elemente (Kat.-Nr. 40) in engem Zusammenhang zu sehen. Sie werden auch als *Sommer* und *Winter* bezeichnet.[1] Jeweils rechts ist der Blick freigegeben, einmal auf eine sommerliche Parklandschaft, zum anderen in einen hohen Raum, wo eine Frau vor dem brennenden Kamin sitzt. Die Komposition der beiden Bilder ist aufeinander bezogen. Auf bildparallel angeordneten Tischen liegen verschiedene Dinge, dahinter, leicht aus der Mitte gerückt, steht jeweils ein Mädchen; es könnten Schwestern sein, die eine mit Früchten, die andere mit einem Bratspieß beschäftigt. Hängen die Bilder nebeneinander, sehen die Figuren einander an. Sie halten Zwiesprache. In ihrem Blickkontakt schließen sich Sommer und Winter im Wechsel der Zeiten zum Jahr zusammen.[2]

In den *Fünf Sinnen* blicken wir in eine Art Kunstkabinett. Über den Tisch ist ein Teppich aus Ostpersien gebreitet, vom Maler frei variiert, darauf stehen eine Blumenvase (Geruch), verschiedene Spiele, wie Schach, ein ausgeworfener Becher mit drei Würfeln (Tastsinn), dann folgt eine Knickhalslaute und zwei Notenbücher (Gehör). Das Gehör wird nochmals repräsentiert in der Kniegeige und der Uhr an der Wand, das Gesicht im Himmelsglobus. Der Geschmack wird durch den Korb mit Früchten symbolisiert.

Gestaffelt führt der Raum in die Tiefe, die Wand gliedert sich in mehrere Vorsprünge. Ohne daß die Zusammenhänge der Architektur erfaßbar werden, öffnet sich der Raum hinter einem hellgrauen Wandvorsprung ins Freie. Man sieht auf eine Terrasse, wo neben einem Hund eine Frau auf der Laute spielt. Beide blicken über das Wasser,[3] in welchem sich das sanft ansteigende Ufer und ein zwischen Baumwerk hoch aufragendes herrschaftliches Anwesen spiegeln. Hügel liegen im Dunst dahinter, ein hoher wolkenbedeckter Himmel schließt das Bild im Bild ab.

Anregungen für diesen Ausblick können Blätter von Abraham Bosse gegeben haben. In seinen Genreszenen wird mehrfach die Sicht durch ein großes Fenster oder über eine Terrasse in einen Park gezeigt. Auch der kleine Hund kommt in diesem Zusammenhang vor.[4]

Sicher ist die Gestalt des Mädchens von Bosse inspiriert: Auffallend ähnlich ist die Frauenfigur rechts am Tisch in dem Stich *La Virilité* aus den *Quatres Ages de l'Homme*. Sie zeigt dieselbe steil aufrechte Haltung, den Spitzenkragen mit gerundetem Bortenbesatz, das Gesicht mit dem kleinen Mund, der vorspringenden Nase mit ausgeprägtem Nasenflügel und den großen Augen und die gekräuselten, in einer Hochfrisur aufgesteckten Haare, zusammengehalten durch Bänder und Schleifchen. Stoskopff legt noch ein haubenartiges Tuch mit Fransen und blauem Glasperlenbesatz darüber. Hans Haug vertrat schon 1948 die Ansicht, daß hier eine Beziehung zu Abraham Bosse bestehe und wies auf das Erscheinen seiner zwei Hauptwerke im selben Jahr, 1633, hin.[5]

Einen Korb mit Pfirsichen und Trauben hält das Mädchen in der Linken, die Rechte faßt die oberste Frucht, wie um sie zu zeigen. Jacques Linard läßt seine *Fruitière* mit denselben spitzen Fingern eine Traube berühren.[6]

In die Metallvase mit den beiden Henkeln sind einheimische Sommerblumen gesteckt: zuoberst eine rosa Malve, zu ihren Seiten weiße Löwenmäulchen, nochmals Malven und in der Mitte weiße Rosen und eine gelbe Chrysantheme. Stoskopff verwendet dieselbe radialsymmetrische Anordnung wie in der *Groteskvase mit Blumen* (Kat.-Nr. 1). Auch hier überragt die oberste Blüte weit die anderen; ihr Stiel ist kräftig und deutlich sichtbar, bis er hinter den Rosen verschwindet und sein Verlauf nicht mehr nachvollziehbar wird. Nicht ein natürlicher Strauß soll wiedergegeben werden, sondern die Idee eines Sommerstraußes im platonischen Sinn, sein Urbild. Daher kann der Künstler an der 1630 schon antiquierten symmetrischen Darstellung festhalten, wie sie in der Graphik um 1600 Verbreitung gefunden hatte.[7]

Ganz real wiedergegeben sind die Notenhefte. Der Text des oberen ist lesbar. Es ist der Schluß des 76. Psalms in der Version von Clément Marot und Théodore de Bèze: »Gelobet und haltet

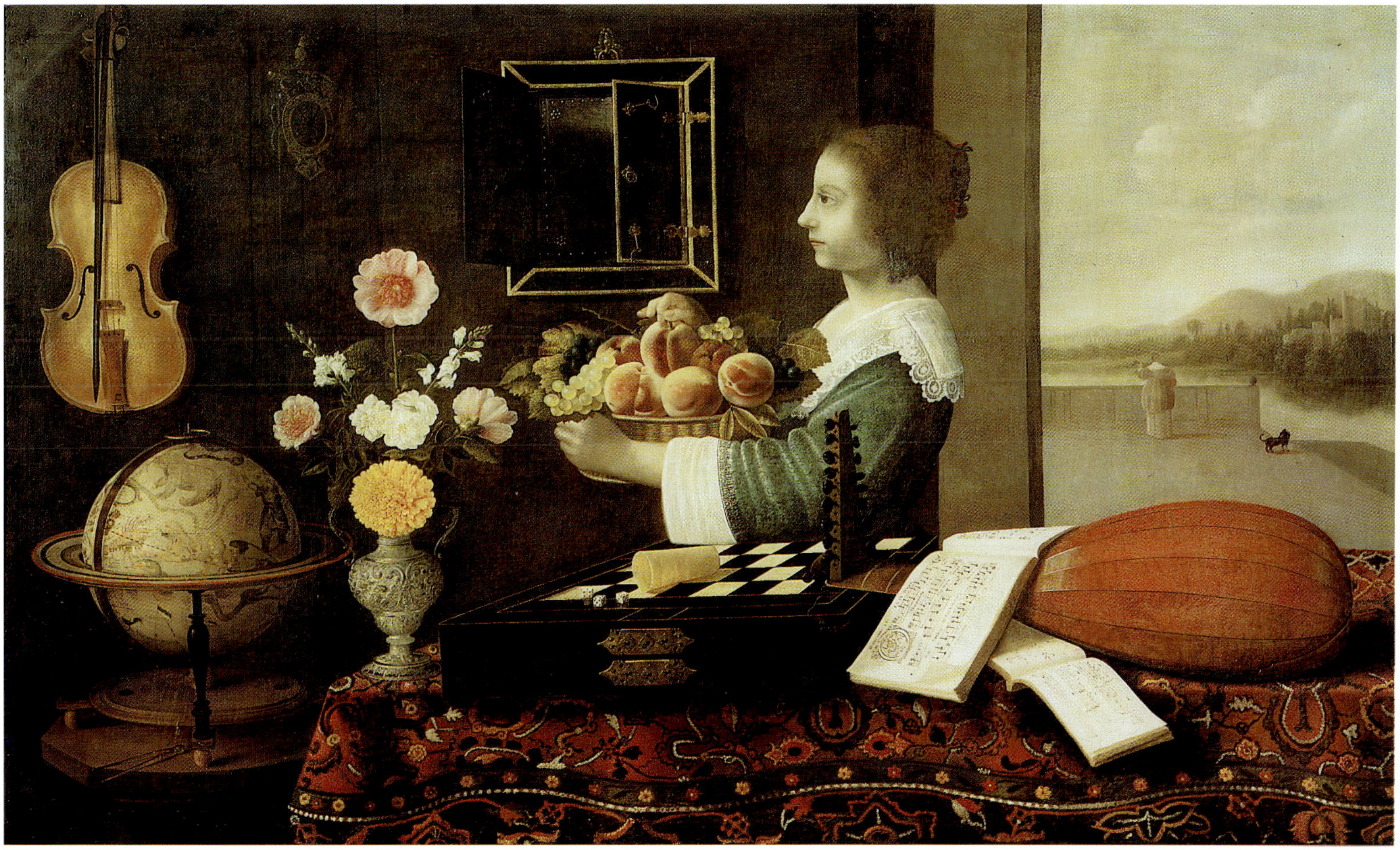

41 DIE FÜNF SINNE (DER SOMMER)

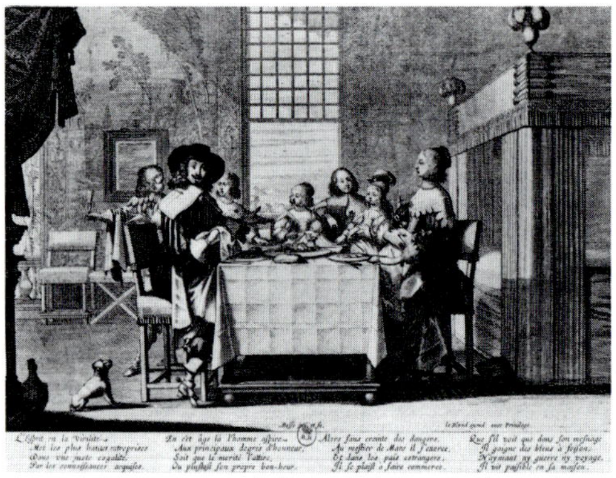

Abraham Bosse
Die Jugend, 1636
Aus der Folge
Vier Menschenalter
Kupferstich, 10,5x13,6 cm

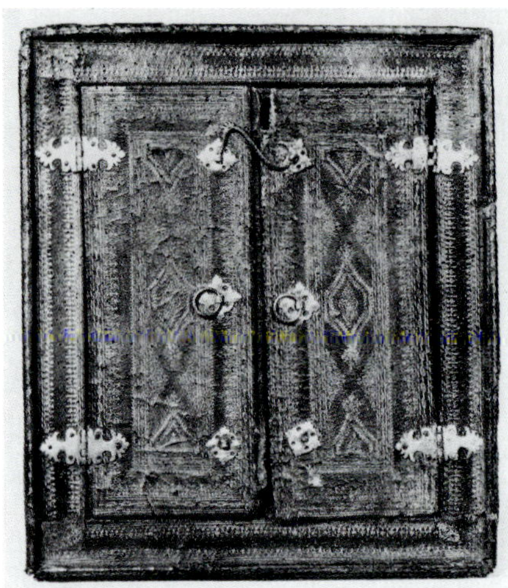

Deutsch
Kästchen mit Spiegel, um 1700
Leder über Holz, 34x29 cm
Staatliche Museen zu Berlin, Preußischer Kulturbesitz, Kunstgewerbemuseum Schloß Köpenick

dem Herrn, eurem Gott; alle, die ihr um ihn her seid, bringet Geschenke dem Schrecklichen, der den Fürsten den Mut nimmt und schrecklich ist unter den Königen auf Erden« (Ps. 76, 12–13).[8] Marot zeichnete sich durch sprühenden Geist aus; er schrieb Satiren und Epigramme. Seine fünfzig Psalmenübersetzungen von 1543 und 1545 waren berühmt und wurden von Calvin übernommen. De Bèze wurde der Nachfolger Calvins in Genf. Er hat sich sehr für die verfolgten Hugenotten in Frankreich eingesetzt und auf ihrer Seite an den Religionsgesprächen in Poissy und Saint-Germain 1561/62 teilgenommen. Die Wiedergabe dieses Psalmverses in der Vertonung von Claude Le Jeune, Paris 1598, ist ein Bekenntnis Stoskopffs zum Protestantismus.[9] Le Jeunes Kompositionen waren bei den Protestanten weitverbreitet. Nach den Wirren der Religionskämpfe ernannte ihn Heinrich IV. zum »compositeur de la musique de la Chambre du Roi«.

Die Bildkomposition wird ganz von Waagrechten und Senkrechten bestimmt. Den Korb im Bildzentrum umrahmt ein Quadrat, das aus den Begrenzungslinien des Blumenstraußes links, des Schachbrettes unten, der Figur des Mädchens rechts und des offenstehenden Kästchens an der Wand gebildet wird. Das Kästchen ist leer, doch lassen die Verarbeitung des Rahmens und der doppelte Verschluß vermuten, daß es zur Aufbewahrung von wertvollen Dingen gedacht war.

Das Kunstgewerbemuseum in Berlin-Köpenick bewahrt ein Kästchen aus Leder über Holz. Sein Ursprung wird in Italien um 1650 vermutet. Seine geringe Tiefe, die beiden Türen mit Scharnieren und Ringen in der Mitte und der bilderähnliche Rahmen sind vergleichbar mit dem Wandschränkchen Stoskopffs.[10] Die beiden Verschlußhaken sowie der Ring an der Türmitte stehen in einer Weise ab, daß man die Bewegung des Öffnens noch zu spüren meint. Es liegt aber nichts Gewalttätiges über der Szene: Der Wind, die Zeit, etwas Namenloses hat eingegriffen. Die Tür ist aufgesprungen und das Innere hat sich als leer herausgestellt: Vanitas vanitatum. Die Uhr an der Wand zeigt keine Zeit an, es fehlen Zeiger. Die Würfel sind gefallen.

Denselben Becher aus hellem Horn mit den drei weißgrundigen Würfeln verwendet Jacques Linard in zwei Bildern, den *Fünf Sinnen mit der Korbflasche* und den November 1639 datierten *Fünf Sinnen mit Portrait.*[11] Seine Beschäftigung mit diesem Thema ist schon für 1627 bezeugt, durch das datierte Gemälde *Les Cinq Sens et les Quatres Eléments* im Louvre.[12] Es zeigt eine völlig andere Komposition als die beiden Bilder dieses Themas von Stoskopff. In seiner Fülle der Motive, dem Ehrgeiz, das malerische Können unter Beweis zu stellen – sogar ein Paradiesvogel wird eingebaut[13] – erinnert es an das *Beendete Frühstück* Stoskopffs (Kat.-Nr. 27). Gleichzeitig wird die Verschiedenheit der beiden jungen Künstler sichtbar (Linard war 27 Jahre alt, als er dieses Bild malte). Der Franzose tendiert zu formalem Reichtum, einer ausgewogenen Anordnung der Dinge in der Bildfläche, zu optischer Schönheit; Stoskopffs Kompositionen sind kantiger, nie geschliffen glatt, mit pointiert gesetzten Schwerpunkten, die den Blick des Betrachters fesseln und ihn zum Nachdenken zwingen.

Hans Kauffmann hat das Thema der Fünf Sinne in der bildenden Kunst und in der Literatur als etwas typisch Niederländisches erkannt.[14] Das früheste Beispiel einer Beschäftigung mit diesem Thema sind die burgundisch-flämischen Einhornteppiche im Musée de Cluny, Paris, entstanden um 1500. Ihnen folgen ab 1560 in Antwerpen die Kupferstichserien von Frans Floris und Marten de Vos. In Holland fand das Thema durch die Werke des Haarlemers Hendrik Goltzius Verbreitung. Das früheste bekannte Gemälde, *Die fröhliche Gesellschaft* oder *Allegorie der Fünf Sinne,* wird Ludwig Finson (Brügge um 1580 – Amsterdam 1617) zugeschrieben.[15] Sicher kam Sebastian Stoskopff schon in Hanau mit Darstellungen der Fünf Sinne und der Vier Elemente in Berührung. Es ist anzunehmen, daß er die Thematik in Paris publik machte. Bei den Stillebenmalern, die in St. Germain-des-Préz im Kreise der zugewanderten Flamen wohnten, kommt es wiederholt vor.[16]

1 Hans Haug, der die Bilder entdeckte, hat diese beiden Titel vorgeschlagen; vgl. Haug, Sébastien Stoskopff, 1948, S. 46 ff.

2 Vgl. zur Thematik und Entwicklung der bildlichen Darstellung Vier Elemente / Fünf Sinne: Nordenfalk, Cinq Sens, 1976, S. 17–28.

3 Hans Haug denkt an die Seine oder Marne (Sammlungskatalog Straßburg 1954, S. 26).

4 Blum, L'œuvre gravé, 1924, Kat.-Nr. 153, aus den *Quatres Ages de l'Homme;* Kat.-Nr. 1030, aus den *Cinq Sens;* Kat.-Nr. 1184, *L'Enfant prodigue I;* Kat.-Nr. 1188, *L'Enfant prodigue V.*

5 Haug, Sébastien Stoskopff, 1948, S. 60.

6 Faré, Nature Morte, 1974, Abb. S. 23; als Mahnung zur Keuschheit gedeutet von Géza Jaszai im Katalog Münster/Baden-Baden 1980, S. 154.

7 Vgl. z. B. Johann Theodor de Bry nach Jacob Kempener, *Polyptoton de Flore,* Kupferstichfolge, Blatt 1–6, ca. 30x22 cm, Braunschweig, Herzog-Anton-Ulrich-Museum.

8 »Offrés vos dons à luy qui est
Terrible à venger son mespris
A luy qui peult quand il lui plaist
Vendanger des Rois les esprits [. . .]«
Zit. nach Mirimonde, Musique, 1962, S. 100.

9 Ausgabe des Dodécacorde, 12 Psalmen, ediert von Hiérosme Haultin, La Rochelle 1598; siehe Haug, Sébastien Stoskopff, 1961, S. 30–31. Zur Bedeutung der Darstellung von Musik siehe Fischer, Musik, 1972, S. 3–128. Die Meinung, das Motiv der Laute stamme aus Italien (Caravaggio, Baschenis) vertritt Anne-Marie Logan-Saegesser, Entwicklung des Stillebens, 1968, S. 94.

10 Katalog Berlin 1988, S. 36, Kat.-Nr. 42 mit Abb. Dasselbe geöffnete Kästchen erscheint nochmals in der *Großen Vanität* (Kat.-Nr. 49).

11 Faré, Nature Morte, 1974, Abbn. S. 34 und 32.

12 Öl auf Leinwand, 105x155 cm; Faré, Nature Morte, 1974, Abb. S. 17.

13 Der Paradiesvogel besitzt keine Füße. Zur Bedeutung vgl. Henkel/Schöne, Emblemata, 1978, Sp. 798–801.

14 »Außerhalb der Niederlande ist das Fünfsinne-Thema eine Nebenaufgabe geblieben und weder zu einer zusammenhängenden Geschichte noch zu stilbildender Kraft gekommen.« (Kauffmann, Fünfsinne, 1943, S. 145.)

15 Öl auf Leinwand, 141x189 cm, wohl 1617/18, Braunschweig, Herzog-Anton-Ulrich-Museum, Inv.-Nr. 37. Vgl. Katalog Braunschweig 1987, S. 261–262, Kat.-Nr. 56 mit Abb.

16 Siehe auch Christian Klemm im Katalog Münster/Baden-Baden 1980, S. 169–170.

43 GLÄSERKORB UND PASTETE

1635–1639
Öl auf Leinwand
49,5 x 63,5 cm
Rechts unten signiert: »Stoskopff«

Straßburg, Musée des Beaux-Arts,
Inv.-Nr. 1776

Provenienz
Paris, Kunsthandel, 1948

Ausstellungen
Genf, Musée Rath, 1949. – Paris, Galerie Charpentier, 1951. – Paris, Orangerie des Tuileries, 1952. – Rotterdam, Museum Boymans, 1954. – London, Royal Academy of Arts, 1958. – Paris, Petit Palais, 1958. – Bern, Kunstmuseum, 1959. – Washington, National Gallery of Art, 1960. – New York, Metropolitan Museum of Art, 1960/61. – Toronto, Art Gallery, 1960/62. – Paris, Orangerie des Tuileries, 1966. – Bordeaux, Galerie des Beaux-Arts, 1978

Literatur
Katalog Genf 1949, Kat.-Nr. 46. – Katalog Paris 1951, Kat.-Nr. 174. – Haug, Trois peintres, 1952, S. 142–143, Abb. 3. – Katalog Paris 1952, Kat.-Nr. 55. – Sterling, Still-Life Painting, 1952, S. 102, Abb. 43. – Katalog Rotterdam 1954, Kat.-Nr. 4. – Sammlungskatalog Straßburg 1954, Kat.-Nr. 25 mit Abb. – Katalog London 1958, S. 59, Kat.-Nr. 93. – Katalog Paris 1958, Kat.-Nr. 132. – Katalog Bern 1959, Kat.-Nr. 84. – Katalog Washington 1960. – Katalog New York 1960/61. – Katalog Toronto 1960/62. – Haug, Sébastien Stoskopff, 1961, S. 29, Abb. 7. – Kindlers Malerei-Lexikon, 1964, Bd. 5, Farbabb. S. 431. – Sammlungskatalog Straßburg 1964, Kat.-Nr. 26 mit Abb. – Katalog Paris 1966, Kat.-Nr. 17. – Faré, Nature Morte, 1974, Abb. S. 116. – Katalog Bordeaux 1978, S. 120, Kat.-Nr. 78, Abb. S. 115. – Lipp, Vanitas-Stilleben, 1986, S. 38 mit Abb. – Katalog Idstein 1987, S. 20–21, Farbtafel S. 78

In helles Licht getaucht sieht man sieben Gläser in einem feingeflochtenen Weidenkorb, daneben liegt eine angeschnittene Pastete auf einem Brief. Der beigefarbene Ton der durchgehenden Tischplatte dominiert die Farbstimmung der Szene, der Hintergrund bleibt dunkel. Einzig das Rot des Siegellacks setzt Akzente.
Blank und unversehrt zeigen sich die hauchdünnen Trinkgläser; die feste Steinplatte dagegen weist einen deutlichen Sprung und eine ausgebrochene Stelle auf. Der Adressat des Briefs in Schreibschrift, »Monsieur Teniers«, ist unten in großen lesbaren Lettern vermerkt. Der Duktus der Zeilen darüber läßt auf eine deutsche Handschrift schließen und erinnert an die Verstafel auf der *Großen Vanität* (Kat.-Nr. 49). Vielleicht ist ein Brief wiedergegeben, den Stoskopff tatsächlich nach Antwerpen an Teniers sandte. Wahrscheinlicher aber ist, daß es sich um eine Art Widmung handelt. Sie kann David Teniers d. Ä. gegolten haben, der zu dieser Zeit in den Fünfzigern stand, aber auch dem berühmteren Sohn, David Teniers II. 1633 wurde er Meister, 1636 heiratete er Anne, die Tochter Jan Brueghels I. Dieses Ereignis wäre als Anlaß für das Blatt denkbar.[1] David Teniers II. war auch als Kunsthändler tätig.
So meisterlich der gefüllte Brotlaib gemalt ist – in der Korrespondenz seiner Binnenzeichnung mit den Schriftzeichen und der ausgeschlagenen Rinne im Stein –, die Faszination des Bildes geht vom Gläserkorb aus. Dieses Motiv hat Sebastian Stoskopff in unserer Zeit berühmt gemacht; mit ihm ist sein Name für viele in erster Linie verbunden.
Wohl französischer Herkunft sind die dünnwandigen kelchförmigen Gläser mit keulenförmigem Nodus über dem breiten Standring. Stoskopff malt sechs relativ gleichartige Exemplare, dazu ein langgestrecktes Flötenglas hinten links.[2] Verfolgt man den Verlauf der einzelnen Glaskörper von den klar gezeichneten Kelchen hinab nach unten, bemerkt man, daß er sie willkürlich verändert. Er versetzt sie, biegt den Fuß des über den Korbrand links hinausragenden Glases nach oben und verzichtet anderswo überhaupt darauf, ihn wiederzugeben. So sind den sieben Kelchen höchstens fünf Standringe zuzuordnen. Die dritte Kuppa von rechts findet nach unten keine Fortsetzung, dem höher aufgerichteten Glas links davon fehlt der Standring. Doch stört dies in keiner Weise den Gesamteindruck. Im Gegenteil: Durch die luftige Leere am Grund des Korbes scheinen die Gläser zu schweben, fast zu tanzen.

1 Haug, Sébastien Stoskopff, 1948, S. 36, erwähnt Stiche Teniers d. J., die Stoskopff wiedergegeben habe. Dies wurde in der späteren Literatur vereinzelt aufgegriffen. Außer der Nennung des Namens Teniers auf diesem Bild ist der Autorin keine solche Teniers-Wiedergabe bekannt.

2 Das Glas mit der langgezogenen Kuppa kommt in der *Großen Gläserküche* (Kat.-Nr. 44) vor, derselbe Typ, doch mit längerem Schaft, in der *Vanität mit Gläsern und Pokalen* (Kat.-Nr. 38).

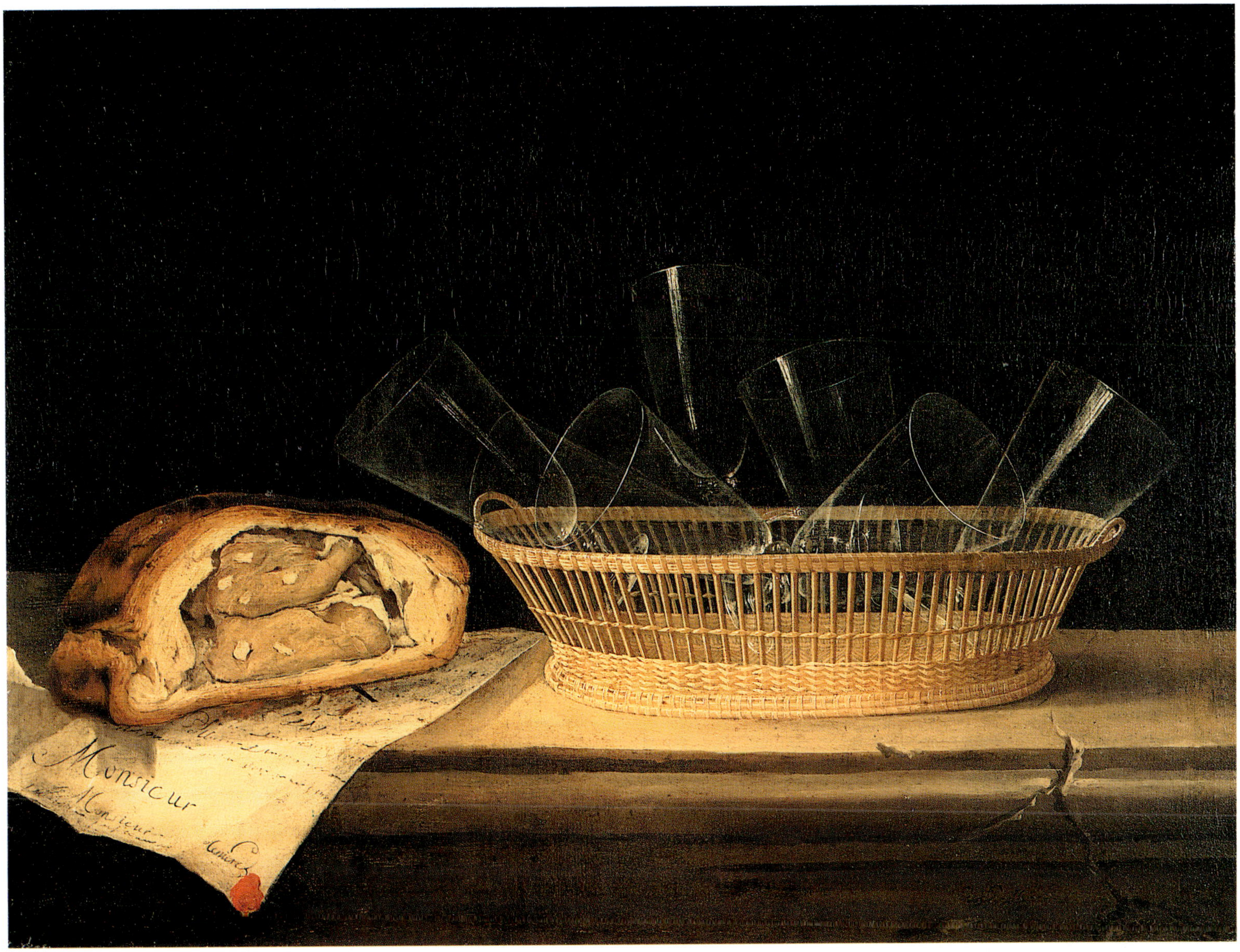

43 GLÄSERKORB UND PASTETE

44 DIE GROSSE GLÄSERKÜCHE

Um 1640
Öl auf Leinwand
86,5 x 111 cm
Unbezeichnet

Pasadena, The Norton Simon Foundation, Inv.-Nr. F.72.18.2.P

Provenienz
Wien, Galerie Lucas, 1969. – Zürich, Galerie Peter Nathan, 1972. – New York, Paul Rosenberg & Co.

Ausstellungen
San Francisco, Palace of the Legion of Honour, 1974/76. – Paris, Galeries Nationales du Grand Palais / New York, Metropolitan Museum of Art / Chicago, The Art Institute of Chicago, 1982

Literatur
Faré, Nature Morte, 1974, Abb. S. 129. – Katalog San Francisco 1974/76, Nr. 1. – Herrmann, Selected Paintings, 1980, Farbtafel S. 66. – Katalog Paris/New York/Chicago 1982, Kat.-Nr. 103. – Gruber, Un autoportrait caché, 1983, S. 212–215 mit Abb. – Katalog Bergamo 1983, S. 218 mit Abb. – Wright, French Painters, 1985, S. 262. – Katalog Idstein 1987, S. 25, Farbtafel S. 82

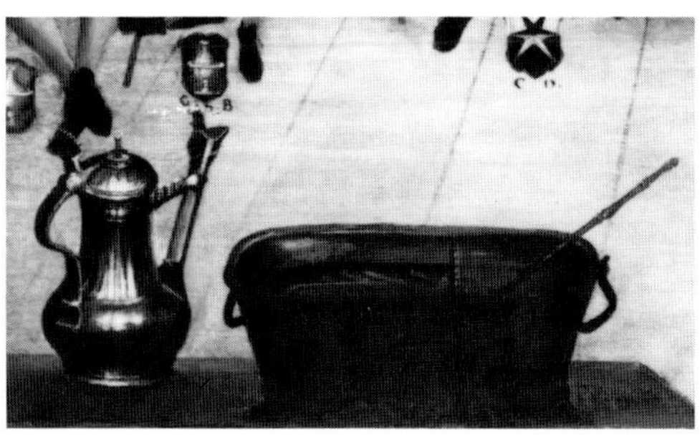

Hans Denzel
Ulmer Patrizier beim Schröpfen, um 1604 (Detail)
Öl auf Holz, 129 x 196 cm
Ulm, Ulmer Museum

Die *Große Gläserküche* und das *Küchenstück mit Kalbskopf* (Kat.-Nr. 47) sind in der Bildanlage eng verwandt. Die malerische Durchführung ist bei beiden vom Spiel des Lichts bestimmt, das die Gegenstände in glänzende Schönheit taucht. Messing, Kupfer, Zinn, Silber, Gold strahlen in der ihnen eigenen Farbigkeit. Dazu kommen das klare venezianische Glas und grünliches Waldglas, als stumpfe Materialien Holz, Stein und das Korbgeflecht, dessen schmale Ruten hell beleuchtet sind. Von links ist der gleichmäßig gemaserte Holztisch ins Bild geschoben. Auf ihm liegt eine Korbflasche, ein Römer, dahinter der Messingeimer und in der Mitte ein ovaler kupferner Zuber, in dem eine sechskantige Schraubflasche aus Zinn steht. Davor liegen die Teile eines zerbrochenen Glases façon de venise, eine Spülbürste, der Turm aus sechs Schlangenhautbechern und ein hohes venezianisches Kelchglas. Im Mittelgrund rechts wird ein zweiter Kastentisch sichtbar, auf dem ein runder Flechtkorb mit bereits gespültem Glas und einem vergoldeten Pokal ruht. Die Rückwand, links aus großem Quaderwerk zusammengesetzt, springt in der Bildmitte zurück, öffnet sich zu einer Nische, in der eine gläserne Tazza steht, und verläuft dann ohne weitere Akzentuierung bis zum rechten Bildrand.
Der Römer ist ein typisch deutsches Trinkglas, die Gläser nach venezianischer Art waren in ganz Europa verbreitet, die Goldschmiedearbeiten dürften Straßburger Produktion sein und aus der Werkstatt von Stoskopffs Verwandten mütterlicherseits, den Riedingers, stammen.[1] Diese Becher waren in Straßburg als Ratsherrenbecher in Gebrauch.[2] Für das Spülbecken und die langstielige Bürste mit den feinen Haaren gibt es Vergleichsbeispiele in anderen Gemälden, etwa in dem 1604 in Ulm entstandenen Bild von Hans Denzel. Es zeigt junge Patrizier, die während eines Trinkgelages geschröpft werden. Im Vordergrund stehen Kanne, Krug und eine langgestreckte Kupferwanne mit seitlichen Tragegriffen.[3]
Im *Küchenstück mit Karpfen, Grape und Holzzuber* (Kat.-Nr. 15) hat Stoskopff ein gefülltes venezianisches Weinglas auf den rustikalen Kastentisch gestellt; in der *Großen Gläserküche* zeigt er kostbares Trinkgeschirr in einem ähnlichen Raum. Der funktionelle Zusammenhang ist gegeben. Gläser werden gesaubert und bereitgestellt. Eines scheint bei der Arbeit zerbrochen. Die Fragmente liegen im Vordergrund, aber nicht als Scherbenhaufen, sondern sorgfältig nebeneinander arrangiert. Die malerische Komposition dient nicht der Schilderung eines Vorgangs, der sich ereignet hat, sondern einer abstrakten Aussage.
In der zeitgenössischen Dichtung wird das Leben umschrieben als »ein schönes Glas, so bald zubricht«.[4] Die Kurzlebigkeit irdischer Aktivität gibt Stoskopff hier zum ersten Mal durch das Motiv des zerbrochenen Glases wieder, das in diesem Bild weniger zerschlagen als in seine Einzelteile zerlegt erscheint. Römer und Korbflasche sind umgestürzt. Wie die am rechten Bildrand im Korb liegenden Trinkgeschirre zeigen sie stattgehabte Bewegung, Geschehen an. Eine eher nachlässige menschliche Hand hat hier gewirkt, während der Stapel der Silberbecher und das daneben postierte hohe Kelchglas eine liebevolle Ordnung bekunden. Vom dunklen Hintergrund hebt es sich nur durch die Lichtreflexe in der Kuppa ab, korrespondierend mit der aus der Nische aufglänzenden venezianischen Fuß-Schale, die mit golden schimmerndem Wein gefüllt ist. Kein Farbakzent unterbricht den in goldgelben bis rötlichbraunen Tönen gehaltenen Raum. Das Bild wird in Straßburg entstanden sein, nach der Rückkehr Stoskopffs aus Paris.
Friedrich van Valckenborch wird das Gemälde einer *Küchenmagd* zugeschrieben, die in einem Vorratsraum hinter einer Wanne steht, in der sie einen silbernen Becher spült. In einem Wandschrank erkennt man die sauberen Trinkgeschirre; über dem Kopf des Mädchens, in der oberen Bildmitte, befindet sich eine Nische mit Flasche und Spanschachtel. Friedrich van Valckenborch war eine Generation älter als Stoskopff. Er wurde 1570 in Antwerpen geboren, kurz bevor sein Vater Martin nach Frankfurt kam und dort das Bürgerrecht erwarb. Obwohl er später nach Nürnberg zog, hielt er sich öfter in Frankfurt auf. Der junge Stoskopff kann ihn wohl gekannt haben.[5]

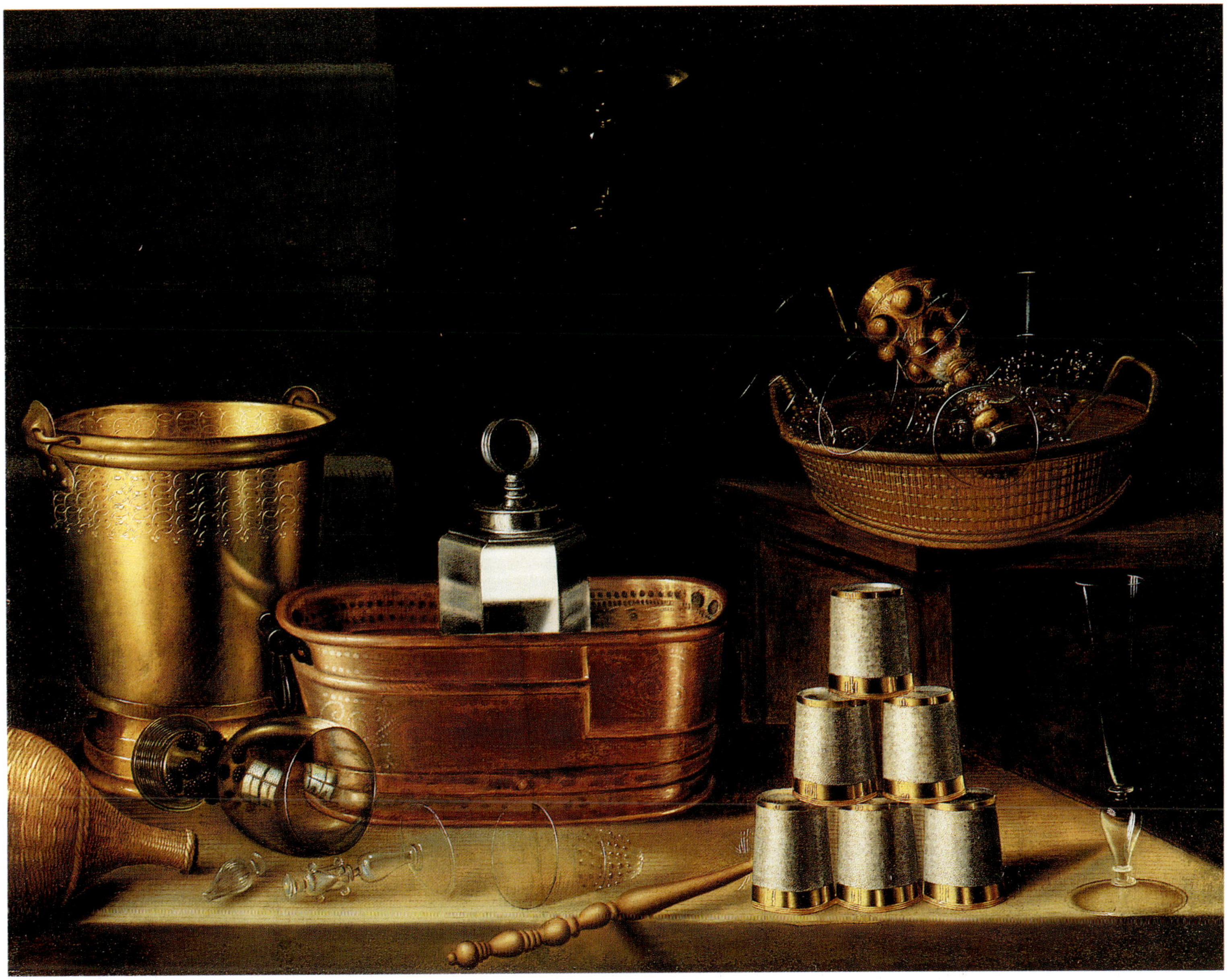

44 DIE GROSSE GLÄSERKÜCHE

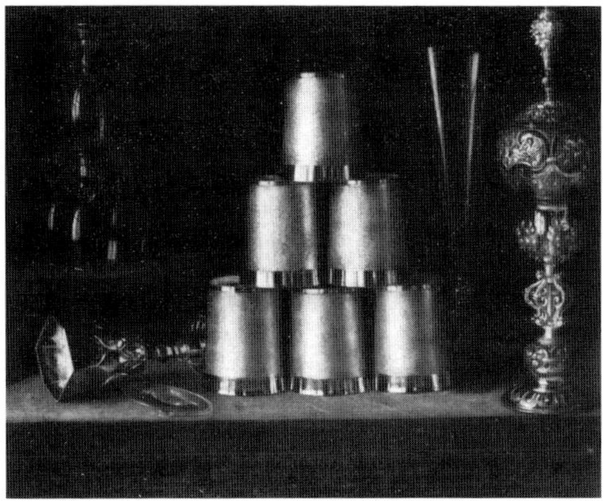

Pieter van Roestraten? / Theodor Roos?
Trinkgefäße, 2. H. 17. Jhdt.
Öl auf Leinwand, 44,7x50,3 cm
Ungarn, Privatbesitz

In ungarischem Privatbesitz befindet sich ein Stilleben mit Trinkgeschirren von Theodor Roos, das die sechs Becher in derselben Anordnung wiedergibt.[6] Sicher hatte Roos die *Große Gläserküche* oder ähnliche, nicht mehr erhaltene Bilder Stoskopffs gesehen, lebte er doch seit 1659 in Straßburg.

1 Siehe das Kapitel *Biographie*.
2 Siehe Haug, L'orfèvrerie, 1978, Abbn. 32, 45, 46.
3 Öl auf Holz, 129x196 cm, Ulmer Museum, Inv.-Nr. 1941.9190.
4 Zeile aus einem Gedicht von Josua Stegmann (1588–1632); vgl. van Ingen, Vanitas und Memento Mori, 1966, S. 63.
5 Friedrich van Valckenborch, *Die Küchenmagd*, Wien, Kunsthistorisches Museum, Gemäldegalerie, Inv.-Nr. 2208; vgl. z. B. Zülch, Frankfurter Künstler, 1967, S. 426–427.
6 Leinwand, 44,7x50,3 cm, bez. »T. Ros . . . rate F«; vgl. Katalog Budapest 1981, S. 219, Abb. 105. Sam Segal identifizierte die Signatur als »P. Roestraten f.«. Siehe hierzu das Kapitel *Zum Werk*.

45 FISCHE, BRANNTWEIN-FLASCHE UND VÖGEL

Nach 1630
Öl auf Leinwand
69x53 cm
Unbezeichnet

Standort unbekannt

Provenienz
Stockholm, Tillhör Byråsekretare H. Thulin, 1951

Literatur
Rapp, Djur och Stilleben, 1951, S. 175 und Abb. 13 (als »Christian Thum?«). – Katalog Paris/New York/Chicago 1982, S. 294

Das vorliegende Bild ist motivisch eng verwandt mit der *Vanität* in der Sammlung Scharnowski (Kat.-Nr. 46). In fast identischer Weise liegen die sechs Fische vor einer Spanschachtel, auf der, leicht übereck, die Glasflasche mit Branntwein steht. Ihr Hals ist mit einem hellen Tuchpfropfen verschlossen. An der Wand rechts hängen mehrere tote Vögel. Es könnten Spechte sein, wie sie im *Glutherd* (Kat.-Nr. 14) in Basel vorkommen. Links auf der durchgehenden Tischplatte ist noch eine Zwiebel zu sehen.
Sicher gehört das Bild ins Œuvre Sebastian Stoskopffs. Nicht nur sind es seine Motive, auch die Art der Komposition – hier in Hochformat – verrät seine Hand.[1] Trotz vielfältiger Bemühungen konnte der gegenwärtige Standort des Bildes nicht ausfindig gemacht werden.[2] So war eine abschließende Beurteilung vor dem Original nicht möglich.

1 Die Übereinstimmung der Darstellung hat schon Pierre Rosenberg im Katalog Paris/New York/Chicago 1982, S. 294, bei der Besprechung des Bildes *Karpfen auf einer Spanschachtel*, bezeichnet »PNichon« (Kat.-Nr. 55), vermerkt.
2 Herrn Dr. Pontus Grate, Stockholm, Nationalmuseum, sei für seine bereitwillige Hilfe gedankt, ebenso zahlreichen Privatpersonen in Stockholm.

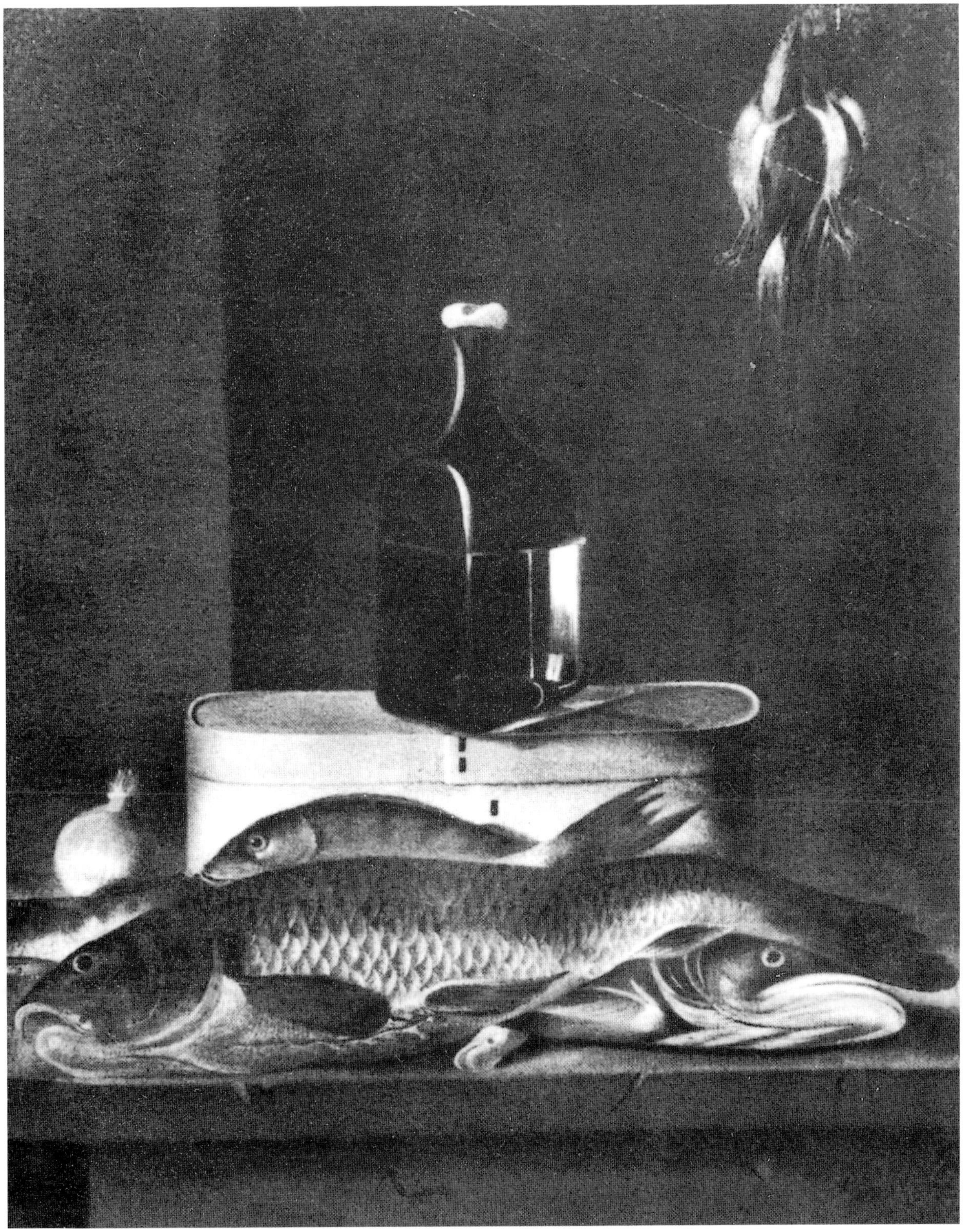

45 FISCHE, BRANNTWEINFLASCHE UND VÖGEL

46 FLASCHE, KRUG, SPANSCHACHTEL UND FISCHE

Anfang 1640er Jahre
Öl auf Leinwand
53x69 cm
Unbezeichnet

München, Bayerische Staatsgemäldesammlungen, Alte Pinakothek, Leihgabe der Sammlung G. Scharnowski

Provenienz
Zürich, Privatbesitz. – Zürich, Bruno Richiero, 1957

Literatur
Rott, Straßburger Kunstkammern, 1930, S. 31. – Haug, Sébastien Stoskopff, 1948, S. 69, Nr. 28. – Faré, Nature Morte, 1974, Abb. S. 127

In der Sammlung des Straßburgers Elias Brackenhofer befanden sich vier Küchenstücke von Sebastian Stoskopff. Sie sind im Inventar aufgeführt, das 1683 vor der Veräußerung erstellt wurde. Unter Nummer 4 heißt es: »Ein schindel ladt, auf welcher ein glaß mit gebrannt waßer, darbey ligen etliche fisch, zwo pomerantzen, auf der seiten stehet ein steinerer eßig krug, ölfarb tuch (22 ¾ : 27 ¾)«.[1] Ziemlich sicher ist damit das vorliegende Bild beschrieben, wie schon 1958 erkannt wurde.[2]

Auf dem hölzernen Kasten mit kräftiger Tischplatte, deren rechte Seitenkante in die Bildtiefe stößt, liegen im Vordergrund die beiden Orangenäpfel und sechs ausgenommene Fische unterschiedlicher Größe, darunter ein Hecht und ein Karpfen. Dahinter steht die Spanschachtel, auf ihr die Branntweinflasche und rechts davon der Steinzeugkrug vor der Quaderwand, an der eine weiße Kerze befestigt ist. Sie ist eben erst erloschen: Wachs tropft herab, der Docht glüht noch rot.

Das Arrangement von Fischen, Spanschachtel und Glasflasche findet sich fast identisch in Kat.-Nr. 45; die Gruppe der sechs Fische und ein irdener Henkelkrug begegnen auf dem Küchenstück im Museum Saarbrücken wieder (Kat.-Nr. 47); Hecht und Karpfen sowie Pomeranze sind in den *Vier Elementen* (Kat.-Nr. 40) zu sehen. Das Küchenstück mit Karpfen und Makrelen ist 1626 datiert (Kat.-Nr. 12), und das Motiv des Karpfens auf einer Schindellade hat Stoskopff dann mehrfach verwendet (Kat.-Nrn. 50–55). Eine Beschäftigung des Malers mit diesem Themenkreis ist also schon für die 1630er Jahre in Paris nachzuweisen. Vorliegendes Bild ist aufgrund seiner routiniert angelegten Komposition und der als sehr wahrscheinlich anzunehmenden Herkunft aus der Sammlung Brackenhofer in die Straßburger Zeit Stoskopffs nach 1640 zu datieren.

Die Aussage des Gemäldes ist der des *Küchenstücks mit Kalbskopf* (Kat.-Nr. 47) vergleichbar. Dort liegen die Fische am unteren Bildrand; hier sind sie in die Mitte an die Stelle des Kalbskopfes getreten. Sie symbolisieren Opfer und Leid. Die Orangenäpfel verweisen auf das verlorene Paradies, auf die Zeit vor der Schuld, vor dem Beginn von irdischer Endlichkeit und Tod.[3] Golden und rot glänzt die Haut der Früchte. Bei den Fischen kehren diese Farben wieder: Gold im Schuppenkleid, Rot in den Schwanzspitzen und Flossen und im Blut des aufgeschnittenen Karpfens. Ein Lichtreflex der Paradiesäpfel läßt den Rand seines Auges rot aufleuchten. Auch die Kerze gehört in den Bereich irdischen Leidens und Vergehens. Sie brennt nicht mehr; das Rot des Dochtes verbindet sie optisch mit den Früchten und Fischen.

Hinter ihnen steht die geschlossene Lade. Brot wird sie enthalten, die Speise zum gebrannten Wasser in der durchscheinenden Flasche. Gelbe Töne kommen hier vor, die Farbe des Getreides und der Sonne. Gerundet sind die Umrisse dieser Gefäße: Sie stehen für Ruhe, Beständigkeit, Gewißheit. Essig wird gebraucht, um dem Vergänglichen Dauer zu verleihen. Am Karfreitag hat das Essigtuch Christi Schmerzen am Kreuz gelindert.

Ingvar Bergström hat die Spanschachtel mit Glaskaraffe als zusammengehöriges Motiv erkannt und konnte eine durchgehende Tradition von gotischen Altartafeln bis zu Stilleben des 17. Jahrhunderts feststellen. Seine Bedeutung sieht er in der christlichen Symbolik als Aqua vitae und Scrinium deitatis – Wasser des Lebens und Schrein der Gottheit.[4]

Stoskopff hat hier das Motiv der sechs Fische in den Mittelpunkt gestellt, das er noch zweimal auf identische Weise verwandte (Kat.-Nrn. 45 und 47). Die Gruppierung war also genau überlegt – das ist insofern von Bedeutung, als sich die Fischleiber so überschneiden, daß man beim flüchtigen Hinsehen zunächst vier Tiere zählt. Genaues Betrachten ergibt dann, daß die getrennt sichtbaren Fischköpfe und Schwanzteile nicht zusammenzusetzen sind, sondern verschiedenen Tieren zugehören. Dieses Spiel wird kein Zufall sein. Soll es den Betrachter auffordern, die Komposition genauer zu studieren und dann, weitergehend, dem Gehalt des Bildes, seiner Aussage nachzuspüren?

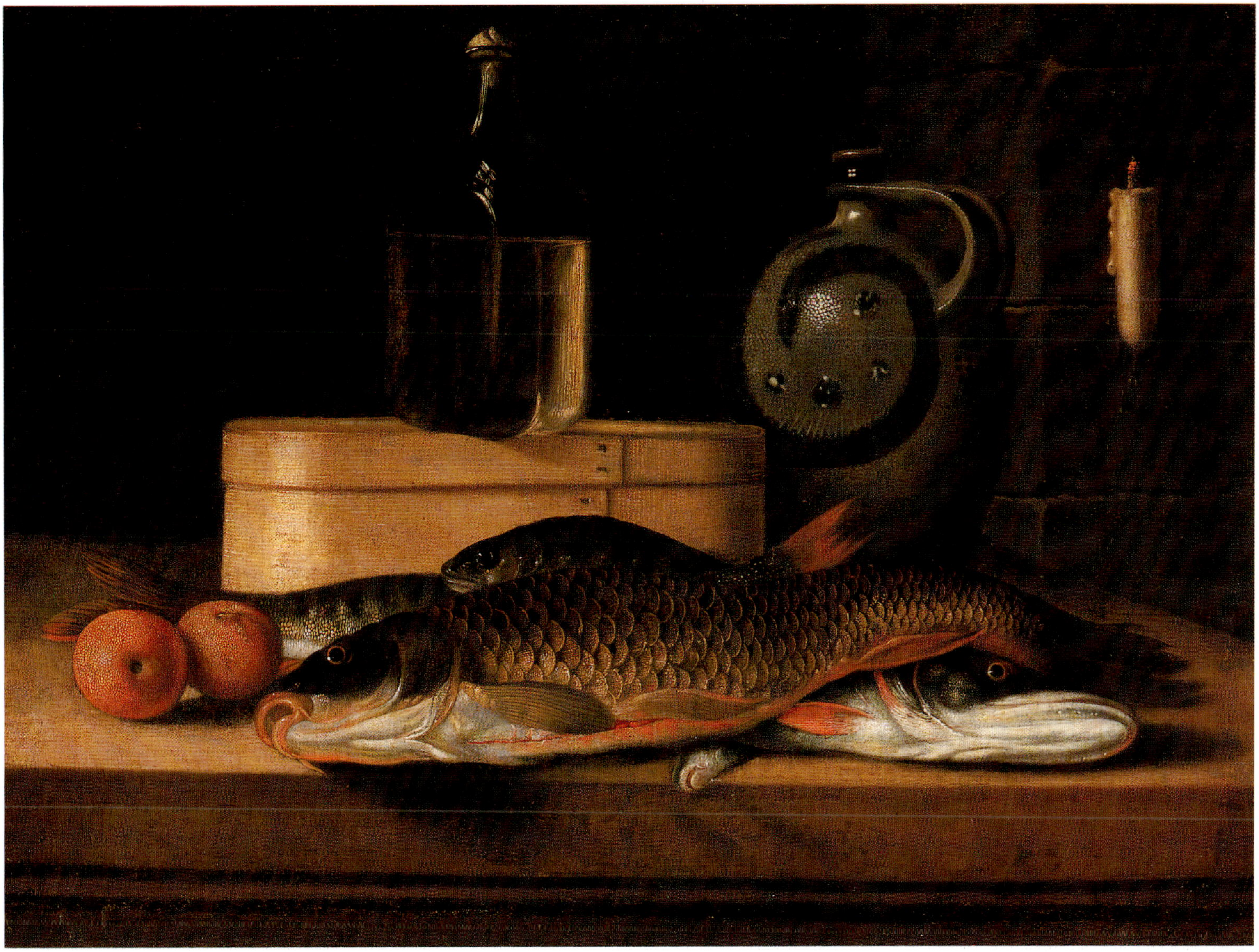

46 FLASCHE, KRUG, SPANSCHACHTEL UND FISCHE

1 Quelle 26. Das Bild wurde 1683 für 18 Reichstaler verkauft. (Haug, Sébastien Stoskopff, 1948, S. 69.) Die Maßangabe entspricht etwa 54,82x66,27 cm, der Zoll gerechnet zu 2,41 cm, wie er in Straßburg (Stadt) im 18. Jahrhundert gebräuchlich war (Hanauer, Etudes économiques, 1978). Herrn Mariotte, Directeur des Archives in Straßburg, danke ich für seine Hilfe. Diese Maße differieren nicht entscheidend von der heutigen Bildgröße.

2 Brief von Herrn Günter Scharnowski an Frau Christel Lenz, Idstein, 28. 6. 1986.

3 Vgl. zur Symbolik des Apfels im Zusammenhang mit dem Tod auch Mohr, Der unverhoffte Tod, 1982, S. 161.

4 Bergström, Disguised Symbolism, 1955, S. 346.

47 KÜCHENSTÜCK MIT KALBSKOPF

1640
Öl auf Leinwand
87 x 122 cm
An der Tischplatte links signiert und datiert: »Stoskopff 1640«

Saarbrücken, Saarland-Museum, Alte Sammlung, Stiftung Saarländischer Kulturbesitz, Inv.-Nr. NI 1329

Provenienz
Hofgeismar, Sammlung Superintendent Wissemann. – Hofgeismar, Sammlung Dr. Wilharm. – Köln, Galerie Abels

Ausstellungen
Berlin, Schloß Charlottenburg, Orangerie, 1966. – Münster, Westfälisches Landesmuseum / Baden-Baden, Staatliche Kunsthalle, 1980

Literatur
Holzhausen, Werk, 1944, S. 111–112. – Haug, Sébastien Stoskopff, 1948, S. 62, Nr. 7; S. 45, Abb. 9. – Haug, Deux nouveaux tableaux, 1959, S. 285; S. 287, Abb. 5. – Haug, Sébastien Stoskopff, 1961, S. 35. – Haug, Une Nature Morte, 1965, S. 80. – Katalog Berlin 1966, Kat.-Nr. 100, Abb. 101. – Faré, Nature Morte, 1974, Abb. S. 128. – Katalog Münster/Baden-Baden 1980, Kat.-Nr. 196, Abb. S. 366. – Sammlungskatalog Saarbrücken 1984, Farbtafel S. 49. – Katalog Idstein 1987, S. 22, Farbtafel S. 79. – Grimm, Stilleben, 1988, Farbtafel 130

Jedes der großformatigen Werke Sebastian Stoskopffs zeigt ein reales Geschehen und weist zugleich über dieses hinaus. Die Gedanken und Assoziationen, die beim heutigen Betrachter ausgelöst werden, sind vielfältig; die vom Maler tatsächlich beabsichtigten und solche, die sich unbewußt ergaben, sind uns nur in der vergleichenden Untersuchung seines gesamten Œuvres erschließbar.

In einem Keller oder Vorratsraum – hinten links befindet sich eine vergitterte Fensteröffnung – sind drei Kastentische aufgestellt. Der größte im Vordergrund zeigt eine Grape aus Messing, neben der ein Küchenmesser in die Holzplatte gespießt ist, und einen hölzernen Zuber, über den ein Brett gelegt wurde, auf dem in einer irdenen Schüssel der Kalbskopf ruht. Davor, den Rand der Tischplatte leicht überschneidend, liegen vor einem Weißbrotwecken ausgenommene Fische. Karpfen und Hecht sind erkennbar; der Zahl der sichtbaren Kopf- und Schwanzenden nach zu urteilen, handelt es sich insgesamt um sechs Tiere.[1] Den Abschluß zum rechten Bildrand bildet das große runde Messingbecken mit durchbrochenem Schöpflöffel. An der Wand darüber hängt ein Reibeisen. Ein enghalsiger Steinzeugkrug mit Zinnverschluß ist auf dem rechten Tisch im Mittelgrund zu sehen; auf dessen Pendant zur Linken steht ein hoher Mörser mit Stößel. Neben ihm liegt ein Ganter: Sein Körper ist schon gerupft, das Federkleid des Halses ist schwarz mit einem weißen Band, die Flügel sind weiß und schwarz; an der Unterseite der Beine wird rote Farbe sichtbar.

In bezug auf die Logik der Perspektive, der Einrichtung und der Anordnung der dargestellten Gegenstände ist dieser Teil des Bildraums widerspruchsfrei. Der Hintergrund besteht dagegen aus Versatzstücken, die ohne Übergang aneinandergereiht sind. Links wird der Blick in einen tieferliegenden Raum mit vergitterter Öffnung frei. Er erhält sein eigenes diffuses Licht. Der Mittelteil ist dunkel gehalten und ohne Wandstruktur. Eine rechteckige Nische ist erkennbar, in der, leicht aus der Mittelachse gerückt, eine gebauchte Glasflasche steht. Sie ist halb mit einer hellen Flüssigkeit gefüllt; ein großes und ein kleines Fenster spiegeln sich in ihr. Die Öffnung verschließt ein Tuchpfropfen. Rechts folgt deutlich strukturiertes, wohl vorspringendes Mauerwerk.

Der Maler hat die zahlreichen Gegenstände in eine gleichermaßen ruhige und abwechslungsreiche Ordnung gebracht. Wie meist verwendet er horizontale, vertikale und diagonale Kompositionslinien zur Raumgliederung. Hervorzuheben sind die beiden Diagonalen. Die eine führt von der Grape links unten zum Brett mit Reibe rechts oben, die andere gegenläufig vom Messingbecken rechts unten über das schräg den Zuber überspannende Brett zu Ente und Mörser links oben. Sie begegnen sich in der Bildmitte. In diesem Schnittpunkt liegt, nach rechts gewandt, der abgehäutete Tierkopf. Sein Auge scheint jedoch nach links gedreht und richtet sich aus dem Bild auf den Betrachter. Der Charakter des unschuldigen Opfers ist unverkennbar und wird durch die über Kreuz gelegten Diagonalen unterstrichen.[2]

Die Darstellung eines Kalbskopfes ist nicht neu. Knapp hundert Jahre früher malten Pieter Aertsen und Joachim Bueckelaer verschiedene Versionen des Schlachterladen-Themas. Bei ihnen liegt der Kalbskopf im Vordergrund, das Maul schräg nach vorn, das Auge dem Betrachter zugewandt.[3] Stoskopffs Darstellung zeigt keine dramatische Handlung, gewinnt aber in dieser Zurückhaltung Intensität. Einzig das Messer deutet auf das vorangegangene Geschehen, aggressiv zeigt es die Stoßrichtung an. Man kann nicht umhin, an den Namen des Künstlers zu denken und an den protestantischen Gelehrten, mit dem er in Verbindung stand, Moscherosch, zu deutsch Kalbskopf.[4]

Die Wand verläuft im Hintergrund als dunkles Band und ähnelt so den Behängen, die in der Spätgotik als Hintergrund religiöser Andachtsbilder dienten. In diesen dunklen Streifen setzt Stoskopff die Nische mit der Flasche. Ihr Körper entspricht der Form einer Kugel, auf ihrer Wandung spiegelt sich zweimal ein Kreuz.[5] Gläserne Kugeln als waren Homo bullae Zeichen

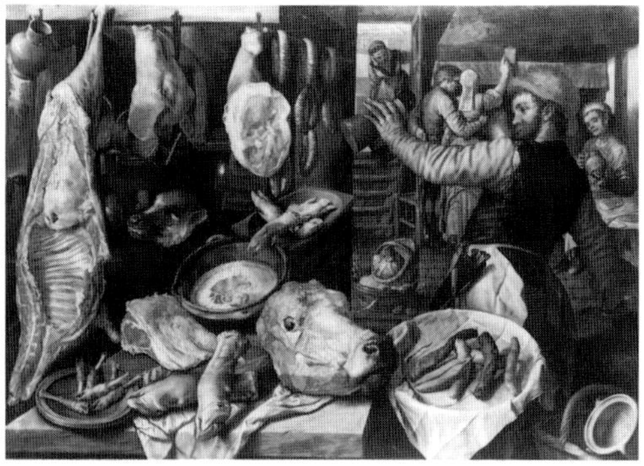

Joachim Bueckelaer
Fleischerladen, um 1565–1570
Öl auf Leinwand, 146x205 cm
Neapel, Museo e Gallerie Nazionali di Capodimonte

der Vergänglichkeit – das Leben ist so fragil wie Glas und löst sich in Nichts auf wie eine Seifenblase.[6] Die Kreuze zeigen aber gleichzeitig Fenster an, durch welche Licht fällt, weißes und gelbes. Durchsichtig ist die Flüssigkeit; sie füllt die Flasche, die sorgsam abgedichtet ist, noch bis über die Hälfte. Es wird Branntwein sein, der gleichermaßen Lebensspender wie Verführer ist. Der Krug mit der Salzglasur enthält Essig.[7] Wie irdische und himmlische Nahrung stehen sie nebeneinander, das eine im soliden Behälter, das andere im zerbrechlichen Glas. In der Küche wird ein Mahl aus Tieren des Wassers, der Erde und der Luft vorbereitet. Das Feuer wird sie in Speise verwandeln – schön sind die Geräte, die dafür bereitstehen. Brot gibt es dazu und gebranntes Wasser.

Das Bild ist 1640 datiert. Es wird schon in Straßburg entstanden sein, nach der Rückkehr des Künstlers aus Paris.

1 Vgl. *Flasche, Krug, Spanschachtel und Fische* (Kat.-Nr. 46).

2 Bei Georg Hoefnagel kommt der blutige Stierkopf als Symbol Christi vor, gemäß der Vision Hesekiels; vgl. Vignau-Schuurmann, Die emblematischen Elemente, 1969, Bd. 1, S. 33, Nr. 35. Das Rind als Symbol schwerer Arbeit und des Leidens, dargestellt meist als Bugranion, Rindsschädel, ist in der Renaissance vielfach bezeugt. Siehe Vignau-Schuurmann, Die emblematischen Elemente, 1969, Bd. 1, S. 82, Nr. 125, und Anmerkungen.

3 Pieter Aertsen, *Fleischerladen mit der Flucht nach Ägypten*, Öl auf Holz, 123x167 cm, dat. 1551, Uppsala, Universität, Inv.-Nr. L1 (aus dem Besitz Kaiser Rudolfs II). Siehe zur Thematik Katalog Gent 1987, S. 114–115, und Moxey, Bueckelaer, 1977, S. 102. Joachim Bueckelaer, *Fleischerladen*, Öl auf Leinwand, 146x205 cm, Neapel, Museo e Gallerie Nazionali die Capodimonte.

4 Vgl. das Kapitel *Sebastian Stoskopff und das protestantische Andachtsbild.* 1640 erschien Moscheroschs bekanntestes Werk, die *Gesichte Philanders von Sittewald*, in der ersten Auflage.

5 In der Marienkrönung Hans von Kulmbachs, Wien, Kunsthistorisches Museum, Inv.-Nr. 1521, spiegelt sich in der durchsichtigen Sphärenkugel Gottvaters zweimal ein Fensterkreuz.

6 Vgl. Bergström, De Gheyn, 1970, S. 143–157; Möller, Kugel, 1952, S. 157–177; Vignau-Schuurmann, Die emblematischen Elemente, 1969, S. 231–232.

7 Das Inventar der Brackenhoferischen Kunstkammer nennt »ein steinerer eßig krug« und ein »glaß mit gebrannt waßer«. Gemeint ist das Bild der Sammlung Scharnowski (siehe Quelle 26 und Kat.-Nr. 46), doch sind im *Küchenstück mit Kalbskopf* dieselben Gefäße verwandt.

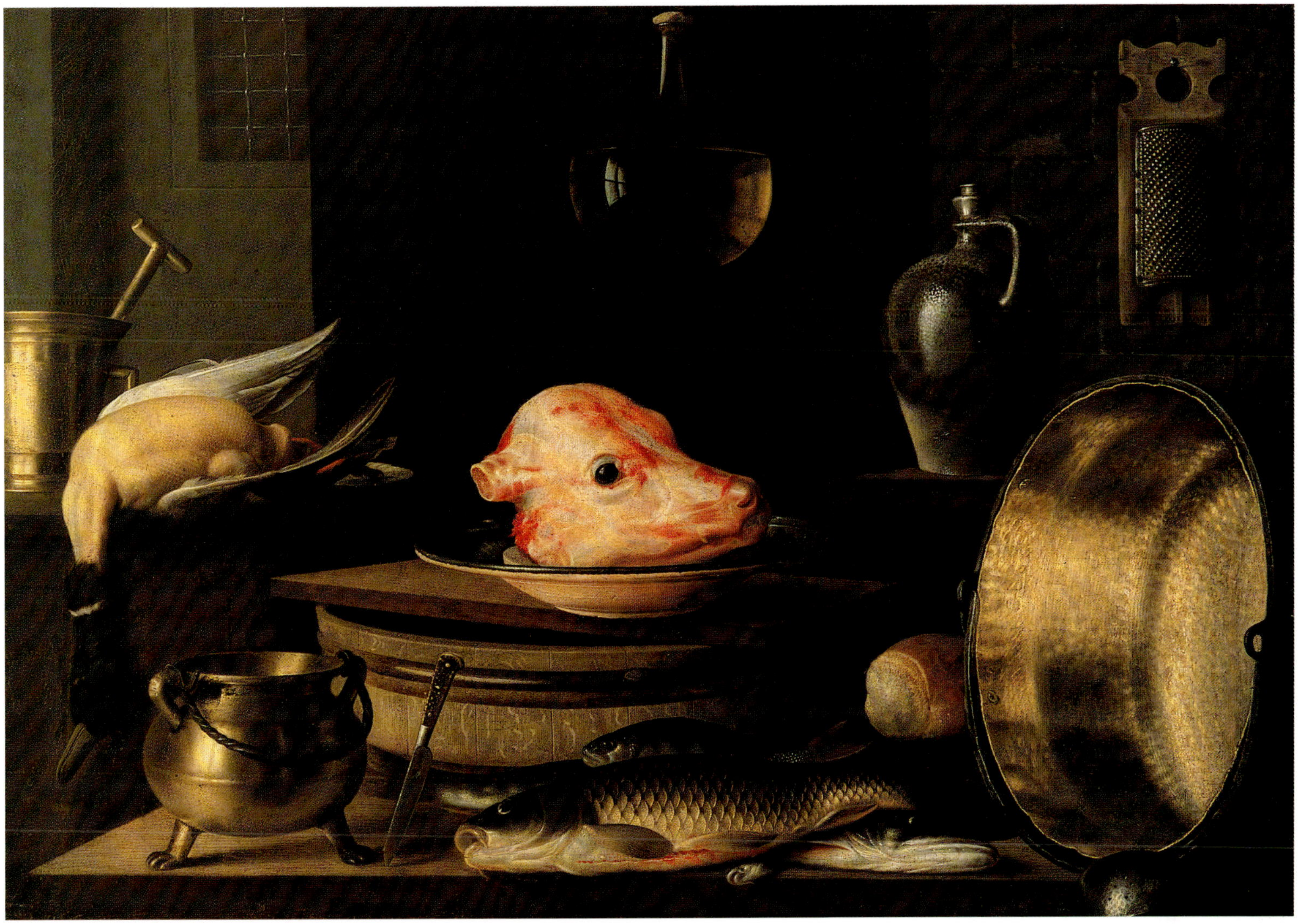

47 KÜCHENSTÜCK MIT KALBSKOPF

48 PORTRAIT DES THEOLOGEN JOHANNES SCHMIDT
(Kupferstich nach Stoskopff)

1641
Kupferstich
25 x 16,5 cm
Bezeichnet: »Sb. Stoskopff pinxit.
P. Aubry sculpsit«

Straßburg, Musées de Strasbourg, Cabinet des Estampes et des Dessins

Literatur
Brauner, Stosskopf, 1933, S. 27–28 und S. 54, Anm. 100. – Haug, Sébastien Stoskopff, 1948, S. 63, Nr. 8 mit Abb. – Haug, Sébastien Stoskopff, 1961, S. 34 mit Abb.

In der Kartusche dieses Kupferstichs wird der Portraitierte vorgestellt: »Johannes Schmidt SS. Theol. Doctor, Professor Ordin. Conventus Ecclesiastici Praeses. Colleg. Thom. Praepos Argentorati A° 1641 Ætat 47«.
Johannes Schmidt gehörte zu den führenden Persönlichkeiten des kirchlichen und kulturellen Lebens in Straßburg. Er war Doktor der Theologie, Prediger und Professor, zeitweilig auch Rektor der Universität und bestimmte als Präsident des Kirchenkonvents nicht nur Fragen, die Theologie und Kult betrafen, sondern hatte auch großen Einfluß auf die Lebensführung der Gläubigen.[1] Diese Aufgabe lag ihm sehr am Herzen. Berühmt wurden seine Predigten der »christlichen Weisheit« über Themen wie »Von der Vermeidung der Hoffahrt«, »Von der Unkeuschheit, Ehebruch, Hurerei« oder »Von den ewigen Strafen der Gottlosen in der Hölle«.[2]
Eine Zeichnung oder ein Gemälde von Stoskopff zu diesem Stich ist nicht erhalten, seine Autorschaft aber durch die Bezeichnung eindeutig belegt. Der Stecher, Peter Aubry, wurde 1610 in Straßburg geboren. Er machte sich einen Namen als Kupferstecher vor allem von Portraits bekannter Persönlichkeiten. Vier weitere Arbeiten von ihm bewahrt das Cabinet des Estampes et des Dessins in Straßburg.[3]
Der Kupferstich ist 1641 datiert. Am 11. Februar dieses Jahres wurde Stoskopff in die Zunft zur Steltz aufgenommen; es folgte die Auseinandersetzung über die Fertigung eines Meisterstückes. Dem Stechen in Kupfer ging die malerische Vorlage voraus und der Auftrag dazu: Stoskopff dürfte sich also wenigstens seit 1640, vielleicht seit 1639, in der Stadt aufgehalten haben.
Der Rahmen des Portraits mit den geflügelten Genien, Puttenköpfen und dem Rollwerk ist von so eigenständiger Art, daß er von Stoskopffs Hand sein könnte. Merkmale sind eine große Plastizität und die Behandlung der figürlichen Elemente weniger als Wiedergabe von Plastiken als von lebendigen Gestalten.[4] Dasselbe ist bei den Gesichtern auf Kanne und Tazza in den beiden Bildern des *Beendeten Frühstücks* (Kat.-Nrn. 27 und 28) und den figürlichen Deckelbekrönungen von Goldschmiedearbeiten, zum Beispiel bei der *Vanität mit Totenschädel und Almanach* (Kat.-Nr. 30), der *Vanität mit Gläsern und Pokalen* (Kat.-Nr. 38) oder den *Fünf Sinnen mit der Tischuhr* (Kat.-Nr. 39) zu beobachten.

1 Vgl. das Kapitel *Sebastian Stoskopff und das protestantische Andachtsbild*.
2 Siehe Johannes Schmidt, Gründliche und unvermeidliche Widerlegung, 1637, mit eigenhändiger Widmung des Autors an Johanna Herzogin zu Württemberg und Teck, 15. Januar 1638.
3 Es sind dies Portraits von Melchior de Insula (de l'Isle), 1644, von Johannes Buxtorfius, 1659, und von Johannes Kuefferus (in zwei Ausführungen).
4 Diese Gestaltung unterscheidet die Kartusche wesentlich von den Rahmen der genannten weiteren Portraitstiche Aubrys im Cabinet des Estampes et des Dessins, Straßburg.

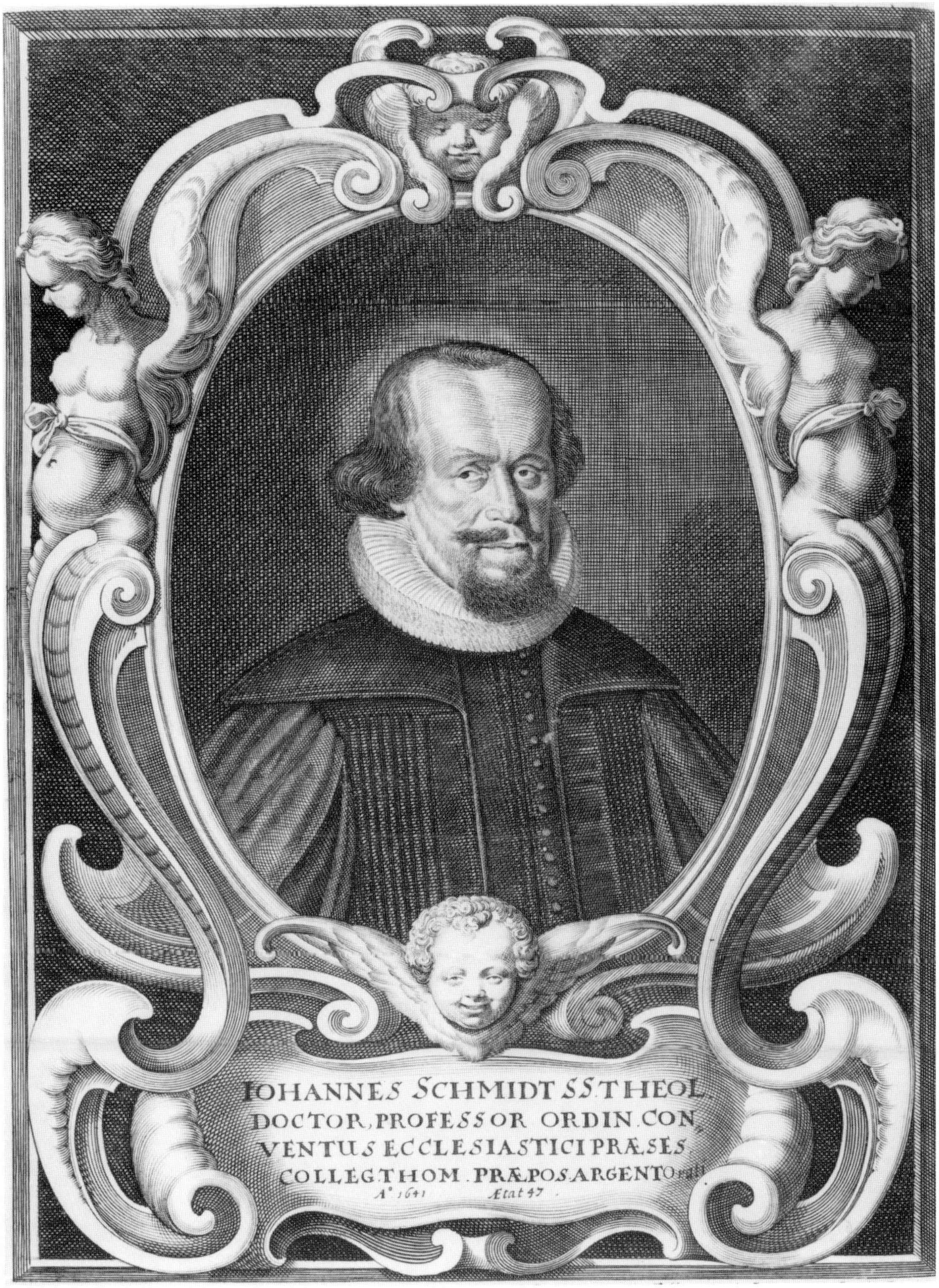

48 PORTRAIT DES THEOLOGEN JOHANNES SCHMIDT

49 DIE GROSSE VANITÄT

1641
Öl auf Leinwand
125 x 165 cm
Links an der Platte signiert: »Stoskopff«, auf der Schrifttafel datiert: »1641«
Spannbögen ringsum sichtbar

Straßburg, Musée des Beaux-Arts, Inv.-Nr. 1249

Provenienz
Haidenburg, Sammlung Freiherr Carl von Aretin. – München, Privatbesitz. – Freiburg i. Br., Kunsthandel, 1931

Ausstellungen
Basel, Kunsthalle, 1947. – Delft, Stedelijk Museum Het Prinsenhof, 1949. – Berlin, Schloß Charlottenburg, Orangerie, 1966. – Münster, Westfälisches Landesmuseum / Baden-Baden, Staatliche Kunsthalle, 1980. – Montreal, Museum of Fine Arts / Rennes, Musée des Beaux-Arts / Montpellier, Musée Fabre, 1993

Literatur
Brauner, Stosskopf, 1933, S. 39, Abb. S. 49. – Renner, Meisterstück, 1941, S. 182–189. – Katalog Basel 1947, S. 36, Kat.-Nr. 134. – Haug, Sébastien Stoskopff, 1948, Nr. 9; S. 63, Abb. 10 und 11. – Heitz, L'art en Alsace, 1948, Abb. S. 156. – Katalog Delft 1949, S. 42, Kat.-Nr. 89. – Faré, Epoque archaïque, 1954, Abb. S. 18. – Sammlungskatalog Straßburg 1954, Kat.-Nr. 27 mit Abb. – Haug, Trois peintres, 1959, S. 287; S. 290, Abb. 8. – Haug, Sébastien Stoskopff, 1961, S. 33; S. 31, Abb. 12. – Mirimonde, Musique, 1962, S. 101–102; S. 99, Abb. 12. – Haug, Une Nature Morte, 1965, S. 79 und 82. – Katalog Berlin 1966, Kat.-Nr. 101; S. 88, Abb. 100. – Faré, Nature Morte, 1974, S. 129–130, Abb. S. 128. – Adriani, Deutsche Malerei, 1977, S. 49 mit Abb. – Bergström u. a., Große Zeit, 1979, Abb. S. 215. – Katalog Münster/Baden-Baden 1980, S. 432, Kat.-Nr. 226, Farbtafel S. 434. – Lipp, Vanitas-Stilleben, 1986, S. 39; S. 38, Abb. 4. – Katalog Idstein 1987, S. 23, Farbtafel S. 80. – Katalog Montreal/Rennes/Montpellier 1993, S. 196–197 mit Farbtafel. – Grimm, Stilleben, 1995, S. 167, Abb. 112

Zweifellos ist die *Große Vanität* das Hauptwerk von Sebastian Stoskopff.[1] In ihm entfaltet er sein ganzes Können als Bild-Erfinder und Maler. Die Botschaft seines Gesamtwerks scheint in diesem großangelegten Stilleben zusammengefaßt. In einen Vers gebracht, steht sie unten links von seiner Hand geschrieben:

> Kunst, Reichtum, Macht und Kühnheit stirbet,
> Die Welt und all ihr Thun verdirbet,
> Ein ewiges kommt nach dieser Zeit,
> Ihr thoren flieht die Eitelkeit.
> 1641

Der Text stammt wahrscheinlich nicht von Stoskopff, sonst hätte er wohl seine Signatur neben der Datumsangabe daruntergesetzt. Der Dichter konnte bis jetzt nicht ermittelt werden.[2] Der Versinhalt als solcher ist in protestantischen Kirchenliedern, Grabinschriften, Gedichtsammlungen weit verbreitet.[3] Von Johann Pappus stammt folgende Liedstrophe, die zwischen 1570 und 1590 in Straßburg gedruckt wurde:

> Es hilft kein Reichthum, Geld noch Gut,
> Kein Kunst noch Gunst, noch stolzer Muth:
> Fürm Tod kein Kraut gewachsen ist,
> Mein frommer Christ;
> Alles, was lebet, sterblich ist.

Die inhaltliche Nähe zum Vers bei Stoskopff ist deutlich: Alles ist endlich, nichts kann vor dem Tod schützen. Diesem Vanitas-Gedanken, der im späten Mittelalter im Totentanz dargestellt wurde, folgt bei Stoskopff der Ausblick über den Tod hinaus – ein Ewiges kommt nach dieser Zeit – und darauf die Mahnung, sich nicht in Nichtigem zu verlieren. Der Eitelkeit der Welt zu entsagen, ist ein barocker Gedanke, am bekanntesten formuliert im Werk des Andreas Gryphius.[4]

Stoskopff hat die Elemente des Textes im Bild umgesetzt: Schönheit, Reichtum, Zeichen der Gelehrsamkeit und Insignien der Macht und Kühnheit sind dargestellt. Die offene Tür des kleinen roten Schrankes zeigt ein leeres, dunkles Inneres: all dieses ist eitel.

Auf dem großen Kastentisch, der bei Stoskopff mehrfach vorkommt,[5] liegt, umgekehrt, eine Laute und daneben das Notenheft, auf welchem die ovale Spanschachtel mit dem Totenschädel steht, umrahmt von mehreren Bücherstapeln. Obenauf ruht das mit silbernen Schließen versehene Gesangbuch. Eine Radierung von Jacques Callot, der *Zani* aus der Serie *Les Trois Pantalons*,[6] ist zwischen Buchseiten festgeklemmt. Stoskopff hat nur die Figur des derben Spaßmachers ohne die Hintergrundszenerie wiedergegeben. Auf Büchern sind am rechten Bildrand Teile einer Rüstung, ein Helm mit Gesichtsvisier und Handschuhe plaziert. Ein Schwert mit prunkvoller Parierstange hängt dahinter an der Wand. Davor steht auf einem runden Tisch ein Himmelsglobus. Von den Sternbildern und Tierkreiszeichen sind Bär, Löwe und Krebs auf der oberen Hälfte zu sehen. Im Zeichen des Löwen ist der Maler geboren.[7]

Als Schöpfer des Globus kommt die Uhrmacherfamilie Habrecht in Frage. Ursprünglich in Schaffhausen beheimatet, lebten und arbeiteten ihre Angehörigen seit 1571 in Straßburg; sie erhielten unter anderem den Auftrag, an der großen astronomischen Uhr der Kathedrale weiterzubauen. Von Isaac II. Habrecht sind ein Erd- und ein Himmelsglobus erhalten, die er wohl für seinen eigenen Gebrauch 1625 gefertigt hat.[8] Hinter dem Tisch befindet sich links ein zweistufiger Aufbau, bedeckt mit einem grünen Tuch. Darauf stehen zwei große Ananas- oder

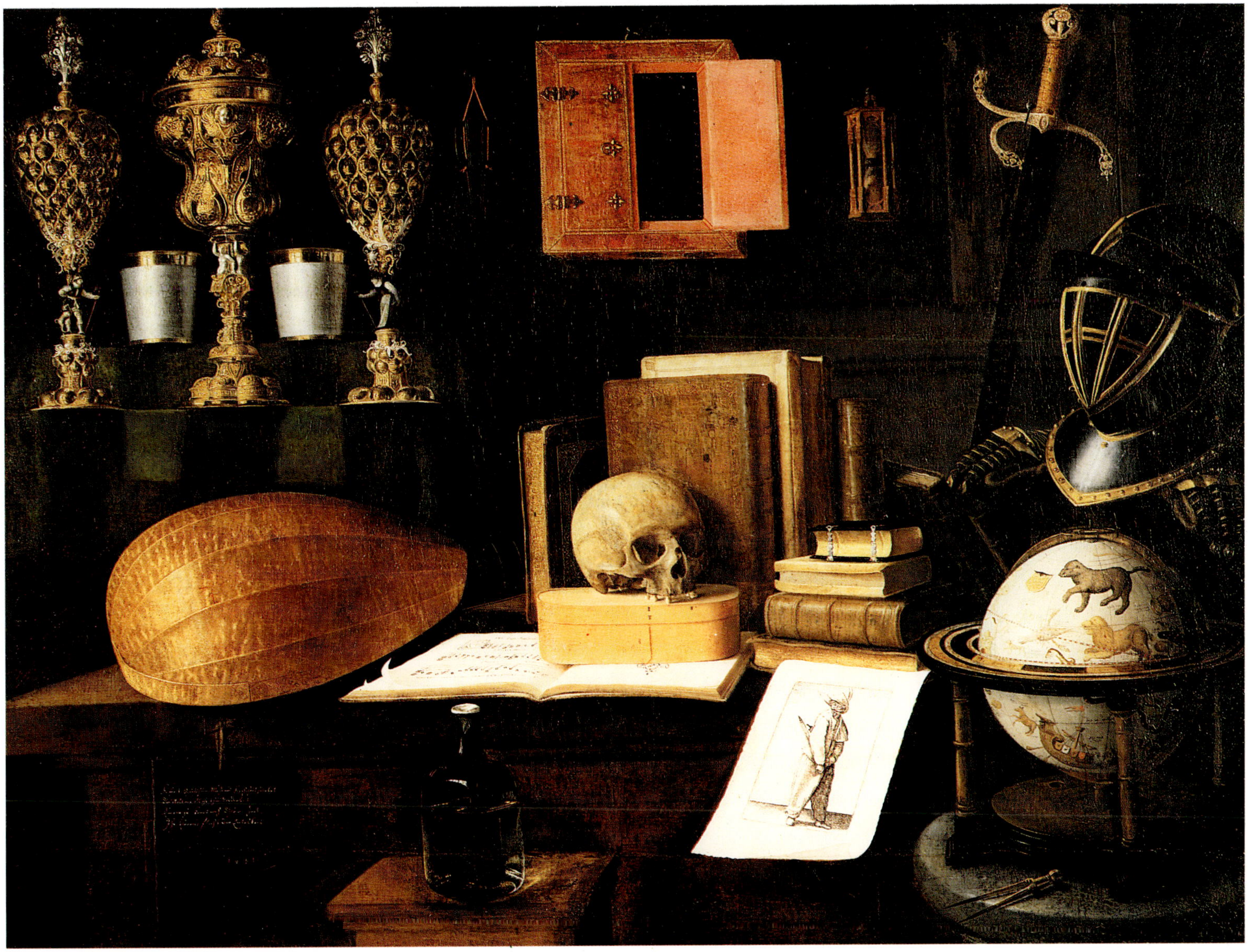

49 DIE GROSSE VANITÄT

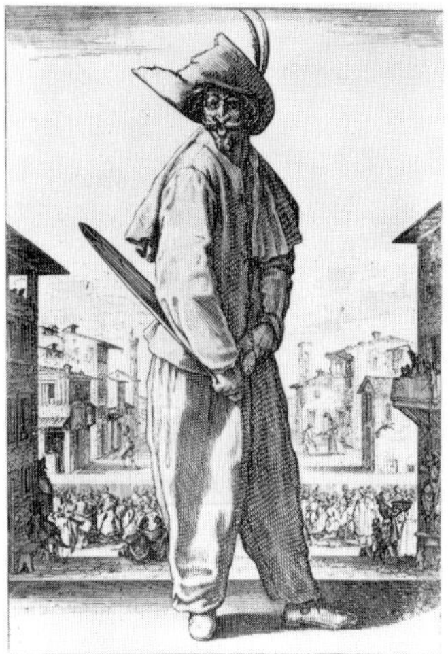

Jacques Callot
Zani
Aus der Serie *Les Trois Pantalons*,
gestochen nach 1620 in Nancy
Radierung, Blattgröße 24x15,2 cm

Traubenpokale mit den Trägerfiguren Winzer und Winzerin, dazwischen ein Akelei-Deckelportal mit weiblichen Büsten am Schaft und einem geflügelten Puttenkopf an der Kuppa[9] und in den Zwischenräumen dahinter zwei Schlangenhautbecher. Diese Arbeiten sind sicher in Straßburg entstanden, in den Werkstätten der mit Stoskopff verwandten und befreundeten Goldschmiedefamilien der Riedinger, Erhard, Dietrichs, Brackenhofer.[10] Während die Traubenpokale mit den Kreuzblumen als Bekrönung die noch der Gotik verhaftete traditionelle Formensprache aufweisen, zeigt der Akeleipokal Stil und Ornamentik des frühen 17. Jahrhunderts.

Im Hintergrund hängen an einer roten Kordel ein Lederetui für Schreibutensilien und eine Sanduhr an der Wand, in der Mitte das mit rotem Samt bezogene zweitürige Kästchen. Der rechte Flügel steht offen und gibt den Blick in ein leeres Inneres frei.[11] Vor den Kastentisch, leicht aus der Bildmitte gerückt, hat Stoskopff einen Hocker mit einer vierkantigen Glasflasche gestellt. Die Öffnung verschließt ein Pfropfen aus weißem Tuch, die farblose Flüssigkeit schimmert golden im Licht. Gewiß handelt es sich um Branntwein, Eau de vie. Das Kraft und Wärme spendende Lebenswasser kann auch zum Todeswasser werden, wenn der Mensch es nicht richtig gebraucht. Er selbst ist im Bild anwesend, steht im Zentrum, doch nicht als lebendiges Wesen: Der Totenschädel ist unerbittliches Zeichen für die Endlichkeit der irdischen Existenz. »Wir sind, was ihr sein werdet«, reden die Toten die Lebenden an. Daneben steht der *Zani* oder *Scabin*, der schlaue, intrigante Bedienstete der klassischen Komödie. Er läßt sich nicht unterkriegen und schlägt sich auch mit krummen Machenschaften durchs Leben. Wie um ihn im Zaum zu halten, wird das Blatt vom Gewicht der Bücher, von Weisheit und Frömmigkeit, festgehalten.

Schädel, *Zani* und Flasche sind in der Komposition als Gruppe zusammengefaßt. Der Schädel liegt auf einer Spanschachtel. Mehrmals hat Sebastian Stoskopff diese Lade dargestellt, im Zusammenhang mit dem Fisch, auch mit der Eau-de-vie-Flasche. Dort bewahrt sie Brot und dient zur Symbolik des Lebens; hier könnten es auch andere Dinge sein, Briefe, Dokumente, Schreibmaterial. Die Lade ist geschlossen und beschwert durch den Schädel. Geheimnis umgibt den Tod und das nach ihm Kommende. Aber es ist die Mitte, auf die unser menschliches Mühen und Streben ausgerichtet sein muß. Unsere Mittel, Sinne und Verstand, sind gleichwohl unfähig, das Geheimnis zu ergründen. Versuchen wir, die Tür zu öffnen, zeigt sich ein leeres Inneres.

Wie ein Pendant zur *Großen Vanität* ist das *Küchenstück mit Kalbskopf* (Kat.-Nr. 47) konzipiert. Ein Jahr früher entstanden, stellt es das Opfer ins Zentrum von Bildkomposition und -aussage. Hier hingegen ist der Mensch und das für ihn heute noch nicht Faßbare eng zusammengerückt und in den Mittelpunkt gestellt. Das Bild ist eine eindringliche Aufforderung, das Menschsein richtig zu verstehen und danach zu leben.

In einem Eintrag vom 13. Oktober 1642 vermerkt der Stadtschreiber von Straßburg, daß »herr Sebastian Stosskopf, der kunstmahler, Meinen gnädigen Herren den Fünfzehnern ein über die massen schones kunstgemähl in diese ihre stub praesentirt« hat, worauf sich der Rat Gedanken macht, was ihm »widerumb dargegen zu verehren« wäre.[12] Das Thema des Bildes wird weder hier noch an einer anderen Stelle erwähnt. Dieses und weitere im 18. Jahrhundert genannte Gemälde des Meisters aus dem Rathaus sollen die Wirren der Französischen Revolution nicht überlebt haben,[13] gemäß dem Bericht eines Augenzeugen von 1793: »Bei der Plünderung des Rathauses fing man an, die schönen Spiegel, Tafeln, Gemälde [...] zu zerschmettern und zu verderben.«[14] Die Wahrscheinlichkeit, daß auch das von Stoskopff dem Rat geschenkte Bild vernichtet wurde, ist sicher groß, aber Gewißheit darüber gibt es nicht. Bedenkt man die schwierige Situation, in der sich Stoskopff 1641/42 befand – der Streit mit der Zunft zur Steltz –, so verkörpert die *Große Vanität* genau seine Antwort: Sein Können als Meister ist hier zweifelsfrei unter Beweis gestellt; das Thema der Vanität steht gegen die Anmaßung der selbstgefälligen Zunftmeister und ist Mahnung für die Arbeit der Fünfzehner im Rathaus der Stadt.[15]

Die Komposition ist gruppenweise gegliedert. Hervorgehoben sind einmal die Goldschmiedearbeiten, entsprechend der Bedeutung dieser Zunft, der auch Stoskopff angehörte, für die Stadt. Auf der rechten Seite sind die Zeichen der weltlichen Macht versammelt. Als verselbständigte Kriegsmaschinerie ohne menschliche Steuerung blickt die Sturmhaube über den Globus in die Ferne. Das Stilleben der Bücher steht für die Welt des Geistes – die Straßburger Universität hatte weite Anerkennung gefunden.

Souverän faßt der Meister diese Bildteile in eine Komposition zusammen. Vermittelnde Elemente sind Laute und Schwert, Gegenpole die gefüllte Flasche und das leere Kästchen, auch die schwarze Schiefertafel mit dem Vers des Künstlers und die Gestalt des Zani. Den ganzen Reichtum seiner malerischen Mittel entfaltet Stoskopff in der Wiedergabe der Gegenstände, der Materialien, der verschiedenen Oberflächen. Er variiert die Größenverhältnisse, wie es die Stimmigkeit des optischen Gleichgewichts gebietet. Riesig stehen die goldenen Pokale da, verkleinert ist dagegen der menschliche Schädel in der Bildmitte. Eine starke Tiefenwirkung entsteht dadurch, eine Bühne des Lebens. Daß bei solchen optischen Vexierungen die naturalistische Glaubwürdigkeit keine Einbuße erfährt, gehört zu den Eigenheiten Stoskopffscher Kunst.

1 Schon Hans Haug war 1965 dieser Meinung; vgl. Haug, Une Nature Morte, 1965, S. 82: »La Grande Vanité du Musée de Strasbourg restera sans doute, même si l'œuvre devait s'enrichir par des nouvelles découvertes, non seulement l'exemple le plus typique de ce genre de composition, mais surtout le chef d'œuvre incontesté de ce maître des objets inanimés.«

2 Für ihre Bemühungen bin ich Herrn Prof. Dr. Bernhard Zeller, Deutsches Literaturarchiv, Marbach, Prof. Dr. Max Wehrli, Universität Zürich, Prof. Dr. Krummacher, Prof. Dr. W. E. Schäfer, Schwäbisch Gmünd, Prof. Dr. Wilhelm Kühlmann, Universität Heidelberg, und Herrn Reinhard Breymayer sehr dankbar. Herr Prof. Kühlmann vermutet aufgrund des Versduktus, daß der Text wohl vor 1630, d. h. vor der Opitzschen Versreform entstanden ist (Brief an die Autorin vom 18. 4. 1991). Herr Prof. Schäfer wies darauf hin, daß einige Texte auf Bildern Friedrich Brentels d. Ä. von Jesayas Rompler von Löwenhalt stammen. Alle Experten sehen in dem Vers protestantisches Gedankengut ausgedrückt.

3 Siehe van Ingen, Vanitas und Memento Mori, 1966.

4 Vgl. Gryphius, Gesamtausgabe, 1963 f.

5 Mit demselben Profil im Küchenstück der Sammlung Scharnowski (Kat.-Nr. 46).

6 Blattgröße: 24 x 15,2 cm. Die drei Zeichnungen entstanden, wohl inspiriert durch eine Aufführung der »Compagnia di Commediante di Zani«, 1618/19 in Florenz. Dort wurde die Serie zum ersten Mal gestochen; eine zweite Auflage entstand in Nancy in den 1620er Jahren. Vgl. Lieure, Callot, 1924, Bd. 3, S. 118, Nr. 290; Abb. im Bd. 4, Nr. 290.

7 Anna Renner wies darauf hin: Renner, Meisterstück, 1941, S. 187.

8 Höhe: 29 und 32 cm, Nürnberg, Germanisches Nationalmuseum; Ungerer, Les Habrecht, 1925, Abbn. 67 und 68.

9 In seinen Buckeln meint man rechts ein Gesicht mit großem Auge zu erkennen, links ein weibliches Gesicht (Nonne?) mit einem Schleier.

10 Keiner der Pokale – ausgenommen die Schlangenhautbecher – hat sich im Original erhalten. Vgl. zu Straßburger Goldschmiedearbeiten: Haug, L'orfèvrerie, 1978; Rosenberg, Goldschmiedestadt, 1886, S. 41–71; Haug, Geschichte, 1914. Vergleichbare weibliche Trägerfiguren zum Akeleipokal finden sich am Rappoltsteiner Pokal des Georg Kobenhaupt, entstanden in Straßburg zwischen 1534 und 1567; siehe Jaenchen, Georg Kobenhaupt, 1977. Der Pokal befindet sich in der Schatzkammer der Münchener Residenz. Büttenmann und -frau, Silber emailliert, von Isaac Stetner, Meister in Straßburg seit 1605, befinden sich in Straßburg; Musée de la Ville de Strasbourg, Compte-Rendue 1927–1931, Straßburg 1932, Abbn. S. 18.

11 Vgl. das geöffnete leerstehende Wandkästchen im *Sommer* von 1633 (Kat.-Nr. 41).

12 Quellen 1h und 1i.

13 Brauner, Stosskopf, 1933, S. 36.

14 Johannes Friese, Neue Vaterländische Geschichte der Stadt Straßburg, Bd. 4, Straßburg 1793, S. 258, zit. nach Brauner, Stosskopf, S. 55, Anm. 140.

15 Auch Anna Maria Renner äußerte diese Vermutung: Renner, Meisterstück, 1941, S. 184.

DAS BILDMOTIV »KARPFEN AUF EINER SPANSCHACHTEL« (Kat.-Nrn. 50–55)

Das Motiv eines toten, ausgenommenen Karpfen, der in einer irdenen Schüssel liegt, die wiederum auf eine lange ovale Spanschachtel gestellt ist, finden wir bei Stoskopff in fünf Versionen.[1] Vier sind einander sehr ähnlich, zeigen links an der Wand eine Kerze und rechts einen kupfernen Krug, die fünfte gibt eine Kerze und zwei Zitrusfrüchte wieder. Diese und ein Exemplar der Vierergruppe sind mit »Stoskopff« signiert; das Bild in Boston trägt die Bezeichnung »PNichon.f«. Ausgehend von dieser Signatur[2] sind Überlegungen angestellt worden, inwieweit Stoskopff überhaupt für die nicht mit seinem Namenszug versehenen Gemälde verantwortlich ist.[3] Nach meiner Meinung stammen alle fünf Versionen von seiner Hand. Sie unterscheiden sich jeweils im Detail voneinander, in der Anlage der Zeichnung und in der Pinselführung. Merkmale einer Kopistenarbeit – die genaue Nachzeichnung der Konturen oder des Pinselstrichs – fehlen also. Der Maler führte kein Atelier mit Lehrlingen und Gesellen. Er war menschlich ein Einzelgänger und arbeitete allein. Wer anders sollte eigenständige Wiederholungen desselben Themas angefertigt haben als der Meister selbst?

Eine Erklärung für die Mehrfassungen könnte in der Beliebtheit des Motivs zu sehen sein; denkbar ist aber auch die Identifizierung eines bestimmten Personenkreises mit dem Inhalt der Darstellung. Sie kann als Sinnbild der Eucharistie verstanden werden. An die Stelle des Brotes ist der Fisch getreten. Das Opfer Christi zur Erlösung der Welt ist im Verständnis der Reformation in den Vordergrund gerückt: Wir könnten ein Andachtsbild protestantischer Prägung vor uns haben.[4]

In Abwandlung ist das Motiv auch bei anderen Künstlern zu finden; erhalten ist ein Karpfen in grün glasierter Schüssel mit zwei Orangenäpfeln.[5] Eine Zuweisung ist bis jetzt nicht gelungen, aber mit Sicherheit stammt dieses Bild nicht von der Hand Stoskopffs.

Auf allen fünf Gemälden scheint dieselbe Spanschachtel dargestellt zu sein. Die Lage der Späne und die Befestigungsklammern sind identisch; einzig im Bild des Museums Clamécy befinden sie sich auf der rechten Hälfte der Wandung, aber in derselben, also seitenverkehrten Anordnung.

Zur Frage der Datierung: 1626 ist das *Küchenstück mit einem Karpfen und geräucherten Makerelen* datiert, welches das Motiv des Fisches in der grün glasierten Keramikschüssel zeigt (Kat.-Nr. 12). Der Blick ist hier von oben auf den Karpfen gerichtet, unbarmherzig wird er in seiner Hilflosigkeit präsentiert: das Thema ist ein anderes. Stoskopff hat an seinen einmal erarbeiteten Motiven lange festgehalten und sie immer wieder verwandt. So erscheint dieselbe Vierkantflasche in der 1640 datierten *Großen Vanität* (Kat.-Nr. 49). Es ist auch in der Malweise kein entscheidender Unterschied festzustellen. Im vorliegenden Katalog wurde die Gruppe der *Karpfen auf einer Spanschachtel* in die Straßburger Zeit eingeordnet, ohne daß eine frühere Entstehungszeit ausgeschlossen werden soll.

1 Ein sechstes Bild, in Privatbesitz, ist eindeutig nicht von der Hand Stoskopffs; vgl. Kat.-Nr. 53.

2 Siehe Kat.-Nr. 55.

3 Hans Haug sah das Bild im Musée de Clamécy als Original an, ebenso das signierte Gemälde der Sammlung Jouffroy. Weitere Versionen waren ihm durch Photographien bekannt, darunter das »PNICHON« bezeichnete, die er für »Kopien nach Stoskopff« hielt. (Brief Hans Haugs an das Museum of Fine Arts, Boston, 5. 8. 1964.)

4 Siehe das Kapitel *Sebastian Stoskopff und das protestantische Andachtsbild.*

5 Öl auf Leinwand, 45x60 cm, Paris, Privatbesitz; abgebildet bei Faré, Nature Morte, 1974, S. 134.

50 KARPFEN AUF EINER SPANSCHACHTEL UND ORANGENÄPFEL

Nach 1630
Öl auf Leinwand
47x65 cm
Unten links an der Tischplatte signiert: »Stoskopff«
Die Leinwand wurde doubliert und dabei die senkrecht über das Fischmaul verlaufende Naht abgeschliffen. An der Unterseite des Fisches, an Kopf, Schwanz und Schalenwandung starke Bereibung und Retuschen. Die obere Kontur des Karpfens hebt sich kaum mehr vom Hintergrund ab. Kittstellen besonders im rechten Bereich. Gut erhalten sind die Orangenäpfel, der vordere Tellerrand, zwei Drittel der Schuppenpartie und die Signatur

Clamécy, Musée d'Art et d'Histoire Romain Rolland, Geschenk des Conseil Général, 1883, Inv.-Nr. C.P. 152

Literatur
Haug, Une Nature Morte, 1965, S. 79; S. 77, Abb. 2. – Faré, Nature Morte, 1974, Abb. S. 127. – Katalog Idstein 1987, S. 19, Farbtafel S. 74

Trotz des schlechten Erhaltungszustandes, der vor allem im oberen Bereich Bildelemente im Dunkeln verschwimmen läßt, ist das Gemälde von monumentaler Wirkung. Über die vordere Kante leicht hinausgerückt steht die Spanschachtel auf einer hölzernen Platte, deren parallel verlaufende Maserung sichtbar ist. Die linke Ecke wird vom Bildrand abgeschnitten, die Schmalseite des Tisches verläuft schräg in die Tiefe, die rückwärtige Längsseite ist bis zum rechten Rand zu verfolgen. Diese Bildanlage – vor allem die Überschaubarkeit der Tischplatte – verbindet die Darstellung mit den Stilleben aus den 1620er Jahren, dem *Stilleben mit Glutherd, Salzfaß und Pfeffertüte* in Chaumont (Kat.-Nr. 16), dem *Frühstück mit gespicktem Fasan* (Kat.-Nr. 18) und auch noch mit den *Fünf Sinnen mit der Tischuhr* (Kat.-Nr. 39). Auf der Spanschachtel, die leicht aus der Mitte nach rechts gerückt ist, steht – ihrerseits nach links verschoben, so daß sie direkt die Bildmitte einnimmt – eine Tonschüssel, in welcher der große Karpfen liegt. Links liegen eine ganze und eine halbe Orangenfrucht, über ihnen ist an der Wand eine Kerze befestigt. Ihre Tropfen sind vor dem dunklen Hintergrund deutlich zu erkennen, ihre Flamme scheint eben ausgeblasen und ließ einen glühenden Docht und etwas Rauch zurück. Das schräg von vorn einfallende Licht läßt Struktur und Farbigkeit von Fruchtschale, -haut und -fleisch hervortreten, gleitet am Fischkörper entlang, dessen hintere Partie golden aufleuchtet, und akzentuiert die helle Bleiglasur der Schalenwandung und den Übergang am Rand zum Grün der Innenseite. Ebenso sensibel ist das Spanmaterial der Lade wiedergegeben.
Die Komposition ist sehr sorgfältig gemalt; mit dem Signum seiner Unterschrift gibt der Maler das Plazet zu seinem Werk. In der Zusammenstellung von Fisch und Zitrusfrucht wird das Bild einer Mahlzeit vielleicht noch anschaulicher als bei den Varianten mit kupfernem Krug. Trotzdem ist der Eindruck des Dargestellten fast metaphysisch: Gleich der eben erst ausgeblasenen Kerze scheint das Leben des Fisches gerade verloschen zu sein.

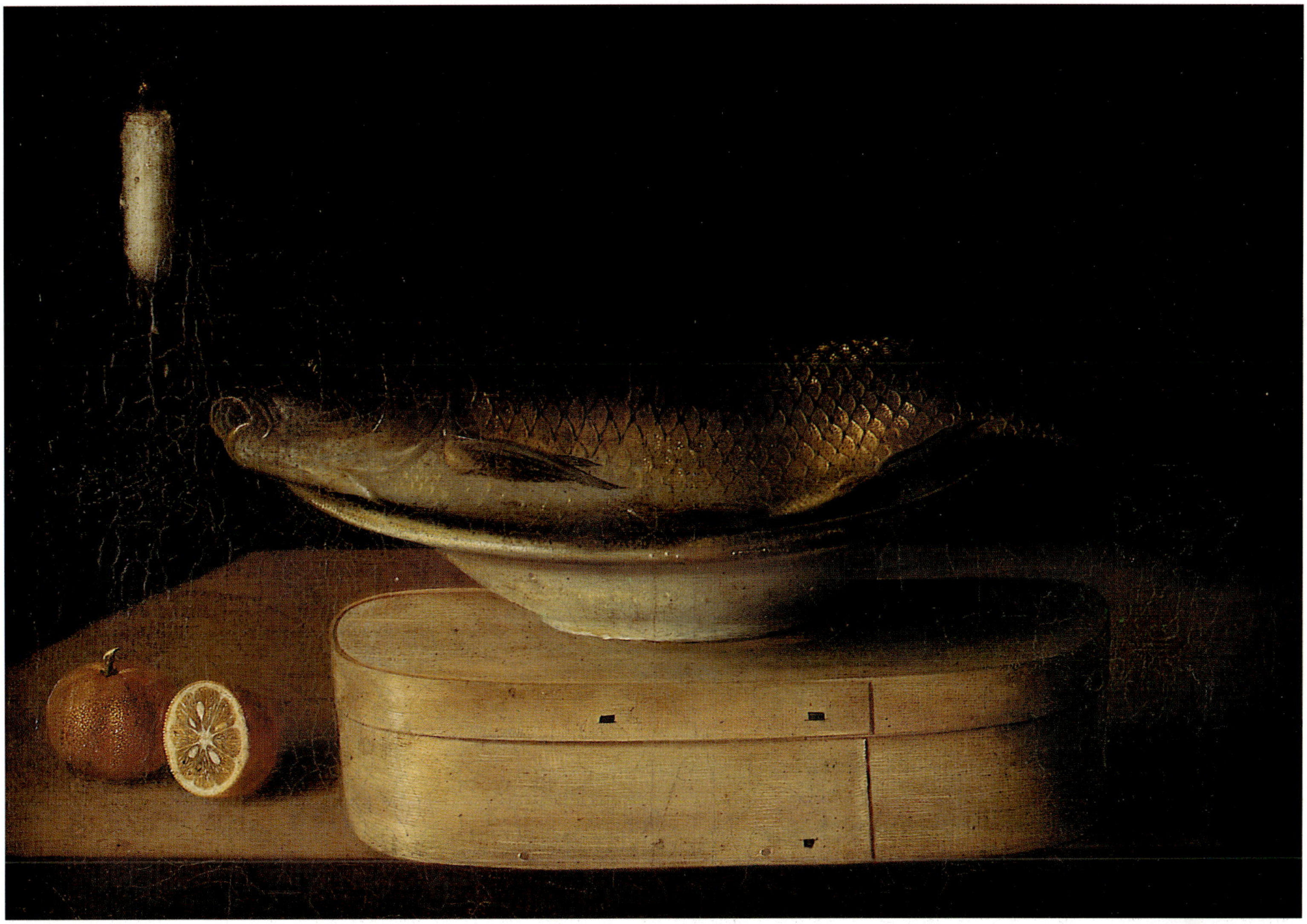

50 KARPFEN AUF EINER SPANSCHACHTEL UND ORANGENÄPFEL

51 KARPFEN AUF EINER SPANSCHACHTEL
(mit Signatur)

Nach 1630
Öl auf Leinwand
46x57 cm
Unten links an der Tischplatte signiert: »Stoskopff«
Zum Teil dünn; Leinwand doubliert; einige Retuschen an der Wand links und auf der Spanschachtel

Montbéliard, Sammlung P. Jouffroy

Provenienz
Ornans bei Besançon, Kunsthandel, 1950er Jahre

Literatur
Faré, Nature Morte, 1974, Abb. S. 126 (die Abbildung gibt das Gemälde der Stiftung Hannema wieder [Kat.-Nr. 53], die Angaben betreffen das Bild der Sammlung Jouffroy). – Wright, French Painters, 1985, S. 261

Auf einer braunen Tischplatte, deren linke Schmalseite schräg in den Hintergrund führt, ist eine Spanschachtel ganz an den vorderen Rand gerückt und nimmt die Mitte des Bildes ein. Die Tonschale mit grünlicher Glasur ist noch weiter zum Betrachter vorgeschoben. Ein großer ausgenommener, aber noch nicht gekochter Karpfen liegt darin. Rechts steht die kupferne Wasserkanne, links verglüht am vorspringenden Mauerteil gerade eine weiße Kerze. Das von links einfallende Licht läßt die Lade in hellem Gelb aufscheinen, beleuchtet Schale und Unterseite des Fischkopfes und wirft Glanzlichter auf das Schuppenkleid des Karpfens und die Deckelhaube der Kanne. Der Blick fällt frontal auf das Dreiermotiv mit dem Fisch; die Schrägansicht des Kupfergefäßes und die Mauer leiten ihn in die dunkle Bildtiefe. So sind Vorn und Hinten miteinander verbunden, ist mit sparsamen Mitteln ein Raum geschaffen, welcher der kompakten Komposition gerecht wird.[1]

1 Das Bild ist wohl etwas gekürzt worden: rechts, wo die Kanne vom Bildrand beschnitten wird, und oben, wo der Schatten der Flamme nicht voll sichtbar ist.

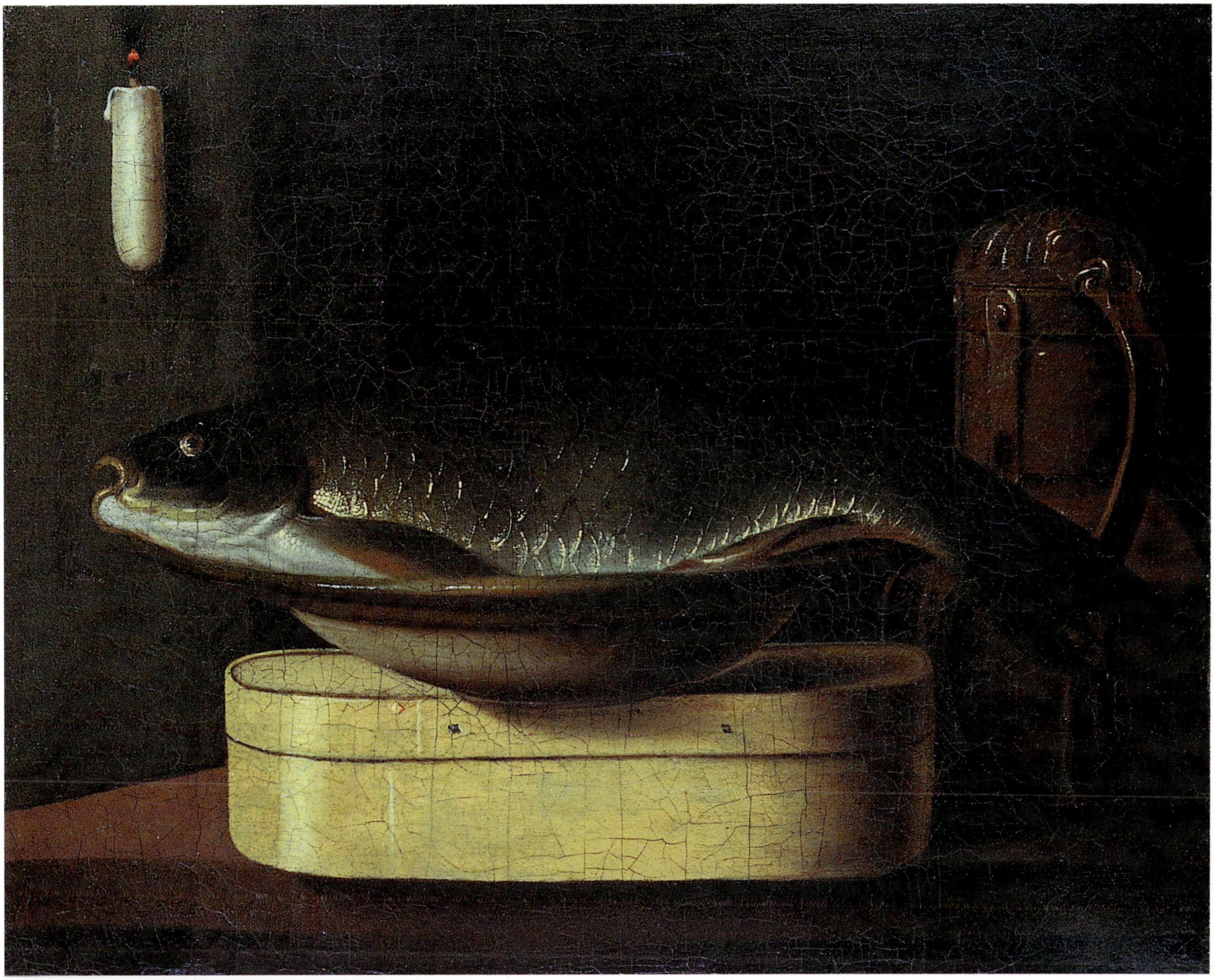

51 KARPFEN AUF EINER SPANSCHACHTEL

52 KARPFEN AUF ZURÜCK-GESETZTER SPANSCHACHTEL

Nach 1630
Öl auf Leinwand
49,5 x 59,5 cm
Leinwand doubliert
Unbezeichnet

Privatbesitz

Provenienz
Paris, Galerie Wertheimer. – Paris, Sammlung Curt Benedict. – Amsterdam, Sammlung Jan Dik. – München, Kunsthandlung Lodi, 1969. – London, Auktion Christie's, 9. 7. 1982. – New York, Auktion Christie's, 18. 1. 1983. – Marseille, Fondation Rau. – London, Auktion Sotheby's, 20. 4. 1988

Literatur
Weltkunst, 38, 22, 1968, Anzeige Galerie Lodi, Abb. S. 1137. – Katalog London, Auktion Christie's, 9. 7. 1982, Nr. 9. – Katalog New York, Auktion Christie's, 18. 1. 1983, Nr. 151. – Katalog London, Auktion Sotheby's, 20. 4. 1988, Nr. 262 (als »Attributed to Stoskopff«)

Als Künstler fesselte Stoskopff zweifellos die Aufgabe, die Volumen der dargestellten Dinge mit dem Raum in Einklang zu bringen. Hier rückt er die Spanschachtel aus der Mitte und stellt sie mit der vollen Grundfläche auf den Tisch. Die Kanne ist dicht hinter ihr angeordnet. Bis zum Bildrand bleibt genügend Spielraum, so daß die Gegenstände eine geschlossene Gruppe bilden. Die Wand links ist aus großen Quadern aufgemauert. Der Verlauf der Fugen zeigt an, wo ihre Schmalseite beginnt. Nur ein einziges Mal ist die Mauerkante als senkrechte Linie gegeben. Dieses Spiel mit der Raumtiefe ist geradezu ein Erkennungsmerkmal für die Hand des Malers. Die Kerze ist erloschen; der Umriß ihrer Flamme wird als großer Schatten auf der Wand sichtbar.

Klar und kühl wirkt dieses Bild. Es gibt keinen roten Farbakzent. Bestimmend sind die dunklen Partien: der Schatten der Flamme, der Fischkopf und die Schale. Die Distanz zum Betrachter ist optisch größer als in der signierten Fassung der Sammlung Jouffroy (Kat.-Nr. 51), doch insgesamt stehen sich diese beiden Bilder in der Farbgebung und der klaren Zeichnung am nächsten.

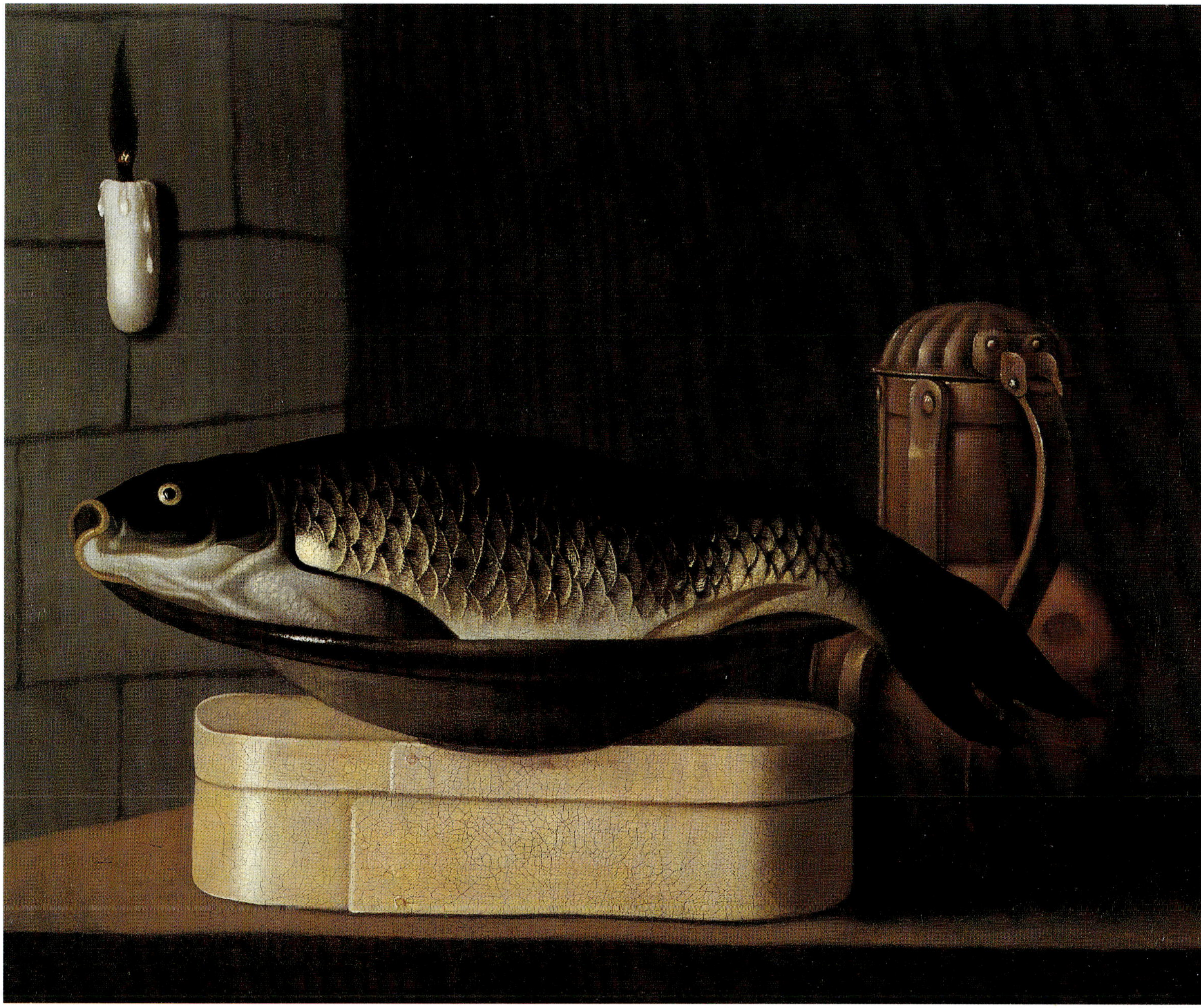

52 KARPFEN AUF ZURÜCKGESETZTER SPANSCHACHTEL

53 KARPFEN AUF EINER SPANSCHACHTEL AM TISCHENDE

Nach 1630
Öl auf Eichenholz
52x64,5 cm
Unbezeichnet
Hintergrund zum Teil sehr dünn; zwei Holzplatten, parkettiert

Heino, Stichting Dr. D. Hannema

Provenienz
Paris, Galerie Alice Manteau, 1935

Ausstellungen
Paris, Galerie Manteau, 1935. – Rotterdam, Museum Boymans, 1935. – Zürich, Kunsthaus, 1956

Literatur
Katalog Paris 1935. – Katalog Rotterdam 1935 (als »Hollandsche School, ca. 1640«). – Katalog Zürich 1956, Kat.-Nr. 110, Abb. 20 (als Französisch, 1. Hälfte des 17. Jahrhunderts). – Sammlungskatalog Heino 1967, S. 23, Kat.-Nr. 90 (als Französische Schule, 1. Hälfte des 17. Jahrhunderts). – Faré, Nature Morte, 1974, Abb. S. 126 (Angaben irrtümlich zum Bild der Sammlung Jouffroy [Kat.-Nr. 51])

Die linke Kante des kräftigen Kastentisches ist freigestellt; seine rotbraune Farbe nimmt den Kupferton der Kanne auf. Grünlichgrau hebt sich der Mauervorsprung links vom dunklen Hintergrund ab. Kerze und Spanschachtel korrespondieren farblich in hellem Gelb miteinander. In der Haut des Fisches und der Tonschüssel kehren diese Farbtöne in verschiedenen Variationen wieder. Auf der Rundung der Holzschachtel läßt das Licht die Späne aufleuchten und bildet vor allem auf den Schuppen über der Brustflosse Glanzlichter. Ebenso warm, hell und lebendig im Farbenspiel ist die Fassung in Privatbesitz (Kat.-Nr. 54).
Eine weitere Version, nicht von der Hand Stoskopffs, kommt der Komposition dieses Bildes nahe: Sie weist ebenfalls die sichtbare Tischkante links auf, die rauchende Kerze und die Kanne rechts im Bild.[1]

1 Öl auf Leinwand, 49x67 cm, Privatbesitz. Provenienz: Paris, Galerie Marcus, 1984.

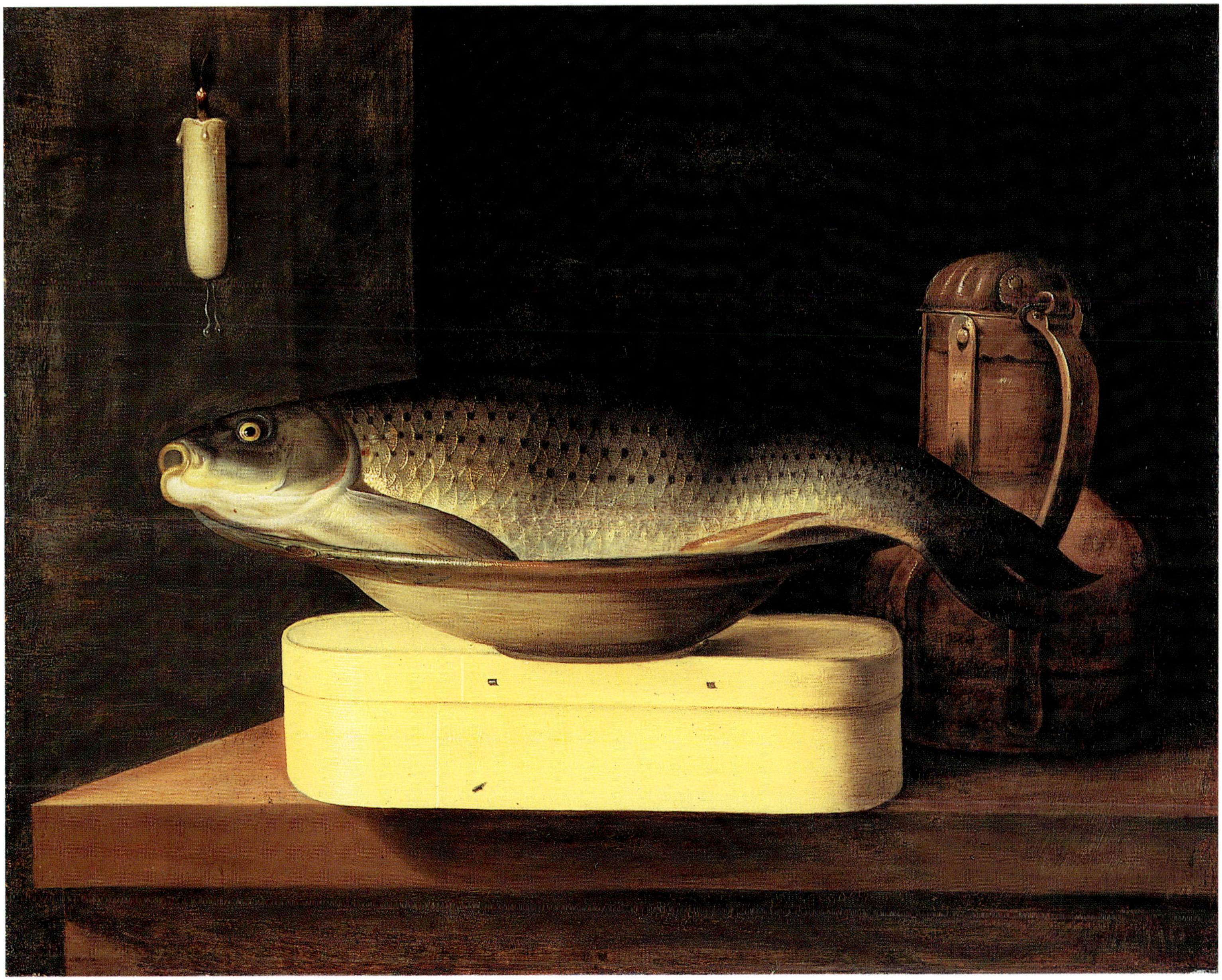

53 KARPFEN AUF EINER SPANSCHACHTEL AM TISCHENDE

54 KARPFEN AUF EINER SPANSCHACHTEL UND VERRAUCHENDE KERZE

Nach 1630
Öl auf Leinwand
48x61,5 cm
Unbezeichnet
Alte Doublierung; Spannbögen ringsum sichtbar

Privatbesitz

Provenienz
Paris, Auktion Palais Galliéra, 23. 11. 1972. – Paris, Sammlung Mme. et M. Weyraud. – Paris, Auktion Ader Picard Tajan, 27. 6. 1989

Literatur
Katalog Paris, Auktion Palais Galliéra, 23. 11. 1972, Nr. 46 mit Abb. – Katalog Paris/New York/Chicago 1982, S. 294 (erwähnt bei Kat.-Nr. 75). – Rosenberg, Postscript, 1984, S. 32. – Wright, French Painters, 1985, S. 237. – Katalog Paris, Auktion Ader Picard Tajan, 27. 6. 1989, Nr. 27 mit Abb. (als Pierre Nichon)

Gelbgold und beige Töne bestimmen den Farbklang des Bildes. Der Mauervorsprung links ist naturalistisch wiedergegeben. Er zeigt Kantenausbrüche; auch die Karpfenschüssel weist eine Beschädigung auf. Die Kerze wurde eben ausgeblasen, das Wachs tropft an der Wandung hinab auf den Boden. Der Docht glüht noch rot und zeigt eine deutliche Rauchfahne. Diese Details sowie die malerische Grundauffassung verbinden die vorliegende Version mit dem Gemälde der Sammlung Hannema (Kat.-Nr. 53).[1]

1 Das Bild wies an der Tischplatte die Bezeichnung »Nichon Fec.« auf. Diese Signatur stammte nicht aus dem 17. Jahrhundert. Sie verschwand bei der Reinigung im Atelier Peter A. Lipp, Berlin. Siehe seinen Beitrag *Zu Maltechnik und Malmitteln Sebastian Stoskopffs*.

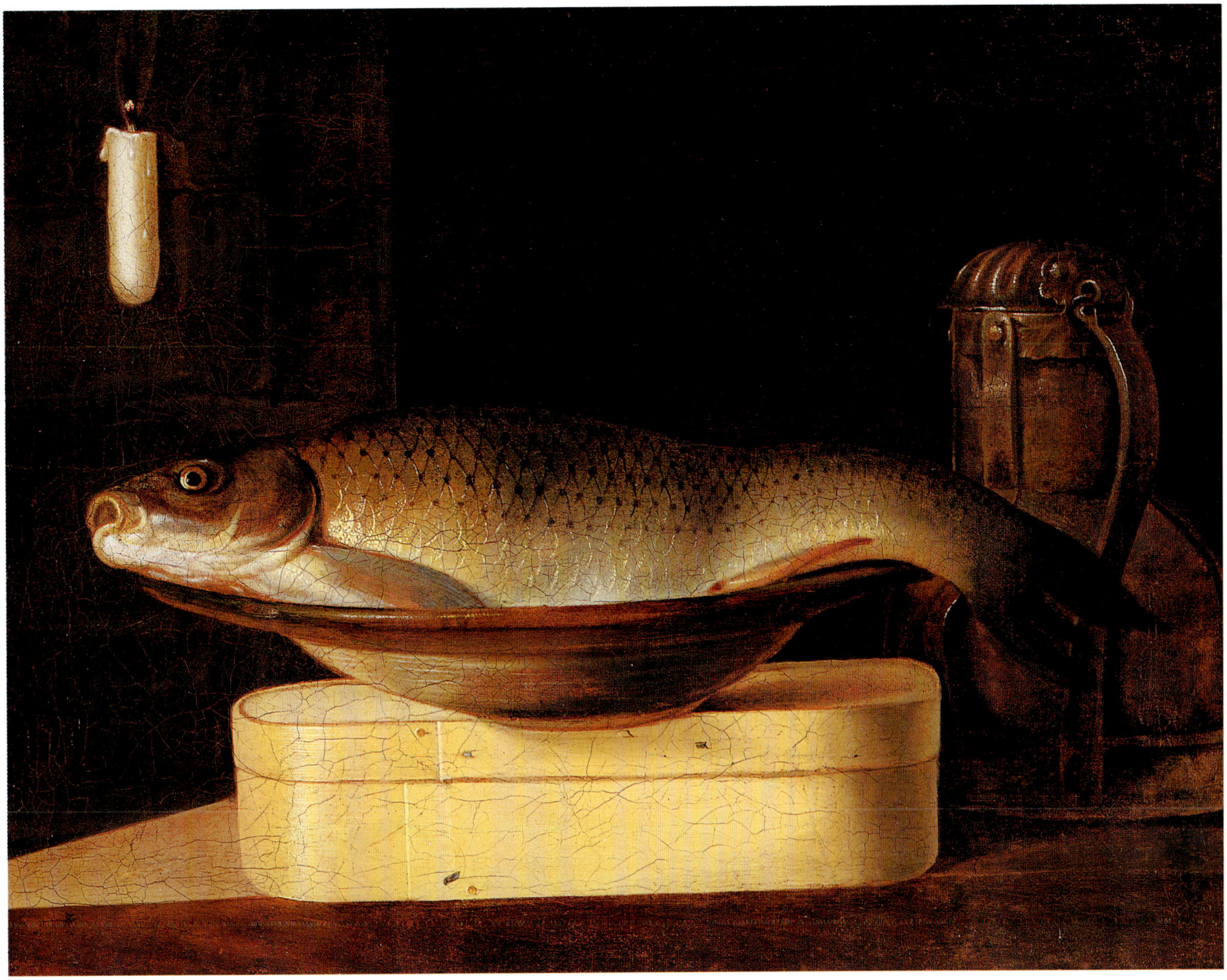

54 KARPFEN AUF EINER SPANSCHACHTEL UND VERRAUCHENDE KERZE

55 KARPFEN AUF EINER SPANSCHACHTEL
(mit Bezeichnung »PNichon«)

Nach 1630
Öl auf Leinwand
49,2x59 cm
Links unten an der Tischplatte bezeichnet: »PNichon.f« (P und N ligiert)
Mittelgrobe Leinwand, doubliert; größere Fehlstelle im Hintergrund in der Mitte, weitere links und rechts

Boston, Museum of Fine Arts, Francis Welch Fund, Inv.-Nr. 63.1628

Provenienz
Paris, Sammlung R. Payelle, 1951. – Paris, Galerie Heim, 1963

Ausstellungen
Paris, Galerie Charpentier, 1951. – Miami, Art Center, 1969. – Boston, Museum of Fine Arts, French Paintings from the Storerooms, 1978 (ohne Katalog). – Paris, Galeries Nationales du Grand Palais / New York, Metropolitan Museum of Art / Chicago, The Art Institute of Chicago, 1982

Literatur
Katalog Paris 1951, Kat.-Nr. 129 (ohne Abb.). – Faré, Epoque archaïque, 1954, Abb. S. 19 (als Nichon). – Haug, Sébastien Stoskopff, 1961, S. 30 (Erwähnung, als Nichon). – Katalog Miami 1969, S. 7, Kat.-Nr. 29; Abb. S. 7. – Faré, Nature Morte, 1974, S. 134–135 mit Abb. (als Nichon oder Michon). – Katalog Paris/New York/ Chicago 1982, S. 293–294; Kat.-Nr. 75; Abb. S. 200. – Laveissière, Pierre Nichon, 1982, S. 704 und Abb. 63 (als Pierre Nichon). – Wright, French Painters, 1985, S. 237 (als P. Nichon). – Sammlungskatalog Boston 1994, S. 81–82, Kat.-Nr. 26; Farbtafel 9 (als Pierre Nichon). – Grimm, Stilleben, 1995, S. 167, Abb. 113 (als Pierre Nichon)

Formal steht diese Fassung dem signierten Bild der Sammlung Jouffroy (Kat.-Nr. 51) nahe. Die Spanschachtel ist dicht an die vordere Tischkante gerückt, welche vom linken Bildrand leicht überschnitten wird. Die Kerze verglimmt, der Docht glüht rot, ein schwarzer Schatten der Flamme fällt auf den gemauerten Wandvorsprung. Hell glänzt das Licht auf den Schuppen des Fisches, zeigt Schuppen auch am Ansatz der Brustflosse und Spuren von Blut an der hinter dem Schüsselrand sichtbaren Bauchflosse. Klar ist der Kopf des Tieres gezeichnet; feucht scheinen die Ränder seines Maules auf. Der in Schrägansicht wiedergegebene Teil der Mauer links ist farblich deutlich vom Vorderteil abgesetzt und fast so dunkel wie der Hintergrund. Mit der Version der Stiftung Hannema (Kat.-Nr. 53) hat dieses Karpfenbild die Holzmaserung der Tischplatte gemein.
Die Bezeichnung am linken unteren Bildrand ist als »PNichon« entzifferbar; das f steht für »fecit«. Im Museum of Fine Arts in Boston wurde das Bild und insbesondere die Schrift im Detail unter ultraviolettem Licht, Infrarot und Röntgenstrahlen untersucht.[1] Es ergaben sich Retuschen an der Mauerfläche, der Oberseite des Fisches und der Kerze. Über die Signatur vermerkt der technische Bericht, daß sie sich unter Ultraviolett-Bestrahlung als zeitgleich mit der Malerei erweist.[2] Das Infrarot-Licht bestätigte den Befund. Makroaufnahmen der Signatur zeigen deutlich das durch die Schriftzeichen führende Alters-Krakelee.[3]
Sylvain Laveissière fand einen Maler Pierre Nichon im Manuskript Ms. 1830 der Öffentlichen Bibliothek in Dijon erwähnt, das Unterlagen der Archives Municipals von Dijon und des Département Archives der Côte d'Or zusammenfaßt. Dieser Maler ist nach den archivalischen Zeugnissen zwischen 1626 und 1655 in Dijon nachweisbar. Sein Vater hieß Louis Nichon; er selbst heiratete 1626 Philiberte Charme (oder Charnue), die ihm drei Söhne gebar, von denen der jüngste von 1653 bis 1668 als Maler bezeugt ist.[4] In der Pfarrkirche Notre-Dame von Dijon befindet sich in einer Kapelle des nördlichen Seitenschiffes eine *Kreuzigung Christi* (Öl auf Holz, 290x188 cm). Am unteren Bildrand in der Mitte ist sie in Großbuchstaben signiert: »PNI-

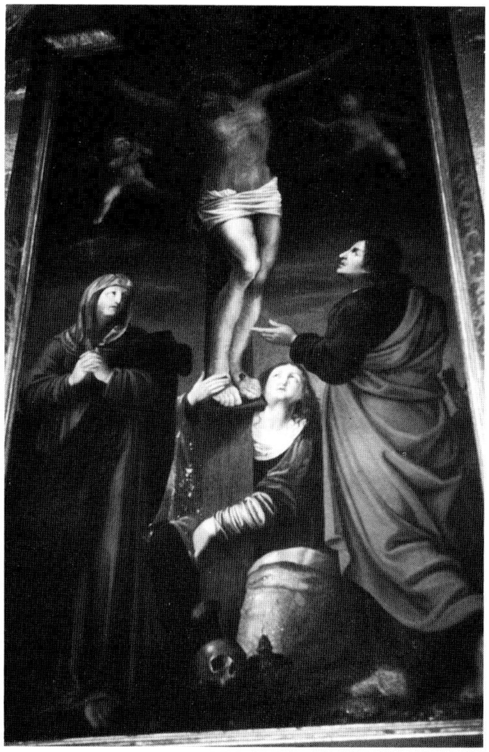

Pierre Nichon
Kreuzigung Christi, um 1640
Öl auf Holz, 290x188 cm
Signiert: »P NICHON«
Dijon, Pfarrkirche Notre-Dame

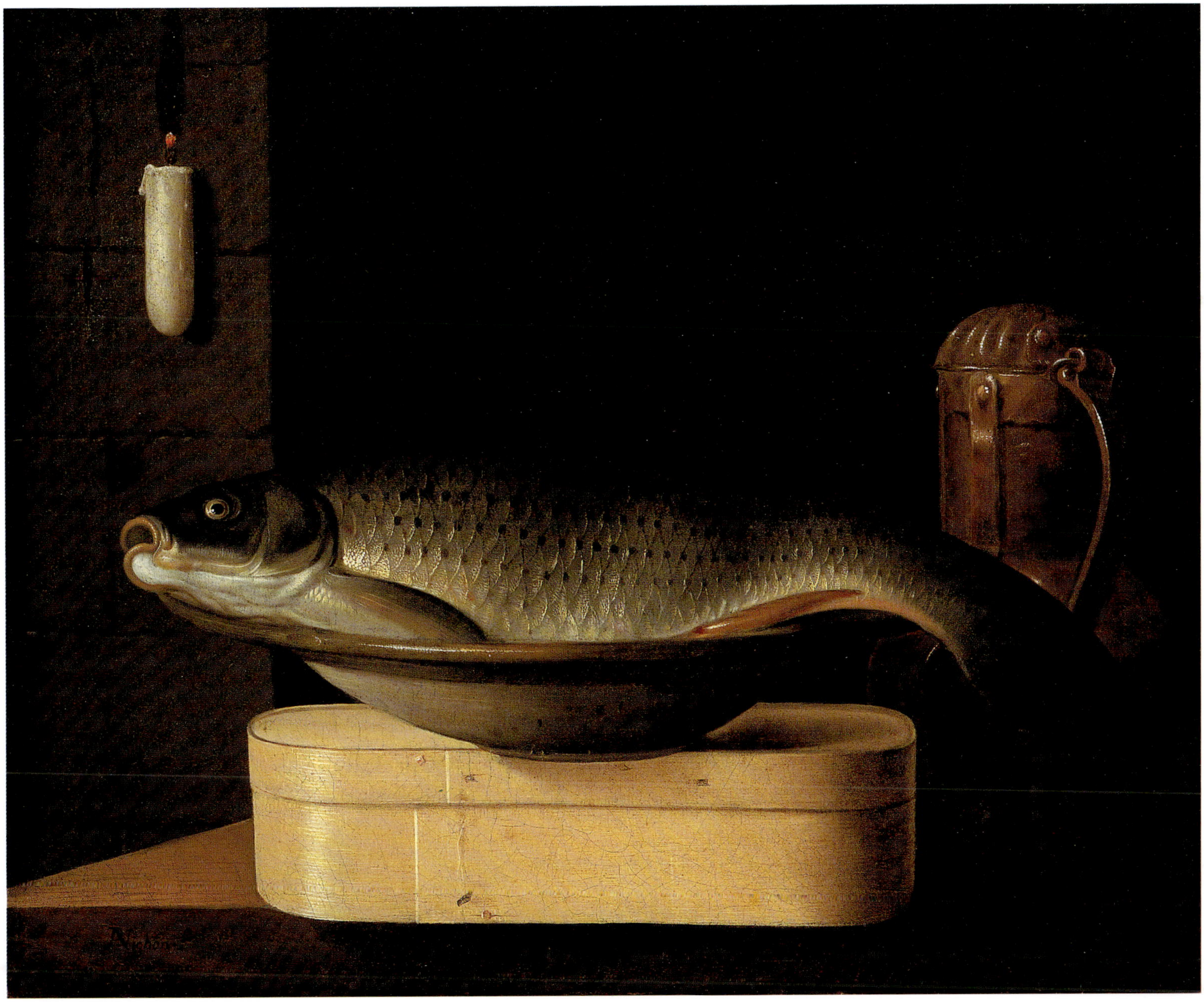

55 KARPFEN AUF EINER SPANSCHACHTEL

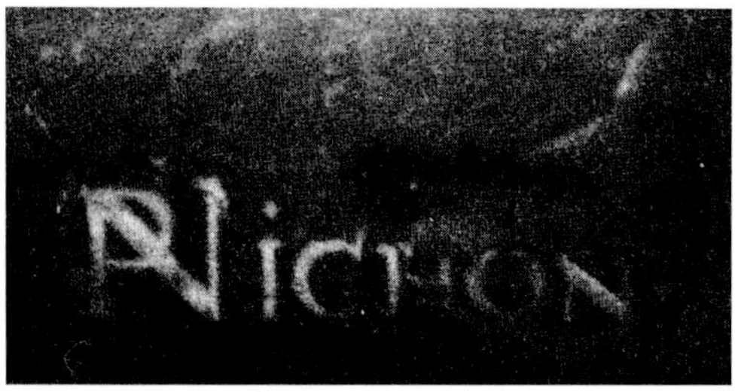

Pierre Nichon
Signatur des Künstlers
Detail der Kreuzigung Christi

CHON«. Das P ist mit dem N in ähnlicher Weise ligiert wie auf dem Bostoner Karpfenbild. Der Abstrich des N ist in beiden Fällen breit ausgezogen, die Buchstaben »ichon« folgen in Boston in Kleinschrift; in der *Kreuzigung* wird die Majuskel beibehalten.

Laveissière weist auf die Stilleben-Anteile des Altarbildes unter dem Kreuz – Totenschädel und Salbgefäß – hin, die akzentuierte Beleuchtung und die »somewhat heavy technique«, die als dem Stil des Karpfenbildes vergleichbar gesehen wird.[5] Dies ist sicher richtig. Doch verbinden die genannten Kennzeichen auch die gesamte in Dijon tätige Malergruppe um Philippe Quantin.[6] Klarheit über das Kreuzigungsbild in Dijon kann wohl erst eine eingehende Untersuchung bringen. Das Bostoner Gemälde hingegen weist die für den Maler Stoskopff typischen Merkmale auf. Von dieser Seite ist kein Grund vorhanden, es aus seinem Œuvre auszuscheiden. Eine Erklärung für die Signatur »PNichon« läßt sich im Moment nicht erbringen. Die Autorin muß diese Frage zum gegenwärtigen Zeitpunkt offenlassen.[7]

1 Technical Examination no. 63.151 vom 25. 10. 1963.
2 »The signature reacts under ultra-violet as one that is contemporary with the painting« (ebd.).
3 »The paint crackle is readily observed to penetrate through the signature indicating additional proof that it was part of the original painting« (ebd.).
4 Laveissière, Pierre Nichon Identified, 1982, S. 704.
5 »However that may be, the somewhat heavy technique, the shiny modelling of the Notre-Dame picture, and particularly the still-life made up by the skull and the vase of the Magdalen at the foot of the cross, are quite comparable to the style of the carp, which, let us remind the reader, is a copy after Stoskopff.« (Ebd.)
6 Vgl. z. B. Weisbach, Französische Malerei, 1932, S. 84.
7 Ich danke Abbé Moniot, Curé de Notre-Dame, und seiner Schwester, Mme. Moniot, für ihre vielfältige Hilfe bei den Nachforschungen zum Bild der Kreuzigung. Die Dissertation von Claire Constans, Dijon, gibt keinen näheren Aufschluß. Vgl. auch Constans, Catalogue des tableaux, 1965, S. 43–44.

56 RAUCHWAREN UND PASTETENTELLER

Nach 1640
Öl auf Leinwand
42,5 x 58,2 cm
Unbezeichnet
Sehr feine Leinwand, doubliert

USA, Privatbesitz

Provenienz
Straßburg, Sammlung Alfred Ritleng, 1906. – Paris, Sammlung G. Bernier. – London, Agnew's, 1980. – New York, Eugene Victor Thaw

Literatur
Forrer, Antiquités, 1906, Nr. 1018 (siehe Quelle 27). – Faré, Nature Morte, 1974, Abb. S. 130

Verhalten in der Farbigkeit und transparent im Aufbau präsentiert sich dieses Bild. Die durchgehende Tischplatte ist in der Tiefe kaum vom dunklen Hintergrund abgesetzt. Den optischen Schwerpunkt bildet zunächst der Zinnteller mit den sechs Törtchen; leicht nach hinten versetzt schließt sich rechts ein mit Weißwein gefüllter Römer aus grünlichem Glas an. Am Bildrand steht ein Kerzenhalter aus Zinn. Die Flamme ist erloschen, der Docht glüht noch rot, kleine Wachsteile sind über die Tülle auf die Schale getropft. Über die Tischkante stößt übereck ein quadratisches Brettchen vor, auf dem sich eine lange helle Tonpfeife und ein Häufchen Tabak befinden. Ein rauchender Glühstengel hängt links über den Rand des Tisches, rechts ist der gepreßte Tabak auf das Rauchertablett gelegt.
So einfach, fast ohne Überschneidungen, waren auf den frühen flämischen Stilleben die Dinge angeordnet, doch man spürt einen Unterschied: Bei Stoskopff ist die Einfachheit bewußt gewählt, sie ist Stilmittel geworden. Den gezielten Einsatz belegen die wenigen Punkte, wo Überschneidungen vorkommen. Sie wirken als Schaltstellen, die das Auge des Betrachters umleiten: Der Rauch des glühenden Fadens zieht über den Tellerrand hinweg; der Tabakzylinder verdeckt einen Fuß des Zinnständers und verbindet Tisch und Brett; die über die Tischkante vorstoßenden Teile am vorderen Bildrand schaffen Perspektive.
Das Licht fällt tief von links ein, erfaßt die zunächst liegenden Gegenstände voll und entläßt schon das Weinglas in den Halbschatten. Die Farbigkeit dieses Bildes und seine stille Ruhe sind vergleichbar mit der Stimmung im *Frühstück mit gerollten Waffeln* des Wallraf-Richartz-Museums (Kat.-Nr. 22). Trotzdem dürfte dieses Werk später, aus der Straßburger Zeit, datieren. Der Farbauftrag ist purer und trockener, sparsamste malerische Mittel sind eingesetzt. Das bewirkt, daß das Bild in der Schwarzweiß-Aufnahme, wo farbliche Nuancen nivelliert werden, so karg wirkt, daß man an der Autorschaft Stoskopffs zweifeln möchte. Im Original jedoch besitzt es eine überzeugende Ausstrahlung.
1902 wurde in Straßburg die Sammlung Alfred Ritlengs, des Präsidenten der Société des Amis des Arts de Strasbourg, veräußert. Drei Bilder von Stoskopff werden aufgeführt, darunter auch »tartelettes sur un plat, verre rempli de vin blanc; chandeliers avec chandelle, pipe et tabac« (»kleine Pasteten auf einem Teller, Glas, gefüllt mit weißem Wein, Kerzenhalter mit Kerze, Pfeife und Tabak«). Das Gemälde war nicht signiert, trug aber auf der Rückseite eine alte Bezeichnung: »Stoskopf fameux peintre«. Die angegebenen Maße und der Bildträger – Leinwand, 42 x 58 cm – stimmen mit denen des vorliegenden Werks überein, so daß sie identisch sein dürften.[1]

1 Siehe Quelle 27.

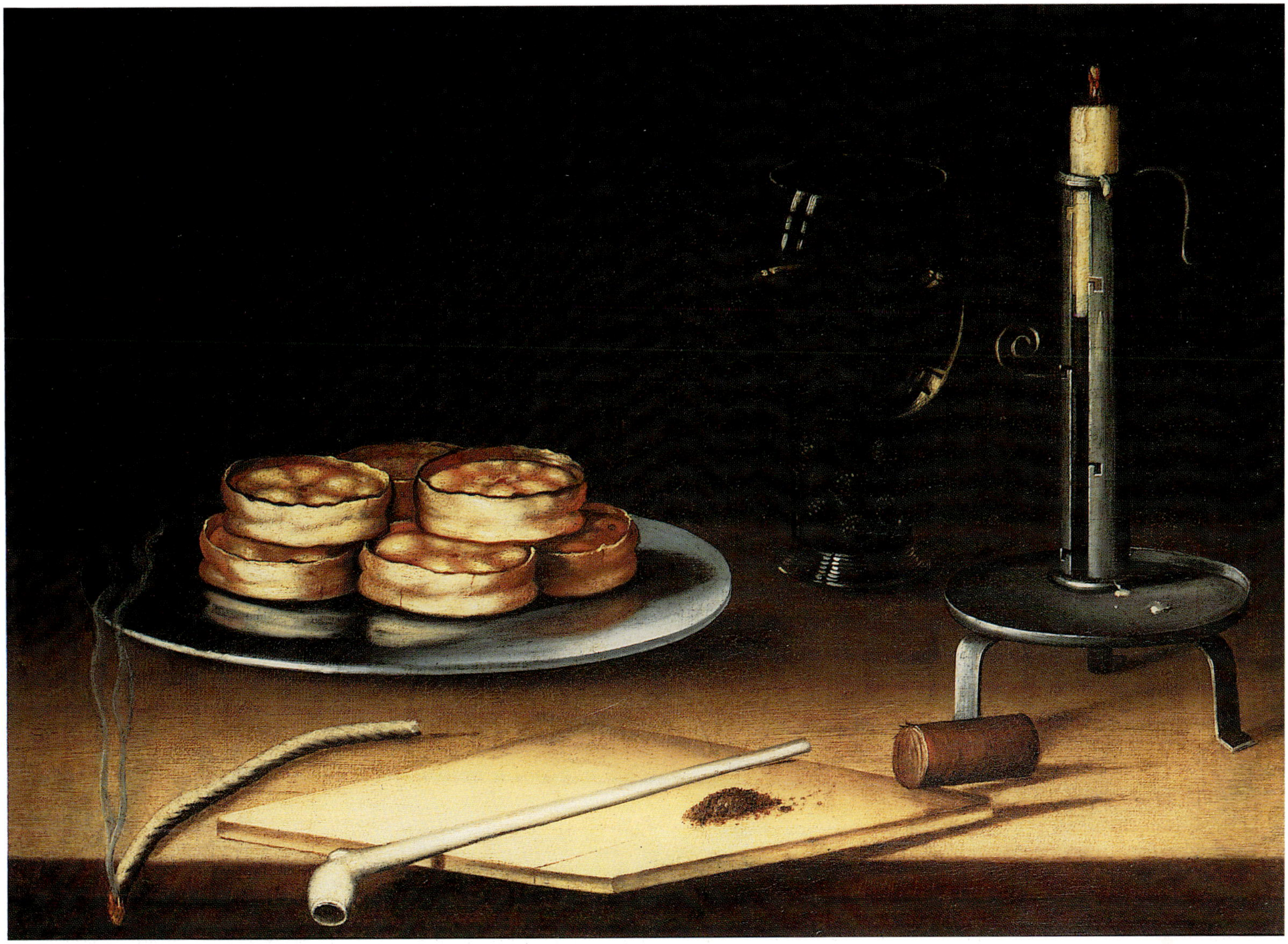

56 RAUCHWAREN UND PASTETENTELLER

57 KORB MIT GLÄSERN UND POKALEN

1644
Öl auf Leinwand
51x62 cm
Links an der Tischplatte signiert und datiert: »Stoskopff 1644«

Straßburg, Musée des Beaux-Arts, Inv.-Nr. 1281

Provenienz
Paris, Kunsthandel, 1931

Ausstellungen
Basel, Kunsthalle, 1947. – Delft, Stedelijk Museum Het Prinsenhof, 1949. – Berlin, Schloß Charlottenburg, Orangerie, 1966. – Münster, Westfälisches Landesmuseum / Baden-Baden, Staatliche Kunsthalle, 1980. – Karlsruhe, Badisches Landesmuseum, 1986

Literatur
Brauner, Stosskopf, 1933, S. 55, Anm. 142a. – Katalog Basel 1947, Kat.-Nr. 135. – Haug, Sébastien Stoskopff, 1948, S. 65, Nr. 12, Abb. S. 52. – Katalog Delft 1949, S. 42, Kat.-Nr. 90. – Faré, Époque archaïque, 1954, Abb. S. 18. – Sammlungskatalog Straßburg 1954, S. 29, Kat.-Nr. 28. – Haug, Sébastien Stoskopff, 1961, S. 33, Abb. 15. – Katalog Berlin 1966, Kat.-Nr. 102; S. 89, Abb. 98. – Faré, Nature Morte, 1974, Abb. S. 130. – Katalog Münster/Baden-Baden 1980, Kat.-Nr. 227, Farbtafel S. 435. – Wright, French Painters, 1985, S. 261 mit Farbtafel. – Katalog Karlsruhe 1986, Bd. 1, S. 225, Kat.-Nr. C 67, Farbtafel S. 224. – Katalog Idstein 1987, S. 27, Farbtafel S. 85

Fünf Darstellungen von Körben mit Trinkgeschirr sind von Stoskopffs Hand bekannt. Der früheste Korb – sie sind stets rund und fast identisch im Geflecht – ist nur mit Gläsern gefüllt (Kat.-Nr. 43), alle weiteren mit Kelchgläsern und Goldschmiedepokalen. Dem vorliegenden Beispiel ähnelt am meisten der gleichfalls 1644 datierte Korb, der sich früher in der Sammlung de Boer befand (Kat.-Nr. 58).

In Kat.-Nr. 57 ist er dem Auge des Betrachters etwas ferner gerückt. Eine Ecke des soliden Kastentisches schließt mit dem linken Bildrand ab, die Schmalseite verläuft diagonal in den dunklen Hintergrund. Der reichgefüllte geflochtene Korb ist leicht aus der Mitte nach rechts versetzt. Sechs Kelche venezianischer Gläser, fünf davon mit einem Tropfendekor, sind zu erkennen, außerdem drei Goldschmiedegefäße. Sie sind keine spätgotischen Buckelpokale, sondern mit der klassisch-barocken Ornamentik der Zeit dekoriert.[1] Möchte man sich den Korb aus der Sammlung de Boer als Huldigung an die Goldschmiedekunst des alten Nikolaus Riedinger vorstellen, so wurden diese Gefäße eher von einem jüngeren Meister gefertigt. Der warme Goldton des Metalls und der helle Schimmer der hauchdünnen Gläser ergeben ein lebendiges Zusammenspiel. In diesen märchenhaften Glanz mischt sich die geometrische Klarheit der runden Formen, die Stoskopff in der Zeichnung der Kupparänder und des Korbs ganz präzise wiedergibt. Vor dem Korb sind wie im de Boerschen Bild entlang der Tischkante drei Gegenstände angeordnet: ein Teil eines venezianischen Kelchglases, der Scherben eines hellen Glases mit einer Beerennoppe und einem gekniffenen Band und der Deckel eines Goldschmiedepokales.

Alle drei Stücke begegnen auf der *Kleinen Gläserküche* wieder, die Kaiser Ferdinand 1651 erhalten hat (Kat.-Nr. 61). Im Inventar des Grafen Johannes von Nassau-Idstein wird unter Nr. 102 aufgeführt: »Ein Stuck vom Stoßkopf, silbergeschirr, Gläser und Becher«.[2] Durch die Vermittlung des Grafen Johannes kam die *Kleine Gläserküche* an den Kaiser. Sicher schätzte der Graf dieses Motiv des Meisters. Welcher Gläserkorb in seinem Besitz war, ist nicht eindeutig zu rekonstruieren.[3] Der Gedanke von der Zerbrechlichkeit des Glases, von der Vergänglichkeit der Schönheit und des Glanzes wird in der Darstellung eines Eros als Deckelknauf aufgenommen.[4] Mit der Rechten stützt er sich auf seinen großen Bogen, mit der Linken entläßt er eine Taube mit ausgebreiteten Schwingen zum Flug.

Wie immer bei Stoskopff sind die kompositorischen Gewichte in selbstverständlicher Weise ausbalanciert. Der teilvergoldete Deckel vorne rechts korrespondiert mit der im Mittelgrund sichtbaren Tischkante links; die Glasscherben akzentuieren die Fläche im Vordergrund; Signatur und Datierung des Künstlers sind Teil des Bildaufbaus. Meisterlich sind die Gläser in scheinbarer Absichtslosigkeit gruppiert. Das von links einfallende Licht läßt ihre Konturen, die zur Stimmigkeit der Komposition beitragen, hervortreten, ohne die optischen Gesetze offensichtlich zu verletzen.

1 Ob die dunklen Linien in der Bildmitte bedeutsam sind, etwa ein Monogramm darstellen, ist nicht zu entscheiden.
2 Quelle 12.
3 Vgl. Kat.-Nr. 38.
4 Vgl. dieselbe Kleinplastik in der *Kleinen Gläserküche*.

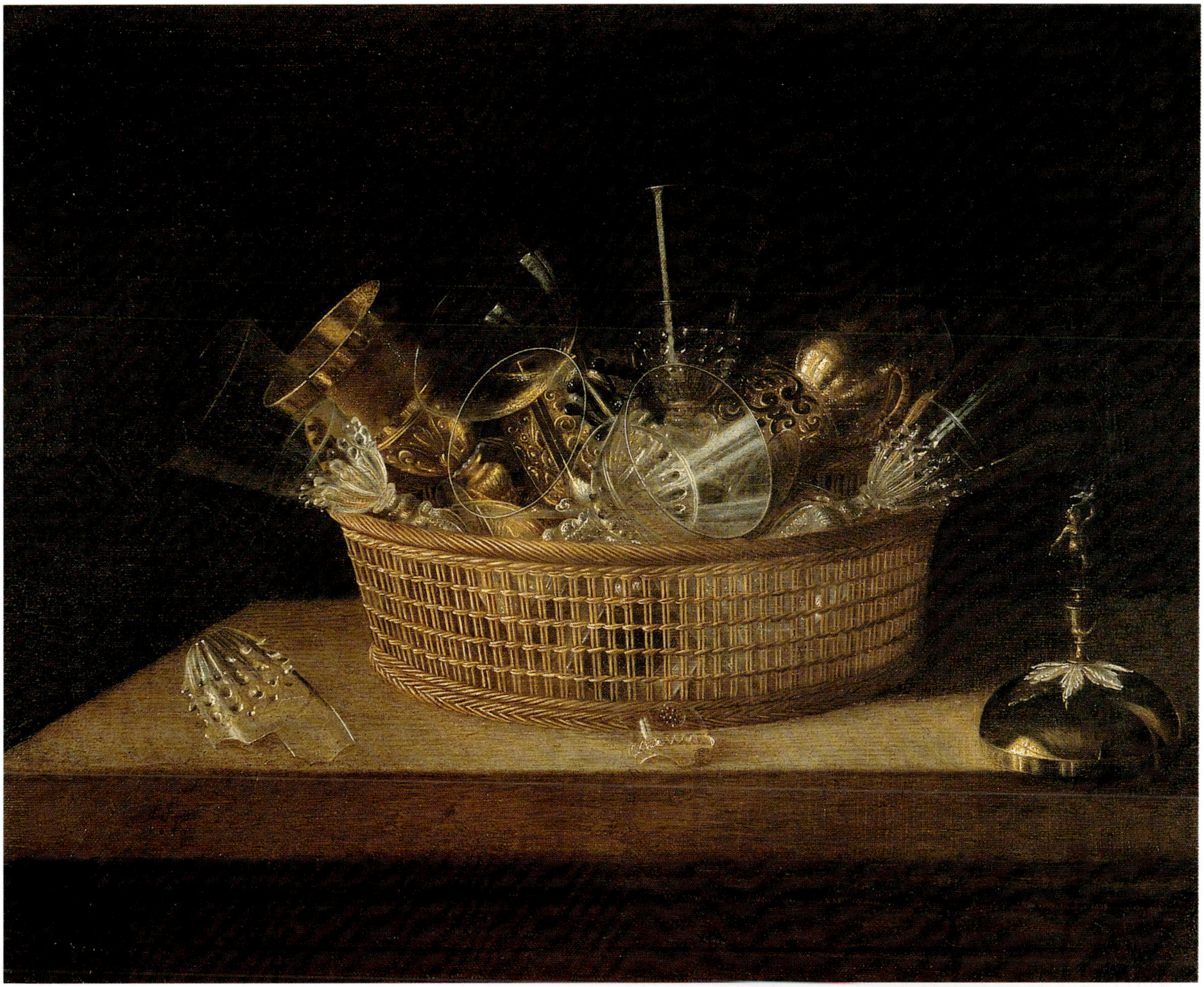

57 KORB MIT GLÄSERN UND POKALEN

58 KORB MIT TRINKGESCHIRR UND GESTÜRZTER BECHER

1644
Öl auf Leinwand
50x60 cm
Unten links signiert und datiert:
»Stoskopff. 1644«

Kanada, Privatbesitz

Provenienz
Amsterdam, Kunsthandel Pieter de Boer, 1934. – Privatbesitz

Ausstellungen
Amsterdam, Kunsthandel Pieter de Boer, 1934

Literatur
Katalog Amsterdam 1934, Kat.-Nr. 317, Abb. S. 42 (als »A. Kopff«). – Faré, Nature Morte, 1974, Abb. S. 131

Wir kennen zwei Gläserkörbe Stoskopffs, die seine Signatur und die Datierung 1644 aufweisen und von fast identischem Format sind (Kat.-Nrn. 57 und 58). An ihnen wird anschaulich, wie der Künstler mit einem Thema umging, es variierte und in den Variationen verschiedene Schwerpunkte setzte.

Das vorliegende Bild war seit 1934 verschollen, doch heute ist seine Existenz gesichert. Auf der stark gemaserten Tischplatte liegt links der Kelch eines Glases à la façon de venise, in der Mitte steht umgedreht ein Schlangenhautbecher, rechts ein Römer. Dahinter ist der geflochtene Korb plaziert, in dem venezianische Trinkgläser und drei Buckelpokale verwahrt sind. Alle Gefäße begegnen im Werk Stoskopffs noch öfter. Sechs teilvergoldete Becher hat er in der *Großen Gläserküche* (Kat.-Nr. 44) zu einer Pyramide angeordnet; dort erscheint auch das zerbrochene Kelchglas und im fast identischen runden Korb ein Buckelpokal. Ein Weintraubenpokal mit sorgfältig ausgearbeiteter Kreuzblume begegnet in der *Großen Vanität* von 1641 (Kat.-Nr. 49). Nichts Eßbares ist dem Gläserkorb beigegeben, kein Besteck deutet einen weiteren Zusammenhang mit einer Mahlzeit an, lediglich der Römer ist mit weißem Wein gefüllt. Er steht für die Hoffnung, für das Leben, und bildet den Gegenpol zu dem ausgebrochenen Glasfragment, das, seiner Funktion beraubt, sinnlos geworden ist. Glas ist so zerbrechlich wie das menschliche Leben. Bei Heinrich Albert, der dem Königsberger Dichterkreis angehörte, findet sich der Vergleich: »Der Rauch vergeht; das Glas zerbricht; Das Kleid verschleust und dauert nicht [...] So geht es mit uns allen.«[1]

Eine Fülle von schönen und zarten Trinkgläsern ist in den Weidenkorb gesteckt, zusammen mit den prunkvollen Deckelpokalen, die wohl aus der Goldschmiedewerkstatt von Stoskopffs Schwager und späterem Schwiegervater Nikolaus Riedinger oder denen der befreundeten Joachim Brackenhofer, Daniel Dietrich und Johann Jacob Erhard hervorgingen. Alle Trinkgeschirre sind intakt, rein und glänzend. Schildern sie die Fülle des Lebens, die überzuquellen droht? Und geben die Stücke im Vordergrund einen Fingerzeig auf den richtigen Gebrauch: links die Warnung vor Unachtsamkeit, in der Mitte das Maßhalten, rechts die Freude am Wahren, Schönen? Fortuna bietet reiche Möglichkeiten; mit dem Drehen ihres Rades vollzieht sich das menschliche Schicksal als Auf und Ab. In dem geflochtenen Korb mit den rundum gesteckten Gläsern setzt Stoskopff die mittelalterliche Vorstellung von der Rota fortuna, dem Schicksalsrad, in eine ihm gemäße Bildidee um. Wie in einem Kreisel drehen sich die durchsichtigen Trinkgefäße, der Gefahr des Zerbrechens ausgeliefert.

1 Aus: *Arien und musicalische Kürbshütte*, 1638/50, Trauergedicht auf den Tod eines Mitbürgers; zit. nach van Ingen, Vanitas und Memento Mori, 1966, S. 303–304.

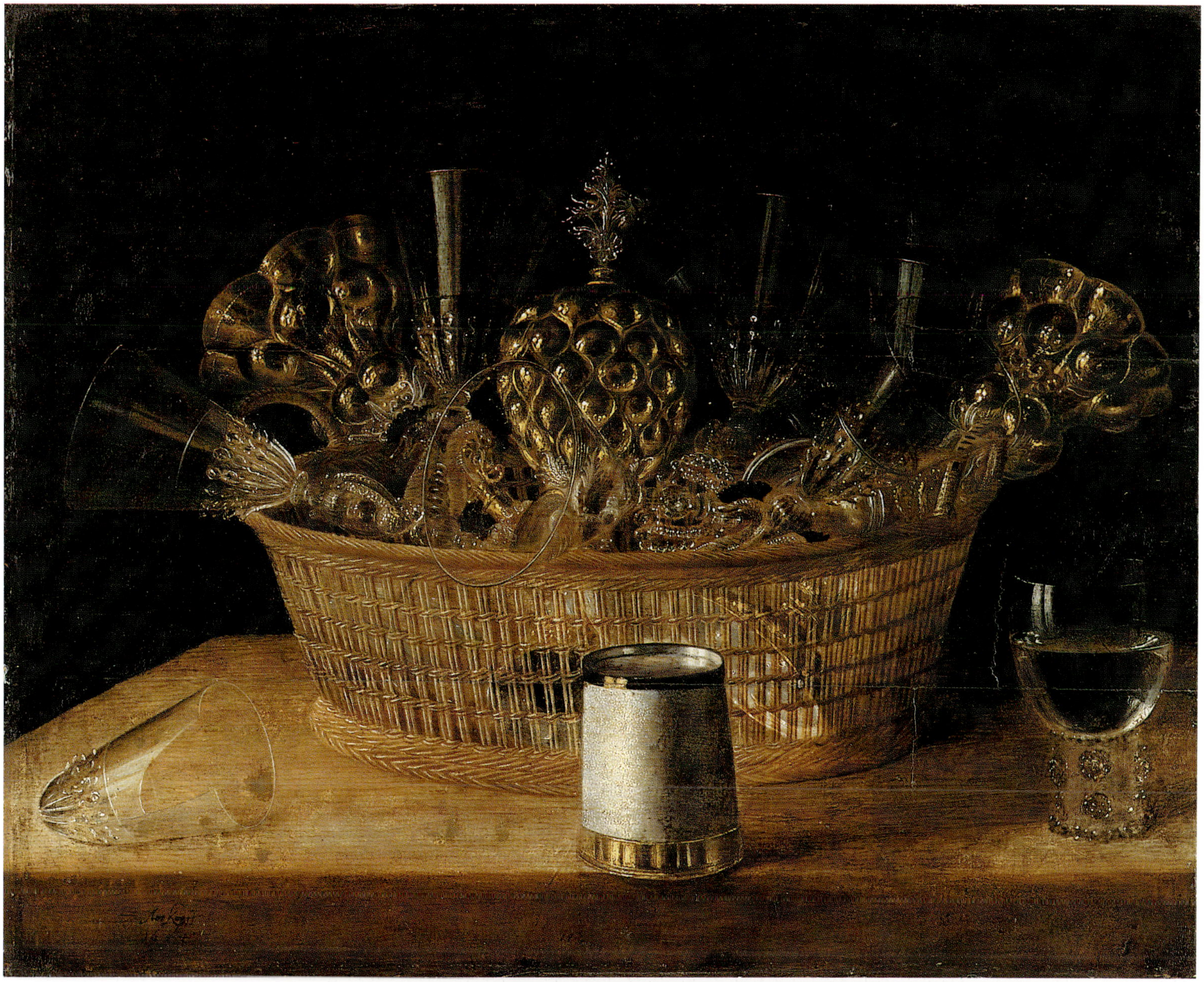

58 KORB MIT TRINKGESCHIRR UND GESTÜRZTER BECHER

59 FRÜHSTÜCK MIT TRAUBENTELLER UND RÖMER

1644
Öl auf Leinwand
35 x 33 cm
Unten links signiert und datiert:
»Stoskopff 1644«
Leinwand doubliert

Paris, Privatbesitz

Provenienz
Paris, Sammlung Robert Lebel, 1989

Ausstellungen
Paris, Galerie Charpentier, 1951. – Münster, Westfälisches Landesmuseum / Baden-Baden, Staatliche Kunsthalle, 1980

Literatur
Katalog Paris 1951, Kat.-Nr. 193. – Haug, Trois peintres, 1952, S. 144, Abb. S. 145. – Sterling, Still-Life Painting, 1952, S. 102. – Haug, Sébastien Stoskopff, 1961, S. 33, Abb. 17. – Faré, Nature Morte, 1974, Abb. S. 131. – Katalog Münster/Baden-Baden 1980, Kat.-Nr. 105, Abb. S. 188

Schräg in die Tiefe verläuft am linken Bildrand die Schmalseite eines Tisches, auf dem eine geöffnete Walnuß, ein Zinnteller mit hellen Weintrauben, ein Brötchen, ein gefüllter Römer und hinten rechts ein Pfirsich liegen. Übersichtlich sind diese Dinge des täglichen Lebens angeordnet. Sie stellen sich nicht zur Schau, liegen einfach da und berühren den Betrachter in ihrer klaren Selbstverständlichkeit. Ein Mahl ist angerichtet, doch scheint es kaum zum Verzehr bestimmt – kein Messer, kein Tischtuch deuten darauf hin. Die Speisen weisen über ihren praktischen Nutzen hinaus. Deutlich ist der christologische Bezug bei den Trauben und dem Weinglas.
In der Antike war die Traube das Sinnbild für Leben. Übertragen auf Christus bedeutet sie das neue wahre Leben, das er durch seinen Opfertod schenkt. In Wein und Brot wird das Abendmahl gegenwärtig, bei dem der Gottessohn den Jüngern seine Natur und den Sinn seines Leidensweges erklärte. Nie hat Stoskopff sonst Brot in dieser gedrehten Form dargestellt. Wenn man es bricht, wird es aufgerollt, es enthüllt sich. Auf den Pfirsich im Hintergrund fällt helles Licht. Mit der Verheißung des ewigen Lebens, des Gottesreiches, wird es ein zweites Paradies geben, zu dem diese Himmelsfrucht gehört. Die Walnuß ist geöffnet: sie zeigt ihren süßen Kern, der die wahre Natur Christi darstellt; die sie umgebende Schale entspricht dem Kreuzesholz.[1]
Charakteristisch für die Werke Stoskopffs der 1640er Jahre ist eine transparente Klarheit, zu der auch die Betonung der Maserung des Tisches gehört. Häufiger treten, wie hier, dem Quadrat angenäherte Formate auf.

1 Siehe Bergström, Disguised Symbolism, 1955, S. 304.

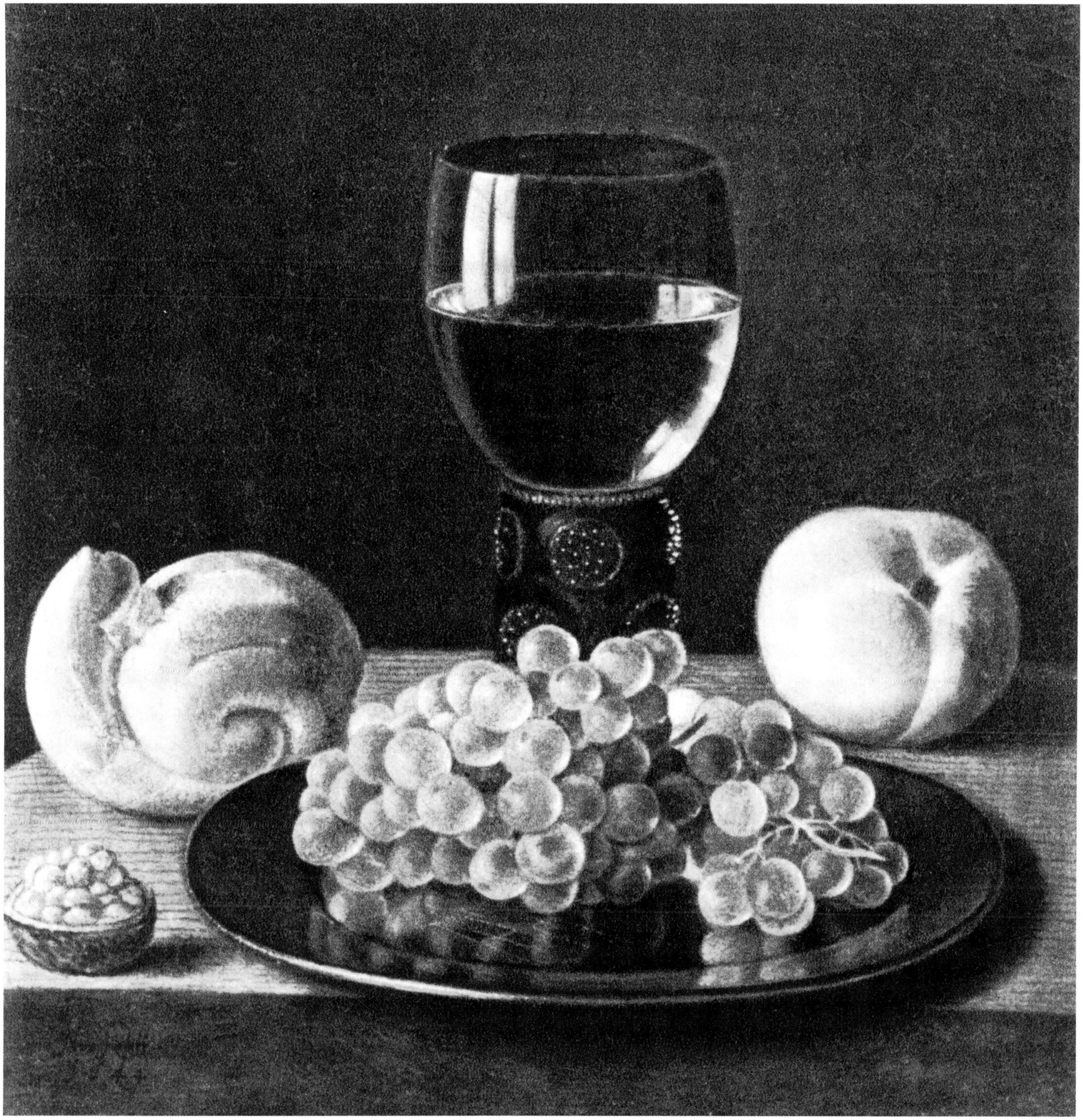

59 FRÜHSTÜCK MIT TRAUBENTELLER UND RÖMER

60 SPANSCHACHTEL MIT RÖMER UND ZITRONE

Wohl nach 1640
Öl auf Leinwand
30,2 x 27,7 cm
Unten links signiert: »Stoskopff«
Mittelgrobe Leinwand; Spannbögen ringsum sichtbar; kleinere Kittstellen an der Zitrone, der Spanschachtel und am Tisch rechts

Stockholm, Privatbesitz

Provenienz
Stockholm, Sammlung B. Stenman. – Stockholm, Auktion Bukowski, 1958

Ausstellungen
Stockholm, Nationalmuseum, 1958. – Bordeaux, Galerie des Beaux-Arts, 1967

Literatur
Katalog Stockholm, Auktion Bukowski, Katalog 361, 1958, Nr. 200. – Katalog Stockholm 1958, Kat.-Nr. 40. – Katalog Bordeaux 1967, Kat.-Nr. 10. – Adriani, Deutsche Malerei, 1977, S. 50, Abb. 36

Auf neun Werken von Stoskopff findet sich ein Römer aus grünem Glas. Meist besitzt er, wie hier, viele Beerennoppen am Fuß[1] und weist ausgeprägte Lichtreflexe auf. Das vorliegende Bild ist das kleinste von ihnen, und es ist signiert. Auf der durchgehenden gemaserten Tischplatte füllt die Spanschachtel den Bildraum von links nach rechts fast vollständig aus. Zeichnung und hellgelbe Farbigkeit des gespanten Holzes bilden eine lichtere und feinere Variante zum Grund. Kräftig sind die Klammern aus Metall gezeichnet. Der Widerschein des goldenen Weines im Römer auf dem Ladendeckel bildet das optische Gegengewicht zu der Zitrone, die links knapp über den Rand hinausragt. Mit klarer Härte wurde das Fensterkreuz in den Lichtreflex an der Glaswandung oben eingezeichnet; es ist durch das Glas hindurch weiterzuverfolgen und fällt als schwacher Schatten rechts unten auf den Schachteldeckel. Ähnlich ausgeprägt erscheint das Kreuz im Römer der *Großen Gläserküche* (Kat.-Nr. 44) und in der Glasflasche im dunklen Hintergrund des *Küchenstücks mit Kalbskopf* (Kat.-Nr. 47). Ich möchte dieses Werk auch in dieselbe Zeit, kurz nach 1640, datieren.
Seine symbolische Aussage weist über die reale Darstellung hinaus. Das Arrangement der Dinge könnte aus einer Altartafel des 15. Jahrhunderts stammen, doch sind sie nicht mehr Beiwerk einer Hauptszene, sondern stehen selbst im Zentrum. Hier fallen die starken Klammern der Spanschachtel auf. Sie markieren das Spiel um die Mitte; ihr dunkles Schwarz korrespondiert mit dem Kreuz darüber, ruft die Erinnerung an Nägel wach: die vier Nägel der Passion und ebenso die Nägel an einem Sarg. Sie verschließen das Scrinium deitatis, den Schrein des Göttlichen, Sinnbild für das unerbittliche Gesetz des Alten Testamentes. Darüber steht der neue Bund Gottes mit den Menschen, geschlossen durch die Menschwerdung Christi, seinen Tod am Kreuz, versinnbildlicht im Ritual des Abendmahls in Kelch und Wein.
Am Beginn der Menschheitsgeschichte stand das Paradies und die verlockende Frucht, Hinweis zugleich auf das Ende der Zeit vor der Sünde und Wegweiser zur Erlösung, zum ewigen Reich Gottes. Dunkel und undurchdringlich ist der Hintergrund, dunkel zeichnen sich Kreuz und Nägel ab, doch ein goldenes Licht durchscheint das Geschehen wie ein himmlischer Glanz.

1 Bei den beiden 1644 datierten Stilleben, dem *Korb mit Trinkgeschirr* (Kat.-Nr. 58) und dem *Frühstück mit Traubenteller und Römer* (Kat.-Nr. 59) weist der Fuß wenige große Noppen auf, und ein gekräuseltes Glasbändchen bildet den Abschluß zur Kuppa.

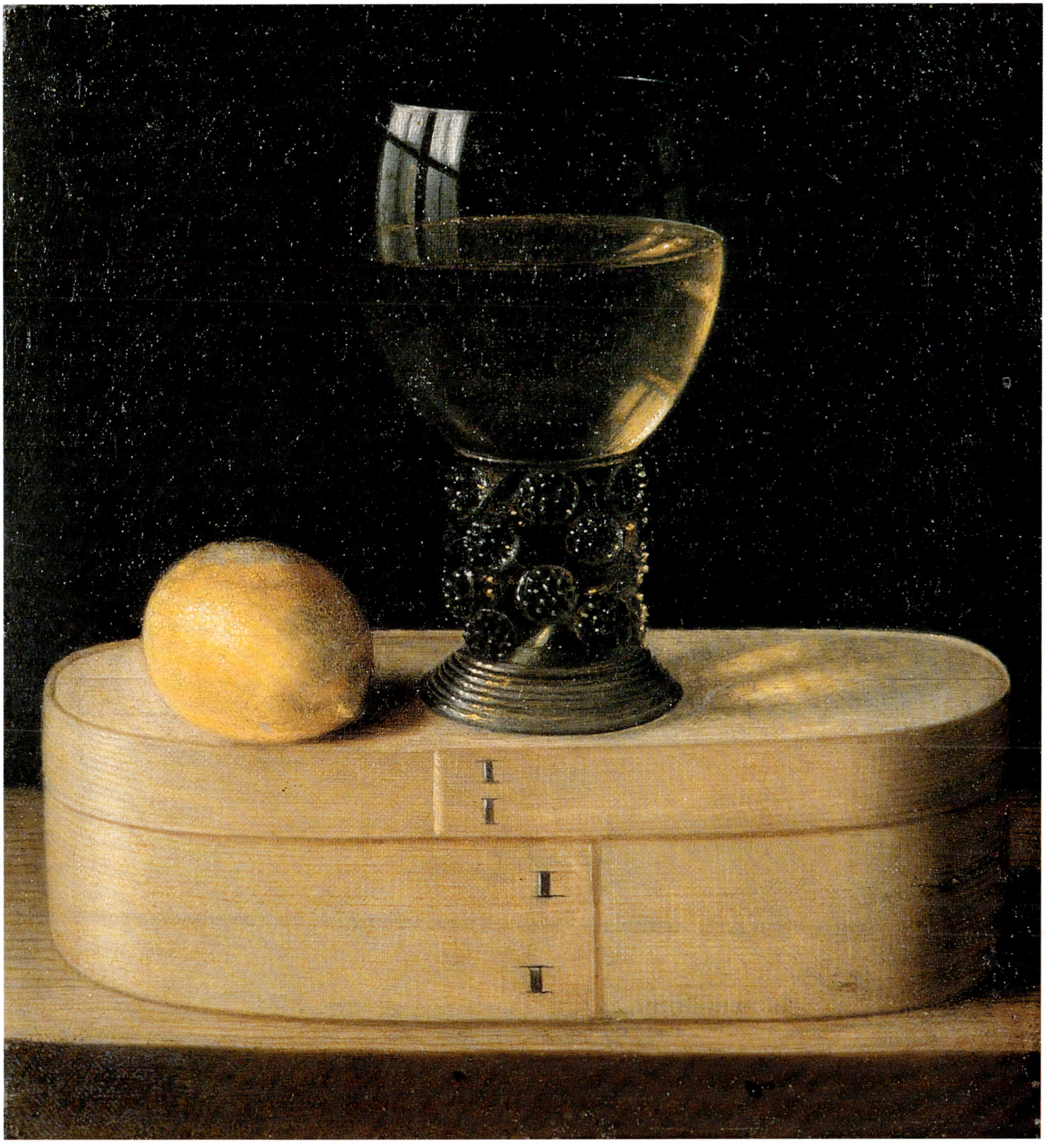

60 SPANSCHACHTEL MIT RÖMER UND ZITRONE

61 DIE KLEINE GLÄSERKÜCHE

Vor 1651
Öl auf Leinwand
65x54 cm
Unbezeichnet
Leinwand doubliert; Spannbögen am unteren Bildrand deutlich, oben leicht erkennbar, sie fehlen an den Seiten, das Bild ist beschnitten. Im Hintergrund etwas dünn; senkrechte Leinwandnaht im rechten Drittel; auf der Rückseite des Keilrahmens unten ein Doppeladler als Brandstempel

Karlsruhe, Staatliche Kunsthalle, Inv.-Nr. 2232, erworben 1944 im Austausch von der Böhmisch-Mährischen Landesgalerie, Prag

Provenienz
Prag, Kaiserliche Gemäldesammlung. – Prag, Böhmisch-Mährische Landesgalerie, 1944

Ausstellungen
Delft, Stedelijk Museum Het Prinsenhof, 1949

Literatur
Sandrart-Peltzer, Teutsche Academie, 1675/1925, S. 182 (siehe Quelle 1). – Straub, Séance, 1879, S. 70–72. – Zimmermann, Inventare, S. 137, Nr. 363 (Inventarium von 1718, siehe Quelle 22); S. 143, Nr. 419 (Inventarium von 1737, siehe Quelle 22). – Brauner, Stosskopf, 1933, S. 29–30, Abb. S. 33. – Haug, Sébastien Stoskopff, 1948, S. 65, Nr. 14; S. 53, Abb. 13. – Katalog Delft 1949, S. 43, Kat.-Nr. 91. – Sammlungskatalog Karlsruhe 1957, S. 38 und 44. – Sammlungskatalog Karlsruhe 1966, S. 285, Kat.-Nr. 2232; Tafelbd., Abb. 143. – Bushart, Deutsche Malerei, 1967, Abb. S. 35. – Faré, Nature Morte, 1974, Abb. S. 131. – Lipp, Vanitas-Stilleben, 1986, S. 48; S. 39, Abb. 5. – Katalog Idstein 1987, S. 25–26, Farbtafel S. 82

Zwei Holztische sind versetzt hintereinandergestellt, so daß verschiedene Bildebenen entstehen. Das Kompositionsschema verwandte Stoskopff mehrmals für seine größeren Darstellungen, etwa beim *Küchenstück mit Kalbskopf*, bei der *Großen Vanität* und der *Großen Gläserküche* (Kat.-Nrn. 47, 49, 44). Mit letzterem Werk verbinden die *Kleine Gläserküche* auch die Motive des Korbes mit Trinkgefäßen, der kupfernen Wanne und der Nische im Hintergrund.
Im Zentrum steht ein fein geflochtener Weidenkorb, gefüllt mit sieben Kelchgläsern à la façon de venise, einem Römer und drei Pokalen aus vergoldetem Silber. Einer von ihnen besitzt einen Deckel, der von der Figur eines Eros bekrönt wird. Seine Rechte stützt sich auf den Bogen, die hoch erhobene Linke läßt einen Vogel frei. Rechts neben dem Korb ist ein Häufebecher plaziert. Auf dem Tisch davor liegt ein Pokal mit Rollwerkdekor und zwei Scherben von klarem venezianischem Glas, daneben eine ovale kupferne Wanne. In ihr steht ein Römer, und der Stiel einer Bürste ragt über den Rand. Hinter dem Spülbecken ist ein Teil eines Glases zu erkennen. Die obere Mitte des Bildes nimmt ein gläserner Sturzbecher ein, der in einer – heute kaum mehr sichtbaren – Nische steht.
Der Korb und sein Inhalt sind dem *Gläserkorb* des Musée des Beaux-Arts in Straßburg (Kat.-Nr. 57) eng verwandt: er weist denselben Deckelpokal mit der Eros-Figur auf. Für die Goldschmiedearbeiten darf man Straßburger Werkstätten vermuten. Leider sind die dargestellten Stücke im Original nicht nachzuweisen, wie überhaupt wenig Straßburger Silber aus dieser Zeit erhalten ist.[1] Nach Form und Ornamentik gehören sei eindeutig in den süddeutschen Raum.
Zusammen mit dem gemalten Kupferstich *Triumph der Galatea* (Kat.-Nr. 62) gelangte das Bild 1651 in den Besitz Kaiser Ferdinands III. Joachim von Sandrart berichtet in seiner *Teutschen Academie*, »der hochberühmte Kunstvatter und Hochgebohrne Reichsgraf Herr Hanß von Naßau« habe die beiden Werke »präesentiert«. Die *Kleine Gläserküche* beschreibt er als »ein Körblein voll allerley ausgewaschener Trinkgeschirren, die in Warheit nicht netter noch fleißiger seyn könten«.[2] Das Bild verblieb in Prag bis 1943/44. Alfred Woltmann sah es dort 1877 und rühmte die Lichtbehandlung und Delikatesse der malerischen Ausführung. Die Transparenz der Gläser, die Korbmacher- und Goldschmiedearbeiten seien mit bewundernswürdiger Echtheit wiedergegeben.[3]
Woltmann gab diese Beurteilung in einem 1877 an M. Straub in Straßburg geschriebenen Brief. Er hatte das Bild, das in der kaiserlichen Sammlung zu dieser Zeit unter der Nr. 102 und »Unbekannt« registriert war, als Werk Stoskopffs erkannt: an Hand eines älteren Inventars aus dem frühen 18. Jahrhundert, das dieses und das zweite in kaiserlichen Besitz gekommene Gemälde aufführt. Eine Kopie des Inventars, das mit dem Namen des Malers Pierre Brandel (gest. 1739) gezeichnet war, befand sich im Besitz Professor Woltmanns.[4] Der Kunsthistoriker fand aber nur noch ein Gemälde in Prag vor, das »Körblein mit frisch gewaschenen Trinkgeschirren«, und schloß daraus, dies sei das einzige, das von Stoskopffs Werk erhalten blieb. (!)
Und nun folgt ein aufschlußreiches Detail: Woltmann mißt das auf Leinwand gemalte Bild mit 70 cm Höhe und 58 cm Breite. Seine ursprüngliche Größe ist im kaiserlichen Inventar von 1737 mit 1 Elle, 4 Zoll in der Höhe und 1 Elle, 13 Zoll in der Breite angegeben;[5] das entspricht 88,3x112 cm. Die heutigen Maße betragen 65x54 cm und entsprechen damit genau denen des zweiten Gemäldes aus dem Besitz Ferdinands III., des gemalten Kupferstichs *Triumph der Galatea*. Das bedeutet: Die *Kleine Gläserküche* wurde im Laufe des 18. Jahrhunderts, und zwar nach 1737, dem anderen Bild im Format angeglichen,[6] indem man es vor allem in der Breite beschnitt; danach sind beide Gemälde nochmals verkleinert worden.
Da Sandrart wie Woltmann nur von dem geflochtenen Korb mit den Gläsern und Pokalen berichten, dürfen wie davon ausgehen, daß er ursprünglich auch im Mittelpunkt der Darstellung stand, wir uns das Bild also auf den Seiten um insgesamt etwa 55 cm verlängert vorstellen müssen. Das bedeutet, daß die Kupferwanne annähernd vollständig dargestellt war und auf der

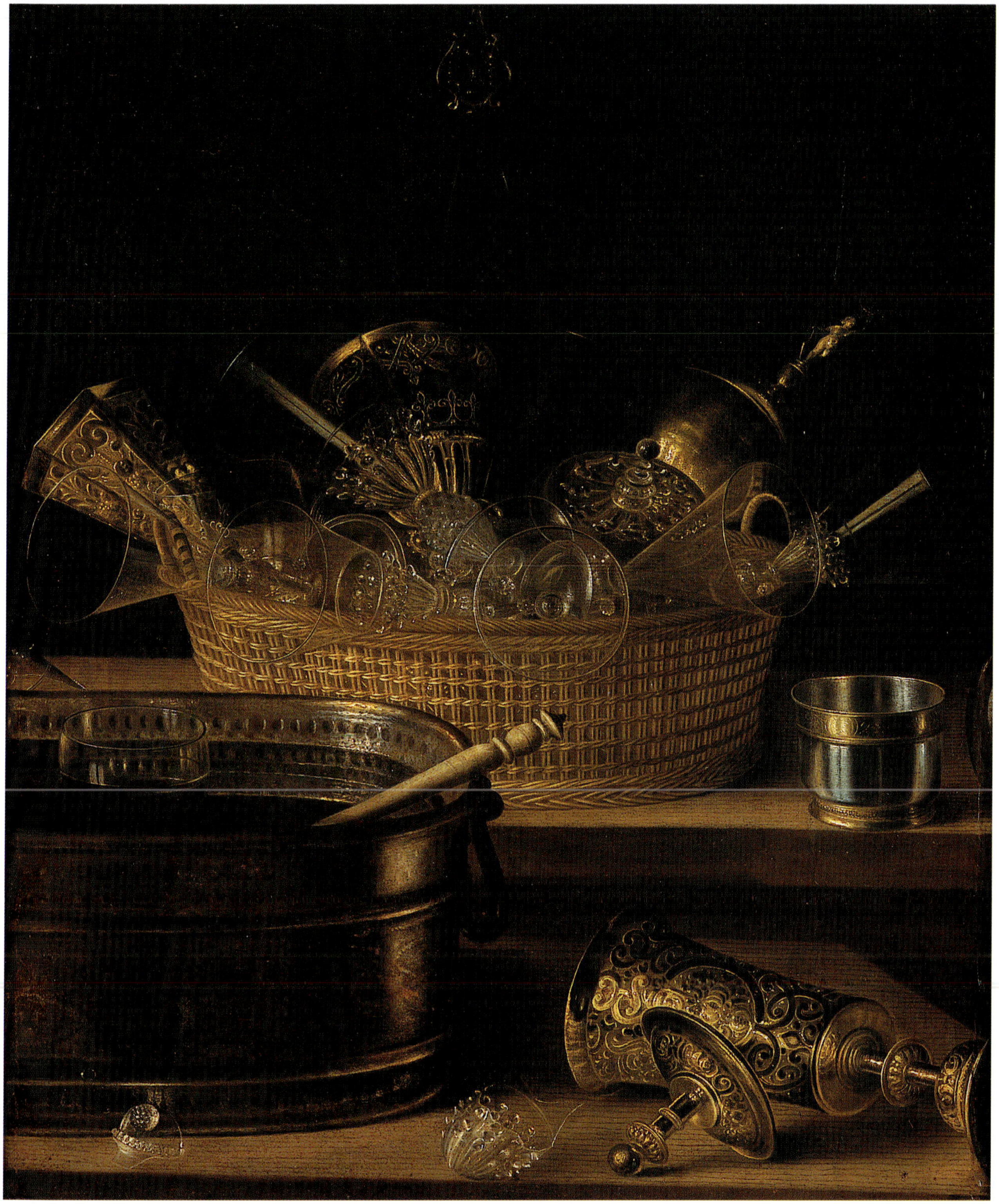

61 DIE KLEINE GLÄSERKÜCHE

65 STILLEBEN MIT CRANACHS LUTHER-PORTRAIT

Wohl nach 1645
Öl auf Leinwand
50x61,5 cm
Unbezeichnet

Privatbesitz

Provenienz
Berlin, Galerie Laurisch und Lipp, 1989

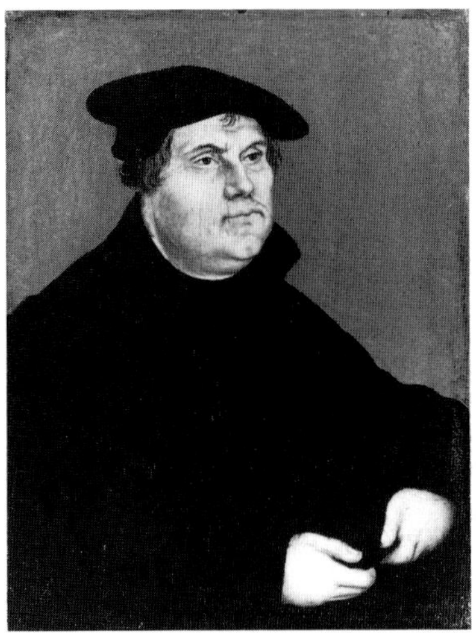

Lucas Cranach d. Ä.
Portrait Martin Luthers, 1532
Öl auf Lindenholz, 20,8x15,3 cm
Kassel, Staatliche Kunstsammlungen

Dem Portrait links im Bild liegt das Luther-Bildnis Lucas Cranachs von 1532 zugrunde, das in Verbindung mit dem Bildnis Philipp Melanchthons in mehreren Ausführungen und verschiedenen Formaten erhalten ist.[1] Stoskopff benutzte sicher ein Exemplar der kleinen Gruppe, das er ungefähr in Originalgröße abbildet. Wie die Fassung in Kassel weist es keine Bezeichnung oder Datierung auf.[2] Stoskopff gibt das Gesicht Luthers gegenüber dem Cranachschen Vorbild langgestreckter wieder; die Wangen sind leicht gerötet, die Augen blicken offen und fast freundlich. Das Bildnis ist an ein Buch gelehnt und so dem vor dem Tisch sitzenden oder stehenden imaginären Leser zugewandt.

Am Bildrand links ist ein Tintenfaß aus dunkler Bronze erkennbar, mit dem Relief eines Engels und mit Federkielen, die in einem Halter stecken. In der Bildmitte ragt ein ungebundenes Buch über die vordere Tischkante, auf dessen Titelseite in gotischen Buchstaben das Wortende »-eichs« zu lesen ist. Zweifellos ist es zu »Reichs« zu ergänzen, und deutlich ist auch, daß Stoskopff nicht ein vor ihm liegendes Blatt abgemalt hat. Er gestaltete die Schrift so, daß sie gut lesbar ist. Weder ihre Anordnung noch der Schriftgrad sind mit dem dargestellten Buch in Einklang zu bringen. Ebenso willkürlich ist Stoskopff mit dem Deckblatt verfahren: Böge man die hochgerollte Ecke zurück, würde sie die darunterliegenden Seiten weit überragen. Hinter dieser Schrift, in der senkrechten Mittelachse des Bildes, steht ein Stundenglas, halb verdeckt von einem locker aufgeschichteten Bücherstapel.

Beigetöne herrschen vor, die rote Untermalung sorgt für einen warmen Grundton, von dem sich das Grün im Hintergrund des Luther-Portraits, in der Schleife darüber und an den Seiten eines Buches frisch und belebend abhebt.

Dies ist keine verstaubte Bücherwelt, sondern lebendiges Wissen, gewonnene Erkenntnis, die sich mitteilen möchte. Der Mann, der die kleine Bibel fest in beiden Händen hält, steht für diese Schaffenskraft. Tintenfaß und Federn sind vorhanden, das kostbare Stundenglas in der Mitte hilft dem Menschen, seine Zeit auf Erden richtig zu nutzen.

1 Friedländer/Rosenberg, Die Gemälde von Lucas Cranach, 1932, S. 75, Nr. 252 mit Abbn.
2 Lindenholz, 20,8x15,3 cm, Kassel, Staatliche Kunstsammlungen, Inv.-Nr. 1875/1121.

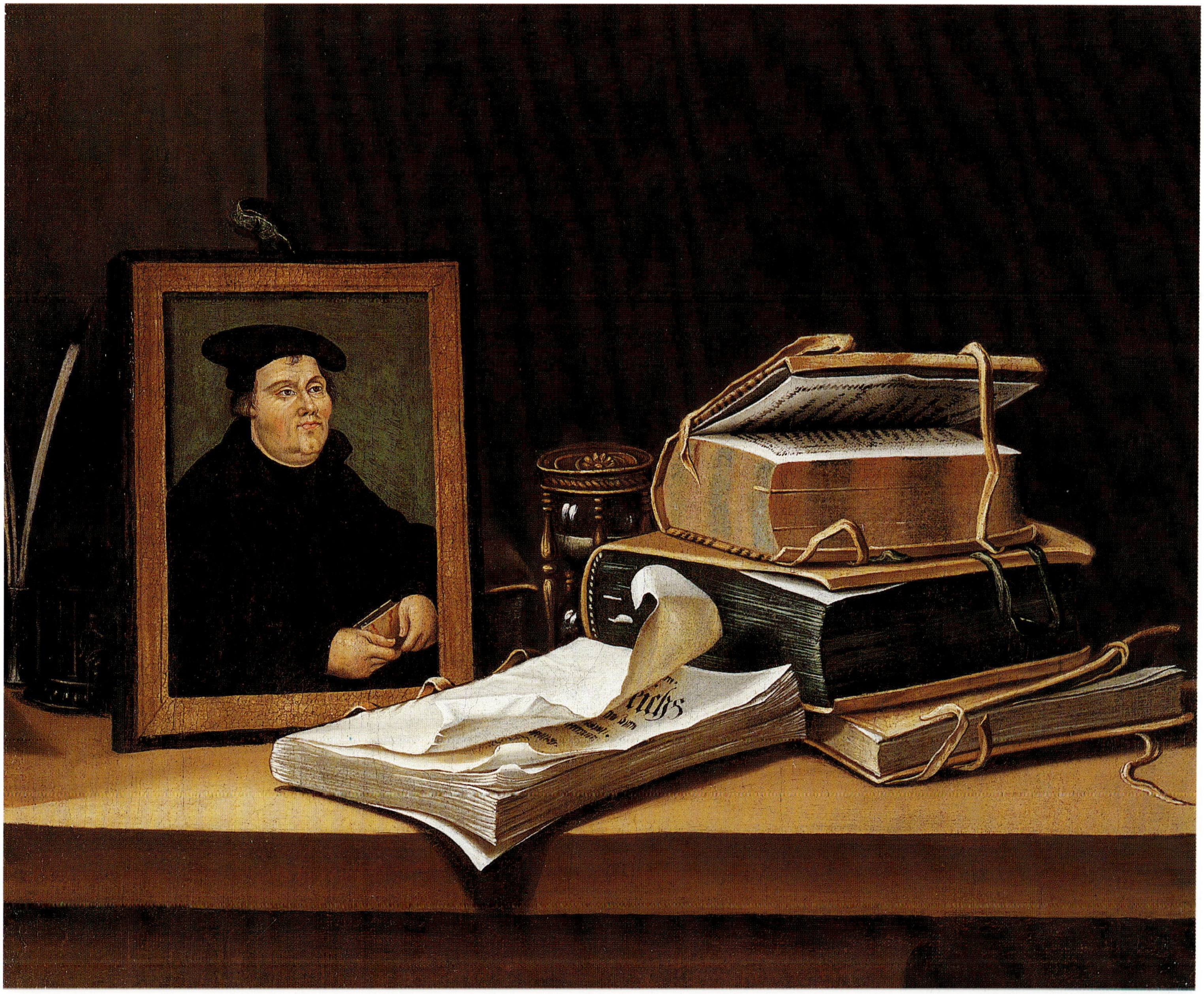

65 STILLEBEN MIT CRANACHS LUTHER-PORTRAIT

66 STILLEBEN MIT CRANACHS MELANCHTHON-PORTRAIT

Wohl nach 1645
Öl auf Leinwand
46,5 x 62 cm
Unten rechts an der Tischplatte signiert:
»Stoskopff«

Privatbesitz

Provenienz
Berlin, Galerie Laurisch und Lipp, 1990

Ein Tisch mit einer kräftigen Platte ist vor einen einfarbig dunkelbraunen Hintergrund gestellt. Die linke Schmalseite führt diagonal in die Bildtiefe; ihrer Linie folgen die Kanten des Schriftstückes, das halb aufgefaltet im Vordergrund liegt. Wie im Stilleben mit dem Portrait Luthers (Kat.-Nr. 65) ist das Wort »Reichs« zu lesen. Hinter dem Brief steht eine Vase, gefüllt mit einer Windenblüte, einer Anemone und zwei Heckenrosen. Gestützt durch zwei dicke Bücher, ist das gerahmte Portrait Philipp Melanchthons an das Glas gelehnt. Es ist das Gegenstück zu dem Luther-Bildnis, das Lucas Cranach mehrmals, wohl unter Mitarbeit der Werkstatt, ausführte.[1] Die erhaltenen Melanchthon-Fassungen zeigen ihn einmal barhäuptig und mit kurzgeschorenem Bart – in der Version von 1532[2] – und, 1543 datiert, mit Barett und Spitzbart.[3] Stoskopff gibt ihn mit kurzem Bart und bedecktem Kopf wieder. Zwei Jahreszahlen sind rechts zu erkennen. Die untere ist als 1532 entzifferbar; könnte man die obere als 1543 lesen, würde diese doppelte Datumsangabe die Kombination der beiden Cranachschen Bildnisversionen erklären.[4] Im Gesichtsausdruck hält sich Stoskopff eng an die Fassung von 1543, die Hände sind stets ineinander gelegt.
In Kontrast zu dem stillen, kontemplativen Männerbildnis steht die Bewegtheit des weißen Briefes und der nach links in den leeren Raum ausgreifenden Blüten. Ohne das Gegenstück mit dem Luther-Portrait wäre das Bild nicht im Gleichgewicht, stünde der gefüllten rechten Hälfte links zu wenig gegenüber. Zusammen bilden sie eine Einheit; die Blumen recken sich auch dem Bildnis Luthers entgegen, und das Licht, das links vor dem Tintenfaß und am Manuskript vorbei scharfkantige Schatten wirft, gleitet nach rechts in breiterem Fall bis zu den Folianten hinter dem Portrait Melanchthons.
Mir ist keine Darstellung eines Luther-Portraits in einem Stilleben des 17. Jahrhunderts bekannt; im Fall Melanchthons hingegen ist zumindest ein Beispiel zu nennen: Edward Collier hängt das Cranach-Portrait von 1532 an die Wand seines *Stillebens mit Briefen und Büchern*.[5]

Ohne Zweifel gehören die beiden Bilder (Kat.-Nrn. 65 und 66) zusammen, sind sie als Einheit konzipiert und einmal vom Maler signiert worden. Was sie direkt verbindet, ist die Wiedergabe der 1532 datierten Portraits der Reformatoren Martin Luther und Philipp Melanchthon sowie das auf beiden Gemälden vorkommende Wort »Reichs«, dessen Schriftzug Stoskopff deutlich lesbar hervorhebt.
Ein helles Licht liegt auf dem Weiß der Blätter. Die Lichtreflexe auf der Vase und im Stundenglas sind kräftig in Bleiweiß aufgetragen. Die rote Untermalung erzeugt einen warmen, erdigen Grundton. Nichts Transparentes, Lyrisches liegt über diesen Bildern. Ihr Stilcharakter erscheint trocken, erdig, fast hölzern ehrlich. Verhalten sind die Kompositionen aufeinander abgestimmt, die Gewichte verteilt. So wird die schräg verlaufende Tischkante des Melanchthon-Bildes im Luther-Bild durch die Andeutung der Raumecke im Hintergrund aufgewogen. Die Hängung ist so gedacht, daß die Männer einander ansehen, daß die großen Köpfe der Reformbewegung, der Praktiker und der Theoretiker, Zwiesprache halten.
Es gibt keine archivalische Dokumentation zur Entstehung dieser Pendants. Anzunehmen ist, daß sie für einen weltlichen Besitzer bestimmt waren, dessen Zugehörigkeit zur reformierten Seite sie bezeugen. Sie dokumentieren aber wohl auch einen politischen Vorgang: Kurfürst Johann von Sachsen hatte 1530 Luther, Melanchthon, Jonas und Bugenhagen aufgefordert, ein Gutachten über die Fragen des Kultes und der Kirchenordnungen für den Reichstag in Augsburg zu erstellen. Darauf entstand die Confessio Augustana, das Augsburgische Bekenntnis, das zur Lehrnorm der lutherischen Landeskirchen wurde. 1548 wurde das Reichsgesetz des Augsburger Interims verabschiedet, das den protestantischen Ständen gewisse Rechte zusicherte; 1555 ist es im Augsburger Religionsfrieden erweitert worden. Weltliche Reichsstände und die reichsunmittelbare Ritterschaft konnten nun ihre Konfession frei wählen, ihre Wahl war

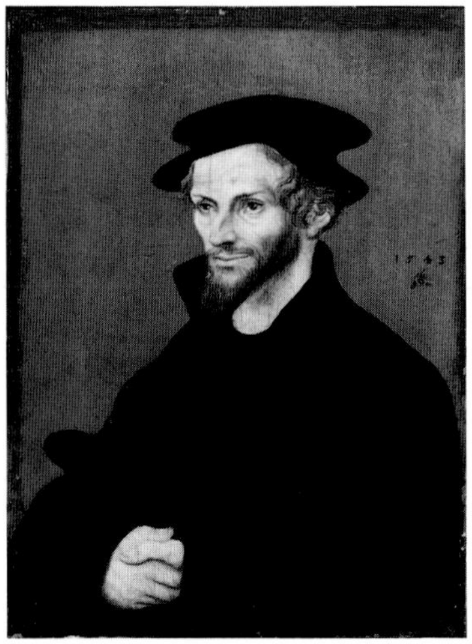

Lucas Cranach d. Ä.
Portrait Philipp Melanchthons, datiert 1543
Öl auf Lindenholz, 20,7 x 15,2 cm
Kassel, Staatliche Kunstsammlungen

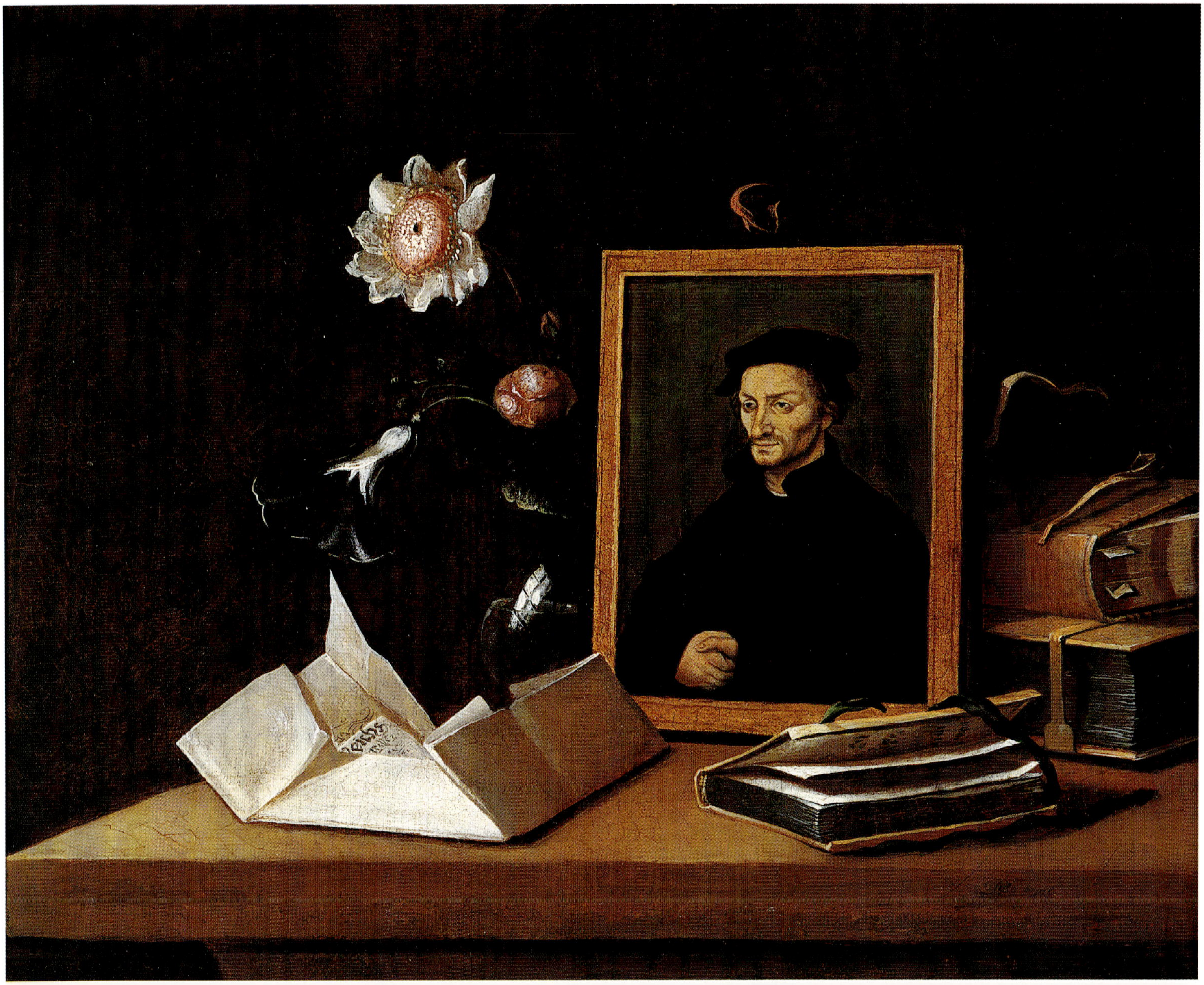

66 STILLEBEN MIT CRANACHS MELANCHTHON-PORTRAIT

68 FASANEN, REBHÜHNER UND TAUBEN

Wohl nach 1645
Öl auf Leinwand
60x80,8 cm
Unten links signiert: »Stoskopff«
Spannbögen ringsum sichtbar; in der Mitte und links zwei große Löcher; Malschicht stellenweise dünn

Arras, Musée des Beaux-Arts, Legat aus der Sammlung Thilloy, Inv.-Nr. 863.1.7

Provenienz
Arras, Sammlung J. B. Thilloy, 1863

Ausstellungen
Frankfurt, Schirn Kunsthalle, 1993/94

Literatur
Sammlungskatalog Arras 1907, Kat.-Nr. 405. – Oursel, Deux tableaux, 1977, S. 316–321. – Katalog Frankfurt 1993/94, Kat.-Nr. 161

Außer diesem Bild existieren drei weitere Zeugnisse der Beschäftigung Sebastian Stoskopffs mit dem Thema »Lebende Vögel«: Im Katalog des Jean-Baptiste de Bretagne von 1650 ist ein Bild (Öl auf Leinwand) mit »Hühnern, Tauben und anderen Vögeln« verzeichnet;[1] und der Katalog der Sammlung Ritleng in Straßburg, erstellt 1906, führt unter drei Bildern Stoskopffs eine »Henne, umgeben von Küchlein« mit den Maßen 46,5x38,5 cm auf.[2] In einem Küchenstück (Kat.-Nr. 26) schließlich sitzt oben auf einer Stange ein Papagei.
Das vorliegende Werk scheint die Tiere in einer Voliere wiederzugeben und wurde eventuell im Auftrag ihres Eigentümers gemalt. Bei näherer Betrachtung fällt zunächst die Art der Raumbehandlung auf: Die Rückwand ist als Mauerwerk gegeben. Von ihr gehen die beiden runden Stangen aus, auf denen das Taubenpärchen sitzt. Auf dem Boden, der mit großen Steinplatten ausgelegt ist, steht im Vordergrund das Fasanenmännchen, während das Weibchen in umgekehrter Richtung hinter ihm hockt. Die Rebhühner nehmen den linken Teil des Bildes ein. Das Männchen sucht Körner am Grund, das nach rechts spähende Weibchen hockt, wohl auf einem Kasten, darüber.
Es sind also drei Vogelpaare, die hier zusammen dargestellt sind, ohne großen Kontakt miteinander zu pflegen. Wie in einem zoologischen Werk scheinen sie beziehungslos nebeneinander gesetzt, jeweils in der Ansicht, die das Typische ihrer Gattung zeigt. Dieser Beziehungslosigkeit verleiht Stoskopff eine symbolische Bedeutung. Die Emsigkeit der Rebhühner steht neben der unbeweglichen Wachsamkeit der Fasanen und der selbstzufriedenen Sattheit der Tauben. Verhalten ist die Farbigkeit, die vom hellen Bleiweiß im Federkleid der Tauben über Brauntöne bis zum sparsam verwandten Rot um die Augen reicht. Von subtiler Feinheit ist die Pinselführung. Der weiche Flaum an Hals, Brust und Bauch und die langen festen Schwungfedern an den Flügeln und am Schwanz in ihrer spezifischen Färbung lassen die Tiere in lebendiger Klarheit vor uns stehen.
Die Verteilung der kompositionellen Gewichte verrät die Hand Stoskopffs: In drei eng aufeinanderfolgenden Horizontalen ordnen sich Fasanenmännchen, männliches Rebhuhn und das Fasanenweibchen im Profil gesehen hintereinander; das brütende Rebhuhnweibchen betont die Vertikale am linken Bildrand; die Tauben sitzen in Schrägansicht auf diagonal in die Tiefe führenden Stangen. So sind die Tiere von links und rechts, von hinten und im Viertelprofil vorgestellt. Ihre Körper sind zu einem schwingenden Ornament um die leer bleibende Mitte arrangiert. Erinnert man sich an die unvergleichlichen Tierbilder Ludger tom Rings,[3] wird Verwandtes und Neues erkennbar: Statt der klaren, frischen Farbigkeit dort ist hier ein subtiles Spiel der Brauntöne gegeben. Bei Ludger tom Ring ist das räumliche Hintereinander noch ein fast undefinierbares Übereinander, bei Stoskopff ist ein natürlicher Raum dargestellt. Eine Charakterisierung der Gattungen ist hier wie dort erreicht, nur sind die angewandten Mittel verschieden.
In der dem 17. Jahrhundert geläufigen Symbolsprache steht der Fasan oft für die gläubige Seele. Er hört – im Gegensatz zum sündigen Affen – Gottes Wort.[4] Die Tauben sind verbunden mit Friedfertigkeit, Liebe, auch mit dem Gedanken des Opfers und der Simplicitas, der Einfalt, die der reinen, einfachen Seele eigen ist.[5] Gegenüber diesen positiven Deutungen heißt es vom Rebhuhn: Wie es »das ausbrütet, was es nicht gelegt hat, so ist der, der sich Reichtum durch Unrecht erworben: in der Mitte seiner Tage muß er ihn verlassen, und am Ende steht er als Tor da«. (Jer. 17, 11.)[6] Den am Boden brütenden Fasanen und Rebhühnern wird auch nachgesagt, daß sie »nach fremdem Gut Ausschau halten«. So sind positive wie negative Aspekte im Bild ablesbar.[7]
Der Zustand des Gemäldes läßt kaum mehr eine Beurteilung der originalen Malstruktur zu. Obwohl der Papagei im Küchenstück (Kat.-Nr. 26) stilistisch vergleichbar ist, möchte ich das vorliegende Bild in die 1650er Jahre datieren, als Stoskopff Kontakt zum Grafen von Idstein

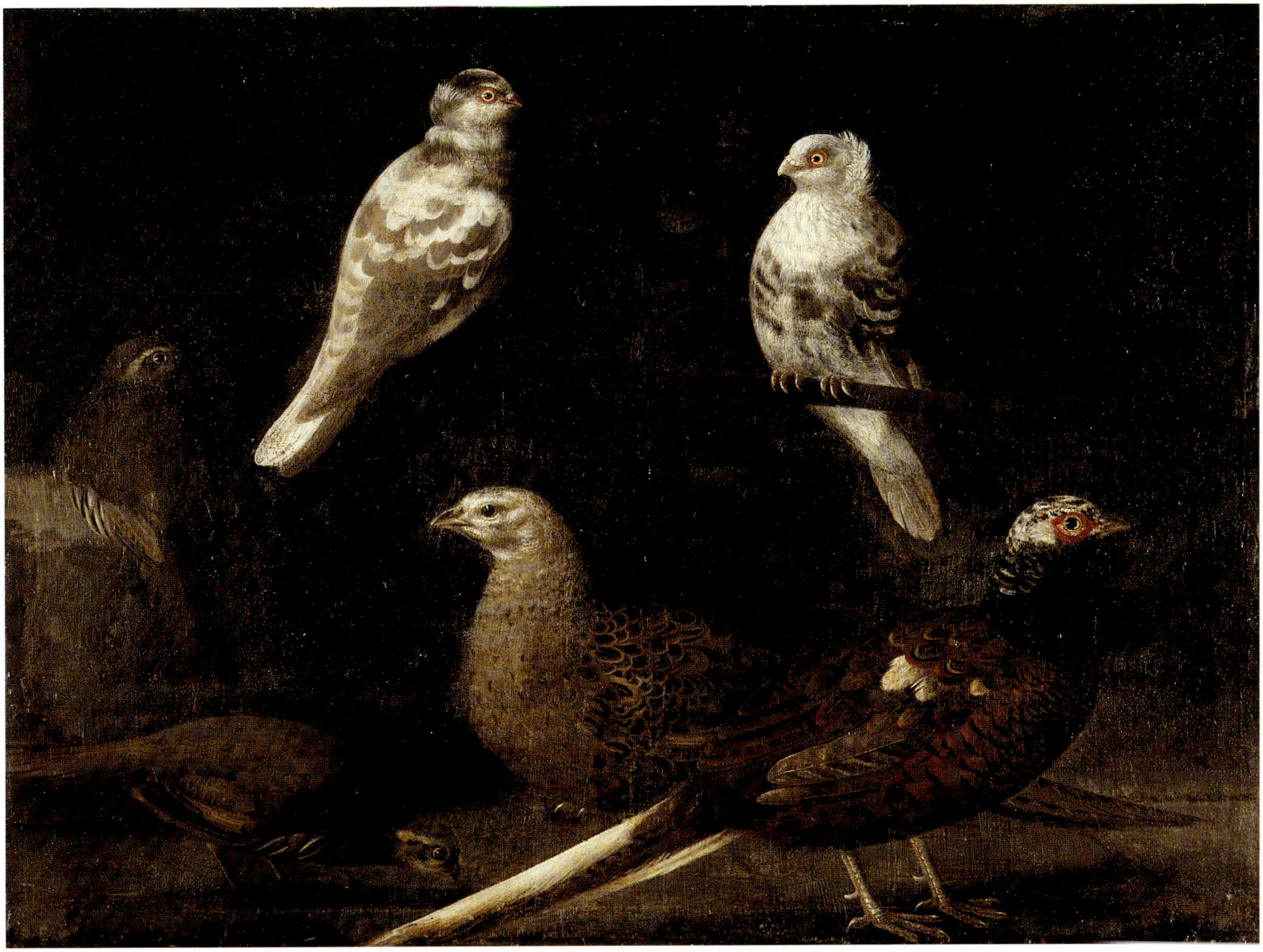

68 FASANEN, REBHÜHNER UND TAUBEN

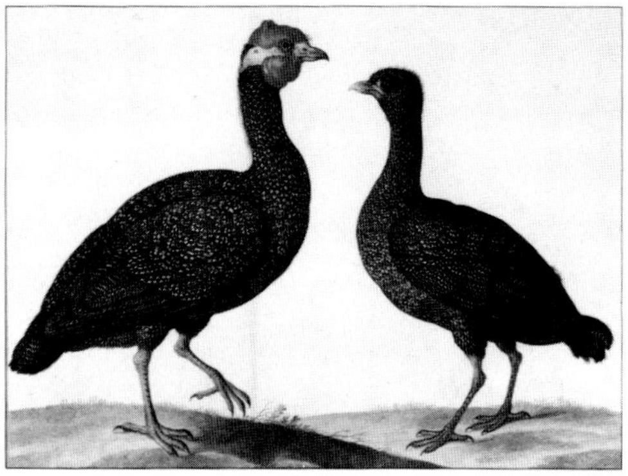

Johann Jakob Walther
Perlhühner
Miniatur aus der *Ornithographia*, Straßburg 1657
Wien, Graphische Sammlung Albertina

hatte, der Tiergehege besaß. Sein Malerfreund Johann Jakob Walther beschäftigte sich intensiv mit Pflanzen- und Tierdarstellungen. 1657 stellte er seine *Ornithographia* fertig, eine Folge von hundert Aquarellen in- und ausländischer Vögel, die er vermutlich für den Grafen Johannes von Nassau-Idstein erarbeitet hatte.[8] Stoskopffs Gemälde ist gleichfalls eine ins Künstlerische umgesetzte Naturstudie.

1 Quelle 15 (Nr. 157). Es wird auf 25 Livres geschätzt, was auf ein größeres Bild schließen läßt.
2 Quelle 27.
3 Vgl. Pieper, Ludger tom Ring, 1964, S. 113–122; Bergström, Ludger tom Ring, 1986, S. 60–63; 1987, S. 70–73.
4 In diesem Sinne zum Beispiel von Hoefnagel verwandt. Siehe Vignau-Schuurman, Die emblematischen Elemente, 1969, Bd. 1, Nrn. 13 und 350.
5 Vignau-Schuurman, Die emblematischen Elemente, 1969, Bd. 1, Nr. 274.
6 Vgl. zum Beispiel Lexikon christlicher Kunst, 1980, S. 263.
7 Henkel/Schöne, Emblemata, 1978, Sp. 850–852. Das Motiv der Henne, die ihre Küken umsorgt und vor dem Zugriff der Raubvögel behütet, ist ein Bild für die Bewahrung des Menschen vor dem Bösen. Das dokumentarisch bezeugte Gemälde von Stoskopff mit diesem Motiv (Quelle 27) paßt in seiner Thematik zu den drei Vogelpaaren, die Mahnung und Vorbild symbolisieren.
8 Wien, Graphische Sammlung Albertina. Vgl. das Kapitel *Biographie;* für die Arbeiten Walthers im Schloßgarten von Idstein vgl. Lenz/Neth-Esser, Schloßgarten, 1990.

69 KLEINES FRÜHSTÜCK MIT GLUTHERD

1650er Jahre?
Öl auf Leinwand
46,6x57,7 cm
Unbezeichnet
Leinwand doubliert

Privatbesitz

Provenienz
Frankreich, Privatbesitz. – Paris, Galerie Tassel

Der Glutherd ist in die Bildmitte gestellt; davor liegt eine aufgeschnittene Orangenfrucht, rechts und links sind ein Römer und ein Brötchen plaziert. Innerhalb dieses symmetrischen Arrangements führen ein Messer und eine Orange das Auge des Betrachters vom Vordergrund rechts in einem Bogen zum Dunkel des Hintergrundes. Der Stiel des Kohlebeckens leitet den Blick wieder zurück. So stehen die sechs Gegenstände – Glutherd und Teller bilden optisch eine Einheit – in unmerklich lebendiger Korrespondenz miteinander.
Ein leuchtendes Rot, vermischt mit einem goldenen Gelb, dominiert in den glühenden Kohlen. Beides kehrt in den Früchten wieder; in Brot und Wein herrschen die Gelbtöne vor. Sie erinnern an das Abendmahl Christi, Messer und halbierte Frucht an die Zeit »sub lege«. Was die Teller enthalten, bleibt dem Betrachter verborgen.
Die Lichtführung über die Metallflächen, die Lichtbrechung im Glas, die Binnenzeichnung am Messergriff und an der Schnittfläche der Orange zeigen noch dasselbe Auge und dieselbe Technik wie etwa beim *Frühstück mit Glutherd und Austernteller* (Kat.-Nr. 9) oder beim *Stilleben mit Glutherd, Salzfaß und Pfeffertüte* (Kat.-Nr. 16). Trotzdem meine ich, in der reduzierten Verhaltenheit, die zu einer einfachen, kompakten Wiedergabe – von Brötchen, Orange, Rechaudgriff – führte, Merkmale des Spätwerks zu sehen.

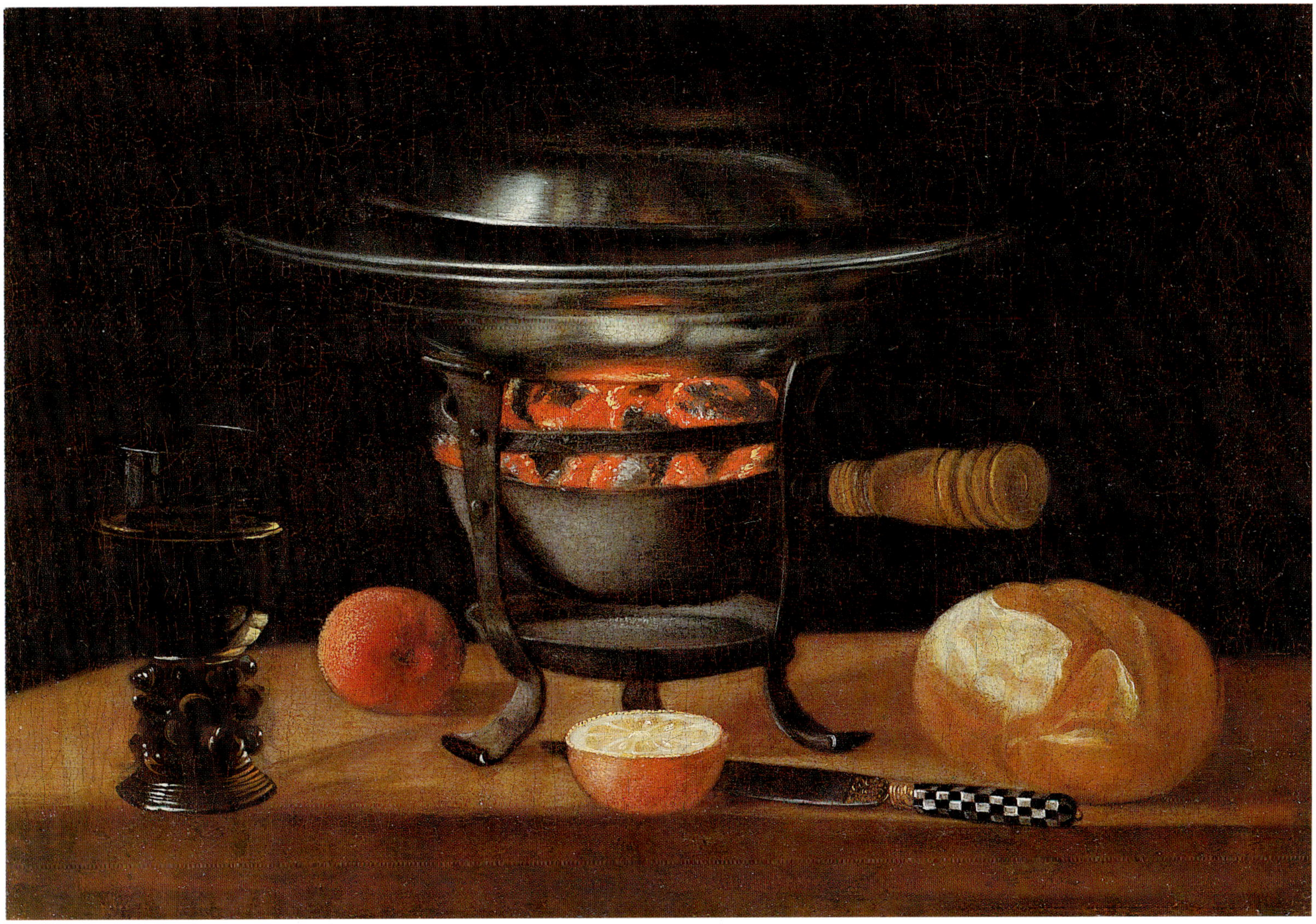

69 KLEINES FRÜHSTÜCK MIT GLUTHERD

A1 PRUNKSTILLEBEN MIT TÜRMCHENUHR
(Pendant)

Öl auf Plattenkalk
45,5x42 cm (Plattenstärke 2,9 cm)
Auf der Rückseite alte Numerierung: »23«
Wien, Kunsthistorisches Museum, Sammlung für Plastik und Kunstgewerbe, Inv.-Nr. 2463

Provenienz: Wohl Sammlungen Kaiser Ferdinands III. – Wien, Kaiserliche Gemäldesammlungen, Oberes Belvedere, 1781. – Wien, k.k. Schatzkammer, 1842. – k.k. Sammlungen Schloß Ambras, ab 1871
Literatur: Mechel, Verzeichniß, 1781, S. 279, Nr. 62 und 63, Register S. 384 (siehe Quelle 23). – Orell Füßli, 1813, S. 1756 (siehe Quelle 35). – Nagler, 1847, S. 431 (siehe Quelle 36). – Sammlungskatalog Wien 1891, S. 96 (siehe Quelle 24). – Frimmel, Galeriestudien, 1895, S. 93 (siehe Quelle 25). – Brauner, Stosskopf, 1933, S. 31. – Thieme/Becker, Bd. 32, 1938, S. 139 (siehe Quelle 41). – Heinz, Geistliches Blumenbild, 1973, S. 11–12; S. 12, Abb. 6 (A2).

Sucht man nach zeitgenössischen Vergleichsbeispielen zum vorliegenden Bild, sind Willem Kalfs Stilleben mit Prunkgefäßen und Waffen und die Stilleben mit Rüstungsteilen von Willem de Poorter oder Gerhard van Steenwijk zu nennen (Katalog Münster/Baden-Baden 1980, Abbn. S. 247, 249 und 251). Siehe den Exkurs *Zwei Prunkstilleben auf Stein.*

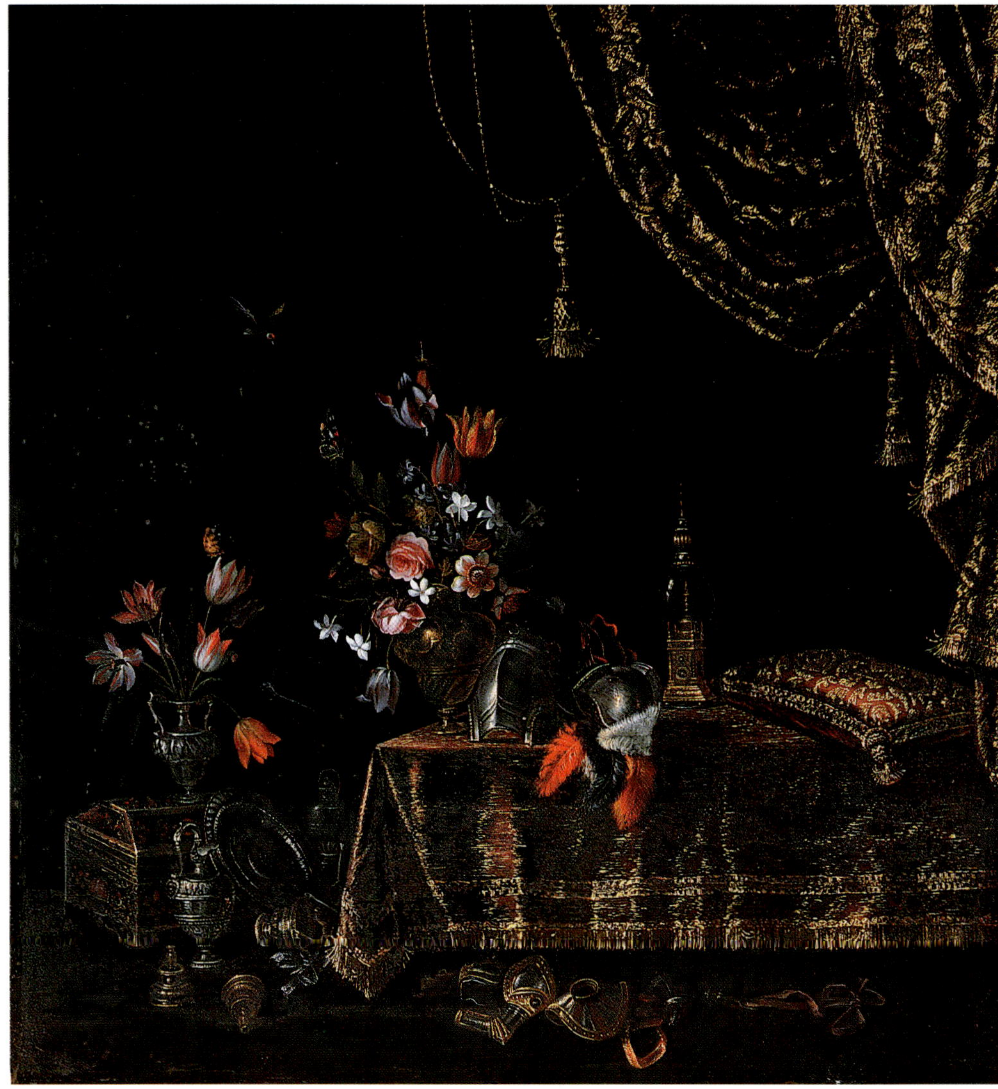

A2 PRUNKSTILLEBEN MIT MUSIK-INSTRUMENTEN UND PAPAGEI
(Pendant)

Öl auf Plattenkalk
45x42 cm (Plattenstärke 1,4 cm)
Auf der Rückseite alte Numerierung: »22 ZZ«
Wien, Kunsthistorisches Museum, Sammlung für Plastik und Kunstgewerbe, Inv.-Nr. 2464

Provenienz: Wohl Sammlungen Kaiser Ferdinands III. – Wien, Kaiserliche Gemäldesammlungen, Oberes Belvedere, 1781. – Wien, k.k. Schatzkammer, 1842. – k.k. Sammlungen, Schloß Ambras, ab 1871
Literatur: siehe A1

Überwiegt auf dem Stilleben mit Musikinstrumenten der Aspekt von Wissenschaft und Musik, so wird er auf dem Gemälde mit der Türmchenuhr (A1) durch Zeichen der Macht und des Reichtums ergänzt. Zusammen ergeben sie ein Sinnbild von fürstlicher Repräsentation, Sinnenfreude und Forschergeist. Der Gedanke an die Nichtigkeit alles Irdischen soll zum Ausdruck kommen, sichtbar gemacht in den umgeworfenen und ungeordnet umherliegenden Dingen. Werke wie *Die Vergänglichkeit menschlichen Lebens* von Jan Brueghel d.Ä. und Peter Paul Rubens sind die großen Vorbilder. Siehe den Exkurs *Zwei Prunkstilleben auf Stein*.

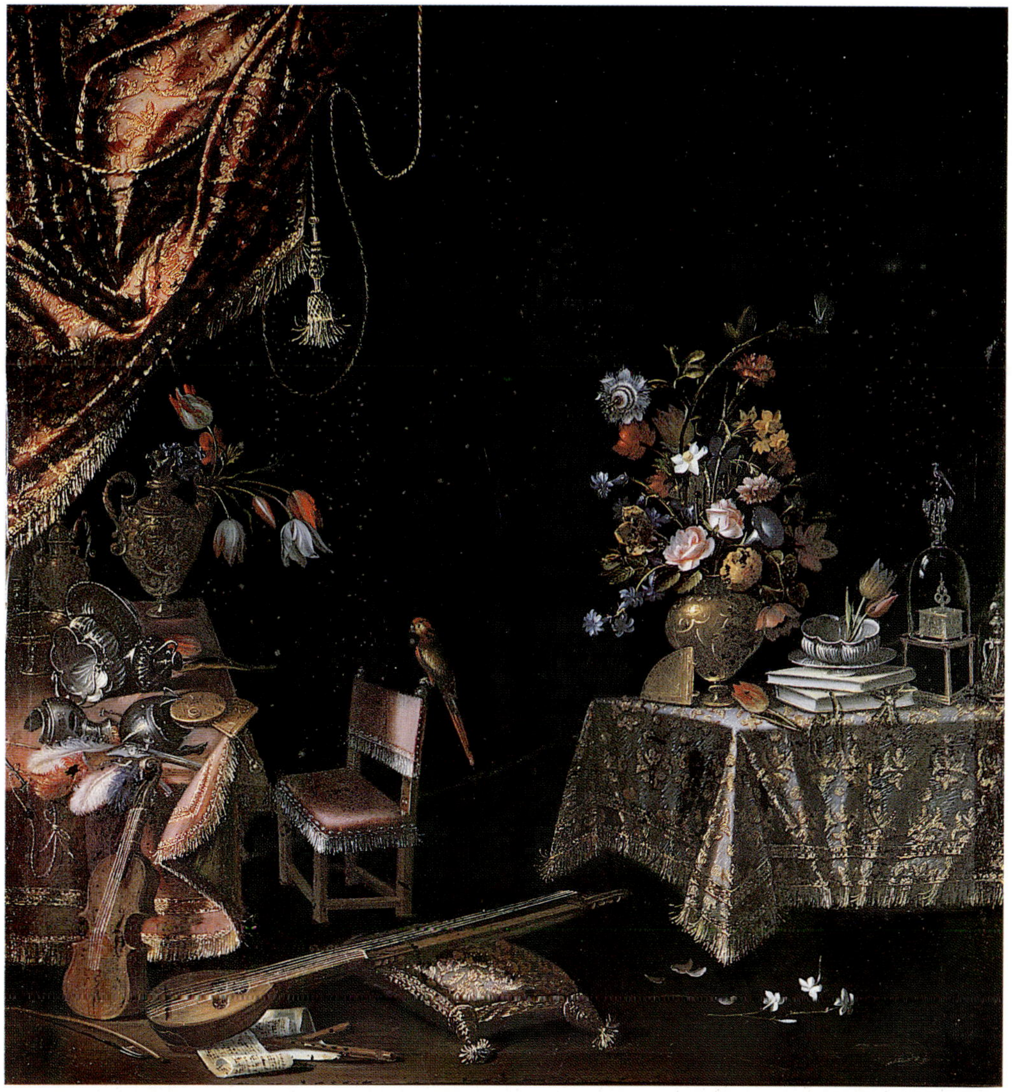

A3 ROHRDOMMEL
Philips Angel
(Middelburg 1616 – nach 1685)

Öl auf Leinwand
114,5x92 cm
Unten rechts bezeichnet: »Stoskopff Pinxit 1646«
USA, Privatbesitz

Provenienz: Paris, Galerie Benedict, 1960er Jahre. – London, Thomas B. Granges
Literatur: Haug, Sébastien Stoskopff, 1961, S. 34, Abb. S. 32 (als Sebastian Stoskopff). – Haug, Une Nature Morte, 1965, S. 81 (als Sebastian Stoskopff). – Faré, Nature Morte, 1974, S. 127, Abb. S. 133 (als Sebastian Stoskopff). – Oursel, Deux tableaux Français, 1977, S. 317, Abb. 4 (als Sebastian Stoskopff)

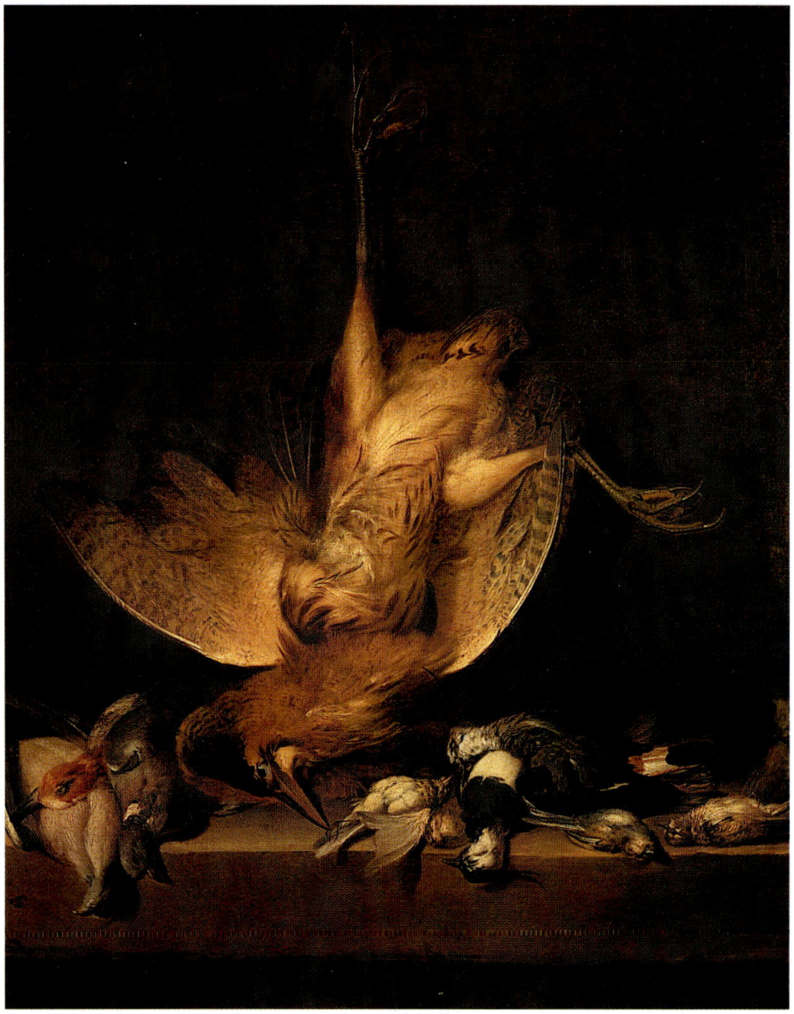

Die Signatur in großer Schreibschrift ist alt und durchkrakeliert, stammt aber sicher nicht von Sebastian Stoskopff, der in kleiner, gleichmäßig geführter Schrift signierte und diese Form der Bezeichnung vom ersten erhaltenen Beispiel bis zum letzten beibehielt. (Siehe das Kapitel *Der Name Stoskopff.*)
Die Art der Präsentation der an einem Nagel aufgehängten toten Rohrdommel ist bei Stoskopff nicht denkbar: Die Darstellung bleibt ganz in der Realität; kein transzendenter Gedanke kommt beim Anblick des toten Tiers auf. Es fehlt auch der für Stoskopff typische Eindruck des Monumentalen. Die Farbigkeit ist zurückhaltend, um Brauntöne gruppiert; die Konturen sind klar, doch überwiegt eine weiche Pinselführung.
Vergleicht man die *Rohrdommel* mit dem signierten und datierten *Stilleben mit Wild* von Philips Angel (Öl auf Leinwand, 110x153,5 cm, Brüssel, Musées Royaux d'Art et d'Histoire, Inv.-Nr. 8752), so fallen Übereinstimmungen auf: dieselbe Farbigkeit, dieselbe Pinselführung – zum Vergleich sei je ein Detail des Gefieders der Rohrdommel gezeigt –, und in gleicher Weise sind die Federkiele betont und ist die Flaumigkeit des Federkleides durch sowohl malerische als auch ganz exakt geführte Pinselstriche herausgearbeitet. Die Reihung der Vögel auf der Tischplatte, das Abknicken der Körper über der Tischkante, auch der Rhythmus ihres Arrangements entsprechen sich auf beiden Werken, ebenso die Abschattung von links nach rechts

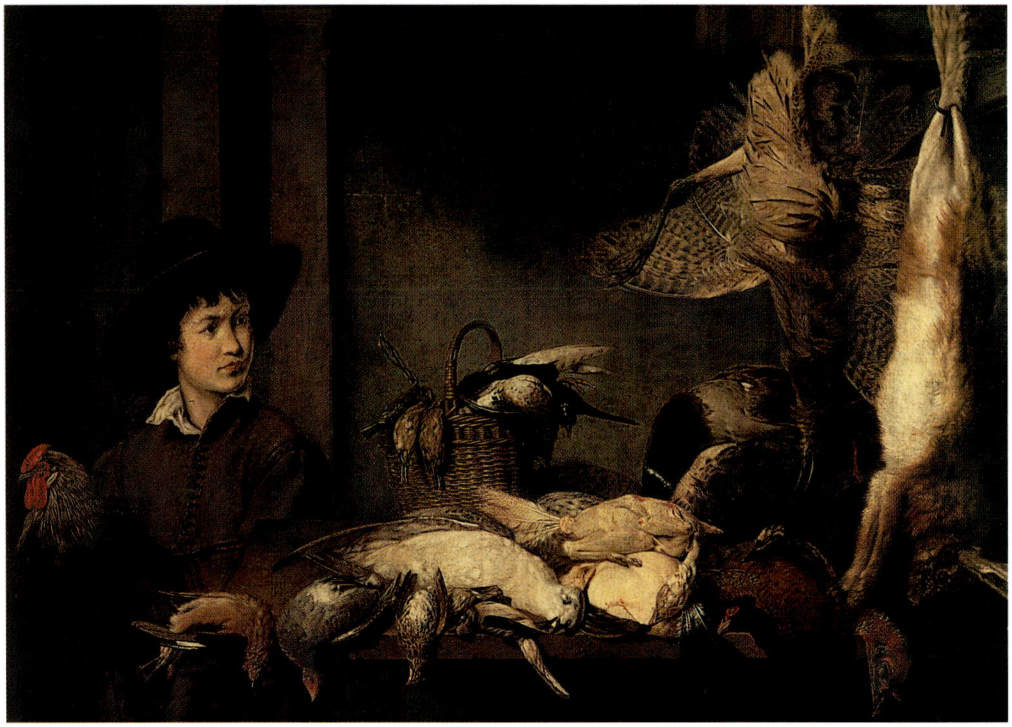

Philips Angel
Stilleben mit Wild, Mitte 17. Jhdt.
Öl auf Leinwand, 110x153,5 cm
Brüssel, Musées Royaux d'Art et d'Histoire

und die Konzentration der Beleuchtung auf bestimmte Bildteile. Die identische Behandlung der Krallen des hängenden Vogels in beiden Bildern wie die Art der Wiedergabe des abgestreckten Beines am Vogel des linken Tischrandes im Brüsseler Stilleben und des dünnen Vogelbeinchens in der Mitte des vorliegenden Bildes verraten dieselbe Hand.
Zentralkompositionen von hängenden toten Vögeln waren beliebt und um die Mitte des 17. Jahrhunderts häufig in Holland anzutreffen. Genannt seien: *Erlegtes Wild* von Ferdinand Bol, datiert 1646, St. Petersburg, Eremitage; Beispiele von Hendrick de Fromantiou, Cornelis Biltius, Matheus Bloem, Jan Weenix. Zum Schluß bleibt in Erwägung zu ziehen, ob es sich bei dem Gemälde um ein Fragment handelt. Die Leinwand ist doubliert, die originalen Nagelkanten sind nicht mehr vorhanden und Spannbögen nicht erkennbar. Denkbar wäre eine Verlängerung des Bildes nach rechts oder links zum Querformat, wie es das Jagdstilleben in Brüssel zeigt.
Die Zuschreibung der *Rohrdommel* an Philips Angel stammt von Peter A. Lipp, Berlin. Ich halte sie für richtig, übernehme sie und danke ihm. – Das Courtauld Institute of Art, London, führte in den 1960er Jahren im Auftrag der Staatlichen Museen Preußischer Kulturbesitz, Berlin, eine Untersuchung durch. Das Bild wurde damals nicht angekauft, weil sein Charakter zu holländisch anmutete (freundliche Auskunft von Herrn Böhm, ehemals Chefrestaurator, Berlin-Dahlem).

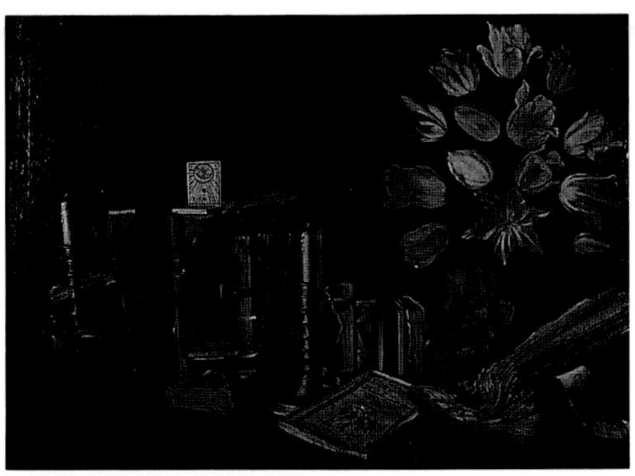

Albrecht Kauw
Vanitas, 1649
Öl auf Leinwand, 80x105,3 cm
Signiert: »Albertus Kauw pinxit«
Privatbesitz

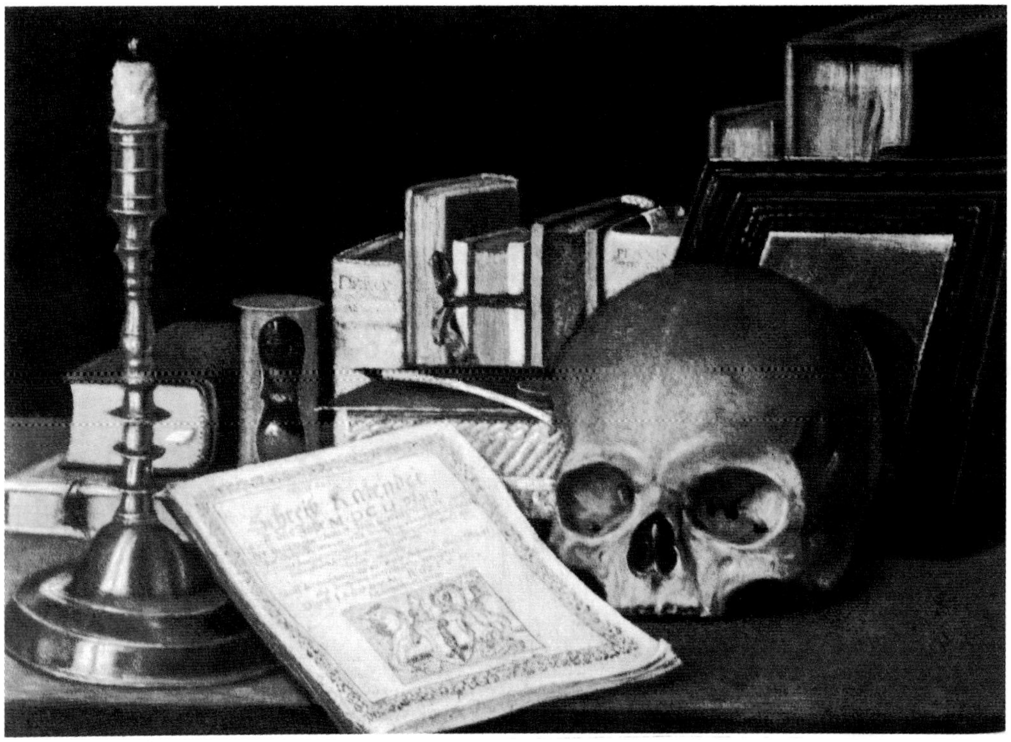

A4 VANITAS
Albrecht Kauw
(Straßburg 1616 – 1681 Bern)

Öl auf Leinwand
38,5x53,5 cm
Paris, Privatbesitz

Literatur: Faré, Nature Morte, 1974, S. 132 mit Abb.

Die Komposition zeigt durchaus Verwandtschaft mit Bildern von Stoskopff, doch fehlt die Spannung in der Durchbildung – zum Beispiel bringt die doppelt geführte Diagonale einmal in der Buchreihe und dann in Leuchter, Blatt, Totenschädel, Spiegelrahmen etwas bedrängt Übervolles in das Gemälde.
Ein voll bezeichnetes Bild (»ALBERTUS KAUW PINXIT«) einer Vanitas-Darstellung befindet sich in Privatbesitz (Öl auf Leinwand, 80x105,3 cm; Huggler, Barocke Malerei, 1962, S. 124, Tafel 45; Katalog Bern 1995, Kat.-Nr. 125 mit Abb). Es treten dieselben Gegenstände auf: Bücher, Totenschädel, Kerzenleuchter aus Messing, Spiegelrahmen, der Schreibkalender mit dem Wappen von Basel-Land, hier ergänzt durch einen Tulpenstrauß. Er bildet den Abschluß am rechten Bildrand, genau wie der Kerzenleuchter auf dem Beispiel in Pariser Besitz. Die Komposition wird ebenfalls durch eine gedrängte Reihung der Bücher bestimmt. Vergleichbar sind ferner die Lichtführung von der linken Seite und die Reflexe auf Leuchter und Folianten. Die Bildung des Totenschädels ist so identisch, daß von demselben Vorbild ausgegangen werden kann.
Bei Christie's, London, wurde am 6. Juli 1990 ein Vanitas-Stilleben angeboten, das wiederum eine Reihung von Büchern zeigt, den Spiegelrahmen, das Stundenglas des Pariser Bildes, den Totenschädel – in der Ansicht von unten – und einen Kerzenleuchter, der eine vom Pariser und Schweizer Bild verschiedene Form zeigt. Der mit dem Wappen von Basel-Stadt versehene Schreibkalender datiert vom Jahr 1669. Sam Segal ordnet dieses und das Pariser Bild dem Basler Maler Johann Rudolf Loutherburg (1652–1727) zu. (Katalog London, Auktion Christie's, 6. 7. 1990, S. 39, Nr. 22.)

A5 TOTE ROHRDOMMEL
Albrecht Kauw (?)
(Straßburg 1616 – 1681 Bern)
(ohne Abbildung)

Öl auf Leinwand
92,5x73 cm
Privatbesitz

Provenienz: London, Auktion Sotheby's, 9.–10. 4. 1986
Literatur: Katalog London, Auktion Sotheby's, 9.–10. 4. 1986, Nr. 21 (als »Dirck van Valkenburg«)

Die verwandte mittelfeine Leinwand (doubliert), der Farbauftrag, die Krakeleebildung, die Farbwahl, die Behandlung des Federkleides und die Charakterisierung des Tieres in der Bewegung, einer erstarrten Momentaufnahme ähnlich, lassen an den Maler Albrecht Kauw als Urheber dieses Bildes denken. Kauw lebte lange in Bern, übernahm Formen Stoskopffs und verband sie mit einer realistischen Sehweise, die auf Dokumentation ausgerichtet ist. Seine Bilder wirken immer etwas trocken, geordnet, dem Betrachter hingehalten. Zum Vergleich seien genannt: *Die Geflügelhändlerin,* Öl auf Leinwand, 105x145 cm, Straßburg, Musée des Beaux-Arts, Inv.-Nr. 1958; und *Vorratskammer mit zwei Kaninchen und Geflügel,* Öl auf Leinwand, 146x101 cm, Bern, Kunstmuseum, Inv.-Nr. 1633.

A6 STILLEBEN MIT HASE

74x92,5 cm

Provenienz: Monaco, Auktion Sotheby's, 5. 3. 1984
Literatur: Katalog Monaco, Auktion Sotheby's, 5. 3. 1984, Nr. 1050 mit Farbtafel (als »Sebastian Stoskopf attr.«)

Außer dem Hasen gibt das Bild sechs erlegte Vögel wieder. Es könnte von Albrecht Kauw gemalt sein.

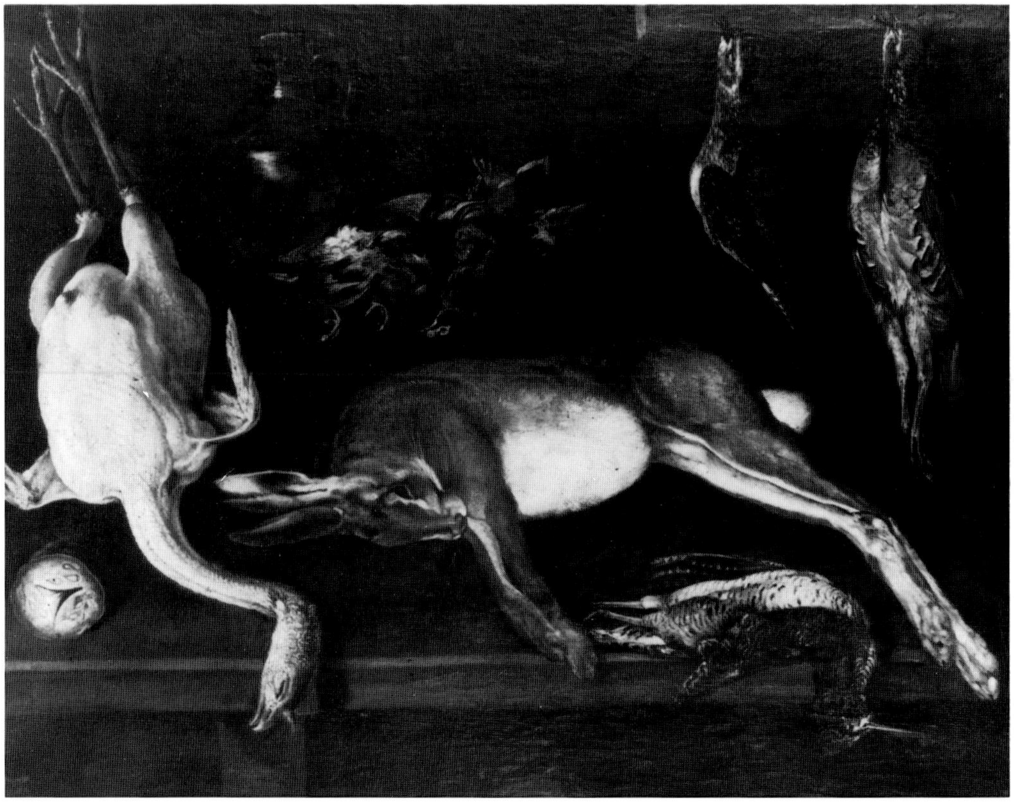

A7 FRÜHSTÜCK MIT ANGESCHNITTENEM KÄSELAIB

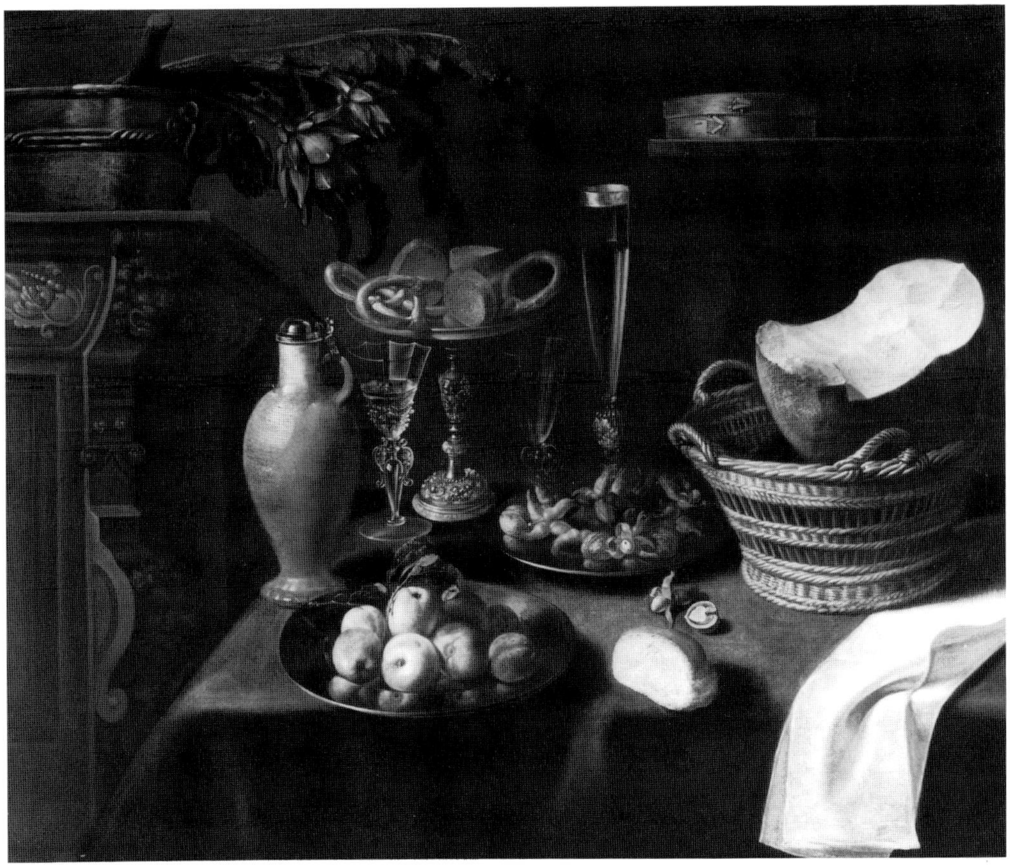

Öl auf Leinwand
94,5 x 112 cm
Salzburg, Residenzgalerie

Provenienz: Wien, Galerie St. Lucas, 1976/77
Literatur: Katalog Wien, Galerie St. Lucas, Gemälde Alter Meister, 1976/77, Nr. 2. – Sammlungskatalog Salzburg 1980, S. 104–105 und Tafel 53 (als Sebastian Stoskopff)

Die Zuschreibung an Sebastian Stoskopff erfolgte durch Michel Faré. Der Katalog *Gemälde Alter Meister* der Galerie St. Lucas vom Winter 1976/77 vermerkt dazu (Kat.-Nr. 2): »Michel Faré hält unser Gemälde – nach einer Photographie urteilend – für ein relativ frühes Werk des Meisters.«
Das Bild steht in der Tradition der flämischen Stillebenmalerei. Die Anordnung der Gegenstände auf dem Tisch entspricht jener bei Osias Beert. Zum Vergleich seien das *Reiche Frühstück mit Kerzenständer* und das *Frühstück mit Austern und fünf Gläsern* in bezug auf die Kombination von horizontaler und diagonaler Reihung genannt (Greindl, Peintres Flamands, 1960, S. 186, Abbn. 24 und 25).
Daß der Maler der folgenden Generation angehören muß, wird durch die Komposition deutlich: Der Tisch ist klar in einen Raum gestellt, links schließt ein Halbschrank an, der Hintergrund wird durch das Wandregal mit Spanschachtel definiert. Jan Davidsz. de Heem hat zuweilen seine Tische so plaziert. Doch liegt bei ihm der Augenpunkt schon viel tiefer, während unser Maler noch die »altertümliche« Sicht von oben verwendet.
Typisch für flämische Stilleben sind auch die dargestellten Dinge. Gläser à la façon de venise und ähnliche Tazzas finden sich in den oben zitierten Beispielen von Osias Beert, Tazzas mit Gebäck etwa bei Jan Brueghel d. Ä. oder Clara Peeters. Der Käse im Korb und der rheinische Steinzeugkrug begegnen bei Jan van Essen und Jacob van Es. Er und etwa Adrian van Utrecht stellten auch gern die eben erst von Südamerika nach Europa eingeführte Artischocke dar. Das angeschnitte Brot, in die Diagonale gestellt, ist geradezu ein Erkennungsmerkmal der frühen Flamen. Auf vorliegendem Bild wirkt es schon merkwürdig altmodisch.
Charakteristisch für die Malweise dieses Meisters sind die klar gezeichneten Umrißlinien und die betonte Stofflichkeit der Oberflächen. Das von links einfallende Licht läßt die ihm zugewandten Dinge erstrahlen, spiegelt die Früchte auf den Metalltellern und malt dunkle Schatten. Hervorgehoben sind die Köpfe von Löwe und Putto in den Dekorationen der Anrichte. Dies alles ist bestechend elegant gemalt, und das gilt auch für die Farbgebung, das satte Grün, ein volles Rot, Gelb und Weiß. Ungelenk wirkt das Brötchen im Vordergrund, und auffallend ist auch das weiße Tuch rechts, das nicht richtig über die Tischkante fallen will. Seine tiefe Falte läßt den Stoff dick wie Filz erscheinen – auch das öfters anzutreffen auf flämischen, häufiger auf holländischen Mahlzeitenbildern.
Als diesem Bild nahestehend möchte ich nennen: einen *Tisch mit Gläsern, Karten, Tabak, Brötchen, Käsekorb*, der sowohl Floris van Dyck als auch Hans van Essen (J. Hoogstreder) zugeschrieben wurde (Dieren, Kunsthaus Katz, 1940; Photo im RKD, Neg.-Nr. L 16985), und ein *Küchenstück mit zwei Personen*, das bei Sotheby's, Monaco, als »Flämisch, 17. Jahrhundert«, angeboten wurde (Katalog Monaco, Auktion Sotheby's, 16.–17. 6. 1989, Nr. 521).

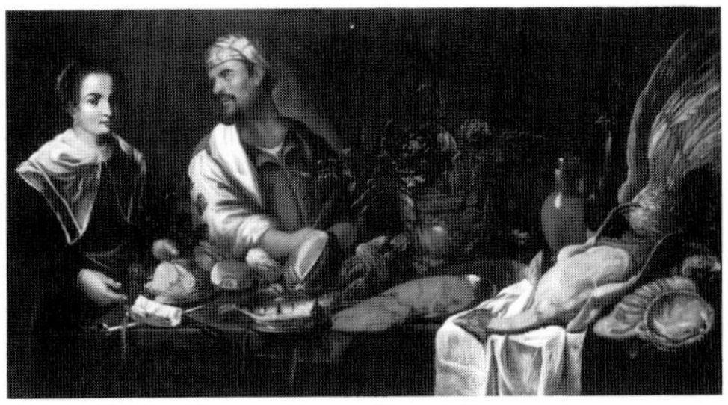

Flämisch
Küchenstück mit zwei Personen, 17. Jhdt.
Öl auf Leinwand, 81 x 151 cm
Monaco, Auktion Sotheby's, 16.–17. 6. 1989, Nr. 521

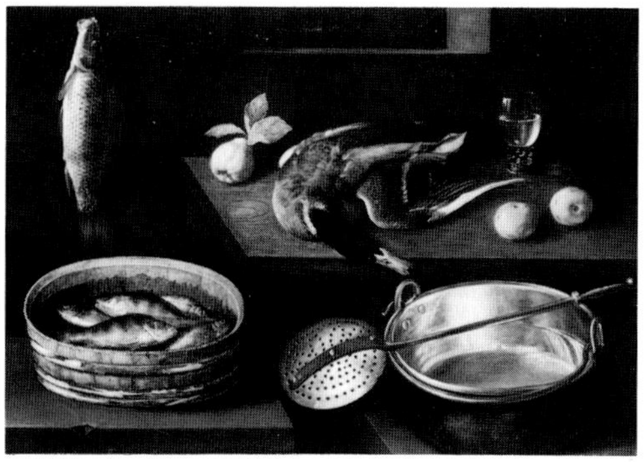

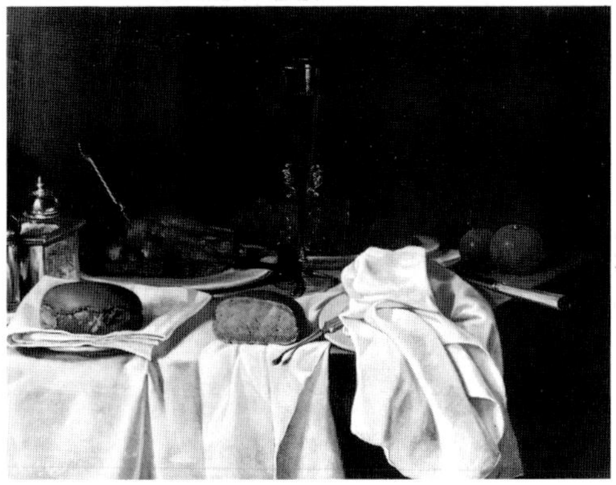

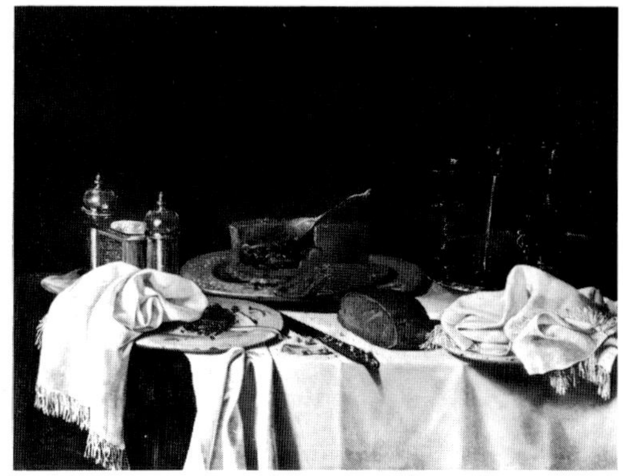

A8 KÜCHENSTÜCK MIT ERPEL UND FISCHEN

Öl auf Holz
77,5 x 109,2 cm

Provenienz: Paris, Didier Aron. – Wien, Galerie St. Lucas, 1977/78. – London, Agnew's, 1978. – London, Auktion Christie's, 14. 12. 1990 (zurückgezogen)
Ausstellungen: London, Agnew's, Master Paintings, 1978
Literatur: Katalog Wien, Galerie St. Lucas, Gemälde Alter Meister, 1977/78, mit Farbtafel (als Sebastian Stoskopff). – Katalog London, Auktion Christie's, 14. 12. 1990, Nr. 70 mit Farbtafel (als Sebastian Stoskopff)

Sicher kommen gestaffelte Kastentische, Wandnischen und Fischzuber im Œuvre Stoskopffs vor, auch ist die Farbpalette annähernd vergleichbar, doch die Handschrift dieses Malers ist nicht die seine: Dekorativ liegt die Ente auf der Tischplatte, den Hals gebogen, einen Flügel ausgebreitet. Um sie herum sind die Früchte und das Glas gruppiert; ein logischer Zusammenhang ist nicht erkennbar. Vorn wartet gewichtig der leere Messingkessel. Natürlich denkt man bei seinem Anblick an Cornelis Delff. Die Oberflächen des Metalls, des Holzes, der Fischschuppen, des Federkleides sind realistisch und voller Brillanz wiedergegeben, aber mit anderen malerischen Mitteln als bei Stoskopff.
Dieser Meister arbeitet mit gleichmäßiger Sorgfalt – Stoskopff dagegen ist ein Verführer; er akzentuiert, läßt manches hervortreten, manches im Dunkel, bezieht die Lücke in die Komposition mit ein. Die Verschiedenheit des Pinselstrichs wird wohl am leichtesten in der Wiedergabe des Römers und des Weines darin sichtbar. Es fehlt das Glasklare, Durchsichtige, das für Stoskopff charakteristisch ist.

A9.1/A9.2 ZWEI MAHLZEITENBILDER (Gegenstücke)

1. Tisch mit Gewürzständer, gebratener Ente und Früchten
Öl auf Leinwand
61 x 78,5 cm

2. Tisch mit Gewürzständer und Fruchtkuchen
Öl auf Leinwand
61 x 70 cm

London, Matthiesen Fine Art, 1983

Die Zuschreibung an Stoskopff erfolgte 1983 durch Ingvar Bergström. Er schlug eine Datierung um 1640 vor (Brief an Matthiesen Fine Art, London, 26. 7. 1983). Don Victor Franco de Baux, London, bestimmte das Wappen auf dem Gewürzständer als »probably those of the Orthus family of Germany« (Brief an Matthiesen Fine Art, 28. 2. 1983).

Die Bilder sind von einer verhaltenen, geradezu müden Farbigkeit. Auffallend ist das Gewicht der leicht gelb gefärbten Tücher, in welche die übrigen Dinge gewissermaßen eingebettet sind. Die dickwandige Keramikware der Teller, wohl Fayence, läßt auf Italien oder Spanien als Herkunftsort schließen; die Form des Gewürzständers weist ebenfalls nach Spanien. Die Zusammenstellung von Tischwäsche aus schwerem Leinen, Fayence, venezianischem Glas und herrschaftlichem Silbergerät ist nördlich der Alpen kaum denkbar.
An Stoskopff erinnert nach meiner Ansicht weder die Art der Farbigkeit noch die Komposition, die keine Schwerpunkte setzt, noch der Pinselstrich (vgl. die Glanzlichter auf den Gläsern). Die Bilder könnten in Spanien entstanden sein; als Meister würde ich Juan Bautista Romero (1756 – nach 1802) in Vorschlag bringen (vgl. Pérez Sánchez, Nature Morte Espagnole, 1987, S. 186–187).

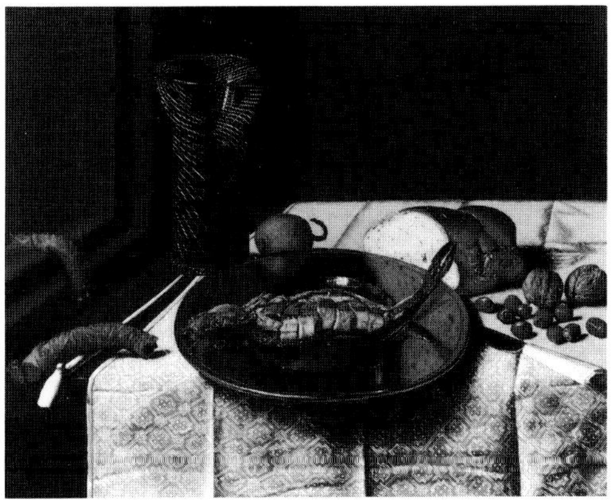

A10 FRÜHSTÜCK MIT HERING

Öl auf Leinwand
46x56,5 cm
Privatbesitz

Provenienz: Paris, Galerie Pardo, 1986
Ausstellungen: Frankfurt, Schirn Kunsthalle, 1993/94
Literatur: Katalog Frankfurt 1993/94, Kat.-Nr. 157, Abb. S. 281 (als Sebastian Stoskopff)

Das Bild wurde 1986 von Ingvar Bergström, Pierre Rosenberg und d'Hulst Sebastian Stoskopff zugeschrieben; 1992 bestätigte Bergström in einem Brief diese Meinung. Er hält dieses Stilleben für das früheste bekannte Werk Stoskopffs, entstanden, bevor der Maler 1621 nach Paris ging, oder kurz danach. Er vergleicht die Ansicht des Tisches mit derjenigen im *Frühstück mit gespicktem Fasan* (Kat.-Nr. 18).
Das Bild zeigt in seiner prononciert realistischen Darstellung Verwandtschaft mit Werken aus der »Ecole de l'Est«, doch die Anlage der Komposition, auch die Verwendung des Damastes und der langen weißen Tonpfeife, weist in die niederländische Tradition – auf Nicolaes Gillis, Floris van Schoten, Floris van Dyck. Die Komposition insgesamt ist ungelenk; etwas mühsam wird der Messergriff rechts vorn mit dem großen Stangenglas ausgeglichen, die Wandöffnung links durch den Glühstengel betont. Die Aufmerksamkeit des Malers gehört der photographisch in Szene gesetzten Wiedergabe der Objekte: dem Fisch, den Nüssen und dem wunderbaren Tischtuch, dessen Muster sorgfältig über jede Kante und jeden Faltenknick geführt ist. Angemerkt sei, daß dasselbe Tischtuch auf einer Natura morta mit Krevetten und Pastete von Giuseppe Recco zu sehen ist (Öl auf Leinwand, 51x 64 cm; Farbabb. bei Zeri, Natura morta, 1989, S. 907, Nr. 1092).

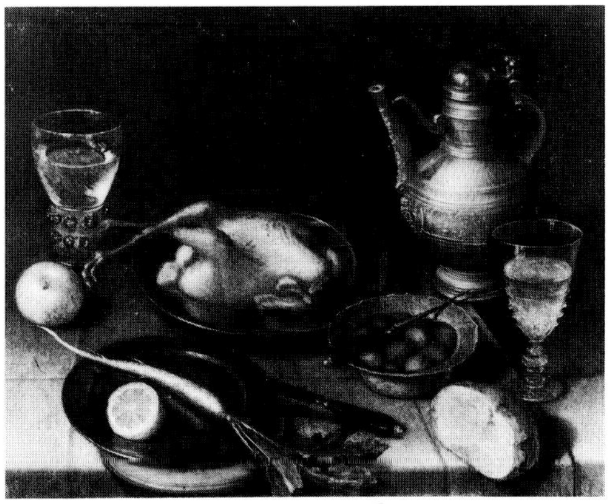

A11 ESSEN MIT HUHN

Öl auf Leinwand
51,2x63,5 cm
Nürnberg, Germanisches Nationalmuseum, Inv.-Nr. GM 1622

Ausstellungen: Frankfurt, Schirn Kunsthalle, 1993/94
Literatur: Katalog Frankfurt 1993/94, S. 280, Kat.-Nr. 158, Abb. S. 242 (als Sebastian Stoskopff)

Die Zuschreibung an Stoskopff geht auf ein Schreiben von Hans Haug vom 27. 12. 1961 zurück. (Nürnberg, Germanisches Nationalmuseum, Korrespondenz Nr. 1962/719).
Die Komposition des Tisches mit relativ hohem Augenpunkt und der Reihung der Gegenstände in Diagonalen nimmt die flämische Stillebentradition auf, wie sie in Frankfurt/Hanau im frühen 17. Jahrhundert gepflegt wurde. Der Künstler könnte im Umkreis von Peter Binoit gesucht werden. Die Leinwand ist ringsum beschnitten.

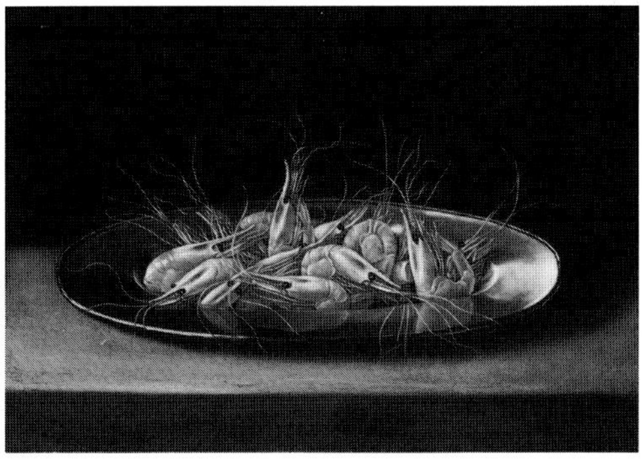

A12 KREVETTEN AUF EINEM ZINNTELLER

Öl auf Holz
29,5x41 cm
Münster, Kunsthandel Frye & Sohn, 1993

Provenienz: Köln, Auktion Lempertz, 12. 12. 1992
Literatur: Katalog Köln, Auktion Lempertz, Nr. 686, 12. 12. 1992, Nr. 161 (als »Umkreis S. Stoskopff«). – Katalog Münster, Frye & Sohn, Gemälde Alter Meister, 1993, Nr. 3 (als Sebastian Stoskopff, mit Expertise von Sam Segal)

Die Komposition einer durchgehenden Tischplatte mit einem einzelnen Teller kommt natürlich bei Stoskopff vor, die Art der Durchführung aber ist eine andere.

A13 GEFLÜGEL
(ohne Abbildung)

Öl auf Leinwand
20,3x31 cm
Köln, Galerie Edel, 1994

Die Zuschreibung erfolgte durch M. Heck, Straßburg. Das kleine Bild ist differenziert gemalt. Dies, die ungewöhnliche Komposition und die Farbgebung in Braun, Weiß und kräftigem Rot mögen Veranlassung gegeben haben, an Stoskopff zu denken. Der Maler könnte wohl im damaligen deutschen Raum zu suchen sein; als Entstehungszeit ist etwa 1640–1650 anzunehmen.

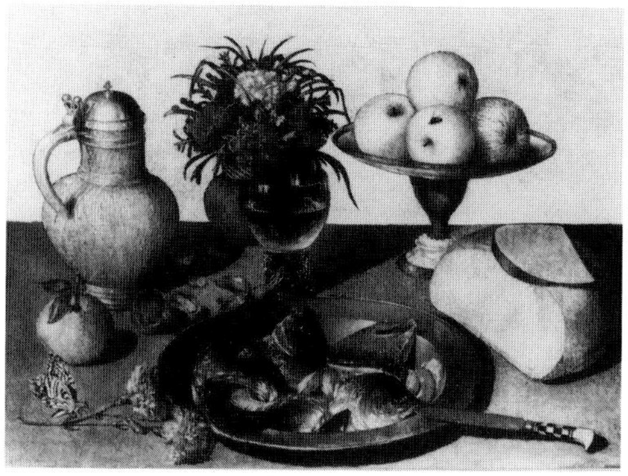

A14 FRÜHSTÜCK, TELLER MIT FISCHSTÜCKEN

Öl auf Leinwand
73x54 cm (?)
Standort unbekannt

In der Witt Library, London, registriert mit Besitzerangabe Alfred Brod als »S. Stoskopff«.

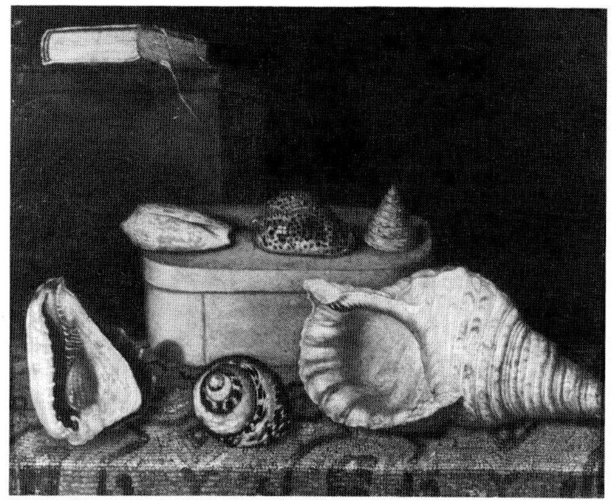

A15 MUSCHELN UND SPANSCHACHTEL

Öl auf Leinwand
49,5x60 cm
Straßburg, Musée des Beaux-Arts, Inv.-Nr. 1752

Provenienz: Köln, Galerie Abels, 1947/48
Literatur: Haug, Sébastien Stoskopff, 1948, S. 71. – Sammlungskatalog Straßburg 1954, S. 37, Kat.-Nr. 43 (als »entourage d'Evaristo Baschenis«). – Sammlungskatalog Straßburg 1964, Kat.-Nr. 31 (als Stoskopff-Umkreis)

Von der Galerie Abels, Köln, 1947 als Stoskopff angesehen (einen Katalog gab es 1947 noch nicht, im Katalog von 1948 ist das Bild entgegen den Angaben von Hans Haug nicht mehr aufgeführt). Sicher sind für eine Zuschreibung die Muschelbilder Jacques Linards zu Rate zu ziehen, vor allem *Kleiner Kasten und Muscheln,* Öl auf Holz, 23,2x31,5 cm (Katalog Paris, Auktion Nouveau Drouot, 8. 6. 1982, Nr. 33, als »Stosskopf attr.«). Bei der Reinigung kamen Teile einer Signatur zum Vorschein: »1638 Paris Mon. j^{s} Li« (Brief von Fabrice Faré an die Autorin, 9. 12. 1987).

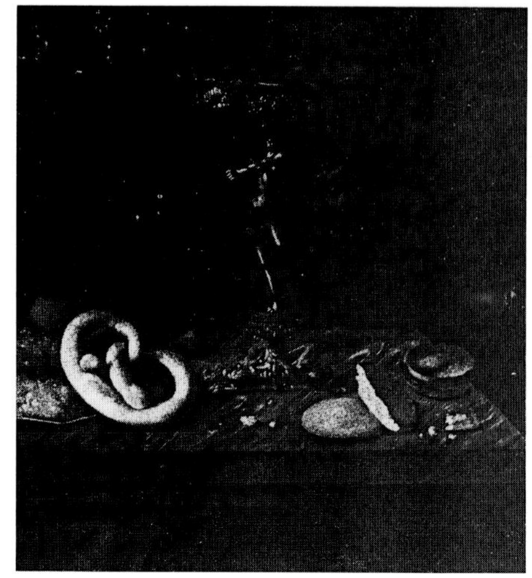

A16 STILLEBEN MIT STATUETTE UND GEBÄCK

Öl auf Leinwand
50x44 cm
Standort unbekannt

Provenienz: Bourg-en-Bresse, öffentliche Versteigerung, 27. 3. 1988
Literatur: Katalog Bourg-en-Bresse, öffentliche Versteigerung, 27. 3. 1988, Nr. 29 mit Abb. (als »Stoskopff, Sébastien«)

A17 ZINNKANNE, HEILE UND ZERBROCHENE GLÄSER

Öl auf Holz
45x36 cm
Standort unbekannt

Provenienz: Zürich, 1975

Photo archiviert im Schweizerischen Institut für Kunstwissenschaft, Zürich.

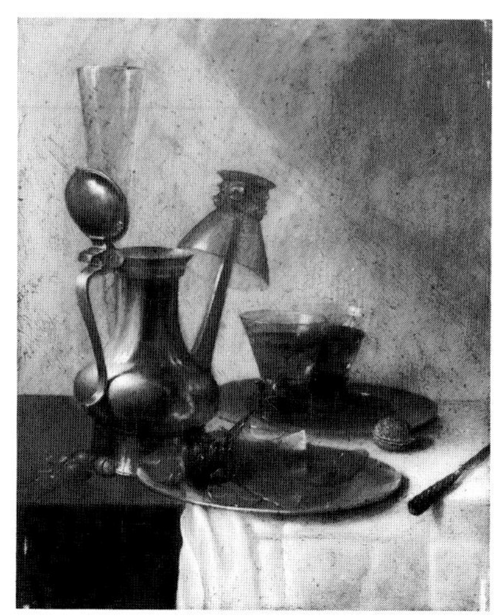

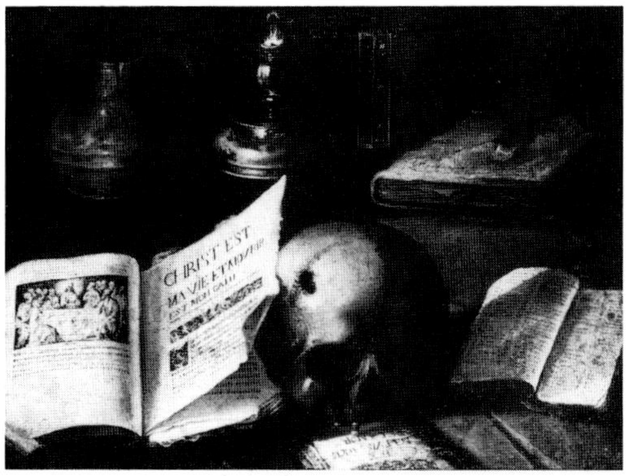

A18 STILLEBEN MIT TOTENSCHÄDEL

Öl auf Leinwand
48,5x61,5 cm
Halle, Staatliche Galerie Moritzburg, Inv.-Nr. I/99

Die Zuschreibung ist alte Tradition. Der Meister könnte Flame oder Franzose sein, wohl protestantisch. Zu datieren um die Mitte des 17. Jahrhunderts.

A19 TELLER MIT HUMMERKRABBEN, ZITRONE UND DÖRRFLEISCH
(ohne Abbildung)

Öl auf Leinwand
36,8x48 cm
Privatbesitz

Literatur: Skira, Histoire, 1989, mit Abb. (als Sebastian Stoskopff)

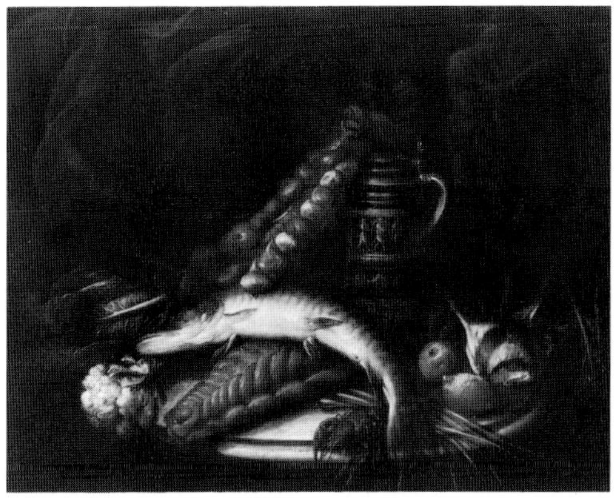

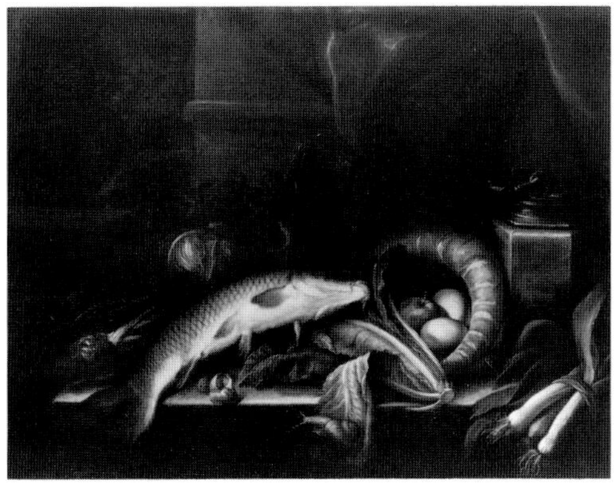

A20.1 / A20.2 ZWEI STILLEBEN MIT KARPFEN
(Gegenstücke)

1. Stilleben mit Karpfen, Zwiebel und Pokal
2. Stilleben mit Karpfen, Gemüse und Zinnflasche
Öl auf Leinwand
Je 74,2x90 cm
Ljubljana, Narodna galerija, Inv.-Nrn. 812 und 813

Provenienz: Rogaska Slatina, Thermalgebäude, 1903. – Gradec, Landesbildergalerie
Literatur: Sammlungskatalog Ljubljana, Narodna galerija, 1983, S. 165 mit Abb. (als »Sebastian Stoskopff, Nachfolge?«)

Die Bilder zeigen Einflüsse italienischer und österreichischer Stillebenmalerei und sind wohl in die zweite Hälfte des 17. Jahrhunderts zu datieren.

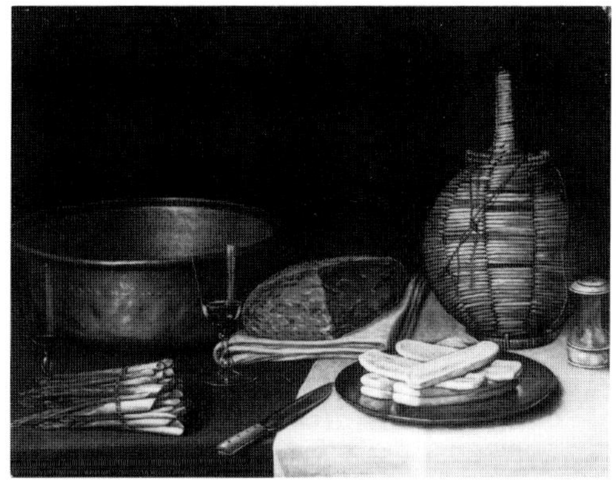

A21 FRÜHSTÜCK MIT KUPFERKESSEL

Öl auf Leinwand
54x69 cm

Provenienz: Monaco, Auktion Sotheby's, 2.–3. 12. 1988
Literatur: Katalog Monaco, Auktion Sotheby's, 2.–3. 12. 1988, Nr. 823 mit Farbtafel (als »attr. S. Stoskopff«)

Dieses Bild könnte zur »Ecole de l'Est« gehören. Es ist um die Mitte des 17. Jahrhunderts zu datieren.

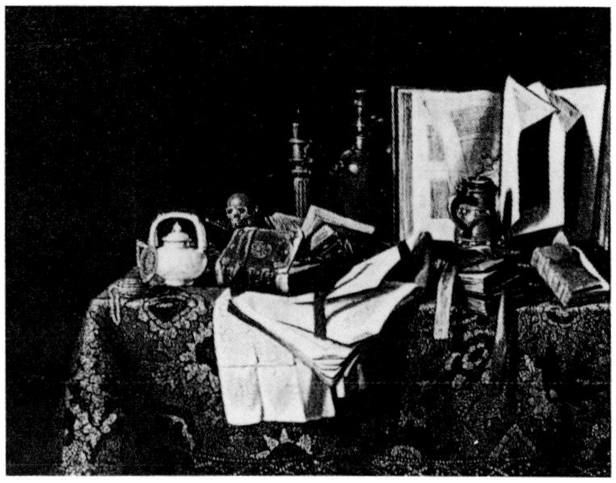

A22 TISCH MIT TEPPICH, BÜCHERN, TOTENSCHÄDEL UND KRUG

Öl auf Leinwand
89x112 cm
Standort unbekannt

Provenienz: Versailles, Auktion Hôtel Rameau, 14.–15. 6. 1967
Literatur: Katalog Versailles, Auktion Hôtel Rameau, 14.–15. 6. 1967, Nr. 36 mit Abb. (als Sebastian Stoskopff)

Die Zuschreibung geht auf Hans Haug zurück. Der Katalog vermerkt: »Certificat du Professeur Hans Haug qui situe ce tableau pendant le séjour du peintre à Paris entre 1620 et 1640.«
Nicht denkbar sind bei Stoskopff: die ansteigende Kompositionslinie von links unten nach rechts oben, die unterschiedlichen Größenverhältnisse der Gegenstände, die Freude an stark geknickten Buchseiten, der Lichteinfall mit intensiven Schlagschatten. Man wird an J. F. Carrión erinnert (vgl. Katalog Madrid 1983/84, S. 97), nach der Schwarzweißabbildung auch an Samuel van Roestraten.

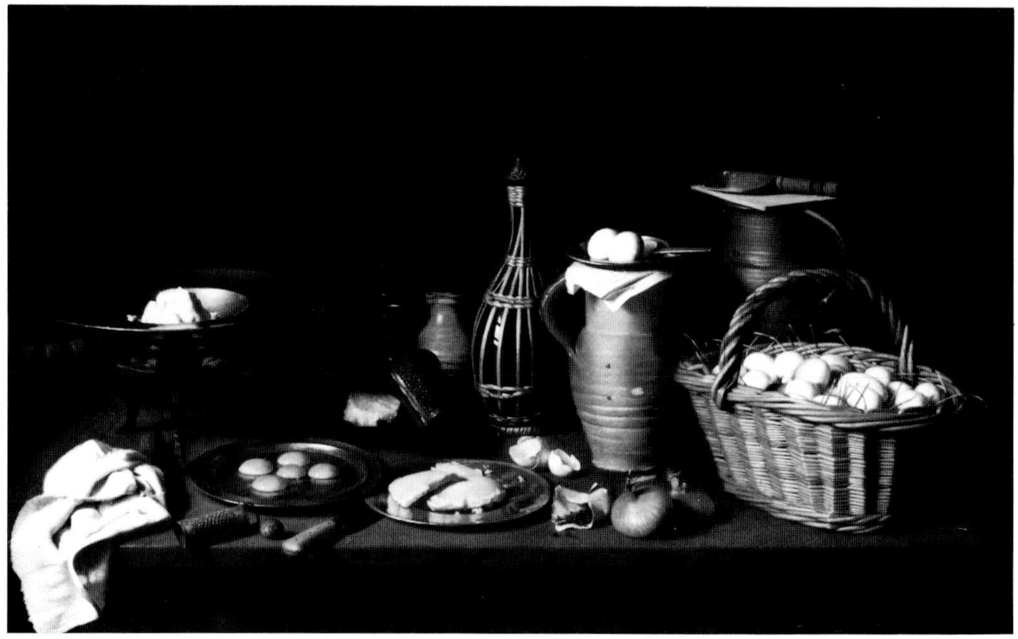

A23 KÜCHENSTÜCK MIT EIERKORB

Öl auf Leinwand
67x107 cm
Privatbesitz

Die Zuschreibung an Stoskopff stammt von P. Sapori, Mailand. Das Bild ist von überzeugender Qualität; der Maler könnte in der Nähe von Carlo Magini zu finden sein.

A24 MANN AN EINEM TISCH MIT BLUMENVASE

St. Petersburg, Staatliche Eremitage, Inv.-Nr. 6201

Provenienz: Leningrad, Sammlung N. Roerich
Literatur: I. Kuznezov, West European Still-Life Painting, Leningrad 1968, Nr. 78 mit Abb. (als »Sebastian Stoskopff, attr. workshop«)

Als Urheber dieses Bildes könnte Wolfgang Heimbach in Frage kommen.

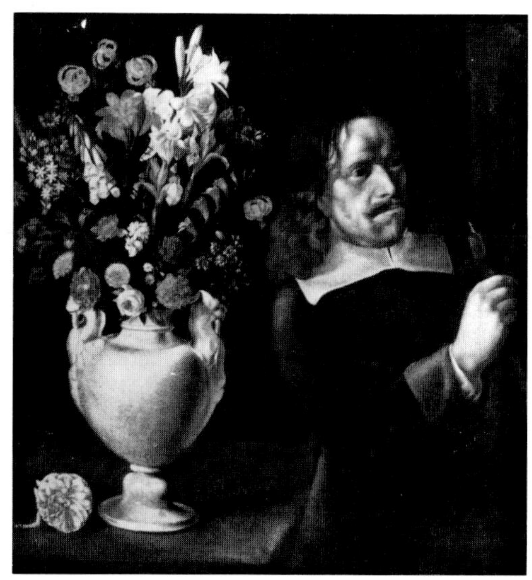

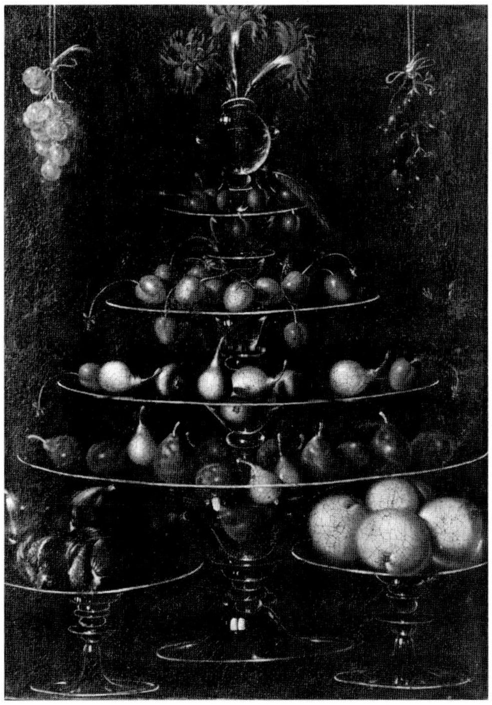

A25 STILLEBEN MIT FRÜCHTEN

Öl auf Leinwand
72 x 55,5 cm
Staatliche Museen zu Berlin, Preußischer Kulturbesitz, Kunstgewerbemuseum Schloß Köpenick, Inv.-Nr. 1906.58, erworben 1906 als »Venedig, 17. Jh.«

Ausstellungen: Dresden, Albertinum, 1983
Literatur: Katalog Dresden 1983, Kat.-Nr. 166 mit Abb. (als »Stosskopf-Schule«)

Die Bestimmung »Stosskopf-Schule« stammt von I. Linnik und I. Kuznezov. Es könnte an Johann Seitz als Urheber gedacht werden.

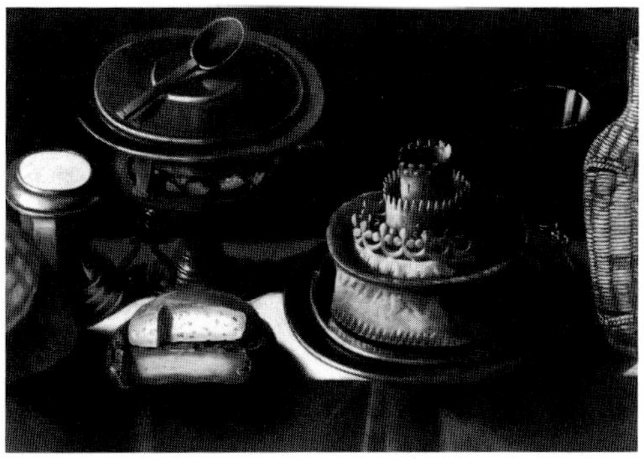

A26 FRÜHSTÜCK MIT GLUTHERD, PASTETE UND KÄSE

Öl auf Leinwand
61 x 86,9 cm
Bloomington, Indiana University Art Museum, Inv.-Nr. 63.257

Provenienz: New York, Galerie M. R. Schweitzer, 1962
Ausstellungen: Fêtes de la Palette, New Orleans, Isaac Delacado Museum, 1962/63
Literatur: Katalog Fêtes de la Palette, New Orleans, Isaac Delacado Museum, 1962/63, Tafel 33

A27 STILLEBEN MIT KATZE AM FENSTER
(ohne Abbildung)

Öl auf Leinwand
73 x 91 cm
Privatbesitz

Provenienz: Luzern, Auktion Fischer, 2. 6. 1981
Literatur: Katalog Luzern, Auktion Fischer, 2. 6. 1981, Nr. 201 mit Farbtafel (als »Sebastian Stoskopf«)

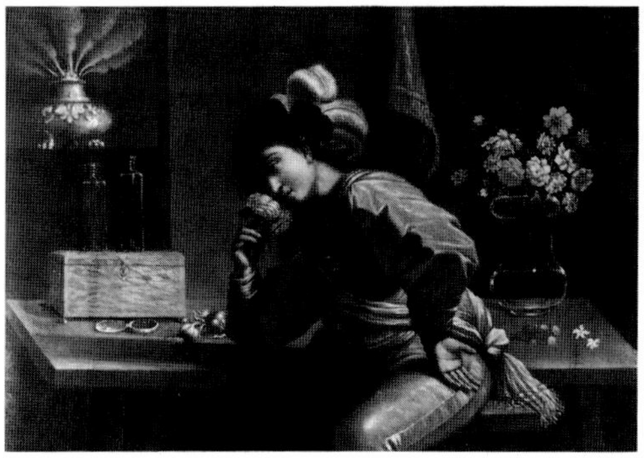

A28 DER GERUCH
(Junger Mann mit Blumen, vor einem Tisch sitzend)

Öl auf Leinwand
125 x 176,5 cm

Provenienz: London, Auktion Sotheby's, 29. 10. 1980
Literatur: Katalog London, Auktion Sotheby's, 29. 10. 1980, Nr. 18 mit Abb. (als »S. Stosskopf«)

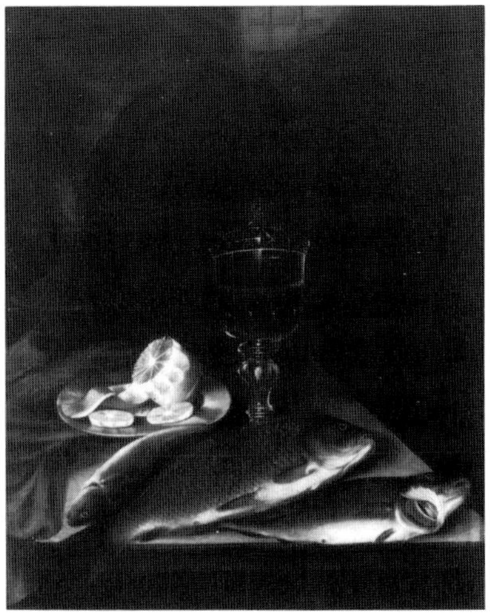

A29 DREI FISCHE, WEINGLAS UND TELLER MIT ZITRONE

72,4x57,2 cm

Provenienz: London, Auktion Sotheby's, 29. 10. 1980
Literatur: Katalog London, Auktion Sotheby's, 29. 10. 1980, Nr. 126 mit Abb. (als »S. Stosskopf«)

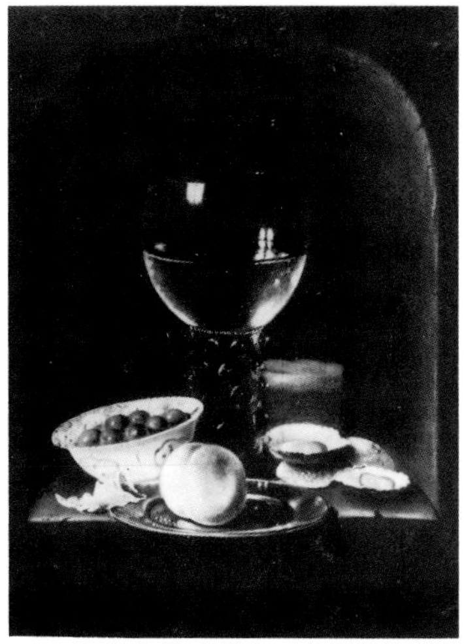

A30.1 RÖMER, PFLAUMENSCHALE UND MUSCHELN

Öl auf Holz
65x50 cm

Provenienz: Paris, Auktion Palais Galliéra, 28. 6. 1962
Literatur: Katalog Paris, Auktion Palais Galliéra, 28. 6. 1962, Nr. 163 mit Abb. (als «Stosskopf attr.«)

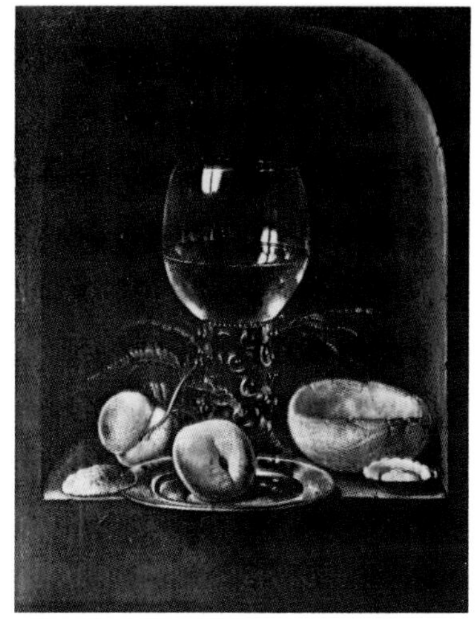

A30.2 RÖMER, PFIRSICHE UND BRÖTCHEN

Öl auf Holz
65x50 cm

Provenienz: Paris, Auktion Palais Galliéra, 3. 4. 1962
Literatur: Katalog Paris, Auktion Palais Galliéra, 3. 4. 1962, Nr. VII mit Abb. (als »Stosskopf attr.«)

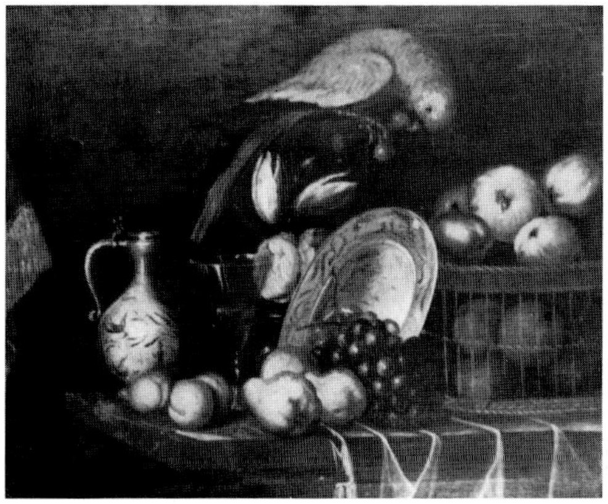

A31 STILLEBEN MIT FRÜCHTEN, BLUMEN, KORB UND PAPAGEI

62x75 cm

Provenienz: London, Auktion Sotheby's, 4. 3. 1970
Literatur: Katalog London, Auktion Sotheby's, 4. 3. 1970, Nr. 94 mit Abb. (als »S. Stoskopff«)

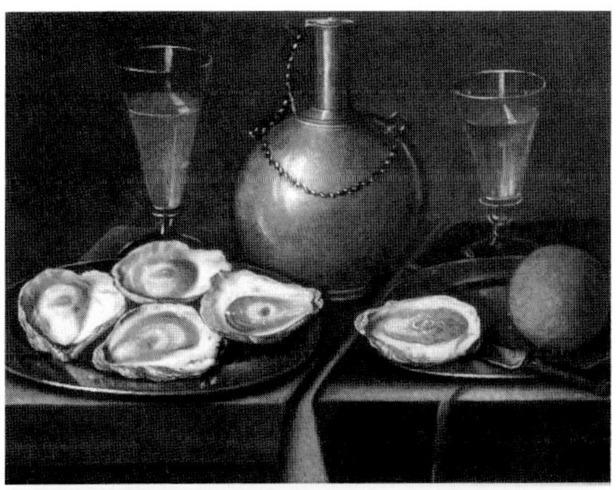

A32 FRÜHSTÜCK MIT KUGELFLASCHE UND AUSTERN

Öl auf Leinwand

Provenienz: Béthune, Auktion Watine-Arnault, 4. 3. 1994
Literatur: Katalog Béthune, Auktion Watine-Arnault, 4. 3. 1994, mit Abb. (als »Stosskopf attr.«)

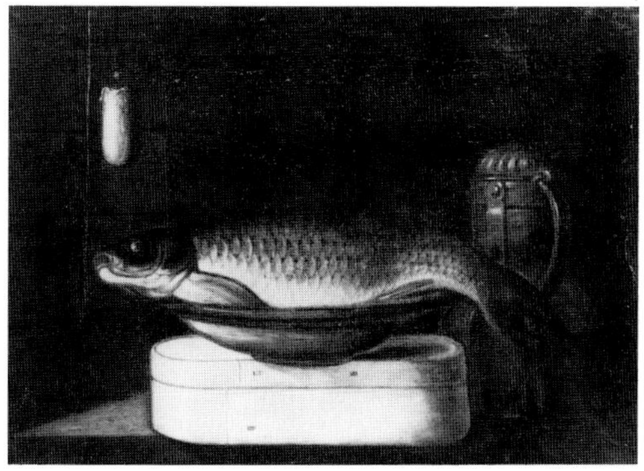

A33 KARPFEN AUF EINER SPANLADE

Öl auf Leinwand
49x67 cm
Österreich, Privatbesitz

Provenienz: Paris, Galerie Marcus, 1984
Literatur: Connaissance des Arts, 23, 1954, Abb. (als »attr. à Antoine Michon d'après une œuvre de Stoskopff, Musée de Boston«)

Die stilistische Ausführung dieser Variante eines von Stoskopff mehrfach dargestellten Themas läßt eine Einordnung in sein Werk nicht zu.

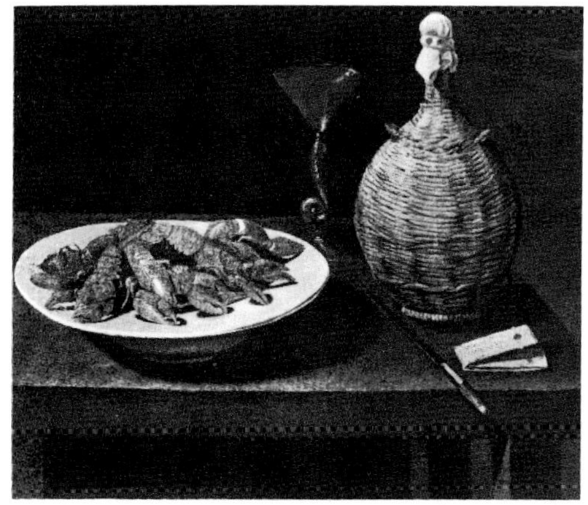

A34 FRÜHSTÜCK MIT KORBFLASCHE UND KREBSEN

Öl auf Leinwand
51x59 cm
Paris, Privatbesitz

Literatur: Faré, Nature Morte, 1974, S. 112 mit Abb. (als »Ecole française: Baugin, Stoskopff«)

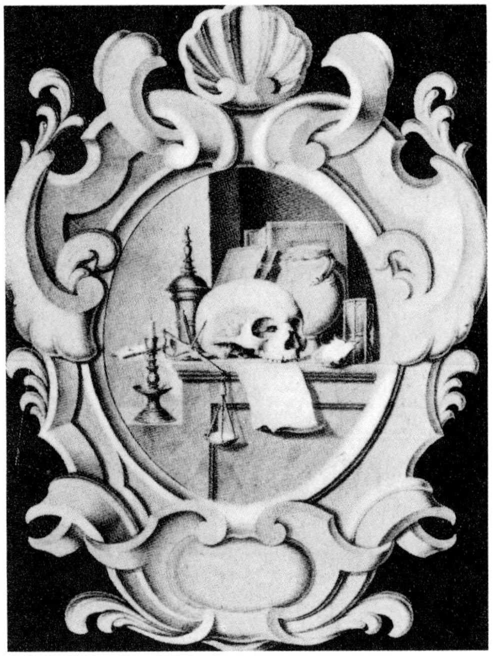

D1 VANITAS IN EINER KARTUSCHE

Tusche auf Papier
19x15 cm
Standort unbekannt

Provenienz: Straßburg, Privatbesitz, 1961
Literatur: Haug, Sébastien Stoskopff, 1961, S. 34, Abb. 18 (als »Anonyme strasbourgeois, peut-être Stoskopff«)

Eine Rollwerkkartusche mit einer Art Muschel als Bekrönung umschließt ein ovales Bildfeld. Die Ecke eines hölzernen Tisches ist zu erkennen, darauf eine Waage, ein Totenschädel, ein Blatt Papier, ein Krug, Bücher, eine Sanduhr und ein Deckelpokal. Links, etwas weiter unten, steht ein Kerzenhalter. Die Kombination von Gegenständen, die auf die Vergänglichkeit des Irdischen hinweisen, mit Krug und Waage, die für das Maßhalten, das richtige Abwägen stehen, erscheint sonst nicht im Werk Stoskopffs, entspricht aber den Bestrebungen der lutherisch-reformierten Kirche, wie sie Johannes Schmidt in Straßburg vertrat. Der Kupferstich mit seinem Portrait, für den die Autorschaft Stoskopffs bezeugt ist (vgl. Kat.-Nr. 48) zeigt diesselbe Anlage. Eventuell war eine Ausgabe von Schriften Schmidts mit Illustrationen nach Vorlagen von Sebastian Stoskopff geplant. Die vorliegende Zeichnung ist nur durch die Publikation von Hans Haug überliefert. Ihr Standort konnte bislang nicht ausfindig gemacht werden; eine Begutachtung des Originals war daher nicht möglich.

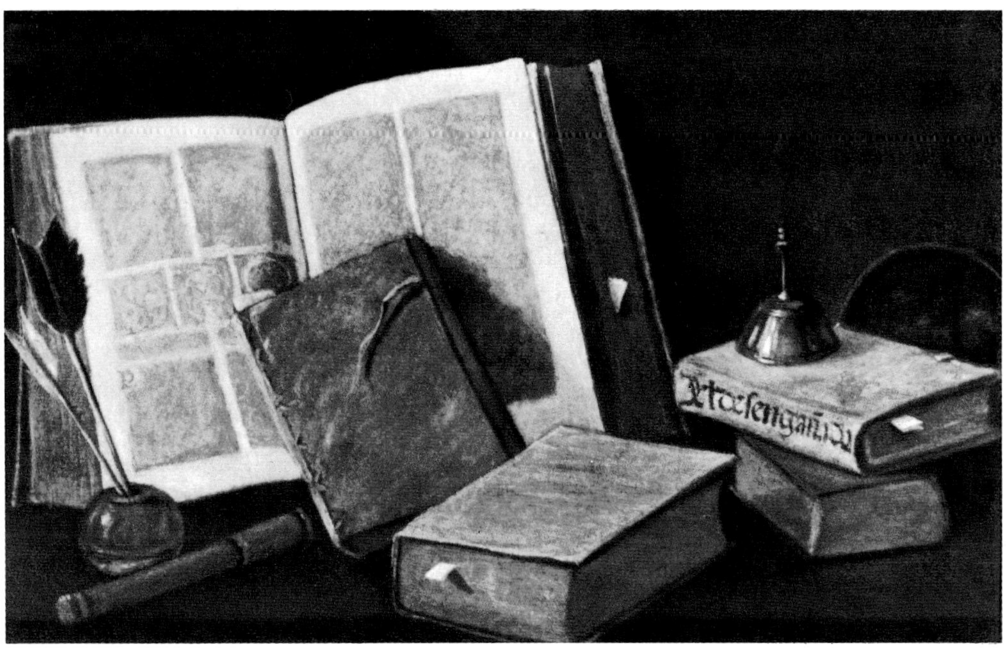

D2 STILLEBEN MIT BÜCHERN, SCHREIBFEDER UND GLOCKE

Öl auf Leinwand
50,5 x 80,5 cm
Vormals Paris, Sammlung R. Lebel

Provenienz: New York, Sammlung Mrs. Salomon und Bart van Berg
Ausstellungen: London, Werner Wengraf, French Old Masters, Sommer 1971
Literatur: Weltkunst, 15. 7. 1971, S. 894. – Faré, Nature Morte, 1974, S. 132 mit Abb. (als Sebastian Stoskopff). – Dokumentiert in der Witt Library, London, im RKD, Amsterdam, und im Archiv P. de Boer

Leider konnte ich das Bild nicht im Original sehen. Die Autorschaft Stoskopffs, von Michel Faré angenommen, scheint mir zweifelhaft.

D3 BÜCHERSTILLEBEN

Öl auf Leinwand
50x68 cm
Algier, Musée National des Beaux-Arts d'Alger

Literatur: Faré, Nature Morte, 1974, S. 150 mit Abb. (als »anonym«)

Ich habe das Bild nicht im Original gesehen. Eine Autorschaft Stoskopffs scheint mir denkbar.

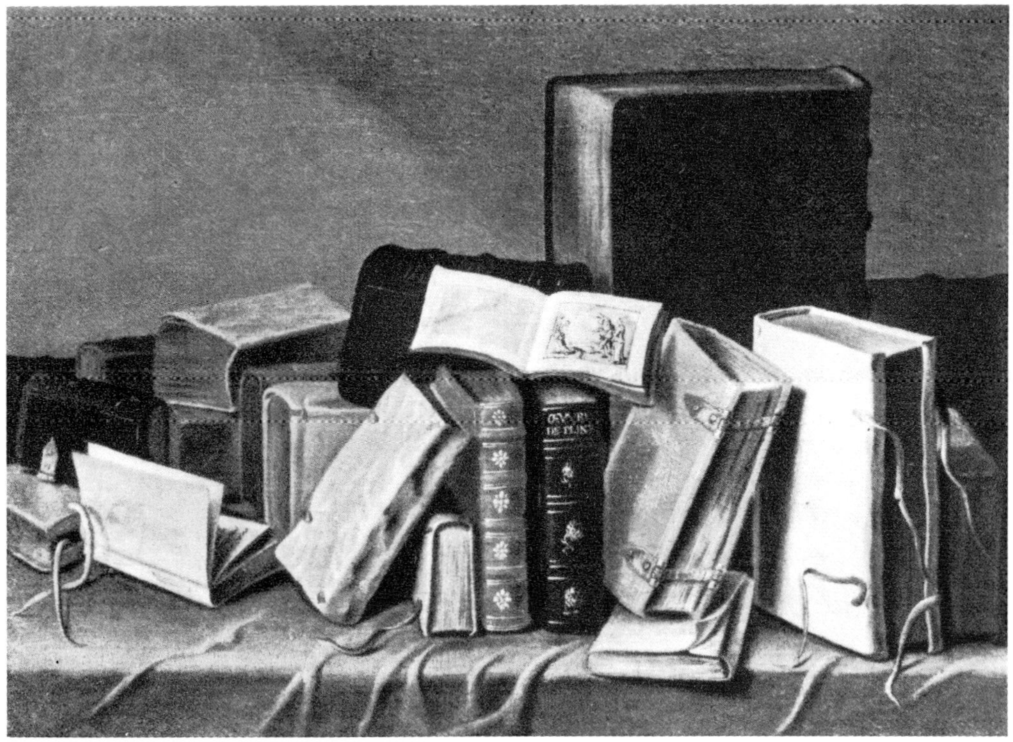

D4 LANGUSTE AUF EINEM TELLER

Öl auf Leinwand
23,5x44 cm
Marseille, Fondation Rau

Provenienz: Paris, Galerie Heim, 1975
Literatur: Katalog London, Auktion Sotheby's, 25. 5. 1988, Nr. 111 (als »German School, 17th Century«; von der Auktion zurückgezogen)

Die Zuschreibung an Stoskopff erfolgte durch die Galerie Heim. Das Gemälde ist trotz seines kleinen Formats von monumentaler Wirkung.

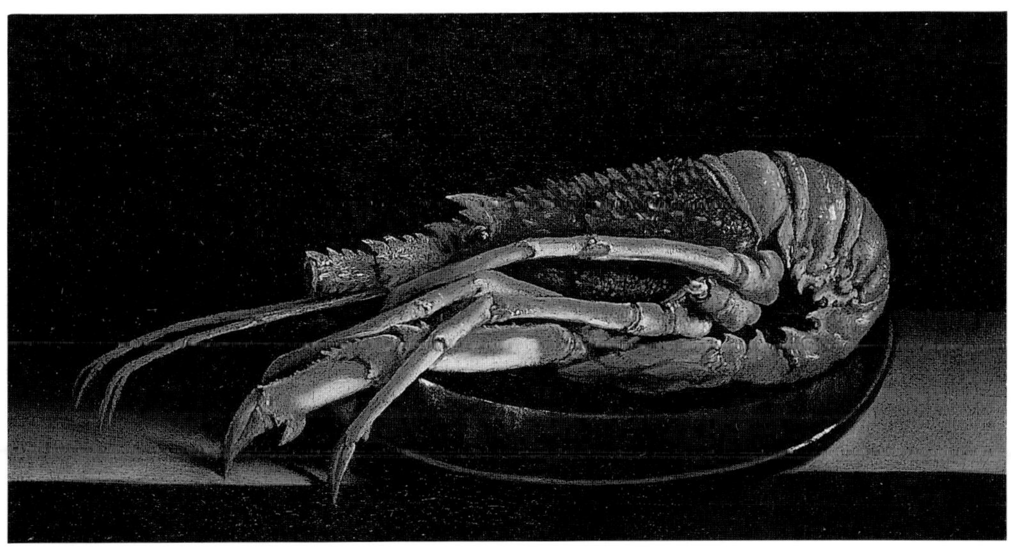

AUSWAHLBIBLIOGRAPHIE

1. Aufsätze, Monographien, Quellen

Götz Adriani, Deutsche Malerei im 17. Jahrhundert, Köln 1977

Frieder Aichele, Blauweißes China-Porzellan. Geschichte und Markenentwicklung, Weltkunst, 64, 1994, S. 1992–1995

Anonym, Récentes acquisitions des Musées Nationaux. Musée du Louvre. Département des Peintures, Revue du Louvre, 2, 1990

Carl von Aretin, Katalog der nachgelassenen Gemälde- und Waffensammlung des Freiherrn Carl von Aretin auf Haidenburg. Versteigerung zu München unter Direction des Kunst-Experten Carl Maurer, München 1887

Die Bekenntnisse des heiligen Augustin, übers. von O. Bachmann, Köln o. J.

Jochen Becker, »Dieses emblematische Stück stellet die Erziehung der Jugend vor«. Zu Adriaen van der Werff, München, Alte Pinakothek, Inv.-Nr. 250, Oud Holland, 90, 1976, S. 77–107

Max Bendel, Tobias Stimmer. Leben und Werke, Zürich/Berlin 1940

Curt Benedict, A propos de quelques Natures Mortes de l'époque Louis XIII, Maanblad voor Beeldende Kunsten, Februar 1948, S. 29–34

Curt Benedict, Notes sur Jacques Linard, Etudes d'art publiées par le Musée National des Beaux-Arts d'Alger, 13, 1957/58, S. 5–45

Curt Benedict, Petits maîtres de la Nature Morte en France, L'Œil, 1962, S. 38–45

Emmanuel Bénézit, Dictionnaire critique et documentaire des peintres, sculpteurs, dessinateurs et graveurs de tous les temps et de tous les pays, Neuausgabe Paris 1976

Arthur Benoît, Collections et collectionneurs Alsaciens 1600–1820, Revue d'Alsace, N. F., 4, 4, 1875, S. 54–79

Silvia Berger, Sebastian Stoskopff und sein Mäzen Graf Johannes von Nassau-Idstein, Katalog Idstein 1987, S. 34–62

Ingvar Bergström, Disguised Symbolism in »Madonna« Pictures and Still Life, I and II, Burlington Magazine, 261, 1955, S. 303–308; 262, 1955, S. 342–349

Ingvar Bergström, Dutch Still-Life Painting in the Seventeenth Century, New York 1956

Ingvar Bergström, L'égalité suprême, L'Œil, 95, 1962, S. 24–31, 94–95

Ingvar Bergström, De Gheyn as a »Vanitas« Painter, Oud Holland, 85, 1970, S. 143–157

Ingvar Bergström, Flower-Pieces of Radial Composition in European 16th and 17th-Century Art, Album J. G. van Gelder, Den Haag 1973, S. 22–26

Ingvar Bergström, Ludger tom Ring the Younger as a Painter of Birds and Beasts, tableau, 9, 1986, S. 60–63; 10, 1987, S. 70–73

Ingvar Bergström, Homo bulla. La boule transparente dans la peinture Hollandaise à la fin du XVIe siècle et au XVIIe siècle, Katalog Caen/Paris 1990/91

Ingvar Bergström, Claus Grimm, M. Rosci, Michel und Fabrice Faré, J. A. Gaya Nuno, Natura in posa, Mailand 1977; dt. Die große Zeit des europäischen Stillebens, Stuttgart/Zürich 1979

Walther Bernt, Die niederländischen Maler und Zeichner des 17. Jahrhunderts, 5 Bde., 4. Aufl., München 1980

Jean E. Bersier, La Gravure. Les procédés. L'histoire, Paris 1980

Alfred Biedermann u. a., Visages de l'Alsace, Collection »Provinciales«, Paris 1948

Robert Le Blant, Un marchand de tableaux Bourguignon au XVIIème siècle. Nicolas Etienne dit Perruchot 1660, 109e Congrès National des Sociétés Savantes, Dijon, La Bourgogne. Etudes Archéologiques, Bd. 1, 1984, S. 230 (Documentation Louvre. Stoskopff)

Ernst Bloch, Vorlesungen zur Philosophie der Renaissance, Frankfurt 1972

André Blum, L'œuvre gravé d'Abraham Bosse, Documents d'art. L'œuvre graphique du XVIIe siècle, Paris 1924

Emil Bock und Robert Goebel, Die Katakomben, Stuttgart 1961

François Bogeau, Inventaire après décès de François Bogeau, ancien marchand déstillateur, bourgeois de Paris, dressé à son domicile, rue St. Antoine, à la requête de sa femme, 30 mars 1753 (Archiv Fabrice Faré, Paris)

Pierre Bonnard, Inventaire après décès de Pierre Bonnard, conseiller et intendant général des meubles de la Couronne, dressé à la requête de sa veuve Anne Yver le 29 octobre 1642 (Archiv Fabrice Faré, Paris)

Gerhard Bott, Stillebenmaler des 17. Jahrhunderts. Isaak Soreau. Peter Binoit, Kunst in Hessen und am Mittelrhein, 1/2, 1962, S. 28–117

Heinrich Bott, Gründung und Anfange der Neustadt Hanau 1596–1620, Bd. 1, Die Gründung der Neustadt Hanau 1596–1601. Darstellung und ausgewählte Quellen, Marburg 1970

Stefano Bottari, »Nature Morte« della scuola di Francoforte. J. Soreau, Peter Binoit e Francesco Codino, Pantheon, XXII, 1964, S. 107–114

Charles Boucard, Les pichets d'étain. Mesures à vin de l'ancienne France, Paris 1958

Anthony du Boulay, Chinesisches Porzellan, Stuttgart o. J. (um 1975)

Elie Brackenhoffer, Voyage en France 1643–1644, übers. von Henry Lehr, Paris 1925

Joseph Brauner, Sebastian Stosskopf. Ein Strassburger Maler des 17. Jahrhunderts (1597–1657), Schriften der Elsass-Lothringischen Wissenschaftlichen Gesellschaft zu Strassburg, Reihe A. Alsatica und Lotharingica, Bd. X, Straßburg 1933

Josef Karlmann Brechenmacher, Etymologisches Wörterbuch der deutschen Familiennamen, 2. Aufl., Bd. 2, K–Z, Limburg 1963

August Buck (Hrsg.), Zu Begriff und Problem der Renaissance, Wege der Forschung CCIV, Darmstadt 1969

Maraike Bückling, Die Negervenus, Frankfurt 1992

Bürgermeisterbuch 1622, Ratssuppl. IV, 114–115, Stadtarchiv Frankfurt

Christa Burda, Das Trompe-l'œil in der holländischen Malerei des 17. Jahrhunderts, Diss., München 1969

Bruno Bushart, Deutsche Malerei des Barock, Königstein 1967

Martin Butzers Deutsche Schriften, hrsg. von R. Stupperich, Bd. 3, Gütersloh 1969

Jean Calvin, Institution de la Religion Christienne, 1545, hrsg. von J. Benoit, 1957

Vicente Carducho, Dialogo de la Pintura, Madrid 1633

Flavio Caroli, Fede Galizia, Turin 1989

Catalogue d'un cabinet de diverses curiosités. Vente Lundi 27 Novembre 1752 dans une des Salles des Grands Augustins. Par les Sieurs Helle & Glomy, Paris 1752

Claire Constans, Catalogue des tableaux appartenant aux églises et établissements religieux de Dijon, L'Information d'Histoire de l'Art, 2, 1965, S. 43–44

E. Coyecque, Notes sur divers peintres du XVIIe siècle, Bulletin de la Société de l'Histoire de l'Art Français, 1940, S. 76–82

Thomas Da Costa Kaufmann, Arcimboldo's Imperial Allegories, Zeitschrift für Kunstgeschichte, 39, 1976, S. 275–296

Eddy de Jongh, Grape Symbolism in Paintings of the 16th and 17th Centuries, Simiolus, 7, 1974, S. 166–191

Wendel Dietterlin, Architectura. Von Außtheilung, Symmetria und Proportion der Fünff Seulen und aller darauß volgender Kunst Arbeit von Fenstern, Caminen, Thürgerichten, Portalen, Bronnen und Epitaphien, Nürnberg 1598

Alexander Dietz, Straßburg und Frankfurt am Main. Eine Städtefreundschaft, Elsäßisch-Lothringisches Jahrbuch, 1, 1922, S. 49–67

Helmut Dotterweich, Der junge Maximilian. Biographie eines bayerischen Prinzen, München 1980

Paul Drews, Der evangelische Geistliche in der deutschen Vergangenheit, Jena 1924

R. E. O. Ekkart, Bartholomeus Hopffer en zijn werken in nederlandse verzamlingen, Bulletin van het Rijksmuseum, 1973, S. 180–194

Ildiko Ember, Az európai csendélet-kiállításokról és Pieter Roestraeten egy képéröl, Muvészeltörténeti, Ertesito, 1982, S. 247–252 (mit franz. Zusammenfassung)

Kurt Erdmann, Europa und der Orientteppich, Mainz 1962

Kurt Erdmann, Der orientalische Knüpfteppich, 4. Aufl., Tübingen 1975

Alain Erlande-Brandenburg, La dame à la licorne, Paris 1989

Fabrice Faré, De la pérennité du thème de la vanité dans la Nature Morte Française des XVIIe et XVIIIe siècles. Pour en comprendre la signification, Bulletin de la Société des Amis du Musée des Beaux-Arts de Rennes, 1987, S. 43–53

Michel Faré, L'époque archaïque de la Nature Morte, Connaissance des Arts, 1954, S. 15–20

Michel Faré, Baugin. Peintre de Natures Mortes, Bulletin de la Société de l'Histoire de l'Art Français, 1955, S. 15–26

Michel Faré, Jean-Michel Picart (1600–1682). Peintre de fleurs et marchand de tableaux, Bulletin de la Société de l'Histoire de l'Art Français, 1958, S. 91–102

Michel Faré, Attrait de la Nature Morte au XVIIe siècle, Gazette des Beaux-Arts, 1959, S. 129–144

Michel Faré, Le grand siècle de la Nature Morte en France. Le XVIIe siècle, Fribourg/Paris 1974

Michel Faré, De quelques termes désignant la peinture d'objet, Etudes d'art Français offertes à Charles Sterling, Paris 1975, S. 265–283

André Félibien, Conférences de l'Academie Royale de peinture et de sculpture pendant l'année 1667, Paris 1669

Pieter Fischer, Musik auf niederländischen Gemälden im 16. und 17. Jahrhundert, Sonorum Speculum, 50/51, 1972, S. 3–129 (Text deutsch und engl.)

Wolfgang Fischer, Claude Vignon (1593–1670), Nederlands Kunsthistorisch Jaarboek, 13, 1962, S. 105–148

Hanns Friedrich von Fleming, Der vollkommene teutsche Jäger nebst einem immerwährenden Jägerkalender. Mit vielen nach dem Leben gezeichneten Kupffern, Leipzig 1719–1724

Robert Forrer, Les antiquités, les tableaux et les objets d'art de la collection Alfred Ritleng à Strasbourg, Straßburg 1906

Jacques Foucart, Nouvelles acquisitions des Musées de Province 1968–1972. Tableaux et dessins des Ecoles du Nord. XVIe et XVIIe siècles, Revue du Louvre, 22, 1972

Jacques Foucart, Un peintre Flamand à Paris. Pieter van Boucle, Etudes d'art Français offertes à Charles Sterling, Paris 1975, S. 237–256

Wayne Franits, The Family Saying Grace. A Theme in Dutch Art of the Seventeenth Century, Simiolus, 16, 1986, S. 36–49

Max J. Friedländer und Jakob Rosenberg, Die Gemälde von Lucas Cranach, Berlin 1932

Theodor von Frimmel, Kleine Galeriestudien, N.F., 2. Lief., Von den Niederländern in der Kaiserlichen Gemäldesammlung zu Wien, Wien 1895, S. 1–98

Robert P. Gagg, Hugenotten. Profil ihres Glaubens, Basel 1984

Paul Ganz, Zwei private Kunstsammlungen aus dem alten Zürich, Jahrbuch für Kunst und Kunstpflege in der Schweiz, 1921–1924, S. 306–344

Charles Garside, Ludwig Haetzer's Pamphlet Against Images. A Critical Study, The Mennonite Quarterly Review, XXIV, 1960

Hendrik Enno van Gelder, De sfeer van Zonnebeek, 1953

André Girodie, Frédéric Brentel, Revue Alsacienne illustrée, 11, 1909, S. 37–49

Max Gottschald, Deutsche Namenskunde. Unsere Familiennamen nach ihrer Entstehung und Bedeutung, 5. Aufl., Berlin/New York 1982

Mina Gregori und Tiziana Frati, L'opera completa di Zurbarán, Mailand 1966

Edith Greindl, Les peintres Flamands de la Nature Morte au XVIIe siècle, Sterrebeek 1960

Claus Grimm, Stilleben. Die niederländischen und deutschen Meister, Stuttgart/Zürich 1988

Claus Grimm, Stilleben. Die italienischen, spanischen und französischen Meister, Stuttgart/Zürich 1995

Alain Gruber, Un autoportrait caché dans la peinture du XVII siècle, Von Angesicht zu Angesicht. Portraitstudien. Festschrift für Michael Stettler zum 70. Geburtstag, Bern 1983

Andreas Gryphius, Gesamtausgabe der deutschsprachigen Werke, hrsg. von Marian Szyrocki und Hugh Powell, 3 Bde., Tübingen 1963f.

Jules Guiffrey, La maîtrise des peintres de Saint-Germain-des-Prez. Réceptions et visites 1548–1644, Nouvelles Archives de l'Art Français, 1876, S. 93–121

Jules Guiffrey, Inventaire de Charles Le Brun, premier peintre du Roi. 12 février 1690, Nouvelles Archives de l'Art Français, Recueil de documents inédits, 2. F., IV, 1883, S. 83–154

Jules Guiffrey, Artistes parisiens des XVI et XVIIe siècles. Donations, contrats de mariage, testaments, inventaires etc. tirés des insinuations du châtelet de Paris, Paris 1915

Jean Habert, Vanité au cadran solaire, Nouvelles acquisitions du Département des Peintures (1987–1990), Musée du Louvre, Paris 1991, S. 94–96

Sylvaine Hänsel, Andenken der Neuen Welt, Weltkunst, 1989, S. 2163–2167

Ursula Härting, Gemälde im Gemälde. Galeriebilder, gemalte Kunstkammern und Sammlungsportraits, Weltkunst, 64, 1994, S. 448–450

Auguste Hanauer, Etudes économiques sur l'Alsace ancienne et moderne, Bd. 2, Denrées et salaires, Paris/Straßburg 1978

Gustav Friedrich Hartlaub, Zauber des Spiegels. Geschichte und Bedeutung des Spiegels in der Kunst, München 1951

Hans Haug, Zur Geschichte des Straßburger Goldschmiede-Handwerks 1362–1870, Straßburg 1914

Hans Haug, Stoskopff, Arts, 31. 8. 1945

Hans Haug, Sébastien Stoskopff. Peintre de Natures Mortes (1597–1657), Trois siècles d'art Alsacien, Straßburg/Paris 1948, S. 23–72

Hans Haug, Trois peintres Strasbourgeois de Natures Mortes, La Revue des Arts, 3, 1952, S. 137–150

Hans Haug, Deux nouveaux tableaux Strasbourgeois du XVIIe siècle, La Revue des Arts, 6, 1959, S. 283–292

Hans Haug, Sébastien Stoskopff, L'Œil, 76, 1961, S. 23–35

Hans Haug, Une Nature Morte de Sébastien Stoskopff au Musée de Lyon et deux autres œuvres inédites du maître, Bulletin des Musées et Monuments Lyonnais, III, 1965, S. 75–82

Hans Haug, L'Orfèvrerie de Strasbourg dans les collections publiques Françaises. Inventaires des collections publiques françaises, Paris 1978

Walter Haug (Hrsg.), Formen und Funktionen der Allegorie, Symposion Wolfenbüttel 1978; Stuttgart 1979

J. F. Hayward, Virtuoso Goldsmiths and the Triumph of Mannerism 1540–1620, London 1976

Martin Heckel, Deutschland im konfessionellen Zeitalter, Göttingen 1983

Albert Heintze und Paul Cascorbi, Die deutschen Familiennamen geschichtlich, geographisch, sprachlich, 7. Aufl., Halle/Berlin 1933

Günther Heinz, Geistliches Blumenbild und dekoratives Stilleben in der Geschichte der kaiserlichen Gemäldesammlungen, Jahrbuch der kunsthistorischen Sammlungen in Wien, 69, 1973, S. 7–54

Robert Heitz, L'art en Alsace, Visages de l'Alsace, Paris 1948

Arthur Henkel und Albrecht Schöne (Hrsg.), Emblemata. Handbuch zur Sinnbildkunst des XVI. und XVII. Jahrhunderts, Stuttgart 1978

Jean-Fréd. Hermann, Notices historiques, statistiques et littéraires sur la ville de Strasbourg, Bd. 2, Straßburg 1918

Frank Herrmann, Selected Paintings at the Norton Simon Museum, Pasadena, California, London/New York 1980

Ewalt Friedrich von Hertzberg, Encyklopädisches Lexikon, 35. Theil, Karp bis Kath, Berlin 1785

Pamela Hibbs Decoteau, Clara Peeters, 1594–ca. 1640, and the Development of Still-Life Painting in Northern Europe, Lingen 1992

Gustav Hofmann, Metrologická přirucka pro Cechy, Plzeň 1984

Friedrich Wilhelm Heinrich Hollstein, German Engravings ca. 1400–1700, Amsterdam 1949ff.

Friedrich Wilhelm Heinrich Hollstein, Dutch and Flemish Etchings, Engravings and Woodcuts, ca. 1450–1700, Amsterdam 1949ff.

Walter Holzhausen, Ein Werk des Sebastian Stosskopf, Pantheon, XXXII, 1944, S. 111–112

Ferrand W. Hudig, Delfter Fayence. Ein Handbuch für Sammler und Liebhaber, Berlin 1929

Max Huggler, Zur Geschichte der barocken Malerei in Bern, Zeitschrift für Schweizerische Archäologie und Kunstgeschichte, 22, 1962, S. 118–125

Stadt Idstein, Akten, Hauptstaatsarchiv Wiesbaden, Abteilungen 130, 133, 369

Ferdinand van Ingen, Vanitas und Memento Mori in der deutschen Barocklyrik, Groningen 1966

Jacob Christoff Iselin, Neuvermehrtes Historisch- und Geographisches Allgemeines Lexicon, Basel 1726

Ulrike Jaenchen, Der Goldschmied Georg Kobenhaupt, Diss., München 1977

William B. Jordan, Spanish Still Life in the Golden Age 1600–1650, Fort Worth 1985

Hans Kauffmann, Die Fünfsinne in der niederländischen Malerei des 17. Jahrhunderts, Kunstgeschichtliche Studien, hrsg. von Hans Tintelnot, Breslau 1943, S. 133–157

Kindlers Malerei-Lexikon, 6 Bde., Zürich 1964–1968

Edward S. King, Notes on a Still Life by Jan Soreau, Journal of the Walters Art Gallery, XVII, 1954, S. 35–43

Regina Krahl, Chinese Ceramics in the Topkapi Saray Museum, Istanbul. A Complete Catalogue, Bd. 2, Yuan and Ming Dynasty Porcelains, London 1986

Ernst Kris, Georg Hoefnagel und der wissenschaftliche Naturalismus, Festschrift für Julius Schlosser zum 60. Geburtstag, hrsg. von Arpad Weixlgärtner und Leo Planiscig, Zürich/Leipzig/Wien 1927, S. 243–253

Hans-Henrik Krummacher, Das barocke Epicedium. Rhetorische Tradition und deutsche Gelegenheitsdichtung im 17. Jahrhundert, Jahrbuch der Deutschen Schillergesellschaft, 18, 1974, S. 89–147

Wilhelm Kühlmann und Walter E. Schäfer, Frühbarocke Stadtkultur. Studium zum literarischen Werdegang J. M. Moscheroschs (1601–1669), Berlin 1983

Harry Kühnel, Die Fliege. Symbol des Teufels und der Sündhaftigkeit, Göppinger Arbeiten zur Germanistik 521, Festschrift für Hans-Friedrich Rosenfeld zum 90. Geburtstag, Göppingen 1989, S. 285–305

Das Kunstkammerinventar Kaiser Rudolfs II., 1607–1611, hrsg. von Rotraud Bauer und Herbert Haupt, Jahrbuch der Kunsthistorischen Sammlungen in Wien, 72, 1976

Jean Lacambre, Peintures, dessins et sculptures du Moyen Age au XIX siècle, Revue du Louvre, 18, 1968

Sylvain Laveissière, Pierre Nichon Identified, Burlington Magazine, CXXIV, 956, 1982, S. 704

Jean-Jacques Lévêque, L'Ecole de Fontainebleau, Neuchâtel 1984

Christel Lenz und Martina Neth-Esser, Der Schloßgarten zu Idstein, Die Gartenkunst, 2, 1990

Jules Lieure, Jacques Callot. Catalogue de l'œuvre gravé, Paris 1924

Lexikon christlicher Kunst, hrsg. von Jutta Seibert, Freiburg 1980

Wentzeslaus Linck, Vom Reyche Gottes, was es sey und wie etc. Auß Doctor Martino Luth. und Philip. Melanchtonis, Nürnberg 1524

Kaspar Linnartz, Unsere Familiennamen. Zehntausend Berufsnamen im Abc erklärt, 3. Aufl., Bonn/Hannover/Hamburg 1958

Klementine Lipfert, Symbol-Fibel. Eine Hilfe zum Betrachten und Deuten mittelalterlicher Bildwerke, 1. Aufl., Kassel 1961

Peter A. Lipp, Sebastian Stoskopfs unbekanntes Vanitas-Stilleben, artis, 9, 1986, S. 36–39, 48

Anne-Marie Logan-Saegesser, Die Entwicklung des Stillebens als Teil einer größeren Komposition in der französischen Malerei vom Beginn des 14. bis zum Ende des 18. Jahrhunderts, Diss., Winterthur 1968

Heinrich Lützeler, Bildwörterbuch der Kunst, 2. Aufl., Bonn 1962

M. E. Luizard, Le cadran solaire de Montargis, L'Astronomie-Bulletin de la Société Astronomique de France, 1937, S. 345–352

Manfred Lurker, Wörterbuch der Symbolik, 3. Aufl., Stuttgart 1985

Martin Luther, Kritische Gesamtausgabe, Bd. XXVIII, Weimar 1903

Louis Marin, Signe et représentation au XVIIe siècle. Notes sémiotiques sur trois Natures Mortes, Revue d'Esthétique, 24, 1971, S. 402–436

Clément Marot, Œuvres diverses, rondeaux, ballades, chants-royaux, epitaphes, étrennes, sonnets, hrsg. von C. A. Mayer, London 1966

Christian von Mechel, Verzeichniß der Gemälde der Kaiserlich Königlichen Bilder Gallerie in Wien, Wien 1781

Otto Meinardus, Das Politische Testament des Grafen Johannes von Nassau-Idstein, Nassauische Annalen, 30, 1899, S. 55–108

Millard Meiss, Light as Form and Symbol in some Fifteenth-Century Paintings, Art Bulletin, XXVII, 1945, S. 175–181

Hans Meyer, Die Strassburger Goldschmiedezunft von ihrem Entstehen bis 1681. Urkunden und Darstellung, Leipzig 1881

Hessel Miedema, Over het realisme in de nederlandse schilderkunst van de zeventiende eeuw. Naar aanleiding van een tekening van Jacques de Gheyn II (1565–1632), Oud Holland, 89, 1975, S. 2–18

Claude Mignot, Le cabinet de Jean-Baptiste de Bretagne. Un »curieux« Parisien oublié (1650), Archives de l'Art Français, N.F., XXVI, 1984, S. 71–87

Miriam Milman, Das Trompe-l'Œil, Genf 1984

A. P. de Mirimonde, La musique au Musée de Strasbourg, Cahiers Alsaciens d'Archéologie, d'Art et d'Histoire, VI, 1962, S. 83–112

Liselotte Möller, Die Kugel als Vanitassymbol, Jahrbuch der Hamburger Kunstsammlungen, II, 1952, S. 157–177

Rudolf Mohr, Der unverhoffte Tod. Theologie- und kulturgeschichtliche Untersuchungen zu außergewöhnlichen Todesfällen in Leichenpredigten, Marburg 1982

Bernhard de Mongolfier, Nouveaux documents sur les frères Le Nain, Gazette des Beaux-Arts, 1958, S. 267–286

Anatole de Montaiglon, Confrérie de la nation Flamande à Saint-Hippolyte et à Saint-Germain-des-Prés de Paris (1626–1691), Nouvelles Archives de l'Art Français, V, 1877, S. 158–163

Baron de la Morinerie, Isaac Moillon de l'Academie de Peinture (1614–1673), Archives de l'Art Français, documents-tome 6, 1858–1860, S. 232–235

Keith P. F. Moxey, Pieter Aertsen, Joachim Beuckelaer, and the Rise of Secular Painting in the Context of the Reformation, New York/London 1977

Margarethe Müller, Geständnis vom 6. 3. 1676, Wiesbaden, Hessisches Staatsarchiv, Hexenprozesse, Abt. 369, Nr. 338, Bl. 8

Wolfgang J. Müller, Der Maler Georg Flegel und die Anfänge des Stillebens, Frankfurt 1956

Wolfgang J. Müller, Neuentdeckungen zum Werk des Georg Flegel, Pantheon, XXVI, 1968, S. 122–129

Georg Kaspar Nagler, Neues allgemeines Künstler-Lexicon oder Nachrichten von dem Leben und den Werken der Maler, Bildhauer, Baumeister, Kupferstecher, Formschneider, Lithographen, Zeichner, Medailleure, Elfenbeinarbeiter, etc., Bd. 17, München 1847

Carl Nordenfalk, Les Cinq Sens dans l'art du Moyen Age, Revue de l'Art, 34, 1976, S. 17–28

Friedrich Ohly, Schriften zur mittelalterlichen Bedeutungsforschung, Darmstadt 1977

Karl Ohnesorge, Wendel Dietterlin, Maler von Strassburg. Ein Beitrag zur Geschichte der deutschen Kunst in der zweiten Hälfte des sechzehnten Jahrhunderts, Leipzig 1893

Orell Füßli, Allgemeines Künstlerlexikon oder Kurze Nachricht von dem Leben und den Werken der Maler, Bildhauer, Baumeister, Kupferstecher, Kunstgießer, Stahlschneider etc., 2 Bde., Zürich 1779/1813

Hervé Oursel, Deux tableaux Français des XVIIe et XVIIIe siècles aux musées d'Arras et de Lille, Revue du Louvre, 5/6, 1977, S. 316–321

Jacques Pannier, L'église reformée de Paris sous Louis XIII de 1621 à 1629 environ, Bd. 1, Paris 1932

Pasteur Pannier, Habitants protestants de la rue du Bac aux XVIIe siècle, Bulletin de la Société de l'Histoire du Protestantisme Français, LXXXVI, 1937, S. 375–376

Erwin Panofsky, Early Netherlandish Painting. Its Origin and Character, 2 Bde., Cambridge/Mass. 1953

Peter Paulsen und Helga Schach-Dörges, Holzhandwerk der Alamannen, Stuttgart 1972

Alfonso E. Pérez Sánchez, La Nature Morte Espagnole du XVIIe siècle à Goya, Fribourg 1987

Der Physiologus, hrsg. von Otto Seel, 2. Aufl., Stuttgart 1967

Paul Pieper, Ludger tom Ring der Jüngere und die Anfänge des Stillebens, Münchner Jahrbuch der bildenden Kunst, 3. F., XV, 1964, S. 113–122

Ernst Polaczek, Das Straßburger Tagebuch des Johann Friedrich von Uffenbach aus Frankfurt (1712–1714), Elsaß-Lothringisches Jahrbuch, 1, 1922, S. 68–122

Ernst Polaczek, Strassburg, Berühmte Kunststätten 76, Leipzig 1926

Klaus Popitz, Die Darstellung der vier Elemente in der niederländischen Graphik von 1565 bis 1630, Diss., München 1965

Horst Rabe, Reich und Glaubensspaltung. Deutschland 1500–1600, München 1989

Alfred Rapp, Reichsstadt am Oberrhein. Straßburg in der altdeutschen Geschichte, Straßburg 1943

Bertil Rapp, Djur och Stilleben i Karolinskt Maleri, Stockholm 1951

Ratsprotokolle der Fünfzehner. 1650–1655, Archives Municipales, Straßburg

Ferdinand Reiber, Catalogue de la collection d'Alsatiques (estampes et livres), Straßburg 1896

Anna Maria Renner, Das Meisterstück des Straßburger Malers Sebastian Stoskopf, Mein Heimatland, 28, 1941, S. 182–189

Rodolphe Reuss, Notes pour servir à l'histoire de l'église Française de Strasbourg 1538–1794, Straßburg 1880

Rodolphe Reuss, L'Alsace au dix-septième siècle au point de vue géographique, historique, administratif, économique, social, intellectuel et religieux, 2 Bde., Paris 1897/98

Theodor Riewerts und Paul Pieper, Die Maler tom Ring. Ludger der Ältere. Hermann. Ludger der Jüngere, München 1955

Maura Rinaldi, Kraak Porcelain. A Monument in the History of Trade, London 1989

Hella Robels, Frans Snyders' Entwicklung als Stillebenmaler, Wallraf-Richartz-Jahrbuch, XXXI, 1969, S. 43–94

Marc Rosenberg, Eine vergessene Goldschmiedestadt, Kunstgewerbeblatt. Monatsschrift für Geschichte und Litteratur der Kleinkunst, 2, 1886, S. 6–71

Pierre Rosenberg, R. F. 1982-22. Livres, chandelle et statuette de bronze, Musée du Louvre. Nouvelles acquisitions du Département des Peintures (1980–1982), Paris 1983

Pierre Rosenberg, France in the Golden Age. A Postscript, Metropolitan Museum Journal, XVII, 1984, S. 32

Hans Rott, Straßburger Kunstkammern im 17. und 18. Jahrhundert, Zeitschrift für die Geschichte des Oberrheins, N.F., 44, 1930, S. 1–46

Herbert Rudolph, Vanitas, Festschrift Wilhelm Pinder zum 60. Geburtstag, Leipzig 1954, S. 405–433

Robert P. Sagg, Hugenotten, Basel 1984

Luigi Salerno, La natura morta italiana / Still-Life Painting in Italy, Rom 1984

Joachim von Sandrart, L'Academia Todesca della Architectura, Scultura e Pittura: Oder Teutsche Academie der Edlen Bau-, Bild- und Mahlerey-Künste, Nürnberg 1675; hrsg. von A. R. Peltzer, München 1925

Wilhelm Sauer, Die Bildergalerie und Kunstkammer des Grafen Johann von Nassau-Idstein im Idsteiner Schloß, Alt Nassau. Blätter für Nassauische Geschichte und Kultur-Geschichte. Freibeilage zum Wiesbadener Tagblatt, 2, 1898, S. 3–4, 7–8, 12

Martin Scharfe, Evangelische Andachtsbilder. Studien zur Intention und Funktion des Bildes in der Frömmigkeitsgeschichte vornehmlich des schwäbischen Raumes, Stuttgart 1968

Reinhard Schleier, Tabula Cebetis oder der »Spiegel des menschlichen Lebens, darin Tugend und Untugend abgemalet ist«. Studien zur Rezeption einer antiken Bildbeschreibung im 16. und 17. Jahrhundert, Berlin 1973

Erich Schmidt, Handwörterbuch der deutschen Rechtsgeschichte, Bd. 1, Berlin 1971

Heinrich und Margarethe Schmidt, Die vergessene Bildersprache christlicher Kunst. Ein Führer zum Verständnis der Tier-, Engel- und Mariensymbolik, 3. Aufl., München 1984

Johannes Schmidt, Gründliche und unvermeidliche Widerlegung Der giftigen Lästerschrift..., Straßburg 1637

Jürg E. Schneider und Jürg Hanser, Wandmalerei im alten Zürich, Zürich/Egg 1986

Norbert Schneider, Stilleben. Realität und Symbolik der Dinge. Die Stillebenmalerei der frühen Neuzeit, Köln 1989

Gerhard Schormann, Hexenprozesse in Deutschland, Göttingen 1981

Gerhard Schormann, Der Dreißigjährige Krieg, Göttingen 1985

Percy Ernst Schramm, Sphaira. Globus. Reichsapfel, Stuttgart 1958

Sabine Schwarz, Das Bücherstilleben in der Malerei des 17. Jahrhunderts, Wiesbaden 1987

Barbara Scott, The Theme of the Vanitas in Seventeenth-Century Painting, Apollo, 1990, S. 423–424

Sam Segal, Früchte, Brot, Wein und tiefere Bedeutung. Ein Früchtestilleben von Jacques de Gheyn und seine Symbolik, Kunst und Antiquitäten, II, 1986, S. 22–31

Sam Segal, De keus in de kunst, tableau, 8, 1986, S. 56–60, 70

Sam Segal, A Prosperous Past, Amsterdam 1988

Sam Segal, Die Pflanzen im Genter Altar, De Arte et Libris, Festschrift Erasmus (1934–1984), Amsterdam 1989, S. 403–420

Jutta Seibert, Lexikon christlicher Kunst. Themen. Gestalten. Symbole, Freiburg 1980

Hana Seifertová, Stilleben in Europa, Umeni, 1981, S. 164–177 (tschechisch)

Adolph Seyboth, Das alte Strassburg. Vom 13. Jahrhundert bis zum Jahre 1870, Straßburg 1890

Adolph Seyboth, Verzeichnis der Künstler, welche in Urkunden des Strassburger Stadtarchivs vom 13. bis 18. Jahrhundert erwähnt werden, Repetitorium für Kunstwissenschaft, XV, 1892, S. 37–42

John Shearman, Manierismus. Das Künstliche in der Kunst, Frankfurt 1988

Hans Wolfgang Singer, Allgemeines Künstler-Lexicon, Frankfurt 1901

Pierre Skira (Hrsg.), Histoire de la Nature Morte, Genf 1989

Hans-Bernd Spies, Georg Ridinger und seine Familie, Mitteilungen aus dem Stadt- und Stiftsarchiv Aschaffenburg, 2, 4, 1988, S. 121–132

Charles Sterling, Still-Life Painting, New York 1952

M. le chanoine Straub, Séance du comité du 23 avril 1877 (lettre de M. le professeur Woltmann, à Prague, au sujet du peintre Strasbourgeois Sébast. Grosskopf), Bulletin de la Société pour la Conservation des Monuments Historiques d'Alsace, 2. F., 10, 1879, S. 68–72

Adam Walther Strobel, Vaterländische Geschichte des Elsasses von der frühesten bis auf die gegenwärtige Zeit, Bd. 4, Straßburg 1844

Hugh Tait, Venezianisches Glas, Dortmund 1982

Ulrich Thieme und Felix Becker, Allgemeines Lexikon der bildenden Künstler von der Antike bis zur Gegenwart, hrsg. von Hans Vollmer, Bd. 32, Leipzig 1938

Jacques Thuillier, Trois tableaux des frères Le Nain acquis par les Musées de France, La Revue du Louvre et des Musées de France, 1974, S. 157–174

Théodore Ungerer, Les Habrecht. Une dynastie d'horlogers Strasbourgeois au XVIe et au XVIIe siècle, Archives Alsaciennes d'Histoire de l'Art, 1925, S. 95–146

Philippe Verdier, Natures Mortes philosophiques, La Table Ronde, 22, 1949, S. 1639–1647

Theodora Alida Gerarda Vignau-Schuurman, Die emblematischen Elemente im Werke Joris Hoefnagels, 2 Bde., Leiden 1969

Roemer Visscher, Sinnepoppen, Amsterdam 1614; hrsg. von L. Brummel, 's-Gravenhage 1949

Hermann Voss, Die Malerei des Barock in Rom, Berlin 1965

P. Wagner, Das Straßburger Haus »Zum Seidenfaden« in nassauischem Besitz, Korrespondenzblatt des Gesamtvereins der deutschen Geschichts- und Alterthumsvereine, 47, 1899, S. 144–147

Johannes Wallmann, Philipp Jakob Spener und die Anfänge des Pietismus, 2. Aufl., Tübingen 1986

Johannes Wallmann, Kirchengeschichte Deutschlands seit der Reformation, 3. Aufl., Tübingen 1988

Johann Jakob Walther, Das Vogelbuch. Nach Tafeln der Graphischen Sammlung Albertina in Wien, hrsg. von Armin Geus, Dortmund 1982

Hans R. Weihrauch, Europäische Bronzestatuetten. 15. bis 18. Jahrhundert, Braunschweig 1967

Werner Weisbach, Französische Malerei des XVII. Jahrhunderts im Rahmen von Kultur und Gesellschaft, Berlin 1932

Kurt Wettengl, Die Mahlzeitenstilleben von Georg Flegel, Diss., Osnabrück 1983

Alexander Wied, Lucas und Marten van Valckenborch (1535–1597 und 1534–1612), Freren 1990

Jacques Wilhelm, Louise Moillon, L'Œil, 71, 1956, S. 6–13

Barry Wind, Genre as Season. Dosso. Campi. Caravaggio, Arte Lombarda, N.F., 1975, S. 70–73

Siegfried Wollgast, Zum Tod im späten Mittelalter und in der frühen Neuzeit, Sitzungsberichte der sächsischen Akademie der Wissenschaften zu Leipzig, Philosophisch-Historische Klasse, 132, 1, 1992

Alfred Woltmann, Geschichte der deutschen Kunst im Elsaß, Leipzig 1876

C. S. Woodward, Oriental Ceramics at the Cape of Good Hope 1652–1795. An Account of the Porcelain Trade of the Dutch India Company. With Particular Reference to Ceramics with V.O.C. Monogram, the Cape Market and South African Collections, Cape Town/Rotterdam 1974

Christopher Wright, The French Painters of the Seventeenth Century, London 1985

Onno Ydema, Carpets and Their Datings in Netherlandish Paintings 1540–1700, Sutphen 1991

Federico Zeri, La natura morta in Italia, Mailand 1989

Max Ziemer, Die Idsteiner Hexenjagd von 1676, Idsteiner Heimatschau, 1926, S. 109 mit Fortsetzungen bis S. 188

Heinrich Zimmermann, Inventare, Acten und Regesten aus der Schatzkammer des Allerhöchsten Kaiserhauses, Jahrbuch der Kunsthistorischen Sammlungen des Allerhöchsten Kaiserhauses, 20, 1889

Heinrich Zimmermann, Inventare, Akten und Regesten aus der Registratur seiner K. und K. Apostolischen Majestät Oberstkämmereramtes, Jahrbuch der Kunsthistorischen Sammlungen des Allerhöchsten Kaiserhauses, 24, 1903, S. 1–85

Walter Karl Zülch, Frankfurter Künstler 1223–1700, Frankfurt 1967

Huldrich Zwingli's Sämtliche Werke; Bd. II, Leipzig 1908; Bd. IV, Leipzig 1965

2. Ausstellungskataloge

Amsterdam 1933
Kunsthandel J. Goudstikker, Het stilleven

Amsterdam 1934
Kunsthandel Pieter de Boer, De Helsche en de Fluwelen Brueghel en hun invloed op de kunst in de Nederlanden

Amsterdam 1993
Rijksmuseum, Dawn of the Golden Age. Northern Netherlandisch Art 1580–1620

Amsterdam/Braunschweig 1983
Kunsthandel Pieter de Boer / Herzog-Anton-Ulrich-Museum, Niederländische Stilleben von Brueghel bis van Gogh (Sam Segal)

Azay-le-Rideau/Langeais 1990
Château/Château de Langeais, Trompe-l'œils anciens et modernes

Basel 1947
Kunsthalle, Kunstschätze aus den Straßburger Museen (Hans Haug)

Bergamo 1971
Galleria Lorenzelli, La natura in posa. Aspetti dell'antica natura morta straniera nelle collezioni private bergamasche (Ingvar Bergström)

Bergamo 1983
Galleria Lorenzelli, Simposio ceremonie e apparati (Pietro Lorenzelli, Alberto Veca)

Berlin 1966
Stiftung Preußischer Kulturbesitz, Schloß Charlottenburg, Orangerie, Deutsche Maler und Zeichner des 17. Jahrhunderts

Berlin 1988
Staatliche Museen zu Berlin, Europäische Lederarbeiten vom 14. bis 19. Jahrhundert aus den Sammlungen des Berliner Kunstgewerbemuseums

Bern 1959
Kunstmuseum, Das 17. Jahrhundert in der französischen Malerei

Bern 1995
Kunstmuseum, Im Schatten des Goldenen Zeitalters

Besançon 1956
Galerie des Beaux-Arts, Natures Mortes d'hier et d'aujourd'hui

Bordeaux 1967
Galerie des Beaux-Arts, La peinture Française en Suède. Hommage à Roslin et à Wertmüller

Bordeaux 1978
Galerie des Beaux-Arts, Nature Morte de Brueghel à Soutine

Braunschweig 1978
Herzog-Anton-Ulrich-Museum, Die Sprache der Bilder. Realität und Bedeutung in der niederländischen Malerei des 17. Jahrhunderts

Braunschweig/Utrecht 1987
Herzog-Anton-Ulrich-Museum / Centraal Museum, Holländische Malerei in neuem Licht. Hendrick ter Brugghen und seine Zeitgenossen (Albert Blankert, Leonard J. Slatkes)

Budapest 1981
Magyar Nemzeti Galéria, Valogatas Magyar Magangyüjtemenyekböl (Selections from Hungarian Private Collections)

Caen/Paris 1990/91
Musée des Beaux-Arts / Musée du Petit Palais, Les Vanités dans la peinture au XVIIe siècle

Cleveland 1975
Cleveland Museum of Art, Renaissance Bronzes from Ohio Collections

Dallas 1961
Dallas Museum for Contemporary Arts, The Art That Broke the Looking-Glass

Delft 1949
Stedelijk Museum Het Prinsenhof, Elsasser schoonheid

Delft/Cambridge, Mass./Fort Worth 1988
Stedelijk Museum Het Prinsenhof / Fogg Art Museum / Kimbell Art Museum, A Prosperous Past (Sam Segal)

Dijon 1988
Musée des Beaux-Arts, La dame à sa toilette

Dresden 1983
Staatliche Kunstsammlungen, Gemaldegalerie Alte Meister, Das Stilleben und sein Gegenstand

Essen 1988
Villa Hügel, Prag um 1600

Frankfurt 1985/86
Liebieghaus, Natur und Antike in der italienischen Renaissance

Frankfurt 1993
Schirn Kunsthalle, Leselust. Niederländische Malerei von Rembrandt bis Vermeer

Frankfurt 1993/94
Schirn Kunsthalle / Historisches Museum, Georg Flegel 1566–1638. Stilleben (Kurt Wettengl)

Genf 1949
Musée Rath, Trois siècles de peinture Française

Gent 1987
Museum voor Schone Kunsten, Joachim Bueckelaer

Grenoble/Rennes/Bordeaux 1962
Musée de Grenoble / Musée des Beaux-Arts et d'Archéologie / Musée des Beaux-Arts, Laurent de La Hyre 1606–1656. L'homme et l'œuvre (Pierre Rosenberg und Jacques Thuillier)

Hartford, Conn. 1938
Wadsworth Atheneum, The Painters of Still Life

Idstein 1987
Kulturring Idstein, Sebastian Stoskopff. Sein Leben. Sein Werk. Seine Zeit (Wolfgang J. Müller und Silvia Berger)

Karlsruhe 1968
Badisches Landesmuseum, Die Renaissance im deutschen Südwesten, 2 Bde.

Köln 1980
Wallraf-Richartz-Museum und Museum Ludwig, Stilleben. Natura Morta

Leicester 1986
Leicestershire Museum, Masterpieces of Reality

Leningrad 1968
Staatliche Eremitage, West-European Still-Life Painting (I. Kuznezov)

London 1958
Royal Academy of Arts, The Age of Louis XIV

London 1976
Trafalgar Galleries, In the Light of Caravaggio

London 1991
Harari & Johns Ltd, Five Centuries of Old Master Paintings

London 1993
Trafalgar Galleries, XII

Madrid 1983/84
Palacio de Bibliotecas y Museos, Pintura española de Bodegones y Floreros de 1600 a Goya (Alfonso E. Pérez Sánchez)

Miami 1969
Art Center, The Artist and the Sea

Montreal/Rennes/Montpellier 1993
Museum of Fine Arts / Musée des Beaux-Arts / Musée Fabre, Century of Splendour. Seventeenth-Century French Painting in French Public Collections

Münster/Baden-Baden 1980
Westfälisches Landesmuseum für Kunst und Kulturgeschichte / Staatliche Kunsthalle, Stilleben in Europa

New York 1960/61
Metropolitan Museum of Art, The Splendid Century

New York 1982
Paul Rosenberg Gallery, Four Guest Galleries from Paris and Paul Rosenberg & Co, French Painting 1600–1900

New York 1985
Metropolitan Museum of Art, The Age of Caravaggio

New York 1995
Otto Naumann Ltd., Inaugural Exhibition of Old Master Paintings

Paris 1934
Musée de l'Orangerie, Les peintres de la réalité en France au XVIIe siècle

Paris 1935
Galerie Manteau, Fleurs et Natures Mortes

Paris 1948
Musée des Arts Décoratifs

Paris 1949
Galerie Pardo, Thèmes de l'Age Classique

Paris 1951
Galerie Charpentier, Natures Mortes Françaises du XVIIe siècle à nos jours

Paris 1952
Orangerie des Tuileries, La Nature Morte de l'Antiquité à nos jours

Paris 1958
Le XVIIe siècle Français

Paris 1959
Galerie Daber, Nature Mortes Françaises du 17e au 20e siècle

Paris 1966
Orangerie des Tuileries, Dans la lumière de Vermeer

Paris 1968
Bibliothèque Nationale, Les salons littéraires au XVIIe siècle au temps des Précieuses

Paris 1978
Galeries Nationales du Grand Palais, Les frères Le Nain (Jacques Thuillier und Michel Laclotte)

Paris 1990/91
Galeries Nationales du Grand Palais, Vouet (Jacques Thuillier)

Paris 1991
Palais du Luxembourg, Maria de Médicis et le Palais du Luxembourg

Paris/New York/Chicago 1982
Galeries Nationales du Grand Palais / Metropolitan Museum of Art / The Art Institute of Chicago, France in the Golden Age. Seventeenth-Century French Paintings in American Collections

Plymouth 1979
City Museum and Art Gallery, Old Masters and English Drawings and European Bronzes from the Collection of Charles Rogers (1711–1784) and the William Cotton Bequest

Rom 1956/57
Palazzo delle Esposizioni, Il Seicento Europeo. Realismo, Classicismo, Barocco

Rotterdam 1935
Museum Boymans, Vermeer. Oorsprong en invloed

Rotterdam 1954
Museum Boymans, Vier euwen stilleven in Frankrijk

San Francisco 1974/76
Palace of the Legion of Honour, Three Centuries of French Art

Stockholm 1958
Nationalmuseum, Fem sekler fransk konstt

Toronto 1960/62
The Art Gallery, French Painting 1610–1760

Washington 1960
National Gallery of Art, Le XVIIe siècle Français

Washington 1985
Smithsonian Institution, Three Centuries of Painting and Drawing. From the Collection of the Wallraf-Richartz-Museum, Cologne

Wiesbaden 1985
Museum Wiesbaden, Wilhelm I. von Nassau-Oranien

Zürich 1956
Kunsthaus, Unbekannte Schönheit

Zürich 1973
Haus zum Rechberg, Schweizer Stilleben im Barock

3. Sammlungskataloge

Arras 1907
Catalogue des tableaux, bas-reliefs & statues exposées dans les galeries du Musée de la Ville d'Arras, 4. Aufl. (Commission des Beaux-Arts)

Berlin 1989
Venezianische Gläser und Façon de Venise, Kataloge des Kunstgewerbemuseums Berlin (Franz Adrian Dreier)

Boston 1994
Still-Life Painting in the Museum of Fine Arts, Boston (Karyn Esielonis)

Detroit 1982
Flemish and German Paintings of the 17th Century. The Collections of the Detroit Institute of Arts (Julius S. Held)

Dresden 1987
Staatliche Kunstsammlungen Dresden, Gemäldegalerie Alte Meister, 6. Aufl.

Heino 1967
Beschrijvende catalogus van de schilderijen, beeldhouwwerken, aquarellen en tekeningen beorende tot de verzameling van de Stichting Hannema-De Stuers Fundatie in het Kasteel't Nijenhuis bij Heino, Overijssel (D. Hannema)

Karlsruhe 1957
Meisterwerke der Kunsthalle Karlsruhe, Honnef (Jan Lauts)

Karlsruhe 1966
Katalog der Kunsthalle Karlsruhe. Alte Meister bis 1800, 2 Bde. (Jan Lauts)

Köln 1973
Wallraf-Richartz-Museum, Deutsche Gemälde von 1550–1800

Kopenhagen 1951
Catalogue of Ancient Sculpture (Vagu Paulsen)

München 1973
Die niederländischen Handzeichnungen des 15.–18. Jahrhunderts, Kataloge der Staatlichen Graphischen Sammlung München I (Wolfgang Wagner)

Saarbrücken 1984
Saarland-Museum, Alte Sammlung in der Stiftung Saarländischer Kulturbesitz

Salzburg 1980
Salzburger Landessammlungen. Residenzgalerie mit Sammlung Czernin und Sammlung Schönbrunn-Buchheim

Straßburg 1954
Natures Mortes. Catalogue de la collection du Musée des Beaux-Arts de Strasbourg (Hans Haug)

Straßburg 1964
Natures Mortes. Catalogue de la collection du Musée des Beaux-Arts de Strasbourg, 2., erw. Aufl. (Hans Haug)

Wien 1891
Führer durch die Sammlung der Kunstindustriellen Gegenstände. Kunsthistorische Sammlungen des Allerhöchsten Kaiserhauses

Wien 1928
Die Zeichnungen der niederländischen Schulen des XV. und XVI. Jahrhunders, Beschreibender Katalog der Handzeichnungen in der Graphischen Sammlung Albertina, Bd. 2 (Otto Benesch)

STANDORTVERZEICHNIS

Die Ziffern verweisen auf die Katalognummern des Gemäldeverzeichnisses.

ABBILDUNGSNACHWEIS

Badisches Landesmuseum, Karlsruhe: S. 126
Baugeschichtliches Archiv der Stadt Zürich: S. 63
Bayerische Staatsgemäldesammlungen, München: S. 172
Bibliothèque Nationale, Paris: S. 45, 94, 252
Blum, L'œuvre gravé, 1924: S. 198 oben
Wolfgang Bouillon, Bayreuth: S. 76
Ciné-Photo Leroy, Arras: Kat.-Nr. 68
Cliché Conseil Général, Nevers (E. Darnault): Kat.-Nr. 50
© The Detroit Institute of Arts, Detroit: Kat.-Nr. 35
Galerie Klaus Edel, Köln: S. 58, 68 oben
Faré, Nature Morte, 1974: Kat.-Nrn. 59, A4, A34, D2, D3
Fondation Rau, Marseille: Kat.-Nrn. 21, D4
Kunsthandel Frye & Sohn, Münster: Kat.-Nr. A12
Gunther Galinsky, Freiberg: S. 77
Germanisches Nationalmuseum, Nürnberg: Kat.-Nr. A11
Giraudon, Paris: Kat.-Nrn. 63, 64
Klaus Göken, Berlin: Kat.-Nrn. 13, 38, 54, 65, 66 oben
Galerie Richard Green, London: S. 61
Harari & Johns, London: Kat.-Nr. 34
Haug, Sébastien Stoskopff, 1961: Kat.-Nr. D1
Herzog-Anton-Ulrich-Museum, Braunschweig (Museumsfoto B. P. Keiser): S. 60
Indiana University Art Museum, Bloomington: Kat.-Nr. A26
Sammlung P. Jouffroy, Montbéliard: Kat.-Nr. 51
Katalog Berlin, Kunst- und Auktionshaus Internationales, 2.–3. 12. 1931, Tafel 8: Kat.-Nr. 42
Katalog Béthune, Auktion Watine-Arnault, 4. 3. 1994: Kat.-Nr. A32
Katalog Bourg-en-Bresse, öffentliche Versteigerung, 27. 3. 1988: Kat.-Nr. A16
Katalog Grenoble/Rennes/Bordeaux 1962 (Editions Albert Skira, Genf): S. 90 oben
Katalog London, Auktion Sotheby's, 4. 3. 1970, Nr. 94: Kat.-Nr. A31
Katalog London, Auktion Sotheby's, 29. 10. 1980, Nr. 18: Kat.-Nr. A28; Nr. 126: Kat.-Nr. A29
Katalog London, Auktion Sotheby's, 5. 3. 1984, Nr. 1050: Kat.-Nr. A6
Katalog Monaco, Auktion Sotheby's, 2.–3. 12. 1988, Nr. 823: Kat.-Nr. A21
Katalog Monaco, Auktion Sotheby's, 16.–17. 6. 1989, Nr. 521: S. 279
Katalog Paris, Auktion Palais Galliéra, 3. 4. 1962, Nr. 163: Kat.-Nr. A30.1; Nr. VII: Kat.-Nr. A30.2
Katalog Versailles, Auktion Hôtel Rameau, 14.–15. 6. 1967, Nr. 36: Kat. Nr. A22
Kunsthistorisches Museum, Wien: Kat.-Nrn. 62, A1, A2
Galerie Leegenhoek, Paris: Kat.-Nr. 3
Lichtbildwerkstätte »Alpenland«, Wien: S. 54 unten, 85, 268
Lieure, Callot, 1924: S. 124 links und rechts, 186, 220
Magyar Nemzeti Galéria, Budapest: S. 206
Galerie Marcus, Paris: S. 192
Matthiesen Fine Art, London: Kat.-Nrn. A9.1, A9.2
Galerie Bruno Meissner, Zürich: S. 53
© The Metropolitan Museum of Art, New York: S. 79 unten
Musée de Chaumont, Chaumont (Photo C.D.D.P, Haute-Marne): Kat.-Nr. 16
Musées Royaux des Beaux-Arts de Belgique (Photo Speltdoorn): S. 276
Musées de la Ville de Strasbourg, Straßburg: Kat.-Nrn. 1, 4, 24, 27, 39–41, 43, 48, 49, 57, A15, S. 28 unten, 66 unten, 83, 104
Museo e Gallerie Nazionali di Capodimonte, Neapel: S. 214
Museum Boymans-van Beuningen, Rotterdam: Kat.-Nr. 8
Museum Carolino Augusteum, Salzburg: S. 73
Museum of Fine Arts, Boston: Kat.-Nr. 55
Narodna galerija, Ljubljana: Kat.-Nrn. A20.1, A20.2
The Norton Simon Foundation, Pasadena: Kat.-Nr. 44
Pfarrkiche Notre-Dame, Dijon: S. 234, 236
Ny Carlsberg Glyptotek, Kopenhagen: S. 128
Öffentliche Kunstsammlung Basel, Kunstmuseum: Kat.-Nr. 14
Larry Ostrom, Ontario: Kat.-Nr. 58
Galerie Pardo, Paris: Kat.-Nr. A10
Princeton University, The Art Museum, Princeton: Kat.-Nr. 11
Rapp, Djur och Stilleben, 1951: Kat.-Nr. 45
Rathaus, Idstein: Kat.-Nr. 67
Residenzgalerie, Salzburg: Kat.-Nr. A7
Réunion des Musées Nationaux, Paris: Kat.-Nrn. 10, 36, 37, S. 68 unten, 90 unten, 182
Rijksbureau voor kunsthistorische documentatie, Den Haag: Kat.-Nr. 33
Rijksmuseum-Stichting, Amsterdam: S. 180
Saarland-Museum, Alte Sammlung, Stiftung Saarländischer Kulturbesitz, Saarbrücken: Kat.-Nr. 47
Sammlung G. Scharnowski, München: Kat.-Nr. 46
Schweizerisches Institut für Kunstwissenschaft, Zürich: Kat.-Nr. A17
Galerie Segoura, Paris: S. 56 oben
Staatliche Ermitage, St. Petersburg: Kat.-Nr. A25
Staatliche Galerie Moritzburg, Halle: Kat.-Nr. A18
Staatliche Kunsthalle, Karlsruhe: Kat.-Nr. 61
Staatliche Kunstsammlungen, Kassel: S. 258, 260
Staatliche Museen zu Berlin, Preußischer Kulturbesitz, Gemäldegalerie: Kat.-Nr. 32; Schloß Köpenick, Kunstgewerbemuseum: Kat.-Nr. A25, S. 198 unten
Staatliches Museum, Schwerin: S. 54 oben
Stichting Hannema, Heino: Kat.-Nr. 54
Stichting Edwina van Heek, Enschede: Kat.-Nr. 5
Stichting Het Catharijneconvent, Utrecht: S. 79 oben
Studio Bernard Lontin, La Tour-de-Salvagy: Kat.-Nr. 15
Galerie Jean-Louis Tassel, Paris: Kat.-Nrn. 12, 28, 69, S. 28 Mitte
Towneley Hall Art Gallery and Museums, Burnley Borough Council: Kat.-Nr. 31
Trafalgar Galleries, London: Kat.-Nr. 30, S. 184
Ulmer Museum, Ulm: S. 204
Wallraf-Richartz-Museum, Köln: Kat.-Nr. 22
Weiss Gallery, London: S. 57
Westfälisches Landesmuseum für Kunst und Kulturgeschichte, Münster (R. Wakonigg): S. 48
Witt Library, Courtauld Institute of Art, London: Kat.-Nrn. 42, A14

Alle übrigen Bildvorlagen stammen aus Privatbesitz.

ISBN 3-7757-0568-6

Printed in Germany

Umschlag
Peter Steiner

Herstellung
Christine Müller

Reproduktionen
Repro-Technik Ruit, Ostfildern-Ruit
bei Stuttgart

Gesamtherstellung
Dr. Cantz'sche Druckerei, Ostfildern-Ruit
bei Stuttgart

Umschlagabbildungen
Vorderseite: *Vanität mit Gläsern und Pokalen*
(Kat.-Nr. 38)
Rückseite: Signatur Sebastian Stoskopffs
(vgl. Kat.-Nr. 12)